科学出版社“十三五”普通高等教育本科规划教材

供中医学、中西医临床医学专业五年制、八年制及九年制用

# 中西医结合儿科学

第3版

许尤佳　杨京华　主编

科学出版社

北京

## 内 容 简 介

本书是科学出版社“十三五”普通高等教育本科规划教材之一，是第3版教材。全书分总论和各论2篇，共19章，系统地介绍了44种儿科疾病，论述了我国儿科发展简史、中西医儿科基础知识、中西医诊疗概要等，对每个疾病从概述、中医病因病机、西医病因病理、临床表现、辅助检查、诊断与鉴别诊断、中西医治疗等方面进行较为详细的论述，突出了中西医综合治疗的优势，反映了当代中西医学的最新进展，并以中西医结合的思路及病例举例等内容帮助读者提高中西医结合的临床能力。

本书主要供全国高等中、西医院校中医学、中西医临床医学专业五年制、八年制及九年制学生使用。

**图书在版编目（CIP）数据**

中西医结合儿科学/许尤佳，杨京华主编. —3版. —北京：科学出版社，2018. 1
ISBN 978-7-03-055421-5

Ⅰ. ①中…　Ⅱ. ①许…②杨…　Ⅲ. ①中西医结合-儿科学-医学院校-教材　Ⅳ. ①R72

中国版本图书馆CIP数据核字（2017）第282538号

责任编辑：郭海燕　曹丽英／责任校对：张凤琴
责任印制：李　彤／封面设计：陈　敬



科学出版社出版
北京东黄城根北街16号
邮政编码：100717
http://www.sciencep.com
北京盛通商印快线网络科技有限公司 印刷
科学出版社发行　各地新华书店经销
*
2003年 8 月第一版　开本：787×1092　1/16
2008年 3 月第二版　印张：24 3/4
2018年 1 月第三版　字数：698 000
2022年12月第九次印刷
**定价：69.80元**
（如有印刷质量问题，我社负责调换）

# 《中西医结合儿科学》（第3版）
## 编委会


**主　编**　许尤佳　杨京华

**副主编**　杨华萃　杨丽新　周永红

**编　委**（按姓氏笔画排序）

| | | | |
|---|---|---|---|
| 邓丽君 | 邓俊芷 | 叶敏如 | 朱晓峰 |
| 刘卓勋 | 江文文 | 许尤佳 | 许楷斯 |
| 阳荣秀 | 杜淑娟 | 李　丹 | 李彦昕 |
| 杨　晓 | 杨文海 | 杨华萃 | 杨丽新 |
| 杨京华 | 肖晓岚 | 吴上彬 | 吴伟霞 |
| 张丽娇 | 陈　茵 | 陈乃清 | 陈汉华 |
| 陈秀梅 | 林晓红 | 罗玉君 | 罗笑容 |
| 周永红 | 郑燕霞 | 赵毅涛 | 胡彬文 |
| 倪晓良 | 翁泽林 | 黄　斌 | 黄　腾 |
| 黄清明 | 萧应耀 | 梁敏莉 | 彭贝如 |
| 曾维嘉 | 温晓莹 | 谢　羿 | 裴俊娟 |
| 廖若莎 | 谭晓梅 | 谭雅婷 | |

# 总 序

在国家大力推进医药卫生体制改革，发展中医药事业和高等中医药教育教学改革的新形势下，为了更好地贯彻落实《国家中医药发展战略规划纲要（2016—2030年）》和《医药卫生中长期人才发展规划（2011—2020年）》，培养推进中西医资源整合、创新中西医结合事业的复合型高等中医药专业人才，广州中医药大学第二临床医学院与科学出版社再次合作，第三次修订“中西医结合系列教材”共10个分册，该系列教材入选科学出版社“十三五”普通高等教育本科规划教材立项项目。

本套教材的编写遵循高等中医药院校教材建设的一般原则，注意教学内容的思想性、科学性、先进性、启发性和适应性。根据教学大纲的要求，坚持体现“三基”（基本理论、基本知识、基本技能）的教学内容，并在相关学科专业的教学内容上进行了拓宽，增加了病种，引用了中西医结合研究的最新成果；注重立足专业教学要求和中西医结合临床工作的实际需要，构筑中西医结合人才必须具备的知识与能力素质结构，强调学生临床思维、实践能力与创新精神的培养。在编写体例方面，注意基本体例保持一致，各学科根据自身不同的特点，有所侧重，加大图表的比例，增加数字化教材元素，使学生更加容易理解与掌握教学内容；在教学内容的有机组合方面，教材既注意中西医内容方面分别阐述，又尽量保持中西医理论各自的完整性；同时，在提供适宜知识素材的基础上，注意进一步拓展专业知识的深度与广度，采用辨病与辨证相结合，力图使中西医临床思维模式达到协调统一。

教材建设是一项长期而艰巨的系统工程，此次修订还需要接受教学实践的检验，恳请有关专家与同行给予指正。本套教材也将会定期修订，以不断适应中医药学术的发展和人才培养的需求。

2017年11月

# 第 3 版前言

《中西医结合儿科学》教材出版以来，受到了全国同行的肯定，也深受学生们的一致好评。但医疗领域随着社会的发展及人类文明的进步，也发生了很大的变化。在儿科领域中儿科疾病谱的明显改变，对儿科界提出了新的要求，也为儿科的医、教、研工作提供了更广泛的学习和研究空间。我们现在在第 2 版教材的基础上进一步修订，目的就是让学生既能较全面地掌握儿科知识，也能及时了解到儿科领域的新观点、新方法，为以后的临床工作打下较好的理论基础。

在本次修订编写过程中，保留了前两版的风格，力求继承既往中西医教材的特点，注重其基础性、科学性、先进性、实用性。内容突出儿科中西医结合特点，以辨病与辨证相结合的方法，较系统地介绍了儿科临床常见病、多发病的中西医诊疗方法。书中观点力求以公认度高、基础性强、实用性佳等为前提。全书分总论、各论 2 篇，共 19 章，介绍儿科疾病 44 种。本教材根据儿科特点及临床需要，对儿科基础知识部分内容进行了充实，突显儿童保健的重要地位；还增加了一些目前临床常见的疾病，如反复呼吸道感染、儿童多发性抽动症、手足口病等。全书简要系统地阐述了我国儿科发展简史、儿科中西医基础知识、中西医诊疗概要等；对每个疾病，分别从流行病学概述、病因病机、临床表现与诊断、中西医治疗等方面进行较详细的论述。本教材突出中医古代医籍认识及现代中医综合治疗优势，力求反映当代中医学的最新进展，并增强中西医结合思路及病案分析等内容以期帮助学生提高临床思维及诊治能力。书中附有“病案思考参考答案”，用手机扫一扫目录中二维码打开即可阅读。

本教材在写作过程中，广泛参考了相关的中西医教材和文献，参加本教材编写的人员均为具有多年中西医结合诊疗经验的儿科医师，但限于编者水平有限，书中难免存在不足之处，衷心希望同道们批评指正。

编 委 会

2017 年 3 月

# 目 录

## 第一篇 总 论



## 第二篇 各 论

# 第一篇　总论

中西医结合儿科学是一门研究小儿生长发育、预防保健、病因病机及病证诊断与防治规律的临床学科。本学科糅合了中医理论与西医学知识，从小儿生长发育特点，疾病的生理病理、诊治原则等方面相互拓展，互为补充地进行了论述，旨在更全面、更科学、更合理地认识小儿疾病。

# 第一章　中医儿科学发展简史

中医儿科学以中医药理论为指导，是中医学中发展最早的学科之一，是祖国医学的重要组成部分。几千年来，我国历代医家为了它的形成与发展，付出了极大的努力，积累了丰富的临床经验，为人类留下了极其宝贵的医学遗产。它的形成与发展过程，分为以下五个时期。

## 一、萌芽期（远古至秦汉）（公元前 5 ~ 公元 3 世纪）

这时期，儿科未形成专业，仅有一些零散的文献记录。商代殷墟出土的甲骨文中，就有了一些小儿常见病证的记载，如“贞子疾首”“龋”等。马王堆三号汉墓出土的《五十二病方》载有“婴儿病痫”“婴儿瘈”等。《黄帝内经》（简称《内经》）一书中也有很多关于小儿生理、疾病方面的描述，如《素问·通评虚实论》曰：“乳子而病热，脉悬小者何如？岐伯曰，手足温则生，寒则死……乳子中风热，喘鸣肩息者，脉实大也，缓则生，急则死。”《灵枢·逆顺肥瘦》曰：“婴儿者，其肉脆血少气弱。”《汉书·艺文志》里面也载有妇人婴儿方 19 卷。这些文字的记载都反映了中古时期医家已认识到多种小儿疾病，孕育着中医儿科学的萌芽。《史记·扁鹊仓公列传》记载：“扁鹊名闻天下……来入咸阳，闻秦人爱小儿，即为小儿医。”这是我国历史上对儿科医生的最早记录。

到了秦汉时期，中国医药学有了进一步的发展，虽然中医儿科仍然未形成专业，但对小儿疾病的认识和防治，却已经有了医案方面的记载，如西汉名医淳于意《诊籍》里详载的 25 例病案中有以“下气汤”治疗小儿“气鬲病”的记录，这是我国最早见于文献的儿科病案。又有东汉名医华佗曾以“四物女宛丸”治 2 岁小儿“下利病”。在这个时期，更为突出的是东汉末年医家张仲景在医学上的成就，他所著的《伤寒杂病论》对中医儿科学的形成与发展有深远的影响和现实指导意义。当时，危害小儿健康的主要是一些急性热性病、流行性疾病及传染性疾病，张仲景在对以上这些疾病的辨治上积累了很多成功的经验，当时，很多医家纷纷学习他的方法，均能收到理想效果，影响面极广。

## 二、形成期（两晋南北朝至隋唐时期）（公元 4 ~ 10 世纪）

继东汉之后，小儿医药学又有所进展。《隋书·经籍志》记载南北朝医药书中专门立出儿科、产科、妇女科等医事分科，同时也出现了有关小儿医学的专著，如王末钞的《小儿用药本草》2 卷、徐叔响的《疗少小百病杂方》37 卷等。可见，这个时期中医儿科专业已经初步形成。

至唐代，政府设立太医署，由“医博士”教授医学，医事分科中有“少小科”，学制为 5 年，促进了儿科专业的发展。不少医家专门论述小儿疾病，如巢元方的《诸病源候论》一书中介绍小儿方面疾病多达 6 卷，有 255 候，而且对小儿疾病的病因病理和证候阐述很详细。王焘的《外台秘要》40 卷中有 86 门均为小儿疾病的防治，儿科用方多达 400 首左右。这个时期，最为盛名的医家是孙思邈，他著有《千金方》60 卷，分《备急千金要方》与《千金翼方》各 30 卷，这是一部宏伟的医学传世巨著，书中把“少小婴孺方”2 卷列于卷首，用方多达 320 多首，为我国最早记录儿科理法方药的著作，足可见他对小儿健康的重视程度，他本着“生民之道莫不以养小为大，若无于小，卒不成大”的观点，重视小儿优生，指出先天十月怀孕的胎养，是保证下一代健康聪慧的重要条件，生后须注意小儿优育，指出婴幼儿护养至关重要。在小儿喂养方面，首先提到了节乳的重要性，更重视哺乳的次数、技术，母乳的禁忌证，以及用猪乳作为人工哺育的方法等；在小儿卫生方面，注意沐浴与清洁，重视日光浴与耐受风寒，如书中载有“天和暖无风之时，令母将儿抱日中嬉戏，数令见风日，则血凝气刚，肌肉牢密，堪耐风寒，不致疾病。若常藏于帏帐之内，重衣温暖，譬如阴地之草木，不见风日，软脆而不任风寒”等理论，这些理论很形象地指出了小儿必须加强耐寒锻炼及阳光沐浴的重要性。这些给后世医家很大的启迪，对儿科学系统理论的形成与发展有很大的影响。

这个时期，从事儿科方面研究的医家和有关小儿方面的著作很多，《颅囟经》这本我国现存最早的儿科专著，就在这时流传，据考证，它是唐末宋初人托“巫方”之名（黄帝时代人）所作。书中首提小儿为“纯阳之体”的观点来形容儿童生理特点，这对中医儿科学确立小儿生理特点提供了有效的依据；还较详细地论述了小儿的脉法，以及惊、痫、癫、疳、痢等病；用药方面高度重视小儿用药剂型，如内服药多用丸、散剂，外用药多用膏剂。

## 三、成熟期（宋、金、元时期）（公元 10～14 世纪）

两宋年代，中医儿科专业得到了巩固与发展，公元 11 世纪，王安石变法时期，宋太医局里设立医学校，将医学分为 9 科，其中设小方脉，到了公元 13 世纪，医学校的设立更加普及，医事分科多达 13 科，而小方脉仍然是独立的一门。这个时期，正是教与学的相互推动，中医儿科学得到了逐步完善，已产生专业儿科医家和专科著作，理论体系及临床疾病的防治也日趋成熟。

宋初医家王怀隐著《太平圣惠方》，书中已经能较明确地鉴别天花与麻疹，对小儿脉法的论述，他认为“三岁以上，五岁以下可以切之，但与大人有异，五岁以上则与大人相同”；书中还有关于胎教、养胎及妊娠食忌等论述。

北宋医家钱乙，他从事儿科 40 多年，学术造诣精湛，善于把儿科理论与临床实践相结合，在前人基础上有创新。其学生阎孝忠整理的《小儿药证直诀》，刊于 1119 年，反映了钱乙的学术思想，记载了他丰富的临床经验。如该书描述了钱乙在张仲景辨证论治思想的影响下，首创五脏辨证，提出治法方药，区分五脏寒热虚实证候，创制泻白散、导赤散、地黄丸等五脏补泻方剂；对小儿“变蒸”有独到见解，他详细地记录了初生儿到 1 周岁时的一些生长发育情况，认为这些就是“变蒸”，不属病态，而是正常的生长发育过程；提出“五脏六腑，成而未全……全而未壮”的观点，认为小儿“脏腑柔弱，易虚易实，易寒易热”，这些观点，为以后中医儿科学确立小儿生理、病理特点提供了理论依据。钱乙高度重视小儿望诊，总结出面部望诊的经验，如“面上症”“目内症”等，其经验现仍为儿科临床诊断的重要方法。书中对儿科四大证（痧、痘、惊、疳）的认识有较为详细的记载，区别了麻疹、天花、水痘等出疹性疾病；对惊风和癫痫做出明确鉴别，指出痫的特征为“口做五畜声”；惊风有急惊与慢惊之分，提出急惊宜凉泻、慢惊合温补的治疗大法。钱乙还重视小儿脾胃病的调理，提出“疳皆脾胃病，亡津液之所作也”的著名论点，对后世治疗疳证很有指导性意义。钱乙对小儿脉法亦深得其要，将小儿脉法分为弦急、沉缓、促急、浮、沉细五种，并提出脉乱不治的观点。将小儿脉法，参以诸证，切实可行。在方药的应用上，善于化裁古方以适合小儿使用，如化附桂八味丸为六味地黄丸，用于治诸病；泻心汤单用黄连以治心气实；四君子汤加陈皮，名为异功散，以治虚冷吐泻；四君子汤加藿香、木香、葛根，名为七味白术散，以治脾虚身热、虚热作渴、泄泻等。这些著名方剂，不仅在儿科临床上广泛运用，而且其他学科也广为采撷。总之，钱乙的学术思想为后世医家所尊崇并对整个中医儿科学的发展产生了重大的影响，故后世称其为“儿科之圣”。

北宋年间，天花与麻疹流行，山东东平县医家董汲运用白虎汤治疗获验，撰写《小儿斑疹备急方论》，此书是论述小儿麻、痘、斑、疹的第一部专著。

南宋初医家刘昉与王历、王等编成《幼幼新书》40 卷，刊于 1150 年，该书整理、汇集了宋代以前的儿科学术成就，并附有己见。该书取材广泛，内容丰富，书中载有婴儿保育方法、多种新生儿疾病和小儿发育异常等现象。对急慢惊风的治疗首次试用了有效的镇痉药，如曼陀罗、朱砂等。对脾胃病搜罗甚详，占全书的 1/4。最后还列举了所参考的书目。因此，它是 12 世纪世界上内容最完备的儿科专书。

南宋名医陈文中，在前世医家的启发下，结合自己多年的临床研究，大胆提出了用温补方药治疗小儿痘疹，为痘疹的治疗开辟了新途径。他是痘疹治疗温补学派的创始人，对我国痘疹治疗的发展起到了推动作用。他撰有《小儿痘疹方论》与《小儿病源方论》两书传世，书中载有“养子真诀”卷，在预防小儿生病方面特别注重小儿的饮食喂养问题，主张“吃热、吃软、吃少则不病，吃冷、吃硬、吃多则生病”，提出“养子十法”的观点：一要背暖，二要肚暖，三要足暖，四要头凉，五要心胸凉，六要勿令见非常之物，七者脾要温，八者儿啼未定勿令饮乳，九者勿服轻粉、朱砂，十者一周之内宜少洗浴。陈文中的学术思想对后世影响也很大。儿科领域中长期存在的温补与寒凉两种学术思想的争鸣即始于此，开始局限于麻、痘范畴，以后扩展到儿科各个领域。这种争论对于儿科的临床治疗与基础理论的深入研究，产生了深远影响，很大程度上推动了中医儿科学的发展。

南宋出版的《小儿卫生总微论方》20卷，对自出生至年长儿童，内、外、五官诸多疾病的证治，均分门别类，详细收录，书中明确指出新生儿脐风、撮口是由于断脐不慎所致，与成人的破伤风是同一种疾病，提出切忌用冷刀断脐，主张用烙脐饼子按脐上烧炙脐带，再以封脐散裹敷，这种方法不仅有消毒作用，且为初生儿开辟了新的给药途径。书中还载有多种小儿先天性畸形，如并指、兔唇、侏儒等，记录有断并指和缝缺唇的手术。可见，我国古代已有了外科手术。

金元时代，名医辈出，百花争鸣，最出名的是金元四大家，他们大多一专多能，各科兼长，在他们的著作中均有儿科的有关论述，如刘完素在《宣明方论·儿科论》中提出“小儿病者纯阳，热多冷少也”，主张以辛凉苦寒、清热养阴以治小儿热病。李东垣的脾胃学说对促进儿科脾胃病的研究具有重要影响，他的补中益气汤、清暑益气汤等至今仍为儿科广泛应用。张子和治热性病善用攻下法，为小儿治疗热性病采用“上病下取”提供了理论依据。朱丹溪提出“阳常有余，阴常不足”的观点，对儿科阴虚体质及热病伤阴而采用滋阴方法治疗具有很大的影响。朱丹溪还在他的《幼科全书》中对小儿麻疹有很详细的记述，他认为麻疹的病因为胎毒和时邪，具有传染性，其病位在肺、心、脾，治宜清金降火。他的这些理论，与今天教科书的有关理论作比较，极为相似。

元代另外一位有影响的医家曾世荣，著有《活幼口议》及《活幼心书》，前者对小儿保育、审脉、辨证、用药等提出了新的见解。《活幼心书》3卷，上卷“活幼心论”，将小儿病因病理、证治方药编成七言歌诀四句，加以注解，以便初学者理解与背诵，如保健方面的歌诀“四时欲得小儿安，常须三分饥与寒，但愿人皆依此法，自然诸病不相干”，朗朗上口，广为流传；中卷“活幼心证”，论述常见小儿病证方药，颇多临床经验，尤其对惊风出现抽搐症状，多从心经治疗，有其独特见解；下卷“活幼心方”，介绍了儿科常用的方剂。曾世荣的学术思想对儿科学的发展具有一定贡献。

## 四、飞跃发展期（明清时代至解放前）（公元14～20世纪中叶）

明清时代是中医儿科学的飞跃发展期，而明清之后到新中国成立之前的一段时期，是中医儿科学的停滞时期。

明清时期，从事儿科专业的人员激增，儿科医家纷纷著书立说，至今尚存的儿科专著500多种中绝大部分为明清医家所作。

明代李时珍的巨著《本草纲目》收集了很多对小儿疾病的防治药物，为小儿初生诸病、痘疹、血尿、诸疮、诸热、诸疳等300多种疾病的防治，提供了广阔的视野。

明代徐用宣的《袖珍小儿方》辑明代以前儿科诸家经验，分72门，共624方，各证齐备，叙述详明。寇平的《全幼心鉴》则对儿科医生守则、小儿生理、保育调理、望诊、脉法等予以说明，其中对面部望诊及虎口三关望诊描述尤详。

明代鲁伯嗣的《婴童百问》共10卷，将儿科病证设为百问，分条论述，详究儿科病源与证治，收集宏博，出方共800余首，在儿科界自成一家。

明代薛铠、薛己父子精于儿科方脉，著《保婴撮要》20卷，针对当时出生儿破伤风病死率很高，采用火烧断脐法预防出生儿破伤风，开创了小儿外科之先河，该书 11～20 卷中有 6 卷撰写小儿外科病证 70 余种，分析小儿外科疾病的病因病机，对中医小儿外科专科的形成具有重大贡献。该书重视乳母饮食及情绪变化对小儿的影响，并附有很多小儿验案，至今仍具有临床参考价值。

明代世医万全，著有《万氏家藏育婴秘诀》《万氏家传幼科发挥》《万氏秘传片玉心书》等书，对后世医家的影响很大。他十分重视小儿护养，提出“预养以培其元，胎养以保其真，蓐养以防其变，鞠养以慎其疾”的育婴四法，在小儿疾病的预防、新生儿断脐、拭口、预防脐风等方面都有精辟论述，提出小儿发病的三因论；在论述急惊风疾病转归时，首次提出“有急惊风变成痫者”“急惊风成瘫者”“惊风后瘖不能言”等后遗症；治疗惊风重视元气与脾胃，提出不可妄用辛香与寒凉之剂；治疗疾病首重保护胃气，提出“五脏六腑以胃气为本，赖其滋养，如五脏有病，或泻或补，慎勿犯胃气”的思想；所创万氏家传十三方，至今仍为临床广泛使用。他在钱乙“脏腑辨证”的基础上提出的小儿“五脏之中肝常有余，脾常不足，肾常虚”“心常有余而肺常不足”的观点，高度概括了小儿生理病理特点。对于小儿的保育与疾病防治具有重要意义。此外，万全较早应用推拿法治疗小儿疾病。万全的学术思想与临床经验对于儿科学的发展起到积极的推动作用。

明代王肯堂的《证治准绳·幼科》综合概括整理了明代以前有关儿科文献之长并参与己见，使审证论治不偏不倚，有所遵循。由于书中引证广博，还保留了一些古代已佚的儿科学资料，因而具有较高的参考价值。张景岳在《景岳全书·小儿则》中提出小儿辨证重在表里寒热虚实，并对小儿生理病理特点提出了个人独特的见解。

清代儿科医家夏禹铸所著《幼科铁镜》重视望诊，提出“有诸内而形诸于外”的著名论点，从望面色、审苗窍来辨脏腑寒热虚实，并用灯火十三燋疗法治疗脐风等证。对惊风的治法提出“疗惊必先豁痰，豁痰必先祛风，祛风必先解热，解热必先祛邪”的理论，至今仍有现实指导意义。

清代谢玉琼的《麻科活人全书》综合各家治疗麻疹的心得，加上自己丰富的临床经验，对麻疹各个阶段的辨证与治疗做了详细的介绍，是一本较有影响的麻疹专著。

清代陈飞霞为清代具有代表性的儿科医家之一，他的《幼幼集成》是一部集大成的儿科名著，全书汇集、整理了清代之前的儿科理论与临床经验，按照理论联系实际的原则，广泛采取诸家学说，并结合作者个人见解加以阐发，既不单纯引经据典，更不人云亦云，全书比较切合实际。书中重视“胎禀”“护胎”，认为胎婴在腹，与母亲的精神、饮食、劳逸等密切相关，所以孕妇必须十分重视这方面的调摄。书中还论述初生儿疾病的防治和诊法；叙述常见病证达 30 余种，每叙一病以类相从，对其病因病机、症状特点辨别甚详；论治方面，首列正方，其未尽者，复以经验简方及外治之法，突出辨证，独抒己见，师古而不泥古，如对惊风、伤寒、痉病、杂病、诸搐搦症，提出误搐、类搐、非搐的区别，具有独特的见解，推动了惊风理论的研究与发展。他对小儿指纹诊法既不全盘否定，也不全盘肯定，提出当以“浮沉分表里，红紫辨寒热，淡滞定虚实”，颇切合临床实际，故为后世多数医家所采纳。

清代吴鞠通的《温病条辨·解儿难》详细介绍小儿暑痉的证治，提出 “痉由于暑，只治痉之因而痉自止，不必沾沾但以痉中求之”，为后世治疗小儿暑痉提供了理论依据。吴鞠通还对小儿体质特点提出“稚阳未充，稚阴未长”学说，从而丰富了小儿生理特点的内容，对防治小儿疾病具有临床指导意义。

清代叶天士的《临证指南医案·幼科要略》、沈金鳌的《幼科释迷》、周震的《幼科指南》、王清任的《医林改错》等也各有特色。明清时期还有几部集体或国家主持编写的儿科专著，一为明代《普济方·婴孩》，此书广收博引，所载宏伟；一为清代《医宗金鉴·幼科杂病心法要诀》，其条理分明，立论精当，切合于临床应用；还有清代的《医部全录》，载有儿科 100 卷，内容丰富，影响甚广。

明清时期，麻疹、天花等时行疾病的流行对小儿危害很大，因此，此时期的医家十分重视痘疹的防治，现有麻痘专书 120 余种，绝大部分出自明清医家之手。如蔡维藩的《小儿痘疹袖金方论》、徐谦的《仁端录》、万全的《世医痘疹心法》、翁仲仁的《麻疹心法》、吴建钮的《异传稀痘经验良方》等，从这些宝贵的著作中可以看出中医儿科医学对痘疹的防治积累了极为丰富的经验。稀痘方是牛痘接种发明以前预防天花的方法，如郭子章《博集稀痘方论》中载有“稀痘方”以饮未痘儿“辄饮辄效”。《三冈识略》记载用痘浆染衣，让未出痘的小儿穿着，可以诱发轻证天花。这是原始的人痘接种法，在明代隆庆年间已经盛行推广到各地。张琰著的《种痘新书》记载：“以佳苗引出胎毒，斯毒不横，而证自顺。”所用的“佳苗”是以鼻痘发出的痘痂研粉为种苗，经不断改进递相接种，故毒性越来越减弱，用佳苗人工接种的痘，症状多轻而顺利。清代康熙年间俄国遣人到中国学种痘，至17世纪，人痘接种法已先后流传至土耳其、英国、朝鲜、日本等国，100多年后，英国人琴纳（Jinner）才发明以牛痘接种以预防天花。可见我国人痘接种法的发展与推广，是世界免疫学发展的先驱。

清代温病学说的兴起，更进一步促进了儿科学的发展，叶天士的《外感温热篇》、吴鞠通的《温病条辨》、陈平伯的《外感温热篇》等，开阔了儿科证治的视野。近代以来，对许多急性传染性疾病如小儿暑温等的治疗，仍是依据温病学说的理论知识和临床经验而取得了显著成效。

清朝后期，随着西方医学的传入，儿科开始有人提出中西医合参。何炳元的《新纂儿科诊断学》中除传统中医内容外，引入检诊一项，用于检查口腔、温度、阴器等的变化。民国时期儿科疾病流行，许多医家勤求古训，融会新知，如近代儿科名医徐小圃擅用温阳药回阳救逆，救治了许多时行病危重变证患儿，由此而闻名遐迩。

## 五、崭新期（新中国成立后至现在）（公元20世纪中叶至现在）

中华人民共和国成立以后，由于党和政府对中医事业的高度重视，祖国医学有了迅速发展，儿科领域出现了崭新的局面。古代所称的中医儿科四大证——麻、痘、惊、疳中的天花已经被消灭，麻疹成为强弩之末的散发性疾病，重证惊风与疳证也逐渐少见，尤其是普遍推广了小儿计划免疫，故由传染病所引起的急惊风的发病率大为减少，新生儿破伤风的发病率明显下降。在治疗方面，中医儿科已经掌握暑温、胎黄、硬肿症等病证的证治规律，取得可喜成果；对病毒性肺炎、支气管哮喘、癫痫等病证的认识与治疗也取得很大的进展；对流行性乙型脑炎（简称乙脑）的治疗，事实证明不但提高了治愈率，而且减少了后遗症；在麻疹减毒活疫苗发明之前，中医治疗麻疹的经验及成效，其影响也是极为深远的；治疗小儿麻痹症，运用“清热解毒、芳香辟秽、宣痹通络、柔肝息风”等治则也取得一定效果；中西医结合治疗小儿重症肺炎、中医中药治疗迁延性肺炎的经验也被广泛推广，尤其是对腺病毒感染性肺炎的治疗，在临床实践和研究方面，都进行了大量的工作，做出了成绩；其他如细菌性痢疾、百日咳、猩红热、急慢性肝炎、急慢性肾炎、秋季腹泻等儿科常见病的防治研究工作，也取得了一定的成就。

在医学教学方面，也取得了长足的进展，全国各地先后成立了中医院校，招收专科、本科、研究生等各个层次的学生，发展了中医儿科教育，编写了不同层次的中医儿科学教材、参考资料，建立了各种类型的试题库，整理并出版了大批古代中医儿科著作，如《颅囟经》《幼幼新书》《幼科发挥》等，编辑了《中医大辞典·妇儿科分册》《中国医学百科全书·中医儿科学》等。20世纪80年代出版的《中医儿科学》达130余万字，集古今儿科之长，是目前中医儿科的大型参考书。20世纪90年代出版的《实用中医儿科学》比较系统、全面、准确地反映了中医儿科学的理论体系，并适合现代临床的实际需要。至今《中医儿科学》本科教材历经九次修订和补充，内容不断更新和完善，为中医儿科的教育和继承做出了贡献。

在剂型改革方面，除进一步研究传统的丸散膏丹外，近年来陆续研制出新型的冲剂、口服液、栓剂、膜剂、注射液等。茵栀黄、清开灵、双黄连、醒脑静等静脉注射液，成为小儿常用的急救药品。外治剂型可免除小儿服药困难，颇得医生与病家青睐，成为儿科医疗保健工作中的常用剂型，也起到了很大的作用。

近十多年来，中医儿科学术交流十分活跃，全国许多省市已相继成立了中医儿科专业委员会，

1983 年 9 月成立了中国中医药学会儿科专业委员会，这对促进全国中医儿科界的团结和推动中医儿科学术的发展，起到了积极的作用。

目前，随着现代科学的发展，不断推动了中医儿科学的前进，也进一步丰富了中医儿科学的内涵。如在儿科诊法方面，对色诊定量、舌诊微观化、闻诊声像分析、脉图分析等进行了研究，使中医传统的四诊从宏观引向了微观，发展了中医儿科辨证学；治疗方面，针灸头针研究的成就，使儿科的某些顽症，如脑炎后遗症、小儿麻痹症等的疗效有了可喜的进展；中西医结合治疗小儿肾病不仅可以提高临床疗效，缩短疗程，还大大减少了西药的不良反应；中医中药治疗小儿哮喘、血小板减少性紫癜等疾病也取得了进一步的疗效。但是，目前中医药对某些儿科常见病、急危重疾病的诊疗能力还不强，这将是每一位中医儿科医疗人员重点研究的课题。相信通过不断的努力，提升挖掘和继承的力度，提高中医科研能力、拓展科研思路、加大中药剂型改革步伐，中医儿科将会呈现出更加崭新的局面。

（许尤佳　郑燕霞　江文文）

# 第二章　西医儿科学在我国的发展与研究任务、特点

西医儿科学是研究自胎儿至青春期这一时期小儿生长发育、保健及疾病防治的一门学科。

## 一、西医儿科学的形成与发展

进入 19 世纪，西方近代医学才开始发展，德国儿科起始较早，在婴儿喂养、传染病诊治方面有一定贡献，之后法国、英美接踵而起，并发展迅速，如开始按能量计算营养的需要、用白喉抗毒素治疗抢救白喉患儿、分离出脊髓灰质炎病毒及引起婴幼儿腹泻的大肠杆菌等，研究儿童心理学亦已开始。1896 年 Holt 所著的《儿科学》是美国第一本教科书，成为儿科的经典著作。20 世纪初除进一步研究婴幼儿营养、小儿营养性疾病外，重视婴幼儿腹泻与电解质平衡。20 世纪 50 年代后重点移向新生儿疾病、血液病、遗传代谢性疾病、免疫性疾病、内分泌疾病等疑难病症。

西方医学传入我国，最早可追溯到清代。清代成立了教育委员会，设立了儿科专业，培养了不少儿科医生，许多国家来我国开办诊所、医院。辛亥革命后，我国开始办新式医学院校。1943 年由我国儿科专家诸福棠编写的《实用儿科学》是我国最早的一部儿科学著作，为西方医学在中国儿科领域的发展奠定了基础。

新中国成立后，党和政府对儿童的医疗卫生事业非常关心。在城乡各地逐步建立和完善了儿科医疗保健机构，通过这些机构，进行了儿童的生长发育监测、先天性遗传性疾病的筛查、免疫接种、“四病”的防治及其他儿童常见病与多发病的诊治等，既保障了我国儿童的健康，也提高了儿童的生命质量。

目前，我国儿童的主要健康问题从总体上看还是集中在感染性和营养性疾病等常见病、多发病方面，但与 20 世纪相比，这些疾病的发生率和严重性已经大幅度降低，在某些发达地区，严重的营养不良和急性传染病更少见。儿童期精神卫生、成人疾病的儿童期预防、意外伤害、环境污染对儿童健康的危害等将是现代儿科学面临的新挑战，这些疾病谱的明显变化，提示未来儿科学的任务不仅仅是要降低发病率和死亡率，更应当着眼于儿童保健学的研究上。儿童保健的临床服务应该由大城市逐渐普及到中小城市和社区、乡村，注重小儿的乳食喂养、体格生长、心理健康、智能发育、社会应对能力及病后康复等方面的研究。

21 世纪，医疗模式已经转化到生物社会医学模式上。分子生物工程学的进展已经为临床诊断和治疗开辟了一条新的道路；生物医药的研究成果已经在对某些疾病的临床治疗中显示出前所未有的疗效；重大疾病的基因组学和蛋白质组学的研究必将在遗传性、代谢性疾病的防治方面产生重大突破；医学信息学的快速进展将对医学领域的方方面面产生深远的影响。总之，20 世纪中在生物医学方面的重大研究成果对儿科学的影响是巨大的。西医儿科学植根于西方文化，并与近代自然科学发展相关联，因而在基础学科及诊治手段上都显示出与中医学不同的风格。

## 二、西医儿科学的任务和研究范围

### （一）任务

西医儿科学的任务是不断探索儿科医学理论并在实践中总结经验，提高疾病防治水平，降低儿童发病率和死亡率，增强儿童体质，保障儿童健康，提高中华民族的整体素质。

（二）研究范围

凡是涉及小儿时期健康和卫生的问题都属于儿科学的研究范围。我国临床儿科的年龄界定是从生后到14周岁，有的国家界定到15～18周岁。按其工作性质，可分为预防儿科学、发育儿科学和临床儿科学。预防儿科学是根据疾病发生的原因而研究各种预防措施；发育儿科学是研究和解决小儿生长发育的有关问题，包括体格生长、心理发育、心理性疾病的预防、儿童的学习困难、社交障碍、智能发育迟缓等；临床儿科学，即儿科诊疗学，已派生出各种专业分支，如心血管病学、血液病学、神经病学、肾脏病学、内分泌学和遗传病学等。

由于小儿生长发育过程中有一定的阶段性特点，因此儿科学又发展形成了以年龄划分为特征的新专业，如围生医学、新生儿学及青春期医学等。除了在专业上越分越细、越来越深入以外，实践证明儿童的许多健康问题还需要社会学、教育学、心理学、护理学、流行病学和医学统计学等学科密切合作才能得以解决，因此，今后多学科的协作势在必行。此外，要实现保障和促进儿童健康的目的，普及科学知识也是重要的一环。

## 三、西医儿科学特点

儿科学研究和服务的对象是小儿，具有与成人医学不同的特点。首先整个小儿阶段一直处在不断生长发育的过程，年龄越小，与成人生理上的差异越明显；其次小儿免疫功能发育不完善，器官系统发育不成熟，预防医学在儿科学中占有更加重要的地位。因此在学习儿科学时，绝不能简单地把儿童看成是成人的缩影。从解剖、生理、免疫等基础状态，到病理、疾病谱，以及疾病诊断、治疗、预后及预防，均与成人有很大区别。

（一）基础特点

小儿体格与成人显然不同，身体各部分比例，器官大小和位置等随年龄增长而改变。如呼吸道管道狭窄，容易阻塞；小儿肾脏的重量与体重相比，较成人的肾脏重；在3岁以下，小儿肝脏肋下可触及；小儿骨骼发育未完善容易发生病变。

生理方面，各系统、器官的功能随年龄增长而成熟。年龄越小，生长越快，对营养物质、能量、液体总量的需要，相对都比成人高。不同年龄，有不同的身高、体重、头围、心率、呼吸频率等正常数值范围。

小儿免疫功能不成熟，易被感染。6个月以内的婴儿通过胎盘获得母亲的特异性抗体，暂时形成被动免疫，对病毒、麻疹等传染病不易感；6个月后，母亲传递的抗体消失，则对病原菌普遍易感，尤其是传染病。所以这个时期，预防免疫接种非常重要。

小儿病理方面的变化也与年龄有关。幼儿受疾病的刺激，即可出现异常血象，如外周出现有核红细胞等，甚至肝脾肿大，恢复到胎儿造血状态。维生素D缺乏时，婴儿易患佝偻病，而成人易患骨软化病；支气管肺炎多见于婴幼儿，而大叶性肺炎多见于年长儿和成人。

（二）临床特点

临床特点方面主要表现在疾病种类、临床表现、诊断、治疗、预后和预防等。

（1）疾病种类：与成人的差别很大，如消化系统及呼吸系统疾病的发生率明显比成人高；心血管疾病，儿童主要以先天性心脏病为主，成人则以冠心病、肺源性心脏病为主；儿童白血病以急性淋巴细胞白血病占多数，而成人则以粒细胞白血病居多。此外，不同年龄段儿童的疾病种类也有所不同，如新生儿疾病常与先天遗传和围产期因素有关，婴幼儿疾病中感染性疾病占多数等。

（2）临床表现：年龄越小，临床表现的特殊性越明显。年幼体弱儿对疾病的反应差，往往表现为体温不升、不哭、纳呆、表情淡漠，且无明显定位症状和体征。婴幼儿易患急性感染性疾病，由于免疫功能不完善，感染容易扩散甚至发展成败血症，病情发展快，来势凶险。

（3）诊断：重视患儿及其家长对病情的表述、全面准确的体格检查，结合发病季节、年龄、既往史及辅助性检查等，对疾病的确诊都很重要。

（4）治疗：重视综合治疗，不仅要重视对主要疾病的治疗，也不可忽视对各种并发症的治疗，有时并发症可能是致死的原因；不仅要进行临床药物治疗，还要重视护理和支持疗法，尤应注意对患儿及其家长进行心理辅导。小儿的药物剂量必须按体重和体表面积仔细计算，并且要重视适当的输液出入量和液体疗法。

（5）预后：小儿患病时虽然起病急、来势凶、变化多，但如果诊治及时，恢复也较快。小儿各脏器的修复能力较强，故后遗症一般比成人少。但年幼、体弱、危重病患儿的病情变化迅速，应高度重视，密切观察，及时采取有力措施予以诊治，使之转危为安。

（6）预防：有不少严重威胁人类健康的急性传染病可以通过预防接种得以避免，此项工作基本上都是在儿童时期进行，是儿科工作的重要内容。目前许多成人疾病或老年性疾病的儿童期预防已经受到重视，如动脉粥样硬化引起的冠心病、高血压和糖尿病等都与儿童时期的饮食有关；成人后的心理问题也与儿童时期的环境条件和心理卫生有关。

（许尤佳　杨京华　郑燕霞　江文文）

# 第三章　中西医结合儿科学概况

中西医结合儿科学，是近半个世纪以来我国儿科工作者通过中医学习西医或西医学习中医，坚持从事中西医结合儿科研究，不但继承发扬中医儿科，而且又与西医儿科有机结合，创造性地发展我国独特的中西医结合儿科学。

中、西医儿科学虽然有完全不同的理论体系，但它们有共同的研究对象、共同的价值标准、共同的学科属性和共同的发展方向。正是有着这些相同与相通为前提，才注定有中西医结合儿科学的诞生。

## 一、在诊断方面的结合

中医学诊病注重宏观，是以证候为基础的疾病诊断；西医学讲究微观，是以症状结合多种微观指标支持下的疾病诊断。目前的诊断，常是病证结合，宏观与微观结合。“有诸内必形诸外”是中医司外揣内、辨证论治的理论基石；西医学在诊断过程中同样应用“视其外应，测知其内”的法则。中医学倡导“天人合一”的整体观，西医学则强调神经内分泌系统调控下各器官系统的协调统一。中医可以很直观地揭示一种病在不同阶段的不同证候及症状，而西医可以从微观上分析出这种病发生过程机体的种种不平衡、不正常。如小儿肺炎，在不同阶段，可以表现出风热、痰热、气虚、阴虚等不同证候特点，西医可以通过多种检查，如胸片、血象等来反映出肺炎炎症变化的过程。近十多年来，经过我国儿科界同仁的共同努力，逐步制订出小儿肺炎、腹泻、癫痫、肾病综合征、哮喘等疾病的诊疗常规及其相应的临床疗效评价标准。在诊断上，逐步走出了辨病与辨证相结合的新路子。

## 二、在治疗方面的结合

中医临证，讲究同病异治，异病同治；急则治标，缓则治本，强调治病必求其本，这些治则，同样为西医学所遵循。中医的汗、吐、下、和、温、清、消、补八法，也体现在西医学的治疗中。当一种医学不能圆满地解决儿科疾病防治中的全部问题时，中医儿科与西医儿科之间相互取长补短是必要和有益的。中西医结合儿科学正是要融汇两者的相通之处，将两种医学的优势兼容并蓄为一体，通过取长补短、优势互补，极大地提高临床疗效。中西医结合治疗肾病时，中药可以帮助缩短激素使用的疗程、降低机体对激素的依赖或耐药、减少不良反应、减轻并发症、提高临床疗效等；对哮喘，规范的西医治疗的同时，配合中医辨证论治结合食疗、生活起居辅导，可以缩短西药疗程、减少哮喘发作、提高合并症的疗效和患儿生活质量等。

## 三、在科学研究领域的结合

新中国成立以来，随着中西医儿科学临床上的广泛应用，极大地推动了中医及中西医结合儿科学的科学研究工作。我国医家运用现代科学的方法和手段，对中医儿科的基本理论和临床进行了多方面的研究，如小儿舌诊、脉诊、生理病理特点、体质分型、主要治则治法、各系统常见病及急重症的辨证论治等方面的研究都取得了丰硕的成果。

### （一）舌诊研究

新生儿舌象研究表明，生后 6～48 小时，健康新生儿舌质淡红、苔薄白或微白，但早产、过期产或异常产可见异常舌象。小儿舌象的变化，随着病情的发展，舌质的颜色可由淡红变为红绛或紫暗或嫩红。舌苔由白渐转为黄、褐、黑，且由薄变厚，或同时出现瘀点、齿痕、裂纹，反映着病情由轻转重，由表入里。舌象的变化尚与机体的免疫状态有一定关系。

### （二）中医治则治法研究

对临床常用治则如清热解毒、扶正固本与活血化瘀的研究较多。大量临床及实验研究表明，活血化瘀药具有增加冠脉血流量、改善心肌缺血，对不同部位（如心、脑、肢体、肠系膜、肾等）的血管均有扩张作用，并能改善微循环障碍，对血小板黏附、聚集及释放，有抑制作用；活血化瘀法还具有抑制病原体、抗炎、止痛及促进组织修复和再生的作用。扶正固本药物可调节中枢神经系统及内分泌功能，改善物质代谢及心血管功能，并具有免疫调节作用。而清热解毒药物不仅具有抗菌、抗病毒作用，而且能改善机体的免疫状态。

### （三）儿科临床研究

在儿科临床工作中，采用辨病与辨证相结合，宏观辨证与微观辨证相结合，中药与西药优势互补的方式，取得了较好的临床疗效。对脾与消化系统疾病的研究表明，对腹泻、缺铁性贫血、小儿佝偻病、厌食症表现为脾虚者，采用扶正固本、健脾益气的方法，对木糖吸收率、免疫功能及血清免疫球蛋白均有提高作用。国内学者根据“肺朝百脉”“内结为血瘀”“污血为血瘀”等理论，结合现代医学对肺炎时充血、水肿、血瘀、血栓等病理改变的认识，总结了病毒性肺炎“血瘀证”的辨证规律，观察甲皱微循环、血流学、凝血机制，采用活血化瘀疗法，取得了明显的疗效。由于许多疾病（如新生儿硬肿症、乙型肝炎、过敏性紫癜、血小板减少性紫癜、小儿肾炎与肾病等）病程中都有血瘀的表现，采用活血化瘀方法都取得了较好的临床疗效。中西医结合治疗小儿感染性休克、心力衰竭、呼吸衰竭、肾衰竭、急性颅内高压等，提高了对危重症抢救的成功率。西医治疗感染性休克，采用扩充血容量、纠正酸中毒、强心、输氧、选用扩血管药物改善微循环等，疗效快，作用稳定；在治疗热厥型休克时，凡证见阳明腑实或大便燥结者，采用承气汤之类清、下并用，菌、毒并治，提高了临床疗效。儿科临床常用的洋金花提取物东莨菪碱与人工合成的 654-2（山莨菪碱）通过拮抗乙酰胆碱、解除血管痉挛、改善微循环，起到抗休克作用。应用生脉散注射液能益气养阴，强心升压。在治疗呼吸衰竭时，除辨证论治外，耳针亦有一定疗效，常用耳穴为脑、交感、肺、皮质下。在治疗肾衰竭时，采用大黄、煅龙牡、炮附子、白头翁、蒲公英等灌肠，能荡涤肠胃积滞，使血尿素氮下降，症状减轻。

### （四）其他方面

结合现代组织胚胎学、解剖学、免疫学及临床实际观察，人们对小儿生理、病理特点的认识更加生动、具体，也更加丰富。对小儿体质的研究不断深入，认识到小儿体质与某些疾病（如哮喘）的易感性有一定关联。

出版中西医结合书籍和中西医结合学术交流：随着对中西医结合研究的不断深入，已不断编写出一些很有价值的中西医结合丛书，如《儿科疾病研究》《实用中医儿科手册》《中西医结合儿科手册》《实用中医儿科学》《实用中西医结合儿科学》等。定期举办全国性或地方性的中西医结合学术交流会，丰富了中西医结合的内容，也提高了中西医结合人员的理论素质，不断推动了我国中西医结合的发展。目前我国已经形成了独特的中西医结合儿科体系，世界上也有越来越多的国家在进行对中西医结合儿科学的研究。

综上所述，医学的发展既需要向微观深入，又需要向宏观扩展。儿科领域里的中西医结合，不仅是传统与现代的结合，也是宏观辨证与微观辨证的互补和统一，是两种优势的兼容。随着东西方文化交汇的日渐增加，中西医结合临床儿科也将会取得更加丰硕的成果。

（许尤佳　郑燕霞　江文文）

# 第四章 小儿生理、病理特点

小儿时期是人生的基础阶段。小儿在生长发育的各个时期都有其自身的特点。掌握小儿的生理特点和病理特点，对儿童保健及儿科疾病的防治有着十分重要的意义。

## 一、生理特点

### （一）脏腑娇嫩，形气未充

脏腑即人体的器官系统，娇嫩即娇气、稚嫩。阳化气，阴成形。形为有形之物，指形体结构，即五脏六腑、四肢百骸、筋肉骨骼、精血津液等。气指生理功能活动，如肺气、脾气。充，即充盛、充实。脏腑娇嫩，形气未充是指小儿时期的各系统和器官的形态发育及生理功能均处在需要不断成熟和完善的过程中。

万全在《育婴秘诀》中指出小儿“血气未充……肠胃脆弱……神气怯弱”。小儿脏腑娇嫩的特点，在初生儿、婴幼儿表现得尤为突出。虽是指脏腑的形和气均为不足，但又以肺、脾、肾三脏尤为明显，万全称之为“肺常不足”“脾常不足”“肾常虚”“肝常有余”“心常有余”。现代医学的研究也证实了小儿的这一生理特点。

呼吸系统：婴幼儿鼻腔短小，鼻道狭窄，鼻黏膜薄弱，血管丰富，易患感冒而致鼻塞。小儿气管、支气管管腔狭窄，软骨缺乏弹力组织，黏液腺分泌不足，黏膜纤毛运动差，不易将微生物和黏液清除，故易引起感染。婴幼儿的肺弹力组织发育差，血管丰富而肺泡数量少，故肺的含血量多而含气量少，并易为黏液堵塞，因而易致肺部感染、肺不张、肺气肿及间质性肺炎。因此，“肺常不足”多表现为呼吸不匀、息数较促、容易感冒等。

消化系统：小儿消化道的腺体（如唾液腺、胰腺等）发育不足，消化酶（如淀粉酶）分泌量少，消化道肌肉组织薄弱，黏膜屏障差，容易导致对食物的消化力弱、传导运输障碍，甚至引起感染等；另外，小儿生长发育迅速，对饮食需求量大，相比之下小儿脾胃功能更显不足，容易消化不良。因此，“脾常不足”多表现为运化力弱，每因不调易引起运化功能异常而发生疾病。

泌尿系统：新生儿出生时已具有与成人相似的肾单位数，每侧肾有85万～100万单位，但其近曲管相对落后，新生儿肾小体直径约0.11mm，相当于成人的1/3，而近曲管长2mm，仅相当于成人的1/10，造成了新生儿肾功能球管的不平衡。此外，年龄越小，髓袢也越短，故肾小球的滤过功能、肾小管的浓缩再吸收和排泄功能较差，故易发生水、电解质紊乱和代谢性酸中毒。而婴幼儿肾盂及输尿管较宽，管壁肌肉及弹力组织发育较差，弯曲度大，易被挤压和扭转，造成尿潴留和尿路感染。另外，肾主生殖，《素问·上古天真论》说：“女子七岁肾气盛，齿更发长；二七而天癸至，任脉通，太冲脉盛，月事以时下，故有子……丈夫八岁肾气实，发长齿更；二八肾气盛，天癸至，精气溢泻，阴阳和，故能有子。”小儿阶段表现为青春期前的女孩无“月事以时下”，男孩无“精气溢泻”等。“肾常虚”主要表现为婴幼儿二便不能自控或自控能力弱、容易尿路感染、生殖器官未发育等。

不仅如此，万全亦言小儿“肝常有余”“心常有余”，但此“有余”仅是相对而言，小儿心、肝两脏相对于成人，同样不足，形态未曾充盛，功能未能健全。如小儿心气未充、心神怯弱未定，易受惊吓，思维及行为的约束能力较差；肝气未充、经筋刚柔未济，易表现为好动、惊惕、抽风等。

吴瑭在《温病条辨·解儿难》中更进一步明确小儿“脾胃薄弱，肾气未充，腠理疏松，神气怯弱，筋骨未坚”等特点是由于“稚阳未充，稚阴未长者也”，即“稚阴稚阳”。所谓“阴”，是指体内的精、血、津液及脏腑、筋骨、脑髓、血脉、肌肤等有形之质；“阳”是指脏腑的生理功能；“稚”是指幼嫩未臻成熟。“稚阴稚阳”阐述了小儿时期在物质基础与生理功能上都是幼稚和不完善的，需要不断地生长发育，充实成熟。

（二）生机蓬勃，发育迅速

生机指生命力、生长状态。生机蓬勃，发育迅速是指脏腑形态结构的成熟、生理功能的完善是一个不断进行的连续过程，年龄越小，生长发育的速度也越快。以体格生长为例，新生儿平均出生体重为3kg，出生后头3个月每月增长700～800g，乃至1000g，故前半年每月增长600～800g，3～5个月时体重可达出生时的2倍（6kg），1岁时达3倍（9kg）。新生儿出生时身长平均为50cm，到1岁时已达75cm，1年之内增长25cm，为出生时的1.5倍。其他如神经、精神、心理发育也是相当迅速的。新生儿出生时脑重约370g，6个月时脑重600～700g，2岁时达900～1000g，7岁时即已接近成人脑重。婴儿时期髓鞘形成不完善，刺激引起的冲动传导慢且易于泛化，4岁时，神经纤维完成髓鞘化。在语言发育方面，新生儿已会哭叫；3个月会发喃喃之声；5～6个月会发单音；7～8个月会发复音，如“爸爸”“妈妈”等，听懂自己名字及能辨别肯定性与疑问性语气；1岁能叫出物品名字，如灯、碗；2岁时能说2～3个字组成的话，能看图听故事。这种生机旺盛，发育迅速的状态，恰如旭日之东升、草木之方萌。古代医家称此为“纯阳之体”或“体禀少阳”。因此，“纯阳”并不是“盛阳”，也不是有阳无阴或阳亢阴亏。

我国现存最早的儿科专著《颅囟经·脉法》说：“凡孩子三岁以下，呼为纯阳，元气未散”，所谓“纯”是指小儿先天禀赋的元阴元阳未曾耗散，“阳”是指小儿的生命活力，犹如旭日之初生、草木之方萌，蒸蒸日上，欣欣向荣。“纯阳”学说恰指生机蓬勃，发育迅速的生理特点。

正由于稚阴稚阳，才需要迅速生长，由于生长旺盛，又使小儿形与气、阴与阳均显得相对不足，“稚阴稚阳”“纯阳学说”共同构成了小儿生理特点的两个方面，稚阴稚阳学说在理论上是纯阳学说的发展，都在阴阳学说范畴内，从不同角度反映了小儿生理特点，同时也为阐明小儿病理特点、指导临床治疗提供了重要的理论依据。

## 二、病理特点

（一）发病容易，传变迅速

小儿先天禀赋不足，脏腑娇嫩，形气未充，加以寒温不能自调，乳食不知自节，一旦调护失宜，外易为六淫所侵，内易为饮食所伤，因此，外感时邪和肺、脾、肾三脏病证更为多见。《温病条辨·解儿难》认为小儿“脏腑薄，藩篱疏，易于传变；肌肤嫩，神气怯，易于感触”。而“邪之来也，势如奔马，其传变也，急于掣电”，对小儿的病理特点做了高度概括。明代万全的“肝常有余，脾常不足，心常有余，肺常不足，肾常虚”的理论很好地分析了小儿的病理特点，也道出了小儿发病容易的原因。

肺主气，司呼吸，小儿肺脏娇嫩、卫表未固，加上小儿冷暖不知自调，或因家长护养失宜，易为外感六淫所侵，致肺气失宣，肺失清肃，易致感冒、咳嗽、哮喘、肺炎及时行诸病，体现出“肺为娇脏，难调而易伤”的特点。

脾为后天之本，运化水谷，输布精微，为气血生化之源。但小儿脾胃之体成而未全，脾胃之气全而未壮，加上家长喂养不当、小儿饮食失节，若感受外邪或饮食自倍，皆可损伤脾胃，使胃纳和脾运的功能发生紊乱，产生呕吐、泄泻、厌食、积滞、疳证等病证，成为“脾常不足”在病理方面的具体表现。

肾藏精，为先天之本，生命之根。小儿的骨髓、脑髓、齿、发、耳等的正常发育和功能都与肾有着密切的联系，故禀赋不足可出现先天性疾病（如大脑发育不全、解颅等）和遗传性疾病等，临床上表现肾阳虚的证候。

肝主疏泄，体阴而用阳。小儿发育过程中，由于小儿内脏精气不足，外邪入侵，易于枭张，引动肝风，从阳化火，则易出现抽搐。

心主神明，五行属火，火性炎上，感受外邪，邪热内蕴，协同心火上炎，则常见壮热、烦躁、心悸、睡眠不安；逆传心经，内陷心包，则易出现惊悸、昏迷。

小儿病后变化迅速的病理特点主要表现在寒热虚实等病性的迅速转化、演变与夹杂较成人突出，钱乙将此概括为“易虚易实”“易寒易热”。

易虚易实是指邪气易实而正气易虚，实证可以迅速转为虚证或出现虚实并见之证。小儿初患感冒，可转为支气管炎，亦可瞬即发展为肺炎喘嗽，若失治或误治，尚有心阳不振、邪陷心肝等变证。

易寒易热是指病证的属性，由于“稚阴未长”，病程中若阴液耗伤，则阳亢易见，表现热的证候；小儿又为“纯阳之体”“六气着人，气血皆化为热也”，这是小儿热病最多的原因。但毕竟“稚阳未充”，机体脆弱，气血未充，邪气易实，正气易伤，阳虚衰脱时，便现阴寒之证。风寒束肺，可郁而化热，热极生风，可见高热、抽搐、口渴、便结等热证。若正不敌邪，亦可出现面白、肢冷、汗出、脉微等阴盛阳衰的危候。

小儿疾病传变迅速除具体表现为病性转化迅速外，还表现在病位的扩大与传变等方面，表现为一脏而及他脏、一经而及他经，于脏腑经络之间迅速传变，如感冒病证常夹杂肠道症状，如呕吐、腹泻等，提示肺脏累及脾胃的传变可能；水痘病邪盛容易内陷心肝发生急惊风；少阳病痄腮邪盛易传至厥阴经，产生睾丸肿痛、少腹疼痛的变证。

总之，由于小儿机体是处在一个动态的生长发育过程，各项功能均不成熟，防病能力不强，故易受致病因素影响而表现出“肺娇易病，脾弱易伤，心热易惊，肝胜易搐，肾虚易损”的发病特点，而且病情的转变快速，变化多端。

### （二）脏气清灵，易趋康复

清灵，即清嫩灵活。小儿脏腑，少七情之伤，无色欲之念，处在生机蓬勃、精力充沛的发育过程中，特异性与非特异性免疫功能都在不断增长、完善，故小儿患病，较成人易趋康复。例如，小儿肝细胞再生能力强，结缔组织发育较差，患肝炎后易于恢复，较少发生肝硬化。小儿骨折愈合亦较成人为快。小儿患中毒性痢疾时，常神昏抽搐、呼吸不整，但经积极抢救，仍康复有望，死亡率低。《景岳全书·小儿则》说：“其脏气清灵随拨随应，但能确得其本而撮取之，则一药可愈，非若男妇损伤、积痼痴顽者之比。”

（郑燕霞　许尤佳　杨京华　江文文）

# 第五章　小儿生长发育

生长和发育是小儿时期特有的生理现象，也是不同于成人的基本特点。小儿生长发育既连续不断，又表现出一定的阶段性。生长指形体的增加，表现为各器官和整体的长大，可测知量的增加；发育指功能的演进，表现为细胞、组织、器官功能的成熟。两者既有区别，更有联系，常统称为发育。

## 一、小儿年龄分期

古代医籍关于小儿年龄分期的描述很多，最早见于《灵枢·卫气失常》"十八以上为少，六岁以下为小"。《小儿卫生总微论方·大小论》认为"当以十四岁以下为小儿论"。《寿世保元》更将小儿细分为婴儿、孩儿、小儿、龆龀、童子、稚子等。现代儿科一般将其分为七个阶段。

**1. 胎儿期**　从卵子和精子结合到小儿出生统称为胎儿期。胎儿完全靠母体生存，孕母的健康、营养、环境、疾病对胎儿影响极大。故应增加孕妇的营养，注意孕期用药，预防病毒感染，戒烟戒酒，避免接触农药及有害化学物质，劳逸结合，身心愉快，定期检查，以保证胎儿发育正常并健康出生。

**2. 新生儿期**　自出生后脐带结扎时起至生后足 28 天，称新生儿期。由于生理调节和适应能力不成熟，故易感性高，常有产伤、感染、窒息、出血、溶血及先天畸形等。而围产期又称围生期（perinatal period），即胎龄满 28 周至出生后 7 足天，此期易患硬肿症、败血症或肺炎，死亡率高，故提高接生技术，注意产后保温，及早母乳喂养，加强室内消毒，显得十分重要。

**3. 婴儿期**　自生后满 28 天到 1 周岁为婴儿期。此期是小儿生长发育最迅速的时期。1 周岁与初生相比，小儿体重增至 3 倍，身长增至 1.5 倍，头围增大 1/3 左右。脏腑功能不断完善。这一时期对摄入的热量和营养素（尤其是蛋白质）的要求特别高，但消化和吸收功能尚不完善，喂养不当，常致腹泻与营养不良，故提倡母乳喂养，科学育儿，合理添加辅食。此期自母体内获得的抗体逐渐消失，而自身免疫功能尚未成熟，易患急性传染病与感染性疾病，应做好计划免疫。

**4. 幼儿期**　1 周岁至满 3 周岁为幼儿期。此期小儿活动范围较广，体格发育速度减慢，智能发育较前突出，但对危险事物的识别能力差，饮食从乳汁向成人型饭菜过渡。注意营养、开发智能及防止意外事故、加强传染病预防为保健重点。

**5. 学龄前期**　3 周岁后到 7 周岁为学龄前期。此期生长速度减慢而智能更趋完善，好奇、爱问、求知欲强、可塑性高。应加强德育教育，培养小儿讲礼貌、讲卫生、爱劳动的习惯。学龄前期儿童易患肾炎、风湿热等疾病，应注意防治。

**6. 学龄期**　从 7 周岁至青春期来临（一般女孩为 12 岁，男孩为 13 岁）12～14 周岁为学龄期。此期小儿体格稳步增长，脑的形态发育已基本上与成人相同。控制、理解、分析、综合能力增强，是接受文化教育的关键时期。此期应注意预防近视眼和龋齿，矫治慢性病灶。

**7. 青春期**　女孩从 11～12 岁至 17～18 周岁，男孩从 13～14 周岁至 18～20 岁为青春期。青春期的进入和结束年龄存在较大个体差异，可相差 2～4 岁，女孩的开始和结束年龄均比男孩早 2 年左右。此期小儿生殖系统迅速发育，第二性征逐渐明显。由于神经内分泌调节不稳定，易引起心理及精神方面的异常。应进行生理、心理卫生和性知识教育，培养良好的道德情操，建立正确的人生观，保证青少年身心健康。

## 二、小儿生长发育规律

小儿生长发育有两个飞跃时期，体格生长在婴儿期最快，到了青春期又一个飞跃生长。其生长发育受遗传、营养、气候、地理、疾病等因素的影响。一般正常范围为平均值±两个标准差。

**1. 一般规律**

（1）由上到下规律：小儿生长为先头部后下肢。

（2）由近及远规律：先躯干后四肢。

（3）由初级到高级：智能发育先感性认识而后理性认识。

（4）由简单到复杂：从画直线到画圆、画人。

（5）由粗到细：动作的发育为先粗运动后精细运动。

（6）从正到反：先起立后会坐下，先向前走后会倒退。

**2. 各器官生长速度不平衡** 小儿生长速度是不断进行的，但各器官的生长速度有其阶段性。一般体格发育在出生半年内速度最快，以后逐渐减慢，到青春期又稍加快。神经系统先快后慢，生殖系统先慢后快，淋巴系统先快，在学龄期超过正常，以后逐渐减慢并恢复到成人水平（图5-1）。

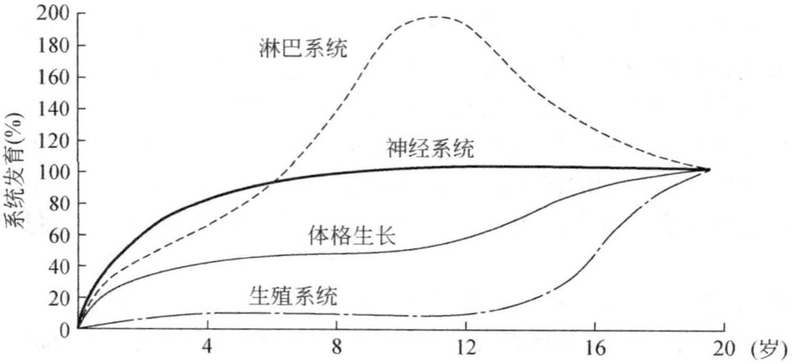

图 5-1　各系统生长发育速度不平衡

**3. 生长发育的个体差异性** 儿童生长发育虽按一定总规律发展，但在一定范围内受遗传、环境的影响，存在着相当大的个体差异性，每一个人生长的“轨迹”不会完全相同。因此，儿童的生长发育水平有一定的正常范围，所谓的正常值不是绝对的，评价时必须考虑个体的不同影响因素，才能做出正确的结论。

**4. 遗传和环境因素对生长发育过程的决定性** 遗传的程序决定生长发育的速度、各系统的成熟顺序，但是这种程序不是固定不变的，在外界环境因素如营养、疾病、性别、孕母情况、生活环境等的作用下也存在偏离的可能。因此，儿童的个体发育是在复杂的环境因素和先天素质相互作用中实现的。因此采取有助于生长和协调发育的措施时必须考虑到这个规律。

## 三、小儿体格生长测量

**1. 体重** 体重反映营养状况的优劣，也是计算热卡、用药剂量及输液量的依据。正常小儿出生时的体重平均为3kg，出生后由于摄入不足、胎粪排出和水分丢失等可出现暂时性体重下降（3%～9%），前半年每月增加600～800g，3～4个月时的体重约为6kg。6个月后体重增长减慢。正常同年龄、同性别儿童的体重存在个体差异，一般在10%左右。以下公式用于粗略估计小儿体重：

≤6个月龄婴儿：体重（kg）＝出生体量（kg）＋月龄×0.7

7～12个月龄婴儿：体重（kg）＝6＋月龄×0.25

1～12岁：体重（kg）＝年龄×2＋8

**2. 身高（长）** 指从头顶到足底的全身长度，3岁以下卧位测量身长，3岁以后站位测量身高。正常新生儿出生时的身长平均为50cm，第一年内增长最快，约生长25cm，1岁时身长约75cm；第二年增长稍慢，约10cm。身高（长）的生长与种族、遗传、内分泌、宫内生长水平、营养、疾病等因素有关。以下公式用于粗略估计2～12岁身高：

身高（长）（cm）=年龄×6＋77

身高低于正常平均值的30%为异常，常见于佝偻病、侏儒症及呆小症。

坐高：是指头顶到坐骨结节的长度，代表头长加脊柱长，与身长测量一致，3岁以下儿童仰卧位测量为顶臀长。坐高占身高的百分数随年龄而下降。

指距：是两上肢左右平伸时两中指尖的距离，代表上肢长骨生长。

**3. 头围** 测量方法：用软卷尺齐双眉上缘，后经枕骨结节，左右对称环绕一周。新生儿头围平均为34cm，前半年增加8～10cm，后半年增加2～4cm；2岁时达48cm；第二年仅增加2cm；5岁时达50cm；15岁时接近成人头围，为54～58cm。头围测量在2岁前最有价值，婴幼儿期连续追踪测量头围比一次测量更重要。头围的大小与双亲的头围有关。头围过大常见于脑积水和佝偻病后遗症，过小见于脑发育不全及小头畸形。

**4. 胸围** 沿乳头下缘水平绕胸一周的长度为胸围。小儿出生时胸围平均为32cm，小于头围1～2cm。1岁至1岁半时头围与胸围相等，以后胸围逐渐大于头围。佝偻病和营养不良小儿则胸围较小。

**5. 囟门** 前囟为顶骨和额骨边缘形成的菱形间隙，后囟则为顶骨与枕骨边缘形成的三角形间隙（图5-2）。后囟最迟于生后6～8周闭合（部分出生时已闭合）。小儿出生时前囟大小为1.5～2cm，后随颅骨发育而增大，6个月后逐渐骨化而变小，在1岁至1岁半时闭合。前囟检查对儿科临证很重要，早闭或过小见于头小畸形；迟闭或过大见于佝偻病、克汀病或脑积水；前囟饱满常提示颅内压增高，常见于脑炎、脑膜炎、脑肿瘤等疾病；前囟凹陷见于极度消瘦或脱水。

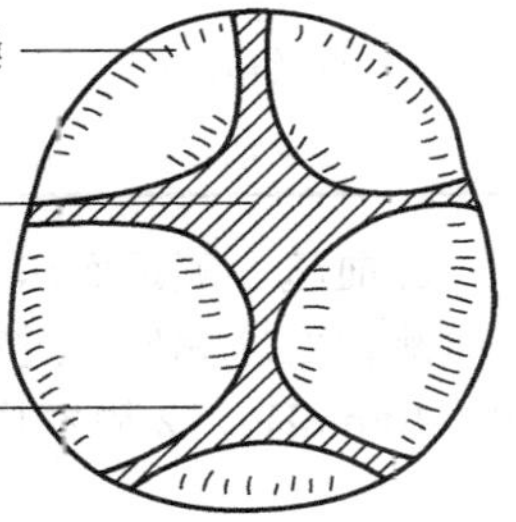

图5-2 小儿囟门

**6. 脊柱** 脊柱的变化反映椎骨的生长情况。生后第一年脊柱比四肢生长为快，以后渐慢。新生儿脊柱弯曲不明显，呈轻度后凸；3个月的婴儿能抬头时，出现凸向前的颈曲；6个月后会坐时，出现凸向后的胸曲；1岁会走时，出现凸向前的腰曲。生理弯曲的形成与直立姿势有关，是人类的特征，有加强脊柱弹性的作用。椎间盘的继续形成是青春后期躯干继续增长的主要原因。注意儿童坐、立、走姿势，选择适当的座椅和背包，对保证儿童正常的脊柱形态特别重要。

**7. 长骨** 长骨生长是从胎儿到成人期逐渐完成的。长骨的生长主要由长骨干骺端的软骨骨化、骨膜下成骨，使长骨增长、增粗，当骨骺与骨干融合时，标志着长骨停止生长。

随着年龄的增加，长骨干骺端的软骨次级骨化中心按一定顺序及骨解剖部位有规律地出现。骨化中心出现可反映长骨的生长成熟程度。用X线检查测定不同年龄儿童长骨干骺端骨化中心的出现时间、数目、形态的变化，并将其标准化，即为骨龄（bone age）。出生时腕骨尚无骨化中心，股骨远端及胫骨近端已出现骨化中心。因此，判断长骨的生长，婴儿早期应摄膝部X线骨片，年长儿摄腕部X线骨片。骨生长明显延迟的儿童应加摄膝部X线骨片。骨生长与生长激素、甲状腺素、性激素有关。骨龄在临床上有重要诊断价值，如甲状腺功能低下症、生长激素缺乏症骨龄明显延后，真性性早熟、先天性肾上腺皮质增生症骨龄超前。但正常骨化中心出现的年龄差异较大，诊断骨龄延迟时一定要慎重。正常小儿1岁时出现钩骨及头状骨的骨化中心，3岁时3个，6岁时7个；桡骨远端在6～12个月出现骨化中心；尺骨远端在6～8岁才出现骨化中心。

**8. 牙齿** 人的一生有乳牙（20个）和恒牙（32个）两副牙齿。自出生后4～10个月乳牙开始萌出，12个月尚未出牙可视为异常，最晚2岁半出齐。乳牙的萌出遵循一定规律，一般1岁时出8颗牙；1岁以后长出上下左右第一乳磨牙，1岁半出尖牙，2岁出第二乳磨牙。乳牙萌出顺序一般为下颌先于上颌、自前向后，于20～30个月乳牙出齐。2岁以内乳牙的数目约为月龄减4（或6）。6～7岁乳牙开始脱落换恒牙。17～30岁恒牙出齐，约32个，第三恒磨牙（即智齿）一般在此时长出

（但也有始终不出者）。出牙为生理现象，但个别小儿可伴有低热、烦躁、流涎或睡眠不安等症状，不属于病态。较严重的营养不良、佝偻病、甲状腺功能低下症和 21-三体综合征等患儿可有出牙迟缓、牙质差等表现。

## 四、呼吸、脉搏、血压

**1. 呼吸、脉搏** 应在小儿安静时进行呼吸和脉搏的测量。小儿呼吸频率可通过肺部听诊或观察腹部起伏获得，除了注意呼吸频率外，需注意呼吸节律变化。检查脉搏时应选较浅的动脉，注意脉搏的速率、节律和强弱。各年龄阶段小儿呼吸、脉搏的比较见表 5-1。

**表 5-1 各年龄阶段小儿呼吸、脉搏的比较**

| 年龄分期 | 呼吸（次/分） | 脉搏（次/分） | 呼吸：脉搏 |
|---|---|---|---|
| 新生儿期 | 45～40 | 140～120 | 1：3 |
| 婴儿期 | 40～30 | 130～110 | 1：3～1：4 |
| 幼儿期 | 30～25 | 120～100 | 1：3～1：4 |
| 学龄前期 | 25～20 | 100～80 | 1：4 |
| 学龄期 | 20～18 | 90～70 | 1：4 |

**2. 血压** 测量血压时应根据不同年龄选择不同宽度的袖带，应为上臂长度的 1/2～2/3，袖带过宽时测得血压偏低，过窄则偏高。小儿年龄越小，血压越低。正常情况下，下肢血压比上肢血压高 20～40mmHg，2 周岁后不同年龄小儿的正常血压，可用下列公式计算：

收缩压（mmHg）=80+2×年龄

舒张压（mmHg）=收缩压×2/3（kPa 值=mmHg 测定值/7.5）

测血压应在小儿安静状态下进行，一般只测一侧上肢即可。怀疑有主动脉缩窄或大动脉炎时，应测下肢血压。

## 五、神经、精神心理发育

神经、精神心理发育一般称智能发育。智能发育与体格生长具有同等重要的意义。神经心理发育包括感知、运动、语言、情感、思维、判断和意志性格等方面，以神经系统的发育和成熟为物质基础。和体格生长一样，智能发育的异常可能是某些疾病的早期表现，因此，了解儿童智能发育规律对疾病的早期诊断很有帮助。

### （一）神经系统的发育

在胎儿时期，神经系统的发育领先于其他系统，脑的发育最为迅速，出生时脑重约 370g，为体重的 1/9～1/8，已达成人脑重的 25%左右，6 个月时脑重 600～700g，2 岁时达 900～1000g，7 岁时已接近成人脑重（约 1500g）。出生时脑表面的沟回已经形成，但大脑皮质薄，细胞分化不全，缺乏树状突。3 岁时脑细胞分化基本完成，8 岁接近成人。小儿出生后神经细胞数目已与成人相同，但其树突和轴突少而短。婴儿时期由于髓鞘形成不完善，外界刺激传入大脑时，传导慢且易于泛化。生长时期的脑组织耗氧较多，基础状态下，小儿脑耗氧占总耗氧量的 50%，而成人为 20%。长期营养缺乏可引起脑的生长发育落后。

脊髓的发育在出生时已基本成熟，重 2～6g，到 2 岁时已接近成人，成人时增重 4～5 倍。新生儿脊髓下端位于第 2 腰椎的下缘，4 岁时上移至第 1 腰椎，故婴幼儿做腰椎穿刺的部位应偏低，避免损伤脊髓。

### （二）感知的发育

（1）视觉发育：新生儿出生后对光感已有反应，强光可引起闭目，能看见15～20cm以内的物体；2～3个月出现头眼的协调运动；4～5个月时开始认识母亲的面容，初步分辨颜色；6～7个月时目光可随上下移动的物体垂直方向转动；8～9个月时开始出现视深度感觉，看到小物体；18个月时已能区别各种形状；2岁时可区别垂直线和横线；5岁时已可区别各种颜色；6岁时视深度已充分发育。

（2）听觉发育：出生时，鼓室无空气，听力差；3～7天新生儿听力已相当好，对声音有呼吸节律减慢等反应。3个月出现头转向声源（定向反应）；6个月对母亲的语言有明显的反应；1岁时能听懂自己的名字；4岁时听觉发育完善。听感知发育和儿童的语言发育直接相关，听力障碍如果不能在语言发育的关键期内或之前得到确诊和干预，则可因聋致哑。

（3）味觉与嗅觉：新生儿对甜、酸、苦已有不同反应。4～5个月的婴儿对食物的微小改变很敏感，故应适时添加各种辅食，使之习惯不同味道。小儿的嗅觉发育较慢，7～8个月开始对芳香气味有反应。

（4）皮肤感觉的发育：皮肤感觉包括触觉、痛觉、温度觉和深感觉。触觉是引起某些反射的基础。新生儿触觉已很灵敏，眼、口、手掌、足底等部位，触之即有反应，而前臂、大腿、躯干的触觉则较迟钝。新生儿已有痛觉，也较迟钝；第二个月起才逐渐改善。出生时温度觉就很灵敏，3个月时已能区分31.5℃与33℃的水温差别。

（5）知觉：包括空间知觉及时间知觉。5～6个月时已有手眼协调动作；1岁末开始有时间和空间知觉；3岁能辨上下；4岁能辨前后；5岁能辨自身左右；4～5岁有早上、晚上、今天、明天、昨天的时间概念；5～6岁能区别前天、大前天、后天、大后天。

### （三）运动的发育

运动发育可分为大运动（包括平衡）和细运动两大类。小儿运动发育的规律是自上而下，由近及远，先取后舍（先握物而后放手），从不协调到协调，由粗动作到精细动作。

（1）平衡和大运动：如抬头、翻身、坐、爬、站稳、走、跑跳等。一般小儿3个月俯卧时可以抬头，4～5个月俯卧时可以抬起前半身，6～7个月能独自坐稳，9个月会爬，1岁能行走，2岁会跳，3岁才能快跑。

（2）细运动：指手指的精细动作。4个月时两手可以握物；9～10个月时示指和拇指可以捏起细小的东西；1岁时可握笔乱画；2～3岁会用筷子、翻书、可叠6～7块方积木；4岁能自己穿衣、剪纸、绘画及书写。

### （四）语言发育

语言发育反映神经的发育，一般可分为四个阶段。

（1）发音阶段：新生儿会用哭声表达饥饿或疼痛，没有其他发音。2个月能发出和谐喉音；3个月发出喃喃之声。

（2）咿呀作语阶段：5～6个月会发出单调音节；7～8个月会发复音，如“爸爸”“妈妈”等，并可重复大人所发简单音节。

（3）单语单句阶段：1岁以后能说日常生活用语，如睡、吃、走等；15个月能说出自己的名字；1岁半能讲单句，能用语言表达自己的要求，如吃饭等。

（4）成语阶段：2岁后能简单交谈；4～5岁能用完整的语言表达自己的意思，讲述简单的故事情节；7岁以上能较好地掌握语言。

小儿语言的发育，除了与神经发育密切相关之外，还需有正常的听觉和发音器官，并与后天教养有关。

（五）神经反射的发育

小儿出生时即具有一些先天性反射，如觅食、吸吮、吞咽、拥抱、握持等反射，其中某些无条件反射如吸吮、握持、拥抱等反射随年龄增长而消失，若长期存在表示大脑发育不全。但生理反射如角膜反射、吞咽反射、瞳孔对光反射等终生存在，若减弱或消失提示病理变化；3～4 个月前，小儿肌张力较高，克尼格征可呈阳性，巴宾斯基征阳性在 2 岁以下可为生理现象。

（六）心理发展

身体健康和心理健康两者并存缺一不可。心理发展是人脑与客观现实积极的相互作用的结果。在发展过程中，神经系统、遗传素质是影响儿童心理发展的前提，社会环境和学校教育决定儿童心理发展，尤其是教育起着主导作用。人的心理过程是指认识、情感、意志，以及个性心理特征气质、性格、兴趣和能力。

随着社会的进步，人们对小儿神经心理发育的关注程度越来越高，儿童心理行为异常问题也越发多见，如屏气发作、吮拇指癖、咬指甲癖、遗尿症、儿童擦腿综合征、注意力缺乏多动症等。因此，正确了解儿童神经心理发育过程对及时防治儿童身心疾患特别重要。关于儿童神经心理发育的评价，目前由经过专门训练的专业人员根据实际需要而选用，不可滥用，一般包括能力测试及适应性行为测试。前者运用筛查性试验，如丹佛发育筛查法、绘人测试、图片词汇测试等，以及诊断测验，如 Gesell 发育量表、Bayley 婴儿发育量表、Standford-Binet 智能量表、Wechsler 学前及初小儿童智能量表等进行评价。后者国内现多采用日本 S-M 社会生活能力检查，即婴儿-初中学生社会生活能力量表进行评价。此量表适用于 6 个月至 15 岁儿童社会生活能力的评定。

## 六、免疫器官的发育

免疫器官包括胸腺、骨髓、淋巴结及脾。

**1. 胸腺** 是促进 T 淋巴细胞成熟及分化的重要器官，出生时仅重 10g，2～5 岁时为 25g，6～11 岁为 30g，以后渐萎缩。若出生时无胸腺或胸腺发育不良，可发生先天性免疫缺陷性疾病。

**2. 骨髓** 为造血组织，骨髓中的多能干细胞可分化为原始造血细胞、淋巴干细胞，并能形成淋巴细胞。临床上利用骨髓移植术，治疗小儿先天性免疫缺陷性疾病或白血病。

**3. 淋巴结** 小儿淋巴系统出生时发育尚未成熟，故新生儿不易摸到淋巴结，至 1 岁以后大多均能触及，约 0.5cm 大小，以后发育较快，12～13 岁发育成熟，而后淋巴结逐渐缩小，至青春期发育停止。淋巴结的主要功能是产生淋巴细胞，为身体的防御屏障，淋巴结还有过滤、吞噬抗原及细菌的作用，并能防止疾病的蔓延。

**4. 脾** 由红髓和白髓两部分组成，白髓为 T 淋巴细胞的集中区域，而 B 淋巴细胞的储藏地位于髓索。其主要功能为促进吞噬细胞的吞噬作用，合成备解素，杀灭某些细菌及病毒。

## 七、生殖系统发育

生殖系统的发育在各系统发育中最迟，受内分泌系统、下丘脑-垂体-性腺轴的控制。从出生到青春前期，小儿生殖系统发育处于静止期。进入青春期，性腺才开始发育，逐渐出现第二性征。女性的第二性征发育顺序一般是乳房、阴毛、初潮、腋毛；男性的第二性征发育顺序一般是阴囊、阴茎、阴毛、腋毛、胡须、喉结、声音变化。

## 八、“变蒸”学说

对于婴幼儿生长发育期间所出现的生理现象和规律，我国古代医家提出过变蒸学说加以解释。

变蒸之名，始见于晋代王叔和《脉经》“变者，变其情态；蒸者，蒸其血脉”。宋代钱乙《小儿药证直诀》将变蒸列于卷首，并认为“变者易也，又生变蒸者，自内而长，自下而上，又生热，故以生之后三十二日一变，变每毕，即情性有异于前，何者，长生腑脏智意故也”。至于变蒸周期，以生之后 32 天为一小蒸，共 10 次，即 320 天。小蒸后是大蒸，第一、二次各为 64 天，第三次为 128 天，这样，大小蒸共 576 天。变蒸中脏腑功能随之变化，也可出现轻重不同的证候。

关于“变蒸”，历来争议颇多，陈文中、张景岳等认为变蒸学说不可信。陈飞霞在《幼幼集成·变蒸辨》中，以其 40 余年的临证经验证明“未见一小儿依期作热而变者”。尽管婴幼儿以 32 天为一周期作热而变并未被后人证实和接受，但变蒸学说在中医儿科基础理论中仍有一定地位。第一，它揭示了小儿生长发育是一个连续的渐变的过程，量变的积累会带来质的飞跃，而这种飞跃似可作为小儿特定阶段成熟程度的标志。第二，变蒸学说指出了变与蒸的同步，也就是指出了变其情态和蒸其血脉，形体生长与精神发育应是相应的，否则就不是生理现象。第三，变蒸周期由短到长提示了婴幼儿阶段生长发育速度由快到慢的变化，这也是符合事实的。

（许尤佳　杨京华　郑燕霞　江文文）

# 第六章 发病原因

小儿疾病的发生，其病因虽与成人基本相同，但由于小儿的体质特点，还有其特殊性。小儿病因多以外感、食伤和先天因素为主。外感的发生，一是机体正气不足，御邪能力低下；二是由于对某些病邪的易感性所致。小儿肺脏娇嫩，形气未充，抗病力差，不耐外邪侵袭，容易发生外感疾病，尤其是外感时行疾病。小儿又“脾常不足”，调护失当，饮食失节，则容易引起脾胃病证。亦有因先天禀赋不足，以及母体遗传、胎中受病、分娩不顺等因素所产生的一些特殊疾患。常见的小儿发病原因有以下几方面。

## 一、外感六淫

**1. 六淫总论** 六淫即风、寒、暑、湿、燥、火。风为百病之长，占小儿外感致病因素的第一位。小儿肺常不足，腠理不密，肌肤疏松，风邪从口鼻、皮毛而入，引起感冒、咳嗽、哮喘、肺炎喘嗽等肺系疾病。风为阳邪，善行而数变，风邪外袭，发病多急，传变较快。如外感风邪，初起属于表证，邪在卫分，如不及时疏解，易从内传，由表及里，且易化热化火，引动肝风。小儿外感风邪常易与其他病邪兼夹致病，常见有夹寒、夹热、夹湿等，如感冒时的风寒证、风热证。风邪有时可与两种以上病因相兼而致病，如风、寒、湿三邪合并，则发为痹证。小儿感受风邪，还常与乳食相夹，为表里同病，临床多见于感冒时风邪夹滞证，即既有发热恶风、鼻塞流涕、喷嚏、咳嗽等肺经表证，又有恶心呕吐、腹胀腹泻之脾胃里证。

**2. 寒邪** 寒为阴邪，易伤阳气，如小儿躯体受寒，或为饮食生冷所伤，则寒邪犯肺，痰饮内停，最易发生冷哮，临床可见恶寒、咳嗽、流清涕、呼吸喘鸣、痰多稀白有泡沫、苔白、脉浮紧等症。若寒邪直中脾胃，脾阳受损，可发生寒泻，表现为大便稀薄、澄清色淡、完谷不化、臭气不甚、腹痛喜按、小便清、肢端凉、口不渴、舌淡、脉沉细等症。若迁延不愈，可由脾及肾，伤及肾阳，出现精神淡漠、面色㿠白、小便清长、肢冷、脉沉细等症。寒性凝滞，寒凝则血涩，常导致气血流行不畅，如新生儿早产，因阳气未充，感受寒邪后，导致阳气不能温煦肌肤，可发生新生儿硬肿症，出现体温不升、哭声无力、皮肤僵硬、发冷，甚则水肿等症。

**3. 暑邪** 暑为阳邪，其性炎热，小儿感受暑邪，可发生高热、昏迷、抽风等暑风、暑痉的危重证候。在病变过程中，可反映出热、痰、风、惊的病理变化，即热盛生风，风盛动痰，痰盛生惊，互为因果，此为小儿感受暑邪致病的特点之一。暑为夏季之气，如小儿禀赋不足，体质虚弱，不能适应夏令酷热的气候，则易冒受暑气，而发生暑热症，又称夏季热，临床见长期发热、多饮、多尿、无汗等症，但至秋凉，症状能自行消退，为小儿夏季特有的病证。暑多夹湿，暑湿困于中焦，阻遏气机，则发生疰夏。

**4. 湿邪** 湿性黏滞，小儿脾常不足，如湿邪内留，则脾先受困，脾阳不振，运化无权，水湿不化。“湿胜则濡泻”，故小儿腹泻最为多见。感受湿邪还可引起一些其他疾病，如湿阻脾胃，可导致食欲不振，湿与热合，流注经络，可发生痿证等。

**5. 燥邪** 秋燥之气，易伤津液，如燥邪疫毒侵犯肺胃，循经上炎，毒聚咽喉，则发生疫喉。秋燥之气，多从口鼻而入，肺为娇脏，肺气娇弱，感受燥邪，易伤津液，肺失清肃而发生燥咳，临床可见干咳少痰、口咽干燥、舌红、苔黄等肺燥阴伤之证。

**6. 火邪** 火为阳邪，轻者为温，重者为热，甚者为火。小儿除直接感受温热病邪外，其他如风、寒、暑、湿、燥等病因，皆可化热化火。小儿患热病之后，与成人不同，容易生风动血，发生昏迷、抽风、发斑、出血等症。

## 二、饮食内伤

**1. 饥饱失常** 《幼科发挥》说："太饱伤胃，太饥伤脾。"小儿不知饥饱，饮食失宜，易伤及脾胃，导致运化功能失常。如乳食过度，则脾胃为病，不能蒸化腐熟水谷，可发生食积、呕吐、腹胀、腹痛、腹泻等症。如喂养不当，特别是1岁以内婴儿，母乳不足，断乳太早，因营养缺乏，可发生疳证。

**2. 饮食不洁** 小儿脾胃薄弱，如饮食不洁则损伤肠胃，可致腹泻、呕吐、痢疾等肠胃疾病及肠道寄生虫病，严重者可致食物中毒，甚则危及小儿生命。

**3. 饮食偏嗜** 有些小儿常有偏食、挑食等不良习惯，食谱单调，致使营养缺乏，日久则脾胃虚弱，气血生化乏源。临床出现食欲不振、形体消瘦、面色少华等气血不足、脾胃虚弱之证，常可影响小儿生长发育。

## 三、先天因素

**1. 胎产因素** 胎禀因素及产时损伤也是小儿疾病常见病因。如孕母严重营养不良可以影响胎儿的生长发育，易发生流产和早产，出生的婴儿常为低出生体重儿。孕母疾病对胎儿也有影响，有些时行疾病可直接传给胎儿，如水痘、风痧等。孕母在妊娠期用某些药物或接触放射线，可使胎儿致畸、致残。

在分娩过程中，如产程过长或胎吸、产钳等工具使用不当，可导致头颅血肿、斜颈、青紫窒息、不乳不啼等症，严重者出现抽风痉厥、尖叫尖啼。产程过短、急产婴儿可因突然离开母体，导致短时间的反应消失，不会啼哭，年长后还可出现多动、五迟、五软、痴呆等证。在断脐及脐带结扎过程中，如不重视清洁卫生，则可发生脐风、赤游丹等疾患。

**2. 禀赋因素** 禀赋因素包括遗传因素。小儿某些疾病与遗传因素有关，如癫痫、哮喘等。在《素问·奇病论》中指出小儿癫痫"得之在母腹中时"。哮喘多为宿疾，其发病也与母体遗传有关。其他如病理性黄疸、某些出血性疾病等，也与胎禀、遗传有关。

## 四、情志因素

情志因素是小儿发病的一个重要原因。常见的是惊恐，小儿受到惊吓后易伤心神，出现夜啼、夜眠不安、抽风等病证。若长时间缺少父母关爱，所欲不遂，易出现厌食、腹痛、性格异常等病证。

## 五、疫疠之气

疫疠之气即为非时之气，可引发流行性疾病，如麻疹、水痘、痄腮、小儿麻痹症、丹痧、顿咳等。疫疠之气致病，病情常较危重，并有相互传染的特点。

（许尤佳　江文文　郑燕霞）

# 第七章 儿童保健

乳食喂养和预防保健是保证小儿正常生长发育的重要环节。年龄越小，越需要得到细致和全面的照顾，因此在小儿各年龄阶段，初生婴儿和乳婴儿的合理喂养和护理显得更加重要。

古代医家对小儿喂养和保健积累了非常丰富的经验。如北齐医家徐之才倡导“逐月养胎法”，从孕妇的精神、饮食、起居、用药等方面提出了一系列保护胎儿正常生长发育的措施。孙思邈对初生婴儿的护理，提出了“天和暖无风之时，令母将儿抱日中嬉戏，数令见风日，则血凝气刚”。《小儿卫生总微论方》立初生论、洗浴论、断脐论等，对小儿保健，提出了更为详细的内容。此外，《小儿病源方论》中的“养子十法”，如提出背要暖、腹要暖、足膝要暖、头要凉等，对小儿的保育也有一定参考价值。以上这些经验和知识，迄今对小儿保健、预防、护理仍具有指导意义。

## 一、小儿营养需要

### （一）能量的需要

（1）基础代谢：按公斤体重计算，每日需要量随年龄的增加而减少。1 岁时基础代谢需要热量 230kJ（55kcal），7 岁时需 184kJ（44kcal），12～13 岁时需 126kJ（30kcal）。婴幼儿时期的基础代谢能量占总能量的 60%。

（2）食物的特殊动力作用：指进食后食物的消化、吸收所需要的热量。婴儿此项能量所需占总热量的 7%～8%，一般儿童只占 5%。

（3）生长发育所需：生长越快，需要的热量越多。1 岁以内每日需要 167～209kJ（40～50kcal）/kg，占总热量的 25%～30%，以后渐少，青春期又增多。

（4）活动需要：婴儿期每日需要 63～84kJ（15～20kcal）/kg，安静或睡眠时减半，哭闹时可增加 3～4 倍。

（5）排泄损失的热量：正常小儿不超过 10%。

### （二）营养素的需要

（1）蛋白质：构成人体蛋白质的氨基酸有 20 余种，其中 8 种氨基酸必须由食物供给，称必需氨基酸，即赖氨酸、色氨酸、亮氨酸、异亮氨酸、蛋氨酸、苏氨酸、苯丙氨酸及缬氨酸，儿童生长还需要组氨酸。蛋白质所供热量应占总热量的 8%～15%。动物蛋白质优于植物蛋白质。蛋白质长期缺乏，可出现生长发育迟缓、营养不良、贫血及水肿；蛋白质进量过多，则发生便秘和消化不良。

（2）脂肪：是供给热量的重要来源，占总热量的 35%～45%，婴幼儿需要脂肪量每日约为 4g/kg，6 岁以上每日约为 3g/kg。脂肪缺乏时，可引起营养不良及脂溶性维生素缺乏症；脂肪过多，可引起腹泻及食欲不振。

（3）碳水化合物：也称糖类，是人体能量的主要来源，占总热量的 35%～65%，每克糖产热 18kJ（4.3kcal），婴儿需糖量每日为 10～12g/kg，2 岁以上小儿需糖量约每日 10g/kg。若摄入糖量足够时，一部分储存于肝内，其余转化为脂肪。进食糖量过多，糖可发酵，刺激肠蠕动，引起腹泻。吃糖过多，可导致肥胖症。

（4）水：人体体液主要由水组成，其需要量取决于年龄、体重、食物质量与机体的代谢等因素，年龄越小，相对需水量越大。正常婴儿需水量为每日100～150ml/kg，1～3岁每日约需110ml/kg，以后每隔3年每日减少25ml/kg，成人需水量为每日50ml/kg。

（5）维生素与无机盐：每日需要量甚微，虽不产生热量，但对维持生长发育与生理功能均不可缺少。维生素属脂溶性者为维生素A、维生素D、维生素E、维生素K；属水溶性者有B族维生素及维生素C。无机盐有铁、钙、磷、锌、铜、碘等十几种，对人类造骨、生血、免疫及内分泌功能起重大作用。

## 二、乳食喂养

### （一）孕妇营养

孕妇的饮食营养与胎儿生长发育有密切关系，胎儿在母腹中全赖孕妇气血濡养。《景岳全书·小儿则》中说："妊娠胎气，本乎气血，胎不长者，血气之不足耳……"孕妇从怀孕开始就应加强营养，多食鱼、肉、蛋、水果、蔬菜等，以保证胎儿营养需要。

### （二）婴儿喂养

婴儿期的喂养有母乳喂养、人工喂养及混合喂养三种方式。

**1. 母乳喂养** 生后1～6个月内的婴儿以母乳为主要食物者称为母乳喂养。婴儿喂养应以母乳为宜。

（1）母乳喂养的优点：《育婴家秘》说："乳为血化美如饧"，并指出"儿在母腹之时，赖血以养，既生之后，饮食之乳，亦血之所化也"。母乳是婴儿最适宜的天然营养品。母乳营养丰富，蛋白质、脂肪、糖之比例为1∶3∶6。蛋白质内乳蛋白、白蛋白多，酪蛋白少，凝块小；脂肪中含不饱和脂肪酸多，又含较多溶脂酶；乳糖以乙型乳糖为主，可促进乳酸杆菌生长，因此母乳易于消化、吸收和利用。母乳含有分泌型IgA，尤以初乳（产后7天之内的乳汁）中为高，可结合肠道病原体（细菌、病毒）和过敏原，有抗感染和抗过敏的作用。母乳中的乳铁蛋白对大肠杆菌有抑制作用，母乳尚有少量IgG和IgM抗体、B及T淋巴细胞、溶菌酶、补体、双歧因子等，可抑制白色念珠菌及大肠杆菌的生长。母乳喂养能促进母子感情，产后哺乳可刺激子宫收缩，促其早日恢复。因此，母乳喂养，使母子均受益，应大力提倡。

（2）母乳喂养的方法：通常足月新生儿只要情况稳定，呼吸通畅，生后半小时便可尝试喂奶。及早开奶，既可防止新生儿低血糖，又可促进母乳分泌。乳腺分泌乳汁是一个复杂的神经内分泌调节过程，婴儿反复多次有力吸吮，可反射性使乳母血中催乳素的浓度保持较高水平，促进乳汁分泌，因此在最初几日母乳分泌量较少时，要坚持按需喂哺母乳。此后根据小儿睡眠规律可每2～3小时喂1次，逐渐延长到3～4小时1次，夜间逐渐停1次，一昼夜共6～7次，4～5个月后可至5次，每次哺乳15～20分钟，根据吸吮能力及生活能力的不同，适当延长或缩短每次哺乳时间，以吃饱为准。

哺乳姿势宜取坐位，换好尿布，清洁乳头后以示指和中指夹乳头两旁，以免奶头堵住鼻孔，先吸空一侧，再吸另一侧，哺毕将小儿轻轻抱直，头靠母肩，轻拍其背，使吞入胃中的空气排出，以免溢乳。

乳母的健康情况对婴儿影响很大，乳母患急慢性传染病、重症心脏病或肾脏病、糖尿病或身体过于虚弱者，不宜哺乳。乳头皲裂并感染时，可暂停哺乳，但应按时挤出乳汁，以免病后无乳。

产后哺乳初期，乳汁分泌量不足，可通过婴儿的勤喂多吮，逐渐增加泌乳量。如婴儿不能将奶吸尽，可用手挤出或用吸奶器将乳房排空。乳量不足，可服黄芪、当归、王不留行、路路通、穿山甲等药，或以猪蹄煮通草同服，或饮鲫鱼汤、鸡汤。艾灸膻中，针刺少商、后溪、乳根、合谷等穴，也可增加乳汁分泌。

断奶时间视母乳充足与否而定，一般随辅食的增加，逐渐减少哺乳次数，以8～12个月断奶为宜，夏季或小儿患病期间不宜断奶。

**2. 人工喂养** 因母乳缺乏或其他原因不能坚持母乳喂养，完全改用代乳品（代替母乳的食品）喂养者称人工喂养。

目前代乳品的种类不断增多，质量也逐渐改进，但仍然没有一种代乳品能与人乳相比。

（1）鲜牛乳：不适合婴儿，虽然牛乳蛋白质含量较人乳高，但以酪蛋白为主，在胃内形成凝块较大不易消化；牛乳矿物质含量高于人乳，加重肾脏负荷；牛乳极易受病菌污染，传染病机会多，故牛乳成分不适合婴儿。

（2）牛乳制品

1）配方奶粉：参照母乳组成成分和模式，在营养组成上对牛乳的组成加以调整和改进，配置成适合婴儿生长发育所需的制品，是由改进过的牛奶制成，所含各种营养素如蛋白质、矿物质、糖类和维生素，无论在数量或质量上均比牛奶更接近于人奶。因此，在不能进行母乳喂养时，配方乳可作为优先选择的乳类来源。配制时按重量计算 1∶7 加水稀释，按容积计算 1∶4 加水稀释。

2）全脂奶粉：用鲜牛奶经灭菌、浓缩、干燥等工艺加工而成，便于保存和携带，又较鲜奶易于消化，适合于喂养婴儿。

3）羊乳：羊奶也是婴儿良好的食品，其脂肪颗粒较小，容易消化。羊奶中铁、叶酸和维生素 $B_{12}$ 含量较牛奶低，长期饮用而未补充合理辅食，易患巨幼细胞性贫血。

**3. 混合喂养** 因母乳不足或其他原因不能全部用母乳喂养，部分用牛奶或其他乳品，称为混合喂养。混合喂养的方式有两种：补授法与代授法。

（1）补授法：指每日喂哺人乳的次数照旧，每次喂完人乳后再补喂代乳品，直到婴儿吃饱。这种方法可因经常吸吮刺激而维持母乳的分泌。

（2）代授法：指用代乳品完全代替一次母乳。每日代替次数应根据情况而定，最好不超过喂养次数的一半，否则会导致母乳分泌减少。

**4. 添加辅食** 为了满足婴儿生长发育的需要，无论何种方式喂养的婴儿都应按时添加辅食。添加辅食除了补充营养的不足，还能增强婴儿胃肠道消化吸收功能，为断奶打下基础。

添加辅食的原则是由一种到多种，由少量到多量，由稀到稠，由细到粗。添加辅食时，应先试一种，并从小量开始，待婴儿愿意接受，大便正常后，再试第二种辅食。食物应由稀到稠，由淡到浓，如蔬菜、水果可由菜水、果汁到菜泥、果泥，然后碎菜、碎果。大米先用米汤，然后稀粥、稠粥到软饭。改变喂养方法勿过多过勤，改变时应考虑质量及进食方法。如气候炎热或小儿患病，应暂缓添加新的辅食，以免加重病情。辅食种类及添加顺序参见表 7-1。

**表 7-1 婴儿辅食及添加顺序**

| 月龄 | 应添加的辅食 | | | | 补充的主要营养素 |
|---|---|---|---|---|---|
| 半个月至 3 个月 | 维生素 D 剂（400U，或按医嘱） | 菜水、果子水* 或果汁 | | | 维生素 D、维生素 C |
| 4～6 个月 | 维生素 D（同上） | 菜泥、果泥 | 蛋黄、肉汤 | 米汤、稀粥 | 铁 |
| 7～9 个月 | 维生素 D（同上） | 碎菜泥、果泥 | 全蛋、蛋羹、鱼肉、肝泥、豆腐 | 粥、烂面、饼干、馒头片**、熟土豆、熟白薯 | 动、植物蛋白质、热能 |
| 10～12 个月 | 维生素 D（同上） | 碎菜、碎果 | 全蛋、碎肉、碎鱼、豆制品 | 稠粥、软饭、挂面、带馅食品 | 热能 |

注：*菜水、果子水：将鲜菜、果洗净切碎，适量水煮沸后加入菜、果再煮 2～3 分钟后搁置半小时备用。含硝酸盐的蔬菜，如胡萝卜、菠菜应延到 4 个月后使用。

**馒头片：宜用干馒头片，可增加磨牙效果，以助牙齿的发育。

考虑到婴儿肾排钠功能效差，为防止以后患高血压，婴儿辅食中不要放或少放盐；为防止形成甜食习惯，也应尽量不放或少放糖。

（三）幼儿喂养

1～3 周岁幼儿处于以乳食为主转变为以普通饮食为主的时期，此时乳牙已逐渐出齐，脾胃功能尚弱，生长发育速度较婴儿期明显减慢，但仍高于其他儿童时期。幼儿膳食宜软、碎、新鲜，忌油腻煎炸食物及辛辣之品，并宜含有丰富的营养，以谷类为主食，辅以鱼、肉、蛋、豆类及水果、蔬菜等。幼儿就餐次数可根据食量每天安排 4～5 次，除了 3 次正餐外，加 1～2 次点心。平时还应注意培养幼儿良好的膳食习惯，吃饭定时，每餐定量，不随意吃零食。食物品种应多样化，粗细粮都有，荤素菜搭配。培养不挑食、不偏食的习惯。通过变换食物品种、花样，创造愉快的进食气氛来激发幼儿的进食兴趣。

（四）幼童喂养

幼童期小儿发育趋于稳步发展，活动量逐渐增大，牙齿基本长齐，消化功能逐步完善，膳食品种基本接近成人，注意早餐要吃好，中餐要吃饱，晚餐要吃少。因小儿年龄、体质差异，膳食的数量还应按需供给，保证丰富的营养，注意饮食卫生，养成良好的饮食习惯，以保证正常的生长发育。

## 三、预防保健

（一）各年龄期儿童保健原则及重点

**1. 胎儿期及围产期** 胎儿的发育与孕母的躯体健康、心理卫生、营养状况及生活环境等密切相关，胎儿期保健主要通过对孕母的保健来实现。

（1）预防遗传性疾病与先天畸形：大力提倡和普及婚前遗传咨询，禁止近亲结婚，减少遗传性疾病的可能性；孕母应增强抵抗力，以降低孕期染病，尤其是病毒感染的概率；避免接触放射线和铅、苯、汞、有机磷农药等化学毒物；避免吸烟、酗酒；患有心肾疾病、糖尿病、甲状腺功能亢进、结核病等慢性疾病的孕母应在医生指导下用药；对高危产妇除定期产前检查外，应加强观察，一旦出现异常情况，应及时就诊，必要时可终止妊娠。

（2）保证充足营养：饮食以可口、清淡、富有营养为宜。妊娠早期，孕母早孕反应较严重，应注意在缓解期间供给孕母好吃的高营养食物，如肉汁、果汁等；在妊娠中后期，应加强铁、锌、钙、维生素 D 等重要营养素的补充。但应注意防止营养摄入过多而导致胎儿体重过重，影响分娩。

（3）精神调摄：减少精神负担和心理压力，注意劳逸结合。清代唐千顷《大生要旨》指出“凡妇人受孕之后，常令乐意忘忧，运动气血，内远七情，外避六淫，心宜静而不宜躁，体宜动而不宜逸”，令气血安和，身心健康。

（4）避免妊娠期合并症，预防流产、早产、异常产的发生。对高危孕妇应加强监测和随访。

（5）预防产时感染：应防止产伤、窒息和感染，并进行新生儿 Apgar 评分，包括皮肤颜色、心率、体重、身长、弹足底或导管插鼻反应、肌张力、呼吸等。对高危新生儿应予以特殊监护和积极处理。

**2. 新生儿期**

（1）分娩时保健：产房室温应保持在 25～28℃。刚娩出的新生儿应迅速清除口腔内黏液、羊水及胎粪，保证呼吸道通畅；严格消毒后结扎脐带；设立新生儿观察室，出生后观察 6 小时，正常者进入婴儿室，对早产儿、低体重儿、新生儿窒息、低体温、低血糖、低血钙和颅内出血等疾病的新生儿应送入重症监护室进行积极的诊治和护理。提倡母婴同室，尽早开奶。新生儿出院前应进行先天性遗传代谢病筛查和听力筛查。

（2）乳食起居保健：母婴同室，母乳喂养，注意保温，预防感染。不能完全母乳喂养者，应指导母亲使用科学的人工喂养法；注意脐带护理；注意沐浴、皮肤护理及尿布卫生；尚要注意早期的情感交流，如抚摸、说话、抱、摇等；接种卡介苗及乙肝疫苗。

**3. 婴儿期** 婴儿期的体格生长最快，需有足量的营养素以满足其需要，但其消化功能尚未成熟，故易发生消化紊乱和营养不良等疾病，此即“脾常不足”之意。因此，提倡母乳喂养，及时添加辅食，按时断奶；定时进行体格检查，便于早期发现缺铁性贫血、佝偻病等疾病，予以及时的干预和治疗；多户外活动有利于体格生长；注意感知发育的培养；完成婴儿期的基础免疫工作。

**4. 幼儿期** 是社会心理发育最为迅速的时期，而且，由于感知能力和自我意识的发展，对周围环境产生好奇、乐于模仿。故本时期应实行早期教育，注重语言的交流，可以通过做游戏、讲故事、唱歌等促进幼儿语言发育与大运动能力的发展。培养独立的生活能力，安排规律生活，养成良好的生活习惯，如睡眠、进食、排便、沐浴、游戏、户外活动等。重视断奶后的饮食调护；3～6个月体检一次；注意对异物吸入、烫伤、跌伤等以外损伤为主的预防；继续免疫接种。

**5. 学龄前期** 此期儿童智力发展快、独立活动范围大，是性格形成的关键时期。因此，加强学龄前期儿童的教育非常重要，应注重培养其良好的学习习惯、想象及思维能力，使之具有良好的心理素质。应通过游戏、体育活动增强体质，在游戏中学习遵守规则的意识和提高与人交往的能力。每年应进行1～2次体检，进行视力、蛀牙、缺铁性贫血等常见病的筛查与防治。保证充足营养，预防溺水、外伤、误服药物及食物中毒等损伤。

**6. 学龄期与青春期** 此期儿童求知欲强，是获取知识最重要的时期，也是体格发育的第二个高峰期。该时期应提供适宜的学习条件，培养良好的学习习惯，并加强素质教育；应引导积极的体育锻炼，既可以增强体质，也培养了儿童的毅力和意志力；合理安排生活，供给充足营养，预防屈光不正、蛀牙、缺铁性贫血等常见病的发生；进行法制教育，学习交通规则和意外伤害的防范知识与意识。在青春期应进行正确的性教育以使其在生理和心理上有正确的认识。

### （二）小儿保健的具体措施

**1. 计划免疫** 根据小儿不同年龄，定期进行预防接种，是减少和防止传染病发生的重要措施。《素问·四气调神论》提出“是故圣人不治已病治未病，不治已乱治未乱”，充分体现了预防为主的思想。现阶段预防有卡介苗，麻疹减毒活疫苗，脊髓灰质炎三型混合疫苗，乙脑疫苗，百日咳、白喉、破伤风类毒素混合疫苗，流脑疫苗，乙肝疫苗，风疹菌苗，流感疫苗，霍乱菌苗等，应定期、按时进行接种。

预防接种可能引起一些反应，如卡介苗接种后2周左右可能出现局部红肿浸润；脊髓灰质炎三型混合疫苗接种后有极少数婴儿可发生腹泻；百日咳、白喉、破伤风类毒素混合疫苗接种后可能有局部红肿、皮疹、低热、疲倦等；麻疹、乙肝疫苗接种后可能出现低热等反应，一般均不必处理，能自行缓解和痊愈，但严重者应及时到医院诊治。

**2. 护理** 对小儿的护理是儿童保健、医疗工作的基础内容，年龄越小的儿童，越需要科学的护理。

（1）居室：小儿的居室应空气流通，阳光充足，冷暖燥湿要适宜，避免六淫侵袭，减少疾病的发生。早产儿体温调节功能差，对外界环境适应能力差，室内必须保持一定的温度和湿度，床垫铺设要软硬适宜，过软会影响小儿脊柱的正常发育。新生儿及早产儿的居室避免患病者进入，以免引起交叉感染。

（2）衣着：小儿的衣服应以轻软为原则，使四肢能够活动自如，衣着不宜过多，应随气温的升降而加减，应懂得“常须三分饥与寒”的古训。夜间盖被也要适宜，过厚会使小儿不安。尿布要清洁干燥，不要过厚或过大，以免引起下肢变形。

（3）营养：合理的营养供给是保证儿童生长发育及健康的前提，必须对家长和有关人员进行有关母乳喂养、断乳后婴儿饮食问题、幼儿期的正确进食行为培养、学龄前期及学龄期儿童的膳食安排等知识的宣教和指导。

（4）儿童心理卫生保健：世界卫生组织（WHO）给健康所下的定义是“健康不仅是没有身体上的疾病或缺陷，而且要有完好的生理、心理状态和适应社会的能力”。由此可见，身与心的健康同等重要。因此，必须按照儿童神经生理功能发育的特点对其进行正确的引导、教养，使儿童不仅有健康的体魄，还有良好的社会适应能力。

1）习惯的培养

A. 睡眠习惯：应从小培养儿童有规律的睡眠习惯。小儿应保证充足的睡眠，卧室宜空气新鲜，环境安静，光线略暗。年龄越小，每天所需的睡眠时间越多。小儿每天所需的平均睡眠时间见表 7-2。应避免抱着睡或边拍边睡及口含乳头、吮手指等入睡方式。

**表 7-2　小儿每天睡眠时间**

| 年龄 | 6 个月前 | 6～12 个月 | 2～3 岁 | 4～6 岁 | 7 岁以上 |
|---|---|---|---|---|---|
| 睡眠时间 | 15～20 小时 | 15～16 小时 | 12～14 小时 | 11～12 小时 | 9～10 小时 |

B. 卫生习惯：注意勤沐浴，勤换衣服，沐浴顺序应先洗脸及头，然后再洗颈部和全身，所用肥皂以碱性少者为宜，湿疹患儿最好不用肥皂洗澡。婴幼儿皮肤娇嫩，洗浴后必须将水揩干，尤其应注意皮肤皱褶处，浴后可扑滑石粉或六一散预防糜烂。夏季应保护皮肤，免生痱子。幼儿应培训早晚刷牙，饭后漱口，饭前便后洗手及睡前洗脸、洗脚的习惯。

C. 排便习惯：婴儿从 3 个月起大便次数减少，并有固定时间，即可根据观察结果，训练定时大便；8～9 个月后可训练坐盆大便。从 6 个月开始，可对小便排出进行训练。

D. 进食习惯：从婴儿期开始就应注意训练儿童的进食能力，培养良好的进食习惯。3～4 个月龄后的婴儿应逐渐停止夜间哺乳，以免影响婴儿白天的食欲，给添加辅食和断奶造成困难，也影响婴儿消化；4～6 个月龄儿可逐步引入其他食物，使其适应多种食物的味道，减少以后挑食、偏食的发生；7～8 个月龄儿应学习用杯喝奶、水，以促进吞咽、咀嚼及口腔运动的协调发育；9～10 个月的婴儿开始有主动进食的要求，可先训练其自己抓取食物的能力，尽早让小儿学习自己用勺进餐，促进眼、手协调动作，并有利于手指肌肉发育，同时也使儿童的独立性、自主性得到发育。

2）社会适应性的培养：从小培养儿童良好的社会适应能力是促进儿童健康成长的重要内容之一。儿童的社会适应性行为是各年龄阶段相应神经心理发展的综合表现，与家庭环境、育儿方式、儿童性别、年龄、性格密切相关。重点的培养内容有独立能力、情绪自控能力、意志力、社交能力及创造力等。古代医家十分重视小儿的品格教育，如《万氏家藏育婴秘诀•鞠养以慎其疾》提出“小儿能言，必教之以正言，如鄙俚之言勿语也；能食，则教之以恭敬，如亵慢之习勿作也……言语问答，教以诚实，勿使欺妄也，或教以数方偶，或数以岁月时日之类。如此不但无疾，而知识亦早矣”，值得借鉴。

3）父母和家庭对儿童心理健康发育的作用：父母的教养方式和态度、与儿童的亲密程度等与儿童个性的形成和社会适应能力的发展密切相关。因此，父母应了解不同年龄段儿童的心理发育特点，理解儿童的行为，不能简单地以成人的标准来要求看待儿童，应以鼓励的正面语言教育为主，对儿童的不良行为应及时说服制止。要记住父母是孩子的第一任老师，应提高自身的素质，言传身教，以身作则。

（5）定期健康体检：在幼儿园、小学、中学定期开展儿童健康检查及某些传染病及寄生虫病的专科检查，发现异常及时采取相应干预措施。

（6）注重体格锻炼：应注意皮肤功能的锻炼，可通过皮肤揉摸、温水浴、擦浴、淋浴等手段进行锻炼，完善功能，增强免疫力；儿童多到户外活动，接受阳光沐浴，提高机体对外界环境的适应能力，减少某些疾病的发生率。针对不同年龄段儿童还可以采用不同的体育锻炼方式开展活动，从而增强体格，如婴儿保健操、幼儿体操、儿童体操及有趣味的游戏运动等。

（7）预防意外伤害：小儿由于缺乏生活经验，对日常生活中某些危险事物没有识辨能力，所以需采取安全措施防止意外，对易引起意外事故的电门、尖锐器皿、药物等，都应远置小儿手不能触及之处。婴幼儿睡床最好设有栏杆，避免跌伤。还应注意溺水和交通事故的发生。

**3. 传染病管理原则及实施办法** 做好传染病管理是减少小儿传染病发病率和降低死亡率的一项重要措施。对传染病患儿必须早诊断、早治疗、早隔离，管好传染源，减少交叉感染。要建立健全疫情报告制度，定期开展传染病的检查及治疗。加强幼托机构传染病管理，严格执行小儿入托体检，并根据不同传染病的传染方式和途径，结合当地流行情况，分别给予处理。

（许尤佳　郑燕霞　江文文）

# 第八章 儿科疾病诊断要点

## 第一节 儿科诊法概要

四诊指望、闻、问、切，是指医师运用视觉、听觉、嗅觉、触觉搜集病史与辨证资料。虽然现代科技已为临床医师提供了日新月异的物质仪器设备，如B超、CT、磁共振、放射免疫分析仪等，但这些诊察手段仍不过是病史询问与体格检查的延伸，是四诊的丰富和发展，两者不能相互取代。为医者应十分重视四诊基本功。

### 一、望诊

“小儿病于内，必形于外”，加之望诊少受条件约束，可在自然状况下观察患儿的神色、形态，故历代医家曾把望诊列为四诊之首，但临证时应四诊合参，不可偏废。望诊包括整体望诊和局部望诊两部分。

#### （一）整体望诊

整体望诊包括望神、色、形、态四部分。

**1. 望神** 神，是脏腑功能与气血津液的外在表现，也指意识、精神状态和思维活动。神反映在目光、面色、表情、意识和体态上，故应从局部到整体仔细观察。目为心之使、肝之窍，内通于脑，五脏六腑之精气皆上注于目，故察目是望神的重点，望神对判断病情属性及转归有重大意义。有神者黑睛圆大，目光炯炯，转动灵活，精神充沛，表情活泼，常可逗乐；其面目红润，呼吸调匀，四肢活动自主。此为脏气清灵，气血调和。有神是健康的表现，即使有病，也轻浅易治，预后良好。反之，无神者目光呆滞，精神委靡，面色晦暗，疲乏嗜睡，呼吸不匀，肌肉痿软，为有病的表现，且病情较重，预后较差。

**2. 望色** 《灵枢·邪气藏府病形》曰：“十二经脉，三百六十五络，其血气皆上注于面而走空窍。”小儿面部皮肤薄嫩，故气血盈亏、色泽变化易于显露。色泽即颜色与光泽，皮肤颜色分红、白、黄、赤、黑五种。光泽指皮肤的荣润与枯槁。不同的色泽常反映不同的病位和病性。望色应掌握正常肤色及五色主病。正常肤色为红润光泽，略微带黄，或肤色较白，白里透红。

（1）面呈红色，多主热证。面红耳赤，咽痛脉浮，为外感风热；伴高热、口渴引饮、汗多、尿黄者，多为里热炽盛；午后颧红，伴潮热盗汗，多为阴虚内热，虚阳上越；病情严重者，有两颧艳红、肢厥汗冷。新生儿面色嫩红，为正常肤色。

（2）面呈白色，多主寒证、虚证。面白无汗兼有表证，为风寒外束；面色苍白伴四肢厥冷、汗出淋漓，多为阳气暴脱；面白无华，唇色淡白，多为血虚；面色白而虚浮，多为阳虚水泛。

（3）面呈黄色，多为体虚、湿盛。面色萎黄，形瘦纳呆，多为脾胃气虚；面目色黄而鲜明，为湿热内蕴之阳黄；晦暗如烟熏者，为寒湿内阻之阴黄；面黄无华，兼有面部虫斑、咬牙腹痛常为肠寄生虫；新生儿在1周内出现面、目黄染，并能自行消退者，为生理性黄疸。

（4）面呈青色，主寒、主痛、主惊、主瘀。面色青白，表情痛苦，为里寒腹痛；面青晦暗，神昏抽搐，为惊风或癫痫发作之时；面唇青紫，呼吸急促，多为肺气郁闭，气滞血瘀。

（5）面呈黑色，主寒证、水饮内停。面色青黑，伴四肢厥冷，为阴寒内盛；面色灰黑暗滞者，多为肾气虚衰；两颊暗黑者，多为肾虚水浊之气上泛。

**3. 望形体** 应按顺序观察头囟、躯干、四肢、毛发、指甲等部位。凡毛发润泽、皮肤柔嫩、肌肉丰满、筋骨强健、神态灵活者，属胎禀充足，营养良好，是身体健康的表现。反之，毛发萎黄、皮肤干枯、筋骨软弱、肌瘦形瘠、神态呆滞者，多为禀赋不足，或后天营养失调。头方发少、囟门迟闭，可见于佝偻病。头大颌缩、前囟宽大、头缝裂开、眼珠下垂者，见于解颅。皮肤干燥、缺少弹性伴眼眶凹陷者，为脱水征象。形体消瘦、肌肤松弛、皮色萎黄，多为脾胃气虚。腹部膨大、形体消瘦、发稀、额上青筋显现，多为疳证。

**4. 望姿态** “阳主动，阴主静”。喜伏卧者，多为内伤乳食；喜蜷卧者，多为内寒或腹痛；翻滚不安，呼叫哭吵，双手捧腹，多为腹痛；端坐喘促，痰鸣哮吼，多为哮喘；气促鼻煽，胸肋凹陷，常为肺炎喘嗽。

（二）局部望诊

局部包括头面、苗窍、指纹、二便及斑、疹、痧、痘。在进行局部望诊时，首先应熟练掌握苗窍与脏腑的对应关系，即肝开窍于目、肺开窍于鼻、脾开窍于口、肾开窍于耳及前后二阴、舌为心之苗。其次，应掌握特殊体征的临证意义。

**1. 舌象** 正常小儿舌体柔软，活动自如，颜色淡红，舌面有一层薄白均匀的白苔，干湿适中。望诊包括望舌质和舌苔。

舌质：正常舌质呈淡红，不胖不瘦，润泽柔软，活动自如。舌质淡白为气血亏虚；舌红有芒刺，多为里热炽盛；舌红绛者，多为热入营血；舌紫暗或紫红，为气血瘀滞；舌起粗大红刺，状如杨梅者，多为疫毒炽盛，熏灼营血，常为烂喉痧的舌象；舌体胖嫩，边有齿痕，多为脾肾阳虚，水湿痰饮内停；舌出唇外，来回拌动，多为心气不足，也有属智能低下者；舌上溃疡，称之为心疳（舌疳），是心火上炎的表现；舌边尖红者，多为风热外束。

舌苔：外感初起，病在卫表，舌苔薄白；薄白而干或嫩黄者为外感风热，薄白而润者，多为外感风寒；苔白腻者为寒湿内滞；苔黄腻为湿热内蕴或乳食内停；苔黄燥者，多为里热炽盛；苔白腻而厚，多为胃肠冷积；苔白滑者，多为痰湿；苔厚腻或垢浊不化，伴便秘腹胀者，多为乳食内停，中焦气机阻塞，这种舌苔也称“霉酱苔”；舌苔花剥，经久不愈，状如地图者，多为胃之气阴不足，或见于过敏体质；苔光滑如镜者，多为津液枯竭，胃气大伤。新生儿舌红无苔和乳婴儿的乳白苔，均属正常舌苔。染苔色泽鲜艳而浮浅，如山楂片、橄榄令苔黑，蛋黄、橘子令苔黄等，应注意区别。

**2. 察目** 首先观察眼神，若黑睛圆大，光亮灵活，为肝肾气血充沛；眼无光采，两目无神为病态；两目凝视，或直或斜，多为肝风内动；瞳孔散大，对光反射迟钝，病多危重；瞳孔缩小，多为热毒内闭，见于中毒（有机磷、毒草或某些药物）。此外，眼球、眼睑、巩膜和结膜均应依次观察。眼睑浮肿光亮，弹性较差，多为风水相搏；眼眶凹陷者，多为津精亏耗；眼睑结膜淡白者，多为血虚；结膜出血伴频咳不已，应考虑顿咳；结膜干燥，多为肝血不足；巩膜色黄，为湿热蕴遏，常属黄疸；目眶内陷，啼哭无泪，见于泄泻气虚液脱。

**3. 望鼻** 鼻塞流清涕，伴有喷嚏，为风寒感冒；鼻流黄浊涕者，多为风热客肺；鼻流浊涕，有腥臭而反复难愈者，多为肺经郁热，常见于鼻渊；鼻衄为肺经有热，血热妄行；鼻孔干燥，为肺热伤津或燥邪犯肺；鼻煽，兼有高热者，多为邪热壅肺，肺气闭郁；乳婴鼻塞不乳，若无其他症状，常为鼻鼽或异物阻塞。

**4. 望口** 依次观察口唇、口腔黏膜、齿龈及咽喉。

唇色淡白是气血亏虚；唇色深红，多为热邪炽盛；唇色樱红，多为暴泻伤阴；唇色青紫，多为肺气闭塞或热惊之后；上下唇紧闭者，多为风邪入络或肝风内动；口腔、舌部黏膜破溃糜烂，多为脾胃积热上熏；满口白屑，状如雪花，为脾经郁热，多见于鹅口疮；两颊黏膜有针尖大白色小点，周围红晕，为麻疹黏膜斑。牙龈红肿多属胃火上炎；牙龈淡白者，多为血虚；牙龈淡红渗血，多为脾虚不能统血。牙齿逾期不出者，多为肾气不足。咽红发热，为风热外感；咽红乳蛾肿大，为外感风热或肺胃之火上炎；咽部有灰白色假膜，轻拭不去，重擦出血，白膜复生，常为白喉之证；乳蛾肿大，上有白腐蔓延之假膜，兼有皮疹鲜红者，多为痧毒上冲咽喉，见于烂喉痧（猩红热）；咽后壁有脓液伴长期轻咳者，应考虑为鼻渊。

**5. 察耳** 耳壳丰厚，颜色红润，是先天肾气充沛。耳内流脓，牵耳作痛者，为肝胆火盛，见于化脓性中耳炎。若以耳垂为中心的弥漫肿胀疼痛，则为流行性腮腺炎。

**6. 望二阴** 生殖器和尿道口为前阴，肛门为后阴。阴囊松弛者，多为气虚体弱；或有发热之象，阴囊紧缩多为寒；啼哭咳嗽、阴囊肿甚、忽大忽小、推之即消者，多为疝气；阴囊阴茎肿大，为水肿的表现。女孩前阴红赤而潮湿者，多为湿热下注；兼有瘙痒者，应注意有无蛲虫。肛门潮湿红痛，多为尿布皮炎；肛门瘙痒，入夜尤甚，多为蛲虫侵扰；便后直肠脱出，多属中气亏虚，见于脱肛。

**7. 辨斑疹** 凡形态大小不一，不高出皮面，压之不褪色，称之为斑；凡形小如粟米，高出皮面，压之褪色，称之为疹。斑疹见于小儿传染病和其他疾病中。辨斑疹，应注意辨别斑疹形态，出疹部位、时间、顺序，伴发症状，发热与出疹的关系及恢复期表现。

温病发斑（如流行性脑脊髓膜炎），为邪入营血所致，若斑色紫黑，融合成片，为正虚邪盛。少数小儿，在呛咳或呕吐之后，面部有针尖大小瘀点，此为肌肤娇嫩所致。

小儿发疹性疾病应仔细区别。疹色暗红，先稀后密，先头胸后四肢，见于麻疹；疹色淡红，疹小稀疏，出没较快，可见于风疹；疹色玫瑰红，疹细稠密，热退疹出，可见于奶疹；疹色艳红，伴咽部溃烂发热，可见于丹痧；疱疹遍于头身，根脚红晕，疹子此起彼落，疹形各异，则为水痘。

**8. 察二便** 二便即指大便、小便，颜色、气味、排便次数、大便形状等对小儿疾病诊断均有意义。大便燥结，为内有实热或阴虚津亏；大便稀薄，夹有白色凝块，为内伤乳食；大便稀薄，色黄秽臭，为湿热内滞；下利清谷，洞泄不止，为脾肾俱虚；大便赤白黏冻，为湿热积滞，常见于痢疾；乳幼儿大便呈果酱色，伴阵发性哭吵，常为肠套叠所致；大便呈灰白色者，可见于胆道闭锁。

小便清澈，量多色淡，多为寒邪入侵；小便清长，或夜间遗尿者，多为肾气亏虚，下元不固；小便短赤，多为热邪内盛；小便短赤，混浊而臭，溲时涩痛者，多为湿热下注；小便色红或呈茶褐色者，多为热蕴膀胱，脉络损伤；小便色黄伴有皮肤黄染者，多为湿热浸淫；小便频数量多，伴口渴多饮、多食者，应疑为消渴。

**9. 看指纹** 是观察 3 岁以下小儿示指桡侧前缘的浅表静脉。指纹可分为风、气、命三关，第一节为风关，第二节为气关，第三节为命关（图 8-1）。诊察时用手指轻轻从小儿示指的命关推向风关，在自然光下观察。正常指纹淡紫隐隐而不显于风关以上，临证时应观察其浮沉、色泽和部位的变化。

（1）部位：指纹在风关者，病邪初入，邪浅病轻；达气关者，邪已深入，病情较重；透命关者，病情危重；透关射甲，病情凶险。

（2）浮沉：浮主表，沉主里。外感初起，脉纹浮现，病邪在里，沉而不显。

（3）色泽：纹色鲜红为外感风寒，暗紫为邪热郁滞，紫黑为热邪深重或气滞血瘀；色青黑者，多为血络郁闭；指纹细淡，推之流畅者，多为正气不足。

（4）形态：《小儿推拿广义》曾提出小儿指纹形态有 49 种。现代研究发现，健康小儿的指纹形态短小单纯，少分支、少延伸，不见明显弯曲。疾病状态下，纹形多有改变。一种指纹的改变与某个病种并不绝对相对应，但循环、呼吸、神经系统的功能障碍及营养不良等与指纹变化密切相关。如络脉横冲斜窜，弯环曲折，可能与小静脉血液瘀滞、静脉压增高、血流缓慢有关。惊风、搐搦、剧痛、小儿麻痹症，也可因血管舒缩失调、血流迟滞而使络脉有多形态变化。贫血和营养不良时，血液中的血红蛋白下降，红细胞减少，血色变淡，则指纹色亦淡，指纹多数变细，分支及弯曲亦少。高热时机体对氧需要量增加，红细胞相应增多，此时静脉中的二氧化碳含量亦增加，血色变深，故指纹呈紫色。肺炎及心力衰竭的患儿有明显缺氧情况；惊厥患儿也有不同程度的因呼

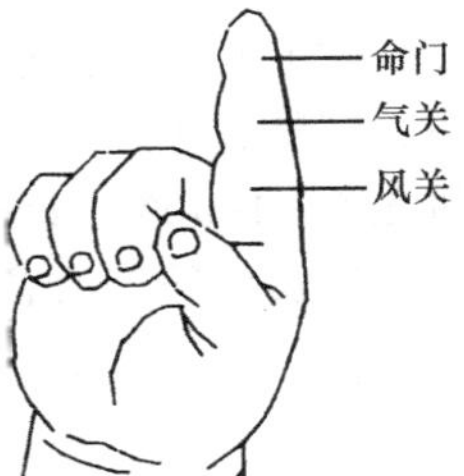

图 8-1 指纹的三关

吸障碍而引起的缺氧，因而其指纹多呈紫或青色，并常可见透关射甲。而指纹呈黑色多提示有血液瘀滞、末梢循环衰竭及疾病危笃等情况。指纹形态也有利于判断病情程度。指纹日渐增长者，为病进；指纹日渐缩短者，为病退。但也有津伤液竭、气阴两衰者，由于气血不充，而络脉缩短在风关以下。若阴虚阳浮者，多络脉延长。络脉增粗者，多属热证、实证；络脉变细者，多属寒证、虚证。络脉单枝、斜多属病轻；络脉弯曲、环行、珠形、多枝，为病重，多属实证。

（三）望诊注意事项

（1）望诊时应按顺序进行，先整体望诊后局部望诊。有些望诊会引起小儿不适与反抗，如察口、察舌，应放在四诊其他项目完成后再进行。

（2）望诊必须在自然光线下进行，以免影响望诊效果。

（3）看指纹是一种辅助诊法，适用于3岁以内小儿，当指纹观察结果与症状、舌象不符合时，可“舍纹从证”。

## 二、闻诊

闻诊是运用听觉和嗅觉来辅助诊断疾病。

（一）听声音

（1）啼哭声：哭而有泪，哭声清长，是为常态。婴儿可因饥饿、口渴、针刺、虫咬、困睡或尿布潮湿引起不适而哭。哭声绵长，口作吮乳状，多为饥饿；突然大哭、声高而急、时或尖叫、时作时止者，多为腹痛；哭声嘶哑，伴呼吸不利，多为咽喉水肿；哭叫拒食，伴流涎烦躁，多为口疮。总之，哭声洪亮为实，细弱为虚，清亮和顺为佳，尖锐或细弱无力为重。

（2）咳嗽声：咳声畅利，痰易咳出为轻。咳声清扬而流清涕，为外感风寒；咳声重浊而痰黄，为外感风热；干咳无痰，咳声响亮，多属肺燥；咳声重浊，频咳不已，并有回声，为顿咳之象；咳如犬吠，多为疫疠邪毒上冲咽喉；咳吐脓痰，兼有杵状指（趾），多为毒热壅肺，常见于肺脓疡。

（3）语言声：正常小儿，语声清晰响亮。语声低微，常为气虚；谵语狂言，声高有力，伴神志不清，为邪热入营或痰火扰心；声音嘶哑而伴有表证，多为风热上攻咽喉；语声重浊伴鼻塞者，多为风寒束肺。

（4）呼吸声：呼吸气粗有力，多为外感实邪；呼吸急促、鼻翼煽动者，多为肺气闭塞；呼吸喘促，兼喉中痰鸣者，多为邪气壅塞气道；闻及哮鸣样笛音，多为支气管痉挛；闻及中细湿啰音者，多为肺炎喘嗽；呼吸微弱，有吸气样如抽泣状，多为呼吸衰竭征兆。

（5）听心音：小儿心脏听诊，除应注意心率、心律、心音和心脏杂音外，还应注意小儿阶段特点，年龄越小，心率越快。新生儿每分钟140～120次，1岁以内每分钟130～110次，2～3岁每分钟120～100次，4～7岁每分钟100～80次，8～14岁每分钟90～70次。常可听到窦性心律不齐，肺动脉瓣区第二心音较主动脉瓣区第二心音响亮。

（二）嗅气味

口为肺胃之通道。口气臭秽，多属肺胃有热；嗳气酸腐，味如败卵，多为乳食内积；口气腥臭，见于血证，若伴咳吐浊痰夹血，为热毒壅肺，见于肺脓疡；口中有酸苹果气者，为酮症酸中毒；口中有尿气者，多为浊阴上泛。小便清长少臭，多为脾肾虚寒；小便短赤，气味臊臭，为湿热下注；大便酸臭而稀，多为伤食；大便臭秽，是湿热积滞；下利清谷，无明显臭味，为脾肾两虚。

（三）闻诊注意事项

听声音中的语言声与啼哭声，应掌握寒热虚实总的原则，如声静属寒、声噪属热、声低属虚、声高属实等。啼哭是小儿的一种语言，除为疾病所致各种啼哭外，还应排除饥饿、口渴、针刺、尿布潮湿等非疾病因素引起的啼哭。

## 三、问诊

问诊在临证中十分重要。医学科学家张孝赛认为，大约有50%以上的病例能够从病史得出初步诊断或诊断线索，病史采集对体格检查和化验起着引导作用。采集病史是临床基本功中难度最大的一个。病史询问既要有科学性，也要有艺术性，这就要求临床医师要有足够的医学知识储备、良好的职业道德和语言艺术。《景岳全书》提出的十问，同样适用于儿科。

**1. 问年龄、性别** 许多儿科疾病与年龄密切相关。硬肿症、脐风、胎黄、脐血、脐疮等，见于新生儿；鹅口疮、脐突、夜啼等，又以乳婴儿为多；急性坏死性肠炎多见于3～9岁小儿；风湿热发病年龄以7～14岁多见，3岁以下罕见；急性肾小球肾炎男性多见；而幼年型类风湿病女性发病率较男性略高。

**2. 问寒热** 小儿依偎母怀，蜷缩而卧，为畏寒之象；皮温灼手，授乳时口热为发热；发热恶寒无汗，为外感风寒；发热恶风有汗，为外感风热；寒热往来，为邪在半表半里，发热持续，热势炽张，舌苔厚腻，为湿热内蕴；夏季高热持续不退，口渴多尿无汗，一般状况良好，多为夏季热；傍晚或午后低热，常伴盗汗，称为“潮热”，常见于阴虚之证；小儿怕冷，纳呆神疲，多为里寒或阳虚之证。

**3. 问头身** 婴幼儿头痛不能自诉，烦躁、皱眉、抓头发、以手击额，应疑及头痛。头痛兼风热表证，为风热头痛；颈项痛上连头顶兼有风寒表证，为风寒头痛；头痛伴高热项强、抽搐，多为春温暑温，邪热入营，肝风内动；发热而肢痛，多为寒邪外束；关节疼痛，屈伸不利，多为风寒湿痹。

**4. 问二便** 大便次数明显增多、质稀薄者，多为脾虚不运；大便热臭、泻下如糜糊或黏腻者，多为湿热内蕴；泻下赤白黏冻，伴里急后重者，多为湿热积滞大肠，见于痢疾；便秘难解，多为内有实热或阴津亏耗。小便频数，溲时疼痛，多为湿热蕴结膀胱；小便清长失禁，多为肾气不足；小便刺痛，点滴不尽，或有砂石排出，多为尿路结石。

**5. 问胸腹** 胸满而频咳，为风寒束肺，肺气失宣；胸部窒闷，哮鸣痰喘，为痰阻肺络，见于哮喘；咳嗽气喘，伴鼻煽唇绀，见于肺炎喘嗽；胸闷心悸，气急不能平卧，多为心阳不振，心血瘀阻；胸胁触及串珠，二肋外翻，可见于佝偻病。脘腹胀痛伴厌食，多为食滞胃脘；腹痛阵阵，以脐周为主，多为虫积；右上腹如钻顶样剧痛，时作时止，伴畏寒肢厥者，应考虑胆道蛔虫；腹痛伴肤黄尿黄者，多为湿热浸淫肝胆；右下腹固定压痛及反跳痛，应考虑阑尾炎。

**6. 问饮食** 问饮食包括饮食和饮水。不思饮食、食量不多者，多为脾胃虚弱；纳呆腹泻者，多为脾失健运；能食而形瘦、大便不调者，多为胃强脾弱；多食伴多饮、多尿、消瘦者，为胃火炽盛；嗜食异物而形瘦、绕脐腹痛者，多为虫积；渴喜冷饮、兼发热者，多为热盛津伤；发热而口不干，多为津液未伤，或病多夹湿；口渴多饮，伴尿多、食多者，多为阴虚燥热。

**7. 问睡眠** 问睡眠包括睡眠时间、有无齲齿、惊叫、啼哭。烦躁、少睡、盗汗、发稀，可见于佝偻病；夜卧不宁，肛门瘙痒，多为蛲虫症；高热患儿出现嗜睡或昏睡者，多为邪陷心包或痰蒙清窍。

**8. 问汗** 应问及汗量、时间、部位及伴随症状。醒后汗多，动则汗出，多为气虚卫外不固；入睡汗出，醒后汗止，多为阴虚或气阴两虚；危重病患儿，汗出如珠、淋漓不止者，多为阳气将绝，元气欲脱；热性病汗出后身热不解，为邪气由表入里的征象。

### （一）其他病史

**1. 问个人史**

（1）出生史：包括胎次、产次、是否足月，母亲孕期健康状况，顺产或难产，接生技术，有无窒息、出血、感染，出生时体重和出生后评分等。

（2）喂养史：包括喂养方式、代乳品种类、体重增长、添加辅食情况等。

（3）生长发育史：身长、体重随年龄增长情况，动作发育、语言发育及社会适应能力。

（4）预防接种史：了解实行计划免疫及免疫反应等情况。

**2. 问既往史**　询问有无急性传染病发病史、曾患何种疾病及与本次疾病的关系。

**3. 家族史**　了解父母及家庭成员的健康状况，有无哮喘、惊厥、急慢性传染病史及家庭成员死亡情况。

**4. 传染病及性病接触史**　询问有无与传染病及性病的接触。

### （二）问诊注意事项

较小的乳幼儿不会言语，较大的儿童也不能正确诉说自己的病痛，因此小儿病史的采集主要向家长或与患儿最接近的成人询问，年长儿可以自己陈述，但仅供参考。问病情还需结合其他临床表现来了解。

## 四、切诊

切诊包括脉诊和按诊两方面。

### （一）脉诊

小儿脉诊，采用一指定三关的方法，即用示指或拇指同时按压寸、关、尺三部，并用轻、中、重三种指力来体会脉象变化。3 岁以下者，不采用脉诊。小儿脉象有浮、沉、迟、数、有力、无力六种。浮沉分表里，迟数辨寒热，有力、无力定虚实。轻按能及为浮脉，多见于表证，浮而有力为表实，浮而无力为表虚；重按才能触及的为沉脉，多见于里证，沉而有力为里实，沉而无力为里虚；脉搏迟缓，一息五六次以下为迟脉，多见于寒证，迟而有力为实寒，迟而无力为虚寒；脉搏频速，一息六七次以上为数脉，多见于热证，数而有力为实热，数而无力为虚热；肝病、惊风可见弦脉，痰涎壅盛或积滞内蕴，常有滑脉。

### （二）按诊

（1）按皮肤：肤肿，按之凹陷不起，多为脾肾阳虚，轻按不见凹陷，多为风水相搏；皮肤弹性差，多为伤津失水。

（2）按头颅：前囟早闭者，多为小头畸形；逾期不闭，多为佝偻病；囟门凹陷者，多为阴液脱失；囟门突起者，多为热邪炽盛，或颅内压增高。小儿颈项两侧有结节肿大，多为痰毒蕴结，伴发热、咽痛、肝脾肿大者，见于传染性单核细胞增多症；若连珠成串，质地较硬伴随盗汗者，应疑及结核病。

（3）按胸胁：胸骨凸出，前后径增大，称鸡胸；胸骨凹陷，呈漏斗状，称漏斗胸，或肋骨软化被膈肌牵拉内陷成沟（即郝氏沟，Harrison 沟），均为佝偻病表现；虚里（即心尖）搏动弥漫者，为宗气大泄或先天性心脏病；搏动微弱者，多为宗气内虚或心包积液。正常肝下界在右锁骨中线肋缘下，婴儿不超过 2cm，学龄期儿童肋缘下一般不应触及肝。正常新生儿脾脏在左肋缘下 1～2cm 处可扪及，1 岁以后不应触及；正常肝脾质地软，无压痛。髓外造血、充血、感染、胆汁潴留等因素及代谢病、肝脾占位性疾病等，均能导致肝脾肿大及质地改变。

（4）按腹部：正常小儿腹部柔软、温和，按之不胀不痛。腹痛喜按，按之痛减，多属虚属寒；腹痛拒按，按之痛剧者，多为实邪内阻，或虫积、食积；腹部胀满，叩之如鼓声者，多为气滞；叩之浊音，有波动感者，多为腹水。

（5）按四肢：四肢厥冷，多属阳虚；四肢挛急抽动，为惊风之征；一侧或双侧肢体细弱，活动受限，可见于小儿麻痹症后遗症。

### （三）切诊注意事项

小儿切诊要取得准确结果，应以入睡或安静时为宜。腹部按诊必须在不哭时进行，检查手法要轻柔，并注意保暖。在检查过程中，边检查边注意小儿表情，以推测病痛所在。前囟尚未闭合的小儿，患病时应仔细检查囟门，尤其急性热病或吐泻时，一旦囟门出现变化，必须引起重视，加强观察，或做进一步的检查。

## 第二节　病案书写规范、儿科病案特点及体格检查

### 一、病案书写通则

#### （一）文字、格式、用语及书写要求

（1）病案要求内容完整，重点突出，主次分明，条理清晰，语句精练，字迹清楚，书写整洁，无错别字、自造字。

（2）除病案首页的过敏药物名称和上级医师阅改病案处使用红色墨水笔外，其他书面文字书写一律使用钢笔、蓝黑色墨水。

（3）简化字应以中华人民共和国语言文字工作委员会1986年10月10日发布的《简化字总表》为准。

（4）病案中每页均应填写患者姓名、病案号和页序号。日期一律按×年×月×日×时顺序，用阿拉伯数字填。

除住院病历、住院记录以外所有的病案记录均应按记录时间、内容、医师签名顺序书写。记录时间按×年×月×日（×时×分）书写。医师签全名位于右侧，字迹必须清晰易认。

（5）中医术语的使用依照中华人民共和国国家标准《中医临床诊疗术语》（最新版）、《中医病证分类与代码》（最新版）和中医药行业标准《中医病证诊断疗效标准》（最新版）等有关标准规范；中药名称的使用依照《中华人民共和国药典》（最新版）；西医疾病诊断及手术名称依照国家标准《疾病分类与代码》（最新版）。

（6）病案中护理记录按照国家中医药管理局颁布的《中医护理常规、技术操作规程》要求书写。

（7）病案中的数字按1995年12月13日国家技术监督局发布的《出版物上数字用法的规定》书写。

（8）病案中的计量单位按国务院《中华人民共和国法定计量单位》《常用人体检验数值新旧单位换算法》《新旧压强单位换算法》书写和使用。

（9）病案书写中要正确使用标点符号，以1995年12月13日国家技术监督局发布的《标点符号用法》为准。

（10）病案书写要求使用统一印制的纸张。

#### （二）病案书写人员资格要求

（1）未获得执业医师资格者须书写住院病历。

（2）获得执业医师资格者可书写住院记录。

（3）进修医师是否书写住院记录由所在进修单位决定。

#### （三）病案书写的时限

（1）“门诊病案”和“急诊病案”中的各种记录及“住院病案”中的“首次病程记录”“抢救记录”“手术记录”“转入记录”“接班记录”“会诊记录”“病程记录”要求及时完成。

（2）“住院病历”“住院记录”“死亡记录”要求在24小时内完成。

（3）“交班记录”“转出记录”“出院记录”要求事前完成。

（4）“死亡病例讨论记录”要求在患者死亡1周内完成，必要时及时讨论。

（5）住院病案要求在出院后48小时内完成归档。

（6）“病案首页”实行按科室或病区签署首页制度，要求在出院后2周内完成。

### （四）病案的阅改

（1）病案是重要的医疗文书，不得涂改、挖补或剪贴。错误字词如需改正，可用单线划去，将正确字词标注其旁。

（2）住院医师负责指导和督促实习医师、进修医师书写病案，并负责阅改住院病历；主治医师负责阅改住院记录，并负责病案质量；正、副主任医师及科室（病区）主任应经常检查病案质量。

（3）住院病案在一页中阅改超过三处，须重新抄写。

（4）住院病案经各级医师签署首页并归档后，不得再做任何修改。

### （五）其他

（1）书写病案要求做到认真、准确、客观、符合病情。要求住院病历完整系统，住院记录简明扼要、重点突出。

（2）每份住院病案中必须有“住院记录”。住院病历与住院记录内容存在不一致时，以住院记录为准。

（3）每份病案一般应体现三级医师查房。

（4）各项化验、检查报告单分类粘贴，整齐有序，标记清楚。要求有统一印制的化验单、检查报告单粘贴纸。住院病案归档后应将所有检验资料用红铅笔左低右高斜线封档。

（5）出院前要清点患者诊疗资料是否齐全。

（6）病案书写中所涉及的标题用语以本《规范》为准。

（7）根据现行《医疗机构管理条例实施细则》的要求，门诊病案保存15年，住院病案保存30年。病案的保存与管理遵照国家有关档案管理法规执行。

（8）本规范适用于全国各级中医、中西医结合医疗机构。

## 二、病案书写格式及书写要求

### （一）门诊病案格式及书写要求

随着城镇职工基本医疗保险制度改革的逐步深化，门诊、急诊病案日益重要，医师应认真记录，进修、实习医师书写的门急诊病案须由带教医师签名负责，包括初诊记录、复诊记录。

（1）初诊记录：包括年月日、科别、姓名、性别、年龄、职业。

主诉：同住院病历。

病史：主症发生的时间、病情的发展变化、诊治经过及重要的既往病史、个人史和过敏史等。

体格检查：记录生命体征、中西医检查阳性体征及具有鉴别意义的阴性体征。特别要注意舌象、脉象。

实验室检查：记录就诊时已获得的有关检查结果。

诊断：中医诊断：包括疾病诊断与证候诊断；西医诊断：包括主要疾病和其他疾病。

处理：①中医论治：记录治法、方药、用法等。②西医治疗：记录具体用药、剂量、用法等。③进一步的检查项目。④饮食起居宜忌、随诊要求、注意事项。

医师签名：签全名。

（2）复诊记录：包括科别、年月日。

记录以下内容：①前次诊疗后的病情变化、简要的辨证分析、补充诊断、更正诊断。②各种诊疗措施的改变及其原因。③同一医师守方超过三次后需要重新誊写处方。④三次没有确诊或疗效不住者须有上级医师的会诊意见。上级医师的诊疗意见应详细记录，并经上级医师签字负责。

（二）住院病案——住院记录（示例）

| | |
|---|---|
| 姓名： | 出生地： |
| 性别： | 常住地址： |
| 年龄： | 联系电话： |
| 民族： | 入院时间：　　年　月　日　时 |
| 家长姓名： | 病史采集时间：　　年　月　日　时 |
| 职业： | 病史陈述者： |
| 发病节气： | 可靠程度： |

主诉：患者就诊时的主要症状、体征及持续时间。要求重点突出，高度概括，简明扼要。

现病史：围绕主诉系统记录患者从发病到就诊前疾病的发生、发展、变化和诊治的经过。记录内容要求准确具体，避免流水账式记录。具有鉴别意义的阴性症状亦应列入。内容包括：起病的情况；主要症状、特点及演变情况；伴随症状；结合中医"十问"记录目前情况；诊疗情况；如果两种或两种以上疾病同时发病，应分段记录；如果怀疑自杀、他杀、被打或其他意外情况者，应注意真实记录，不得加以主观推断、评论或猜测。

既往史：系统全面记录既往健康情况，包括以下内容：①既往健康情况，健康还是虚弱；②居住环境和条件；③生活及饮食习惯，烟酒嗜好程度，性格特点；④过去及目前的职业及其工作情况、粉尘、毒物、放射性物质、传染病接触史等；⑤其他重要个人史。

过敏史：记录过敏药物或食物名称及其表现。

个人史：包括出产史、喂养史、生长发育史及预防接种史。

家族史：亲属的健康情况及患病情况。

体格检查：体温（T）　脉搏（P）　呼吸（R）　血压（Bp）

整体情况：望神、望色、望形、望态、声音、气味、舌象、脉象。

皮肤、黏膜及淋巴结情况。

头面部：头颅、五官。

颈项：形、态、气管、甲状腺、颈静脉。

胸部：胸廓、乳房、肺脏、心脏、血管。

腹部：肝、胆、脾、肾、膀胱。

二阴及排泄物。

脊柱四肢。

神经系统：感觉、运动、浅反射、深反射、病理反射。

专科检查：按各专科特点进行书写。

实验室检查：采集病史时已获得的本院或外院的重要检查结果。

辨病辨证依据：汇集四诊资料，运用中医临床辨证思维方法，得出中医辨病辨证依据。

西医诊断依据：从病史、症状、体征和实验室检查等方面总结出主要疾病的诊断依据。

入院诊断：

　　中医诊断：疾病诊断（包括主要疾病和其他疾病）。

　　　　证候诊断：（包括相兼证候）。

　　西医诊断：包括主要疾病和其他疾病。

实习医师（签名）。

住院医师（签名）。

如有修正诊断、确定诊断、补充诊断时，应书写在原诊断的左下方，并签上姓名和诊断日期。

### （三）病程记录

首次病程记录：必须由具有职业医师资格的接诊医师书写。在住院记录基础上，增加诊疗计划：制订诊治方案，目前进行的诊疗措施、治法、方药，对调摄、护理、生活器具宜忌的具体要求。

病程记录：要求及时、准确、详细，文字清晰简练，重点突出，讨论深入，汇集四诊资料，运用中医辨证思维方法，对住院期间病情变化做出分析，体现理法方药一致性。病程记录可以由实习医师书写，带教医师应及时阅改并签名。入院及手术后3天，每日至少记录一次；病情危重者，应随时记录；病情稳定者，每周至少记录两次。病程记录一律按时间、内容、签名顺序书写。

内容基本要求：

（1）病情变化及治疗情况，特别是注意对生命体征的检查和记录，在病情平稳时，要记录患者一般情况，如神志、精神、情绪、饮食、二便等情况；病情骤然变化时，要对病情进行详细记录并对以后可能的预后（如合病、并病等）进行分析和判断。

（2）各项检查的回报结果与前后对比变化及其分析等。

（3）新开医嘱、停用医嘱及其依据。若变更治法及用药，则要求有理有据。

（4）原诊断的修改、新诊断的确定，均应说明理由。

（5）详细记录诊疗操作的情况（如腰穿、骨穿、胸穿等）。

（6）与患者本人、患者家属、患者单位负责人谈话的内容，必要时请对方签字。

（7）上级医师查房记录要求写明查房者的姓名、技术职务。具体记录对病史、查体的补充，对患者情况的分析判断及对检查治疗的具体意见。如实记录上级医师查房内容，不得主观揣摩推测。必要时由上级医师亲自书写或核对后签名。

（8）危、急、重、难病例的病程记录由上级医师亲自书写或审核后签字。

（9）专科会诊记录由会诊医师亲自在病程记录中或专用会诊单上书写。院外专家会诊或院内大会诊，由经管医师如实记录。

（10）临床药师查房、行政领导查房与患者病情有关的意见也要记录。

此外，在住院病案中据具体情况，还应包括交班记录、接班记录、阶段小结、转出记录、转入记录、病例讨论记录、术前讨论记录、手术同意书、麻醉同意书、输血同意书、手术记录、抢救记录、死亡记录、死亡病例讨论记录、出院记录等内容。

### （四）儿科病案书写要点

儿科病案与内科病案要求基本相同，但书写儿科病案时应重视以下几个方面。

（1）既往史：要特别强调传染病史的记录（各种儿童传染病如麻疹、水痘、痄腮、风疹等的患病情况）。

（2）个人史：应根据不同年龄阶段详细记录以下内容。

母亲妊娠史：母亲孕期健康、饮食、营养状况，妊娠期患过哪些疾病（如早期有无风疹、巨细胞病毒感染等），是否有子宫出血、妊娠高血压、子痫等并发症，曾经接受过哪些检查和治疗，是否接触化学毒物、电离辐射等。

母亲分娩史：是否足月产或过期产（以周计算），胎次、产次、分娩情况（产程，是否难产，是否手术助产或剖宫产）。

出生后情况：出生体重，有无窒息、青紫、苍白、出血、惊厥、昏迷、畸形等，有无黄疸，黄疸持续时间。

喂养史：对婴幼儿应详细记录其喂养方式（母乳喂养、人工喂养或混合喂养），何时添加辅食，何时断奶及断奶后的饮食情况；对年长儿应详细记录其饮食情况，有无偏食等。

生长发育史：语言、智力、动作的发育情况。

预防接种史：预防接种种类、时间及反应等。

（3）体格检查：2 岁以内小儿应记录囟门、指纹情况（风、气、命三关定位、色泽、形态、沉浮等）。

（五）儿科病程记录要点

对患儿的精神状态、喂养进食情况、大便的性状等必须详加记录；体格检查方面对阳性体征的变化应具体记录，一些有鉴别意义的阴性体征，或者特殊疾病在不同阶段可能出现的有诊断意义的体征，即使目前尚未出现，也应有记录；根据儿科用药特点，及时调整用药，病程记录必须出现改药或用药的指征。

（许尤佳　郑燕霞　江文文）

# 第九章 小儿药物治疗概要

## 一、治疗原则

**1. 身心兼顾，综合治疗** 按照 WHO 的定义："健康不仅是没有身体上的疾病或缺陷，而且要有完好的生理、心理状态和适应社会的能力。"小儿处在身心发育阶段，不同年龄的小儿在解剖、生理、病理、免疫、发病及康复等方面与成人有别，在精神、心理、社会适应能力方面也与成人不同。因此儿科医师不仅要正确选用药物来治疗躯体的疾病，而且要善于运用心理治疗等手段来促进患儿身心健康，使患儿的生理、心理都臻于完满。

**2. 治疗要及时、准确和谨慎** 小儿脏腑娇嫩，形气未充，体属稚阴稚阳，发病时变化迅速，易虚易实，易寒易热，病情变化快，并发症多。例如，由中毒型痢疾所致的感染性休克，若不及时处理高热、抽搐，扩充血容量、纠正酸中毒，可迅速发展为脑水肿、脑疝，甚至因呼吸衰竭而死亡。故用药必须做到及时、准确、分主次、按步骤治疗，否则延误病情，致轻变重，重病转危，甚则死亡。另外，小儿五脏六腑稚嫩，用药不慎，极易损害脏腑功能，也促使病情剧变。正如吴鞠通《解儿难》所说："其用药也，稍呆则滞，稍重则伤，稍不对证则莫知其乡，捉风捕影，转就转剧，转去转远。"对于危重病儿，应强调床边守护，以便及时处理，有条件者收入加强监护病室（intensive care unit，ICU）。

**3. 治疗要中病即止，合理调护** 小儿体质柔弱，脏气清灵，随拨随应，如草木之方萌，对药物反应敏感，而大苦、大寒、大辛、大热和有毒、攻伐之品，常能削伐生发之气，或耗伤真阴，或亏损元气，故儿科处方时应慎用，用药不可重浊呆滞，中病即止，不可过剂，并根据个体特点与疾病轻重区别对待，即个体化用药。例如，长期使用苦寒药治疗热性病，可能有损脾阳，而致脾胃虚寒；长期大量使用广谱抗生素可能导致二重感染（真菌感染和耐药性细菌感染）。临床上有"三分治疗、七分护理"之说，不论病中和病后，合理调护均有利于康复。

**4. 合理进行中西医结合治疗** 在儿科疾病防治中，中西药物各有所长，两相结合，取长补短，有利于患儿康复。例如，肾上腺皮质激素和细胞毒性药物对微小病变型肾病患儿有良效，但在激素使用过程中可出现阴虚火旺的证候，病程日久，亦可有肾阳虚衰见证。而滋阴降火与温补肾阳的中药能明显减少激素的不良反应。动物实验及临床观察表明，生地黄、知母、甘草三种中药能明显延缓肝中氢化可的松分解代谢，从而提高血中氢化可的松的水平；而温补肾阳的中药能保护肾上腺皮质，拮抗外源性激素的反馈作用，故对有阳虚见证者，可加用锁阳。在肾病水肿明显时，可用黄芪防己汤或黄芪配五皮饮，有利于水肿的消退；而在肾病恢复期可用玉屏风散等方剂提高机体免疫功能，减少复发机会，取得较高的缓解率。又如在小儿哮喘缓解期，采用以健脾为主的扶正固本中药，配合脱敏治疗，可以同时影响变态反应和非变态反应的主要环节，从而使患儿逐步摆脱哮喘发作的恶性循环，减轻或中止哮喘的季节性发作。

## 二、小儿药物治疗特点

由于药物在体内的分布受体液pH、细胞膜的通透性、药物与蛋白质的结合程度、药物在肝脏内的代谢和肾脏的排泄等因素影响，药物治疗在小儿有以下特点。

**1. 药物在组织内的分布因年龄而异** 如四环素、吗啡在幼儿脑浓度明显高于年长儿。

**2. 小儿对药物的反应因年龄而异** 吗啡对新生儿呼吸中枢的抑制作用明显高于年长儿，麻黄碱使血压升高的作用在未成熟儿却低得多。

**3. 肝脏的解毒功能不足** 特别是新生儿和早产儿，肝脏酶系统发育不成熟，使药物的半衰期延长，增加了药物的血浓度和毒性作用。

**4. 肾脏的排泄功能不足** 新生儿、特别是未成熟儿的肾功能不成熟，药物及其分解产物在体内滞留的时间延长，增加了药物的毒副作用。

**5. 先天遗传因素** 要考虑家族中有遗传病史的患儿对药物的先天性异常反应；对家族中有药物过敏史者要慎用某些药物。

## 三、小儿治疗药物的选择

无论中药、西药，都应慎重选择。可用可不用者，尽量不用。几种药物合并使用时，应注意在体内的相互作用而产生的毒副反应和药效相抵消问题。

**1. 抗生素** 应根据病种、病情慎重选择。临床确诊为病毒感染者（如麻疹、水痘、痄腮等）可用中药治疗，而不用抗生素。对抗生素的毒副作用应有充分了解，例如，氨基糖苷类药物可致小儿听力损害和肾损害，应慎用；氯霉素可抑制造血功能；四环素可影响骨骼的正常生长，在牙釉质沉积，致牙齿变黄；喹诺酮类药物动物实验可损害幼年动物软骨发育，一般婴幼儿不用。因此，选用抗生素应有针对性，通常以一种为宜，严重感染亦可联合用药。

**2. 镇静药** 常用镇静药有苯巴比妥、异丙嗪、氯丙嗪、地西泮和水合氯醛等。

**3. 肾上腺皮质激素** 糖皮质激素有抗炎、抗毒、抗过敏及免疫抑制等作用，广泛应用于严重感染性疾病、结缔组织疾病、过敏性疾病及自身免疫性疾病，抢救休克及脑水肿时尤不可缺。短程口服多用于哮喘发作、严重感染（与抗生素合用）及过敏性疾病；中长程用药（几周至几个月）多用于白血病、肾病综合征及免疫性疾病。使用中必须重视其不良反应，因用药后可使机体免疫力降低，致病灶扩散，可掩盖原发病性质。水痘患儿禁用。

**4. 其他药物的选用** 早产儿、新生儿应用维生素 $K_3$、磺胺类药物等可致高胆红素血症，甚至引起胆红素脑病；小儿肺炎，宜多用祛痰药，少用镇咳药，以利于呼吸道分泌物的清除；婴幼儿腹泻时应正确运用饮食疗法、液体疗法及控制感染，不宜首选止泻药。此外，可通过母乳作用于小儿的药物如吗啡、阿托品、苯巴比妥、水杨酸盐等，哺乳期母亲应慎用。

## 四、常用给药方法

**1. 口服法** 儿科用药应尽量口服。较大小儿鼓励自己吃药。小婴儿取半卧位，以小勺盛药自嘴角灌入。需强制喂药时，用拇指及示指紧按两颊，使上下颌分开，将匙留在上下牙之间，直到将药咽下。如中药药味酸苦，可酌加白糖、冰糖。

**2. 注射法** 注射法适宜于重症、急症或有呕吐者。不能口服或口服降低疗效者，亦用此法。应根据病情、药物特点选用合适的注射途径。

**3. 灌肠法及其他** 灌肠时药物应加水稀释，轻轻灌入后可适当抬高臀部，以防排出。昏迷时可用胃管鼻饲。因多种药物可经母乳汁作用于小儿，因此母乳也是给药媒介之一，《保婴撮药》云："乳下婴儿有病，必调其母，母病子病，母安子安，儿难服药，当令其母服之，药从乳传，奇效便捷。"

## 五、药物剂量的计算

**1. 按体重计算**

每日或每次剂量＝体重（kg）×每公斤体重需要量

剂量超过成人剂量时，以成人剂量为限。

2. **按体表面积计算**

体重＜30kg：　　　　体表面积（$m^2$）＝体重（kg）×0.035+0.1

体重＞30kg：　　　　体表面积（$m^2$）＝（体重-30）×0.02+1.05

3. **按年龄计算**　每日或每次剂量＝年龄（岁）×每岁需要量

4. **按成人量折算**　此法仅用于未提供小儿剂量的药物，所得剂量一般偏小，故不常用。计算公式为：

小儿剂量＝成人剂量×［小儿体重（kg）/50］

5. **小儿中药用量**　小儿中药用量常随年龄大小、个体差异、病情轻重、医者经验而不同。益气健脾、养血补血、消食和中等药性平和的药，量可偏大，新生儿用成人量的 1/6，乳婴儿为成人量的 1/3～1/2，幼儿及幼童为成人量的 2/3 或用成人量。而对辛热、苦寒、攻伐和药性较猛的药物，如麻黄、附子、细辛、乌头、大黄、巴豆、芒硝等，应严格掌握剂量。

## 六、掌握小儿中药的煎煮及服用方法

煎出药量：婴儿 60～100ml，幼儿及幼童 150～200ml，学龄期 200～250ml。

注意先煎、后下、包煎、烊化、冲服等药物的处理方法及火候的掌握，不同年龄的煎煮药量及正确的服用方法。

## 七、常用中药内治法则

1. **疏风解表法**　本法适用于表证。外邪袭表，邪气郁闭，肌腠开合失司，症见发热、恶风、汗出或无汗等，宜疏散风邪，令邪从汗解。常用辛温解表方有杏苏散、荆防败毒散、葱豉汤等；辛凉解表方有银翘散、桑菊饮。小儿感受风邪易夹滞夹惊，宜酌加消食导滞或息风镇惊之品。

2. **止咳平喘法**　本法适用于咳喘。邪郁肺经、痰阻肺络，可致咳喘。温肺散寒，化痰平喘，可选小青龙汤、射干麻黄汤；清化热痰，宣肺平喘，可选定喘汤、麻杏石甘汤。

3. **清热解毒法**　本法主要适用于邪热炽盛的实热证。应按邪热之在表、在里，属气、属血，入脏、入腑，分别选方。如湿热泻而表证未尽解者，可选用葛根芩连汤清热透邪；证属阳明里热选白虎汤清热生津；温热之邪入营血，发为神昏、斑疹，可用清营汤、神犀丹等清热凉血。清心热，选泻心汤、导赤散；清肝胆热用龙胆泻肝汤、茵陈蒿汤；清肺热选泻白散、麻杏石甘汤；泻黄散用于清胃热；八正散用于清膀胱湿热等。

4. **消食导滞法**　本法用于伤食或饮食积滞证。常用方有保和丸、消乳丸、枳实导滞丸等。单味药鸡内金、麦芽、山楂、六曲、莱菔子也有消食导滞功效。麦芽能消乳积；山楂能消肉食油腻；六曲善化谷食积滞；莱菔子能消饮食积滞；鸡内金则能消各种食积，还有开胃作用。

5. **镇惊开窍法**　本法用于小儿抽搐、惊风。热极生风、项强抽搐，选羚角钩藤汤；热入营血而神昏、惊厥，可选用安宫牛黄丸、至宝丹、紫雪丹以镇惊开窍，清热解毒；痰浊上蒙、惊风抽搐，可用苏合香丸、小儿回春丹豁痰开窍。

6. **安蛔驱虫法**　本法用于肠道虫证。安蛔缓痛，方用乌梅丸；病势缓解，再予驱虫，方用使君子散、驱虫粉等。

7. **利水消肿法**　本法用于水湿内停。阳水可用麻黄连翘赤小豆汤、越婢加术汤等；阴水可用防己黄芪汤、实脾饮、真武汤等。

8. **健脾益气法**　本法用于脾胃虚弱、气虚不足。常用方如七味白术散、四君子汤、补中益气汤等。

9. **凉血止血法**　本法用于出血的证候。常用方如犀角地黄汤、小蓟饮子、槐花散、玉女煎、四生丸等。出血的原因，以血热为多，故常用凉血止血法。如因气不摄血、脾不统血所引起的出血，临床则选用补中益气汤、归脾汤、黄土汤以补气摄血。

**10. 活血化瘀法** 本法用于各种血瘀之证。临床可见口唇青紫、肌肤瘀斑、腹痛如针刺、痛有定处、舌质暗有瘀点等。常用药如丹参、桃仁、红花、当归尾、川芎、赤芍。常用方剂如桃红四物汤、血府逐瘀汤、少腹逐瘀汤、桃红承气汤等。

**11. 培元补肾法** 本法用于胎禀不足、肾气亏虚之证。方用六味地黄丸、补肾地黄丸、金匮肾气丸等。

**12. 回阳救逆法** 本法用于元阳衰脱之危重证。症见面色白、神疲肢厥、冷汗淋漓、气息奄奄、脉微欲绝。方用四逆汤、参附龙牡汤等。

## 八、常用外治疗法

外治法是治疗疾病的传统手段之一，源远流长，临床收效甚佳。常用的外治法有熏洗法、涂敷法与离子导入法、气雾吸入法、敷贴法、热熨法、滴鼻法、佩带法、敷脐法、灌塞法、吹喉法等，这些方法均使用方便，见效较快，不需口服，可避免小儿服药难问题，故临床较常用，尤其前面五种更为常用，值得推广。

**1. 熏洗法** 这是利用中药药液及蒸汽熏洗外表的一种治法，如麻疹发疹初期、肾病水肿、荨麻疹等均可以中草药煎汤熏洗。

**2. 涂敷法与离子导入法** 涂敷法是将新鲜中草药捣烂，或将药物研末加入水或醋或酒或蜜糖调匀后，涂敷于体表的一种外治方法，如以鲜芙蓉叶捣烂外敷腮部，用治痄腮。若应用中频感应电疗机，药物通过皮肤或汗腺而被导入人体，以达到治疗的目的则为离子导入法，离子导入可使用提纯的药物以提高疗效。

**3. 气雾吸入法** 是用气雾吸入器，将药液形成气雾状由患儿口鼻吸入的外治法，常用以治疗鼻、咽及肺部疾患。婴幼儿因难合作，故不采用，现时有用储雾装置帮助幼儿气雾吸入。

**4. 敷贴法** 是以膏药加药末外贴或用潮湿的药品做成薄饼贴于局部的外治方法，如将丁香、肉桂研粉后撒于伤湿止痛膏上贴脐部，可治寒湿型腹痛腹泻。特殊类型有天灸。

**5. 热熨法** 将药物或用具经过加热处理后，对机体局部进行熨敷的一种外治方法，具有祛风散寒、温经通络、镇痛消肿等作用，多用于腹痛、癃闭。

另外还有奄包法、擦拭法、药袋疗法等。

## 九、中医其他疗法

以下介绍的方法，同样具有外治法的优点，而且尚有较经济的长处，所以在临床更常用。

### （一）小儿推拿疗法

小儿推拿亦称小儿按摩，具有促进气血流行、经络通畅、安神定志、调和脏腑的作用，临床常用于治疗厌食、疳证、泄泻、便秘、腹痛、痿证、哮喘、痹证、惊风等，常用于7岁以内患儿，年龄越小，疗效越好。小儿推拿手法与成人相似，但由于小儿生理上的特点，故手法的运用应以轻、柔、快、和为原则，每次推拿的次数，应根据年龄大小、病情轻重、体质强弱而定。常用的手法有按、摩、推、拿、捏、掐、揉、搽等。

捏脊也是小儿推拿的一种疗法，临床很常用，它是通过对督脉和膀胱经的捏拿，达到调整阴阳、通理经络、调和气血、恢复脏腑功能的目的，常用于治疗疳证、遗尿、婴儿泄泻及脾胃虚弱的患儿。其操作方法：患儿俯卧，医者两手半握拳，两示指抵于背脊之上，再以两手拇指伸向示指前方，合力夹住背部两侧肌肉并提起，而后示指向前推，拇指向后退，做翻卷动作，两手同时向前移动，从长强穴起一直捏到大椎穴即可，如此反复五次，但捏第三次时，每捏三把，把皮肤提起一次，每日一次，连续6天为一个疗程，休息一天，再作第二个疗程。也有连续提捏，每日1～2次，作为保健治疗者。但背脊皮肤感染及紫癜患儿禁用此法。

其他的小儿常用推拿方法有开天门、运太阳、按揉百会、掐人中（水沟）、推运脾土、推大肠、推三关、退六腑、清天河水、揉中脘、摩丹田、揉龟背、拿委中、按揉足三里等。

小儿推拿疗法，临床非常实用，疗效确切，尤其是小儿捏脊疗法更是简便易行，极易掌握运用，它是每一位儿科医师所应掌握的小儿推拿的基本方法之一。患儿家长也可在医师指导下很快掌握这一方法，在家中运用，起儿童保健作用。

### （二）针灸疗法

小儿针灸疗法常用治遗尿、哮喘、泄泻、痢疾、小儿麻痹症、小儿暑温后遗症等。针灸疗法包括体针、耳针、头针、拔火罐等，所用的经穴基本与成人相同，但因患儿不易合作，故治疗时一般不宜深刺及留针，多采用浅刺、速刺方法。小儿用直接灸法或针上灸法比较困难，宜用艾条间接熏灸穴位，每次灸 2～3 分钟，年龄较大儿童可适当延长时间，待局部微红即可。

（1）刺四缝疗法：俗称之“挑积”疗法，此法有一定疗效，操作方便。四缝穴是经外奇穴，其位置在示、中、环及小指四指中节，是手三阴经所过之处，针刺四缝可解除烦热、畅通百脉、调和脏腑等，常用于治疗小儿疳证、厌食等，具体操作方法：局部皮肤消毒后，用三棱针或粗毫针针刺，约一分深，每日一次，直至针刺后用手挤出黄白色液体为止。

（2）耳针：耳与人体经络、脏腑关系密切，内脏和躯体有病，耳壳相应区出现病理反应点，称耳穴，用针刺耳穴治疗称为耳针疗法。

（3）头针：头针疗法是将针刺疗法与现代医学的大脑皮质功能定位的理论相结合，并在大脑皮质相应的头皮投射区内进行针刺以治疗疾病的方法。根据中医“头为诸阳之会”“诸经皆归于脑”及手足三阳经脉都会于巅顶等理论，针刺头皮必能调整经气平衡，达到通经活络的作用。头针的应用越来越广，特别是对神经系统疾病，如瘫痪、神经官能症等有较好疗效，对失语、遗尿、舞蹈病等也有一定疗效。

### （三）拔罐疗法

拔罐是应用罐具，造成罐内负压，使之吸附于穴位或患处，产生局部充血，从而达到治病目的一种治疗方法。儿科拔罐常用口径较小的竹罐或玻璃罐，低龄患儿可用橡胶罐、塑料罐。取罐时以示指按压罐边皮肤，同时将罐向另一侧倾斜，使空气进入罐内，罐很快脱落。不能以手直接卸罐，以免损伤皮肤，增加患儿痛苦。此法有促进气血流畅、温经止痛、祛风散寒、舒筋活络、清热泻火等功效，适用于小儿感冒、肺炎喘嗽、落枕、腹痛、哮喘、遗尿、泄泻等。此法不适用于 6 个月以内婴儿，高热抽风、皮肤过敏、水肿、有出血倾向、明显营养不良及皮肤感染者，也不宜拔罐。

### （四）刮痧疗法

刮痧疗法是指用刮具蘸水或植物油，直接或间接在一定部位的皮肤上反复划刮，使皮肤出现紫红色的痧点，以治疗疾病的一种方法。本法具有疏畅气血、开窍醒脑、发表清热、解毒泄浊、运脾和胃、行气止痛等功效，常用治绞肠痧、中暑、瘟疫、感冒、落枕等证。此法简便实用，小儿刮具选用，一般以软质为宜，若需硬质刮具，应取边缘光滑无缺，钝而不利者。本法可分直接与间接刮法两种，小儿皮肤嫩，常以软质刮具直接刮，或以硬质刮具间接刮。刮痧操作时，由上向下，由内向外，顺同一方向刮划，不可来回磨刮。力量要均匀适中，开始几次可稍重，随着痧点渐露而手力渐减，均以所刮部位出现一条紫红色带状痧点为度，一般每处可刮 20 次以上。

### （五）天灸疗法

天灸疗法是根据子午流注时间治疗学与特定中药物质相结合在某些特定穴位上做贴药治疗某些

疾病的传统疗法。有关天灸疗法的记载最早见于南北朝，此后明代李时珍的《本草纲目》及清代张璐的《张氏医通》均对本法有较系统的描述。本法常用于治疗鼻鼽、哮喘、虚人感冒、虚寒性胃病等证。常用穴位为肺俞、肾俞、定喘、脾俞等穴。一般选择贴药时间为每年夏季之三伏天，三伏天为三个庚日，庚日属金与肺相配，为温煦阳气驱散内伏寒邪的最好节气，故在三伏天以辛温祛痰、逐痰平喘、通经走窜性强之药在特定穴位上贴药治疗特定疾病，收效满意，据国内总结报道，总有效率在80%以上。小儿贴药时间不宜过长，一般在20分钟之内。贴药后皮肤出现红晕属正常现象，可不必处理，若出现皮肤过敏或起泡等现象时，不要以手摩擦，可外涂消炎药膏或找医生诊治，尽量减少皮肤感染。

（六）爆灯火疗法

爆灯火疗法是用灯心草蘸麻油，点燃后烧灼所选定的穴位或部位，以治疗疾病的一种方法，由于在烧灼时会发出爆声，故称爆灯火疗法。古人用其治疗脐风、惊等，如《幼科铁镜》中载取囟门、眉心、人中、承浆、少商、脐心、脐轮共十三，治疗脐风。目前本法多用于治疗痄腮、乳蛾、癫、脐风、荨麻疹等。本法主要通过对经穴或患处周围的刺激，使经络通畅，气血流通，祛邪外出。

（七）磁疗法

磁疗法是以磁性材料所产生的磁场作用于机体经络腧穴或病变部位，达到治疗目的的一种治疗方法。其有止痛止泻、祛风止咳、活血行气通络等功效。临床上，本法用治久泻、腹痛、痹证、脱肛、肺炎喘嗽后期痰浊难除者及瘀肿等。《神农本草经》载："磁石性味辛寒，主周痹、风湿、肢体肿痛、不可持物"，说明古医家对磁疗早有认识。现代的磁场效应治疗仪正是基于此道理。

## 十、小儿液体疗法

（一）小儿正常体液平衡

（1）体液的总量和分布：体液分布于三个区域，即血浆、间质和细胞内。不同年龄阶段，体液的总量和分布各有差异，年龄越小，体液的总量相对越多，相对多于成人主要分布在间质中，血浆和细胞区的液量与成人的比例大致接近（表9-1）。

**表9-1　不同年龄的体液分布**（占体重的%）

| 体液 | 足月新生儿 | 1岁 | 2～14岁 | 成人 |
|---|---|---|---|---|
| 体液总量 | 78 | 70 | 65 | 55～65 |
| 细胞内液 | 35 | 40 | 40 | 40～45 |
| 间质液 | 37 | 25 | 20 | 10～15 |
| 血浆 | 6 | 5 | 5 | 5 |

（2）体液的电解质成分：细胞内液的阳离子中以$K^+$、$Mg^{2+}$为主。细胞外液的阳离子以$Na^+$为主，阴离子以$Cl^-$、$HCO_3^-$为主。小儿体液电解质的组成与成人基本一致，唯新生儿出生数日内血清$K^+$、$Cl^-$和乳酸根偏高，血清$Na^+$、$Ca^{2+}$和$HCO_3^-$偏低。

（3）水的需要量和排出：水的需要量与能量消耗成正比。小儿代谢旺盛，需能量相对较高，故每日水的需要量也相对大于成人。按体重计算，年龄越小，所需水量越多，如婴儿的需要量约比成人高出3倍。

水的排出，主要经肺、皮肤、出汗、大小便途径，出入量之间经常保持着动态平衡的状态。每天水的出入量在婴儿约等于细胞外液的1/2，而成人仅为1/7～1/6（表9-2）。

**表 9-2　不同年龄每日水的需要量**

| 年龄 | 水需要量（ml/kg） |
|---|---|
| ＜1 岁 | 120～160 |
| 1～3 岁 | 100～140 |
| 4～9 岁 | 70～110 |
| 10～14 岁 | 50～90 |

（二）水、电解质和酸碱平衡紊乱

**1. 脱水**　是指体液总量的减少，因损失过多和摄入不足所致。脱水时由于机体动用间质液来补偿血浆及细胞内液的不足，故体液的损失，往往侧重于细胞外液量的减少。在失水的同时，常伴有 $Na^+$、$K^+$和其他电解质的丢失，故脱水时，常伴随不同程度的电解质紊乱。

（1）脱水的程度：脱水分轻、中、重三度，临床上常根据前囟、眼窝、皮肤弹性、尿量和循环情况等临床表现进行分度，见表 9-3。

**表 9-3　脱水的临床表现与分度**

| 脱水程度 | 失水量 | 精神 | 眼泪 | 口渴 | 尿量 | 皮肤 | 黏膜 | 眼窝 | 前囟 | 四肢 | 休克征 |
|---|---|---|---|---|---|---|---|---|---|---|---|
| 轻度 | 5% | 稍差、略烦躁 | 有 | 轻 | 稍减少 | 稍干燥 | 略干 | 稍凹陷 | 稍下陷 | 温 | 无 |
| 中度 | 5%～10% | 委靡烦躁 | 少 | 明显 | 减少 | 干燥、苍白 | 干燥 | 凹陷 | 下陷 | 稍凉 | 不明显 |
| 重度 | ＞10% | 淡漠、昏迷 | 无 | 烦渴 | 极少 | 干燥、花纹 | 极干 | 明显凹陷 | 明显下陷 | 厥冷 | 有、脉细，血压下降 |

（2）脱水的性质：指失水后体液渗透压的改变，可分等渗、低渗和高渗性。因构成细胞外液晶体渗透压的主要成分是 $Na^+$，所以可用血清钠的含量来判定脱水的性质。

A. 等渗性脱水：水和电解质（主要是钠）成比例丢失，血清钠在 130～150mmol/L。虽然多种病因所致失水和失钠的比例不完全相同，但通过肾脏的调节作用，体液常可维持在等渗状态，故等渗性脱水最为常见。等渗脱水体液的变化主要是细胞外液与血容量减少。细胞内、外液渗透压相等，常随脱水的程度出现相应的临床症状，多见于急性腹泻、呕吐所致的脱水。

B. 低渗性脱水：在失水的同时丢失大量电解质（主要是 $Na^+$），即脱水加低钠血症，血清钠＜130mmol/L。常见于婴幼儿腹泻时吐泻时间较长，补液时电解质补充太少；肾炎、肾病综合征长期禁盐，同时反复使用利尿剂者。此时，细胞外渗透压下降，水向细胞内转移，间质液及血容量均明显减少，在失水量相等的情况下，低渗性脱水较其他两类脱水更严重，更容易发生循环障碍。低渗性脱水口渴不明显，早期尿量反而较多，至后期血容量明显减少出现循环障碍时才尿量减少。神经细胞水肿者，可出现头痛、烦躁不安、嗜睡、昏迷或惊厥等神经系统症状。

C. 高渗性脱水：以失水为主，体液电解质浓度增高，即脱水加高钠血症。血清钠＞150mmol/L，多见于腹泻伴高热，不显性失水增多而给水不足；因细胞外液渗透压增高，细胞内水向细胞外转移，细胞内脱水，临床表现以神经肌肉兴奋症状为主，常出现烦渴、高热、尿少、烦躁不安、肌张力增高，甚至发生惊厥。由于细胞外液的减少，能从细胞内液得到部分补偿，故在失水量相等的情况下，高渗脱水较其他两类脱水不容易发生循环障碍，但严重脱水亦可出现休克。

**2. 钾代谢紊乱**

（1）低钾血症：血清钾＜3.5mmol/L，临床出现相应症状，称低钾血症。其原因包括摄入不足、丢失增加和分布异常。可因长期进食少或不能进食，钾摄入不足；呕吐、腹泻、肠瘘、胃肠引流造成胃肠道丢失钾过多；使用排钾利尿剂，钾随尿排出；碱中毒、胰岛素治疗、周期性瘫痪引起钾过多向细胞内转移；某些先天性代谢疾病如肾小管性酸中毒可出现低钾血症等。

临床表现：影响心脏可表现为心肌收缩无力，表现为心音低顿、心动过速、心力衰竭、猝死，心电图示T波低平，ST段下降、Q—T间期延长。影响神经肌肉表现为精神不振，骨骼肌兴奋性降低、腱反射消失、腹胀、肠麻痹、腹壁反射消失等；还可影响泌尿系统、抑制胰岛素分泌等。

治疗：以原发病为主，轻度低钾患儿可口服氯化钾200～300mg/kg；重度低钾或口服困难患儿可静脉补钾，全日总量一般为100～300mg/kg（10% KCl 1～3ml/kg），切忌将钾盐静脉注射。静脉补钾浓度一般不超0.3%，且必须见尿补钾，通常情况下补钾治疗前6小时内曾排过尿视为有尿。

（2）高钾血症：血清钾＞5.5mmol/L，临床出现相应症状，称高钾血症。其原因可由短时间内补钾过多或过速；肾衰竭、肾上腺皮质功能不全造成钾的排泄障碍；溶血、休克、缺氧、酸中毒、严重组织损伤，钾从细胞内释放进入血液中等。

临床表现：主要为神经肌肉兴奋性降低和对心脏的影响。如精神委靡、嗜睡、全身无力、腱反射减弱或消失，甚至松弛性瘫痪。高钾使心肌收缩无力，心音减弱，心律失常，甚至心搏骤停。心电图早期改变为T波高耸、底部变窄、对称呈帐篷状，严重高钾血症P波低平增宽，P—R间期延长，以后P波消失，R波降低，S波加深，QRS波明显加宽，S波与T波直接相连，进而发生室性心动过速，心室扑动或心室颤动，心室静止，心室逸搏，心脏停搏，患者出现阿-斯综合征，突然死亡。

处理要点：积极治疗原发病，限制含钾饮食，停用钾剂，禁用库存血，监测血钾和心电图。血清钾＞6.5mmol/L，心电图异常者应采取以下紧急措施：

A. 使用钾拮抗剂：10%葡萄糖酸钙溶液0.5～1ml/kg（总量：每次10～20ml），缓慢静脉注射，相隔2～4小时可重复1次。

B. 碱化细胞外液：促使细胞外钾转入细胞内，给予5%碳酸氢钠溶液3～5ml/kg（最多不超过100ml），快速静脉滴注。

C. 胰岛素：可促进蛋白质合成，抑制蛋白质分解，与葡萄糖合用可使钾从细胞外进入细胞内。

D. 排钾利尿剂的使用：可用呋塞米每次1～2mg/kg静脉注射，对心力衰竭和水肿者尤宜。

E. 透析疗法：病情严重而上述治疗无效时，可行腹膜或血液透析。

**3. 酸碱平衡紊乱**

（1）代谢性酸中毒：因$H^+$增加或$HCO_3^-$丢失所致，儿科临床较常见。主要原因有：

A. 体内碱性物质丢失过多：如腹泻、肠瘘、小肠胆管引流、肾小管性酸中毒等。

B. 机体酸性代谢产物产生过多或排出障碍：如进食不足或吸收不良所致饥饿性酮症、糖尿病酸中毒、缺氧、脱水、休克、心跳或呼吸骤停等各种原因所致的乳酸血症，或肾功能障碍等。

C. 摄入酸性物质过多：如水杨酸中毒等。

（2）代谢性碱中毒：因$H^+$丢失或$HCO_3^-$增加所致，儿科临床比较少见，主要原因有：

A. 机体内酸性物质大量丢失，如剧烈呕吐或胃管引流丧失大量盐酸。

B. 应用碳酸氢钠等碱性药物过多。

C. 长期用利尿剂或其他原因引起的低钾、低氯性碱中毒。

临床表现：呼吸减慢或暂停、头昏、躁动等。因碱中毒血清$Ca^{2+}$，可出现手足抽搐或惊厥。低血钾可引起碱中毒，碱中毒也可引起低血钾，故碱中毒可伴有低血钾症状。

处理要点：治疗原发病，纠正脱水，补充钾、氯、钙。多数患儿用生理盐水即可纠正。

（3）呼吸性酸中毒：因$CO_2$潴留，血中$H_2CO_3$增高所致。主要原因有：

A. 呼吸道阻塞，如喉头水肿、支气管哮喘、呼吸道异物、分泌物堵塞、溺水等。

B. 肺和胸腔疾病，如重症肺炎、呼吸窘迫综合征、肺不张、肺水肿、气胸及大量胸腔积液等。

C. 中枢神经或中枢下神经感染性疾病所致的呼吸中枢抑制和呼吸肌麻痹也可导致$CO_2$潴留。

临床表现：呼吸困难、发绀、缺氧及高碳酸血症（主要借助血气分析、pH以明确性质）。后期因pH降低，血钾相应增高，严重高血钾可致心室颤动或心搏骤停。

处理要点：主要是治疗原发病，改善通气功能，给予充分氧气，必要时用人工呼吸机以改善缺氧和高碳酸血症。对失代偿性呼吸性酸中毒，在保证充分通气和给氧的同时，可给予5%碳酸氢钠，能起暂时恢复pH的作用。

（4）呼吸性碱中毒：可见于呼吸过度，如长时间剧烈啼哭，呼吸道梗阻突然解除，人工呼吸机使用不当等。此时$CO_2$大量排出，血浆$H_2CO_3$降低。

临床表现：主要为呼吸增强，其他症状与代谢性碱中毒相似。

处理要点：治疗原发病，改善呼吸功能，酌情给予镇静剂，手足抽搐者给予钙剂。

### （三）儿科常用溶液

溶液张力指溶液中电解质所产生的渗透压，与血浆渗透压相等时即为等张，低于血浆渗透压为低张，高于血浆渗透压为高张。

（1）葡萄糖溶液：为非电解质溶液，常用5%或10%的溶液，前者为278mmol/L，接近血浆（280～300mmol/L）的渗透压，为等渗液；后者为高渗液。但葡萄糖进入体内很快被氧化成$CO_2$和$H_2O$，或变成糖原储存于体内，故不能起到维持血浆渗透压的作用，可视为无张力溶液（简称无张液）。其作用在于补充水分和供给热量。

（2）生理盐水：即0.9%氯化钠溶液，为等渗电解质液（308mmol/L）。其中$Na^+$和$Cl^-$各154mmol/L，含钠量与血浆（142mmol/L）接近，含氯量较血浆（103mmol/L）高1/3，大量输入可使血氯增高，只适用于$Cl^-$损失偏多者，但不利于酸中毒的纠正。故酸中毒时应配合碱性电解质溶液的使用。

（3）林格溶液：即复方氯化钠溶液，为等渗电解质液（310mmol/L），此液除含氯化钠以外，尚含有与血浆含量相近的$K^+$和$Ca^{2+}$。作用：可在大量输液时防止因体液稀释而引起血$K^+$和血$Ca^{2+}$的下降。

（4）碳酸氢钠液：为碱性溶液。5%的溶液为高渗液，1.4%的溶液为等渗液。此液用于纠正代谢性酸中毒，作用迅速。

（5）氯化钾液：制剂为10%溶液，其作用为补充钾盐。静脉滴注浓度为0.1%～0.3%（100ml溶液中加10%氯化钾1～3ml）。含钾溶液只能静脉滴注，不能静脉直接注射，否则有发生心肌抑制和死亡的危险。

（6）混合溶液：为适应治疗的需要，可将各种等渗液按不同比例相互配合，以发挥治疗上的协同作用。如前所述5%和10%葡萄糖虽是等渗液和高渗液，但输入机体最终起不到维持血浆渗透压的作用，可视为无张力的溶液，而液体疗法所用溶液中，只将电解质所具有的渗透压看作溶液的张力。因此，各种等渗电解质液与5%或10%葡萄糖溶液配合，就形成了不同比例和不同张力的混合溶液。儿科常用协定的几种混合液见表9-4；混合液的简单配置见表9-5。

**表9-4　常用溶液成分**

| 溶液 | 每100ml中液体含量（ml） | 阳离子（mmol/L） | | 阴离子（mmol/L） | | Na：Cl | 张力（张） |
|---|---|---|---|---|---|---|---|
| | | $Na^+$ | $K^+$ | $Cl^-$ | $HCO_3^-$ | | |
| 血浆（渗透压300mmol/L） | | 142 | 5 | 103 | 24 | 3：2 | 1 |
| ①0.9%氯化钠 | | 154 | | 154 | | 1：1 | 1 |
| ②5%或10%葡萄糖 | | | | | | | 0 |
| ③5%碳酸氢钠 | | 595 | | 595 | | | 3.5 |
| ④1.4%碳酸氢钠 | | 167 | | 167 | | | 1 |
| ⑤11.2%乳酸钠 | | 1000 | | 乳酸根1000 | | | 6 |
| ⑥1.87%乳酸钠 | | 167 | | | | | 1 |

续表

| 溶液 | 每 100ml 中液体含量(ml) | 阳离子（mmol/L） | | 阴离子（mmol/L） | | Na：Cl | 张力（张） |
|---|---|---|---|---|---|---|---|
| | | $Na^+$ | $K^+$ | $Cl^-$ | $HCO_3^-$ | | |
| ⑦10%氯化钾 | | | 1342 | 1342 | | | 8.9 |
| ⑧0.9%氯化铵 | | $(NH_4^+)$167 | | 167 | | | 1 |
| 1：1 含钠液 | ①50，②50 | 77 | | 77 | | 1：1 | 1/2 |
| 1：2 含钠液 | ①35，②65 | 54 | | 54 | | 1：1 | 1/3 |
| 1：4 含钠液 | ①20，②80 | 30 | | 30 | | 1：1 | 1/5 |
| 2：1 含钠液 | ①65，④/⑥35 | 158 | | 100 | 58 | 3：2 | 1 |
| 2：3：1 含钠液 | ①33，②50，④/⑥17 | 79 | | 51 | 28 | 3：2 | 1/2 |
| 4：3：2 含钠液 | ①45，②33，④/⑥22 | 106 | | 69 | 37 | 3：2 | 2/3 |

**表 9-5　几种混合液的简便配置**

| 溶液种类 | 张力 | 加入溶液 | | |
|---|---|---|---|---|
| | | 5%或 10%葡萄糖 | 10%氯化钠 | 5%碳酸氢钠（11.2%乳酸钠） |
| 2：1 含钠液 | 1 | 加至 500（或用蒸馏水） | 30 | 47(30) |
| 1：1 含钠液 | 1/2 | 加至 500 | 20 | |
| 1：2 含钠液 | 1/3 | 加至 500 | 15 | |
| 1：4 含钠液 | 1/5 | 加至 500 | 10 | |
| 2：3：1 含钠液 | 1/2 | 加至 500 | 15 | 24（15） |
| 4：3：2 含钠液 | 2/3 | 加至 500 | 20 | 33（20） |

（7）口服补液盐（oral rehydration salts，ORS）：由 WHO 推荐，原配方为：氯化钠 3.5g，碳酸氢钠 2.5g，氯化钾 1.5g，葡萄糖 20g，溶于 1000ml 水中，为 2/3 张溶液，适应于急性腹泻所致轻、中度脱水的累积损失与继续损失的口服补液。

但标准 ORS 是基于分泌性腹泻等肠道丢失电解质较多的特点制订的，其中钠的渗透压偏高（90mmol/L），可引起口渴、水肿等不良反应，且高渗物质可能损伤肠黏膜，使屏障功能受损。

故 WHO 在 2002 年推荐使用新 ORS 配方（低渗 ORS）：氯化钠 2.6g，二水柠檬酸三钠 2.9g，氯化钾 1.5g，葡萄糖 13.5g，其中钠的浓度降到 75mmol/L，葡萄糖的浓度降到 75mmol/L，这样将 ORS 总的渗透压降到 245mOsm/L，可提高了 ORS 治疗儿童腹泻的疗效。此配方的 ORS 称为低渗 ORS（ORSⅢ），其总渗透压为 245mOsm/L，电解质渗透压为 170mOsm/L，相当于 1/2 张，见表 9-6。

**表 9-6　低渗 ORS 配方和组成**

| 配方 | g/L | 组成 | mmol/L | | |
|---|---|---|---|---|---|
| 氯化钠 | 2.6 | $Na^+$ | 75 | 总渗透压 | 245 mOsm/L |
| | | $Cl^-$ | 65 | 电解质渗透压 | 170 mOsm/L |
| 葡萄糖 | 13.5 | 葡萄糖 | 75 | 总张力 | 约 1/2 张 |
| 氯化钾 | 1.5 | $K^+$ | 20 | | |
| 枸橼酸钠 | 2.9 | 枸橼酸根 | 10 | | |

（四）液体疗法的要点

液体疗法是纠正失水、酸中毒、电解质紊乱，恢复和维持血容量、体液平衡的重要措施。输液前，要对脱水和电解质紊乱的性质、程度有正确的估计，并在此基础上制订出合理有效的补充方案。液体疗法包括口服补液和静脉补液；补液的原则是先快后慢，先盐后糖，先浓后淡，见尿补钾，见抽补钙。补液要定量、定性、定速。体液的补充主要包括累积损失量、继续损失量和生理需要量三方面内容，制订方案时可按此步骤进行。

**1. 补充累积损失量** 指补充发病后水和电解质累积起来损失的量，其中，包括纠正失水、渗透压失常、电解质缺乏和代谢性酸中毒等。

（1）补液量：应根据脱水程度确定，一般为轻度补 30～50ml/kg，中度补 50～90ml/kg，重度补 100～120ml/kg。此量适用于婴幼儿，以后随体重的增长，学龄前儿童按 3/4 补充，学龄儿童按 2/3 补充。

（2）溶液种类：所用溶液的种类可根据脱水的性质选择，一般情况下，等渗性脱水补 1/2 张含钠液，低渗性脱水补 2/3 张含钠液，高渗性脱水补 1/5～1/3 张含钠液。如临床不易判断出脱水的性质时，可先按等渗脱水治疗，然后可测定血钠以提供依据，调整溶液的电解质比例。

（3）补液速度：补充累积损失量在开始治疗的第一天进行，可于头 8～12 小时补足。输注速度相当于每小时 8～10ml/kg。若因重度脱水造成周围循环障碍，应首先扩充血容量，以迅速改善血循环和肾功能。

**2. 补充继续损失量** 在补充累计损失量的过程中，引起脱水的原因如呕吐、腹泻等大都继续存在，以致体液继续丢失，应给予补充。继续损失量应根据丢失的量进行估计，补充原则为“丢多少，补多少”；如临床常见的婴幼儿腹泻，在早期严格禁食的情况下，体液的损失量一般为每日 10～30ml/kg。补充继续损失量一般可选用 1/3～1/2 张含钠液，并应注意补充钾盐。继续损失量常与生理需要量的溶液一起，于 12～24 小时内静脉滴注。各种损失液成分见表 9-7。

**表 9-7 各种损失液成分表**（mmol/L）

| | $Na^+$ | $K^+$ | $Cl^-$ | 蛋白 |
|---|---|---|---|---|
| 胃液 | 20～80 | 5～20 | 100～150 | — |
| 胰液 | 120～140 | 5～15 | 90～120 | — |
| 小肠液 | 100～140 | 5～15 | 90～130 | — |
| 胆汁液 | 120～140 | 5～15 | 50～120 | — |
| 回肠造瘘口损失液 | 45～135 | 5～15 | 20～115 | — |
| 腹泻液 | 10～90 | 10～80 | 10～110 | — |
| 出汗（正常） | 10～30 | 3～10 | 10～25 | — |
| 烫伤 | 140 | 5 | 110 | 3～5 |

**3. 补充生理需要量** 包括显性（尿和大便）和不显性失水（通过皮肤、肺丢失），其中尿量占 60%，不显性失水占 35%，大便占 5%，年龄越小需水量相对越多，故可按体重计算，见表 9-8。生理需要量宜尽量口服补充，口服量不足或不能口服者，可用 1/5～1/4 张含钠液静脉补充。

表 9-8 按照体重计算生理需要量

| 体重（kg） | 每日生理需要量 |
|---|---|
| ＜10kg | 100ml/kg |
| 11～20kg | 1000ml＋（体重-10kg）×50ml/kg |
| ＞20kg | 1500ml＋（体重-20kg）×20ml/kg |

注：正常生理需要量每日不超过 2400ml。

因补充累积损失量都在开始接受补液治疗的第一天进行，故第一天的补液包括累积损失量、继续损失量和生理需要量三个方面，当累积损失量纠正后，第二天以后的补液只需补充继续损失量和生理需要量。在儿科临床，除呕吐、腹泻、感染性休克等显性水、电解质紊乱的病例以外，对一般发热、感染性疾病，每日补液量，均按生理需要量计算补充。

**4. 补液方法**

（1）口服补液（ORS）：可用于预防脱水及纠正轻、中度脱水患儿。口服补液治疗一般先于 8～12 小时内将累积损失量补足，轻度脱水口服液量为 50～80ml/kg，中度脱水为 80～100ml/kg。脱水纠正后，可将 ORS 用等量水稀释按病情口服。新生儿和有明显呕吐、腹胀、休克、心肾功能不全或其他严重并发症的患儿不宜采用口服补液。

（2）静脉补液：适用于中重度脱水、吐泻严重或腹胀的患儿。

### （五）几种常见病的液体疗法

**1. 婴幼儿腹泻的液体疗法**

（1）第一天补液

1）定量：第一天补液总量（包括累积损失量、继续损失量和生理需要量）轻度脱水按 90～120ml/kg，中度脱水按 120～150ml/kg，重度脱水按 150～180ml/kg 计算，对少数营养不良，肺炎、心、肾功能不全的患儿应根据具体病情分别做较详细的计算，补液总量一般酌减 1/4～1/3。

2）定性：溶液选择原则为先盐后糖、先浓后淡。等渗性脱水补充累积损失量时用 1/2 张含钠液，维持补液时用 1/3 张含钠液；低渗性脱水补充累积损失量时用 2/3 张含钠液，维持补液时用 1/2 张含钠液；高渗性脱水用 1/5～1/3 张含钠液。如临床不易判断出脱水性质时，可先按等渗脱水治疗，然后可测定血钠以提供依据，调整溶液的电解质比例。

3）定速：输液速度原则为先快后慢。

A. 扩容阶段：对重度脱水伴低血容量休克的患儿，用 2∶1 等张含钠液（2 份生理盐水和 1 份 1.4%碳酸氢钠液）20ml/kg，总量不超过 300ml，于 30～60 分钟静脉注射或快速滴注。

B. 快速补液阶段：取总量的 1/2（相当于累积损失量）扣除扩容液量，于 8～12 小时内静脉滴注，一般为每小时 8～10ml/kg。中度或中度以上脱水、无低血容量休克者，可直接从本阶段开始补液。

C. 维持补液阶段：此时脱水已基本纠正，剩余液量（相当于继续损失和生理需要量）即总量的另 1/2，可根据情况继续于 12～16 小时滴完，一般为每小时 5ml/kg。

以上脱水程度和性质是临床上的粗略估计，在实施治疗方案的过程中，应严密观察治疗反应，对液体成分、量和滴速，进行灵活调整。

D. 纠正酸中毒：补液过程中已含有部分碱性液，轻、中度酸中毒经输液后，随循环和肾功能改善，机体自身调节，酸中毒即可纠正。重度脱水伴重度酸中毒时，可在扩容时用 1.4%碳酸氢钠液 20ml/kg 代替 2∶1 等张含钠液，具有扩容和加速纠酸的双重作用。若有血气分析结果，可按公式：所需 5%碳酸氢钠（ml）=（-BE）×0.5×体重，一般首次给计算量的 1/2。亦可另用 5%碳酸氢钠液 5ml/kg，能提高二氧化碳结合力（$CO_2CP$）5mmol/L（相当于 10vol%）。若测得二氧化碳结合力则按公式计算进行补充：[40-患者 $CO_2CP$（vol%）]×0.5×体重（kg）=[18-患者 $CO_2CP$（mmol/L）]×1.0×体重（kg）=所需补 5%碳酸氢钠液毫升数。

因机体对酸中毒有自身调节作用，故一般将二氧化碳结合力提高到 18mmol/L（40vol%）即可。临床常先给计算量的 1/2，然后根据疗效进行调整。

E. 钾的补充：原则为见尿补钾。在补液过程中，小儿有尿或来院前 6 小时有尿即应开始补钾。常用 10%氯化钾液每日 1～3ml/kg，将其 1/2 量加入溶液中静脉滴注，其余部分分次口服。静脉滴注浓度以 0.2%为宜，不宜超过 0.3%，时间不少于 6～8 小时滴完。由于输入的钾需经细胞外液向细胞内缓慢转入过程，故切忌在短时间内快速输入，严禁静脉注射，以防止发生高钾血症导致心搏骤停。轻度低钾可单用口服补钾，剂量为每日 0.2g/kg。见尿补钾的目的是防治低钾血症，即在机体处于潜在低钾（钾的总量下降）的情况下，不待低钾血症出现就随血钾的逐步下降而同步补充钾盐。若一旦出现低钾症状，则补钾的时间需持续 4～6 天或更长时间，才能逐步纠正。能口服时可改为口服补充。

F. 钙和镁的补充：对营养不良和佝偻病并腹泻的患儿，应早期补钙。在输液过程中出现低钙抽搐者可用 10%葡萄糖酸钙液 5～10ml 加入等量葡萄糖液中稀释缓慢静脉滴注。个别抽搐用钙剂治疗无效者，可使用 25%硫酸镁液，每次 0.1ml/kg，每日 2～3 次，深部肌内注射。

（2）第二天及以后的补液：经第一天补液后，脱水已基本纠正，如腹泻未止，体液继续丢失，第二天则应补充继续损失和生理需要的体液。继续损失的补充原则为失多少补多少。腹泻患儿每天丢失体液的量一般为 10～30ml/kg，可根据腹泻的程度予以补充，常用 1/3～1/2 张含钠液。生理需要量则按每日 60～80ml/kg 补充，常用糖盐比例 4∶1 的溶液。以上两部分液体可在 12～24 小时内静脉滴注，并注意继续补充钾盐。能口服的部分应从静滴液中扣除口服量。

**2. 关于急性感染的补液**　急性感染时因发热、出汗、呼吸增快、入水量不足可使水分丧失增多；食欲减少，或呕吐、腹泻，毒血症组织分解，消耗增加，可发生酸血症等。补液时可按生理需要量计算，常用糖盐比例 3∶1～4∶1 的溶液。如合并呕吐、腹泻、酸中毒、休克则应另行纠正。

**3. 关于小儿肺炎的补液**　重症肺炎，病程长，不能进食，加之发热，呼吸增快，不显性失水增加，可按生理需要量进行静脉补液，供给热量。补液总量按每日 60～80ml/kg 计算。因心肺负担较重，速度宜慢，为每小时 3～5ml/kg，常用 10%葡萄糖液，糖盐比例以 4∶1 为宜。肺炎合并腹泻，出现脱水、代谢性酸中毒时，可按婴幼儿腹泻的补液方案，补液量要减少 1/4～1/3，钠量相应减少，速度也宜稍慢。仅为了给药而补液者，可用 10%葡萄糖液，按 10～30ml/（kg·d）给予。

**4. 关于营养不良的补液**　营养不良伴腹泻引起脱水的补液量比一般腹泻患儿少给1/3，速度宜稍慢，常用 2/3 张溶液（因多为低渗性），有休克的先扩充血容量，可按 15ml/kg 给予。并应及时补充钾盐，注意补充钙及镁。不能进食的用高渗葡萄糖液（10%～15%）静脉滴注供给热量，低蛋白血症者可输注白蛋白。

（许尤佳　江文文　郑燕霞）

# 第二篇　各论

# 第十章　呼吸系统疾病

## 第一节　小儿呼吸系统中西医概述

呼吸系统属中医“肺系”范畴。小儿呼吸系统的解剖、生理及免疫学特点与小儿时期易患呼吸道疾病密切相关。呼吸系统以环状软骨为界划分为上、下呼吸道。上呼吸道包括鼻、鼻窦、咽、咽鼓管、会厌及喉；下呼吸道包括气管、支气管、毛细支气管、呼吸性细支气管、肺泡管及肺泡（图 10-1）。

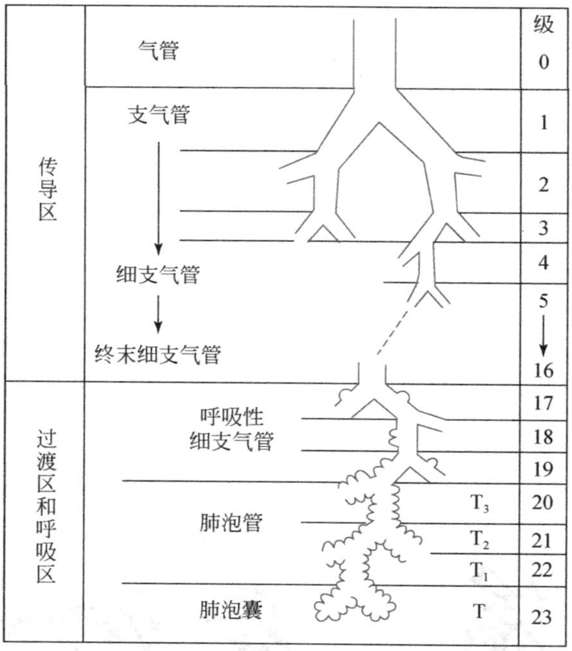


图 10-1　呼吸系统下气道解剖分级

### 一、解剖特点

#### （一）上呼吸道

婴幼儿鼻腔短，无鼻毛，后鼻道狭窄，鼻黏膜柔嫩，血管组织丰富，故易受感染，感染后由于局部充血肿胀，后鼻道易堵塞导致呼吸困难和吸吮困难。黏膜与鼻窦黏膜连续，且鼻窦口相对较大，故急性鼻炎时容易导致鼻窦炎。咽鼓管宽、短、直，呈水平位，患鼻咽炎易波及中耳，引起中耳炎。年幼儿鼻泪管短，瓣膜发育不全，鼻咽炎时易导致结膜炎。鼻咽部淋巴组织丰富，包括咽扁桃体及腭扁桃体。咽扁桃体又称腺样体，6～12个月发育，位于鼻咽顶与后壁交界处；腭扁桃体位于两腭弓之间，1 岁末逐渐增大，4～10 岁发育达最高峰，14～15 岁时又逐渐退化，故扁桃体炎常见于学龄儿童。小儿的喉腔呈漏斗状，软骨柔软，黏膜柔嫩而富有血管及淋巴组织，轻微的炎症即可引起喉头狭窄，出现呼吸困难。

#### （二）下呼吸道

婴幼儿的气管和支气管腔较成人狭窄，软骨柔软，缺乏弹力组织，支撑作用较弱；细支气管无软骨，呼气时受压，可导致气体潴留，影响通气功能；左侧支气管细长，从气管的侧方分出，右侧支气管短粗，似气管直接延伸，故支气管异物多见于右侧。气道黏膜血管丰富，含有丰富的黏液腺，黏膜纤毛运动差，不能很好地将微生物和黏液清除，故易引起感染，感染后又可因黏膜肿胀和分泌物阻塞而发生呼吸道狭窄及阻塞。

新生儿、成人肺泡直径分别为 100μm 和 250～3500μm。足月新生儿肺泡数量仅为成人的 8%。

肺泡面积新生儿时为 $2.8m^2$，8 岁时 $32m^2$，成人达 $75m^2$。因此，儿童较成人气体交换单位少。成人肺泡间存在 Kohn 孔，儿童 2 岁后才出现，故新生儿及婴儿无侧支通气。

（三）胸廓

婴幼儿胸廓较短，前后径相对较长，呈桶状。肋骨呈水平位，肋间肌欠发达，膈肌位置较高，胸腔小而肺脏相对较大，故在吸气时肺的扩张受到限制，不能充分进行气体交换，易因缺氧及二氧化碳潴留而出现青紫。小儿纵隔体积相对较大，周围组织松软，在胸腔积液或气胸时易致纵隔移位。

## 二、生理特点

（一）呼吸频率、节律与呼吸类型

小儿呼吸频率快，而且年龄越小，频率越快。小儿肺脏容量按体表面积计算约为成人的 1/6，但其新陈代谢旺盛，需氧量接近成人，为满足机体代谢的需要，只能以增加呼吸频率的方式来进行代偿，并受小儿胸廓解剖特点的限制。

婴幼儿由于呼吸中枢发育尚未完善，呼吸调节功能差，容易出现呼吸节律不整，可有间歇、暂停等现象，以早产儿或新生儿更为明显。

婴幼儿呼吸肌发育不全，呼吸时肺主要向膈肌方向移动，呈腹式呼吸，呼吸肌易疲劳。此后随小儿站立行走，膈肌与腹腔器官下移，肋骨由水平位变为斜位，呼吸肌也随年龄增长而渐发达，开始出现胸腹式呼吸，7 岁以后以此种呼吸为主。

（二）呼吸功能的特点

（1）肺活量：指一次深吸气后的最大呼气量，小儿肺活量为 50～70ml/kg，按体表面积计算，成人大于小儿 3 倍。在安静时，年长儿仅用肺活量的 12.5%来呼吸，而婴儿则需用 30%左右。所以小儿呼吸功能储备较低，因此易发生呼吸衰竭。

（2）潮气量：指安静呼吸时每次吸入或呼出的气量。年龄越小，潮气量越少。小儿潮气量绝对值小，按照体表面积计算，每平方米的潮气量小于成人，无效腔/潮气量比值大于成人。

（3）每分钟通气量：指潮气量与呼吸频率的乘积。正常婴幼儿由于呼吸频率较快，虽然潮气量小，但每分钟通气量如按体表面积计算与成人相接近。

（4）气体弥散量：小儿肺脏小，气体弥散量也小，但以单位肺容积计算则与成人近似。

（5）气道阻力：气道阻力的大小取决于管腔大小与气体流速等。气道阻力与管道半径的 4 次方成反比，小儿由于管径细小，气道阻力大于成人，在呼吸道梗阻时尤为明显。

## 三、呼吸道免疫特点

小儿呼吸道的非特异性及特异性免疫功能均较差。呼吸道的防御机制始于鼻道，鼻毛能阻挡外来的较大异物。鼻黏膜的湿化作用也可使吸水性颗粒增大，有利于吞噬细胞吞噬，而婴儿不仅缺乏鼻毛，鼻道黏膜下层血管又较丰富，易充血肿胀而阻塞鼻道。气管黏膜上皮细胞均有纤毛突起，纤毛一致不断地向后摆动，将带有病原体等异物的黏液痰排出呼吸道，而婴幼儿此种防御机制及咳嗽反射功能发育不够成熟。婴幼儿时期肺泡巨噬细胞功能不足，辅助性 T 细胞功能暂时低下，使分泌型 IgA、IgG，尤其是 $IgG_2$ 含量低微。此外，乳铁蛋白、溶菌酶、干扰素及补体等的数量和活性不足，故易患呼吸道感染。

## 四、常用检查方法

### （一）呼吸系统体格检查的重要体征

（1）呼吸频率：年龄越小，呼吸越快，不同年龄小儿呼吸频率见表 10-1。

**表 10-1 不同年龄小儿呼吸频率**

| 年龄 | 每分钟呼吸平均次数 | 年龄 | 每分钟呼吸平均次数 |
|---|---|---|---|
| 新生儿 | 40～44 | 4～7 岁 | 22 |
| 1 个月～1 岁 | 30 | 8～14 岁 | 20 |
| 1～3 岁 | 24 | | |

呼吸频率增快是呼吸困难的第一征象，年龄越小表现越明显。呼吸急促是指婴幼儿<2 月龄，呼吸≥60 次/分；2～12 月龄，呼吸≥50 次/分；1～5 岁，呼吸≥40 次/分。呼吸频率减慢和节律不规则是呼吸系统出现危险的征象。

（2）呼吸音：儿童特别是小婴儿胸壁薄，容易听到呼吸音。要特别注意其强度，可凭此估计进气量多少。严重气道梗阻时，几乎听不到呼吸音，称为闭锁肺，是病情危重的征象。

（3）紫绀：是血氧下降的重要表现。肢端发绀为末梢性紫绀；舌、黏膜的发绀为中心性紫绀，后者更有临床意义。严重贫血时虽血氧饱和度明显下降但不一定出现紫绀。

（4）吸气时胸廓凹陷：婴幼儿上呼吸道梗阻或严重肺实变时，胸骨上、下，锁骨上窝及肋间隙软组织凹陷，称三凹征。

（5）吸气喘鸣：是指吸气时出现喘鸣音的同时伴吸气延长，是上呼吸道梗阻的表现。

（6）呼气呻吟：是小婴儿下呼吸道梗阻和肺扩张不良的表现，常见于早产儿呼吸窘迫综合征。其作用是在声门半关闭情况下，声门远端呼气时压力增加，有利于已萎缩的肺泡扩张。

（7）杵状指：因指（趾）末端背侧软组织增生，使甲床抬高所致，常见于支气管扩张、迁延性肺炎、慢性哮喘等慢性肺部疾患；肺外因素有青紫型先天性心脏病等。

### （二）血气分析

血气分析可了解呼吸功能和血液酸碱平衡状态，为诊断治疗提供依据。

### （三）肺功能

肺功能是用特定的手段和仪器对受检者的呼吸功能进行检测、评价，主要包括肺容量功能、弥散功能及气道反应性的测定。临床上用于呼吸功能评价，呼吸困难原因鉴别，多种疾病如慢性咳嗽、哮喘、间质性肺疾病等的诊断、病情评估、治疗反应和预后判断。

### （四）肺脏影像学

胸部 X 线片是最常用的检查方法。近年来 CT、高分辨 CT（HRCT）、磁共振（MRI）和数字化胸部 X 线摄片等技术的广泛运用，使对肺部疾病的早期诊断及确诊率均大为提高。

### （五）纤维支气管镜检查

这项技术可视范围大，可用于气管、支气管的形态学诊断；直视下行活检或刷检，进行细胞和组织学检查；亦可以进行支气管肺泡灌洗，了解肺泡灌洗液中的细胞成分、形态及生物学特征，分析各种细胞因子和炎症介质；吸取气道分泌物进行培养以明确病原学诊断。通过支气管镜可完成多种治疗如钳取异物、清除分泌物，以及咯血、气管-食管瘘、气道狭窄的治疗。

（六）胸腔镜

胸腔镜是利用带有光源的金属细管，经胸壁切口进入胸腔，用以观察胸膜及肺部病变。其亦可治疗某些胸膜腔疾病。

## 五、小儿“肺系”的功能与特点

肺主气，司呼吸，主宣发肃降，开窍于鼻，外合皮毛；与大肠相表里；与脾土互为子母，与肾水互为母子；肺朝百脉，为水之上源，是储痰之器。肺为娇脏，小儿“肺常不足”，是指相较于成人娇嫩尤甚，表现为气息不匀，息数较促，卫外不固，腠理疏松，易感外邪，这与西医学小儿呼吸系统解剖特点、生理特点及免疫功能不成熟相吻合。

（杨京华　谭晓梅　翁泽林）

# 第二节　急性上呼吸道感染

急性上呼吸道感染（acute upper respiratory infection，AURI）指从鼻腔到环状软骨下端部位的鼻、咽、喉的急性感染，亦常用“急性鼻咽炎”“急性咽炎”“急性扁桃体炎”等名词诊断，统称为上呼吸道感染，简称“上感”，是小儿最常见的急性感染性疾病。本病一年四季均可发生，而以冬春多见，在季节变换气候骤变的情况下更易发病。

本病属于中医学“感冒”的范畴。

## 一、病因病机

（一）中医病因病机

**1. 病因**　中医学认为小儿稚阴稚阳之体、脏腑娇嫩、肌肤薄弱、防御外邪能力差，加之不能自理、寒热失调，六淫之邪趁机入侵，皮毛或口鼻首先罹患，故发为本病。

**2. 病机**　小儿感冒病位主要在肺，与肝脾有关。肺居膈上，上接气道、喉咙，与鼻相通。肺主气而司呼吸，外合皮毛，主司卫外。外邪从口鼻、皮毛侵入，卫阳被遏，则见恶寒、发热、头痛、身痛。鼻为肺之上窍，咽喉为肺之门户，外邪循经上犯则鼻塞流涕、咽喉红肿。外邪犯肺，肺失宣肃，气机不利则咳嗽。肺为水之上源，小儿肺常不足，感受邪气，肺失宣肃，津液凝聚成痰，痰阻气道，呼吸不利则咳嗽痰多，喉中痰鸣，而形成小儿感冒夹痰；小儿脾常不足，饮食不知自节，感冒之后，影响脾胃运化，乳食停滞，阻滞中焦，则腹胀纳呆、呕吐腹泻，形成感冒夹滞；小儿神气怯弱，筋脉未壮，加之肝常有余，风邪入里化热，热扰神明，引动肝风，则神昏抽搐，此为感冒夹惊。

（1）感受外邪：六淫时邪猖獗，肺卫调节疏懈。外邪之中，以风邪为主，并常兼杂寒、热、暑、湿、燥和时行疫毒之气，合而伤人。冬、春以风寒、风热为主，夏季多为暑湿，秋季多兼燥气。

（2）起居不当：腠理不密，营卫失和。小儿饮食不节，脾胃受损，加之寒热失常，衣服增减失宜，或坐卧当风，或更衣脱帽、沐浴当风，卒然受邪为患。

（3）体质虚弱：卫外不固，虚体感邪。母体不足，或在妊娠时罹患各种疾病，或早产、双胎，胎气孱弱，生后肌骨嫩怯，皮毛疏松，不耐自然界不正之气的侵袭，外邪侵袭即病。

（二）西医病因病理

**1. 病因**　现代医学认为，上呼吸道感染病原体90%以上为病毒，主要有鼻病毒、呼吸道合胞病毒、副流感病毒、流感病毒、柯萨奇病毒、腺病毒、冠状病毒等。腺病毒所致咽结合膜热占上呼吸道感染的 5%～10%。非典型病原体在呼吸道感染中所占比例也呈升高趋势，其中以肺炎支原体、肺炎衣原体、嗜肺军团菌为多见。经病毒感染后，亦可继发细菌感染。

**2. 发病机制** 小儿由于防御功能不完善，易患呼吸道感染。呼吸道黏液腺分泌不足，纤毛运动差，因而物理性的非免疫防御功能较成人差，分泌型 IgA 生成不足使气道易受微生物侵袭。感染通过含有病毒的飞沫、雾滴，或经污染的用具进行传播。常于机体抵抗力降低时，如受寒、劳累、淋雨等情况，原已存在或由外界侵入的病毒和（或）细菌，迅速生长繁殖，导致感染。此外，部分婴幼儿可因呼吸道感染等因素而诱发呼吸道变态反应性疾病。

**3. 病理** 病毒及细菌侵入人体，早期引起上呼吸道黏膜下层水肿，主要是血管扩张和单核细胞浸润，有较多浆液性及黏液性炎性物渗出，继发细菌感染后，有中性粒细胞浸润和脓性分泌物，导致鼻塞、流涕等症。

## 二、临床表现

本病症状轻重不一，多与年龄、病原体及机体抵抗力、反应性不同有关。年长儿症状较轻，婴幼儿则较重。

### （一）一般类型上呼吸道感染

一般类型上感轻症以鼻咽部症状为主，有流涕、鼻塞、喷嚏、轻咳、流泪、声嘶、咽部不适或咽痛。婴幼儿可伴有呕吐、腹泻、烦闷，甚至高热惊厥。年长儿可诉头痛、全身酸痛。部分患儿发病早期出现脐周阵痛，可能与肠蠕动增强，或肠系膜淋巴结炎有关。体格检查可见咽部充血，扁桃体肿大，颌下淋巴结肿大、触痛。

### （二）特殊类型

**1. 疱疹性咽峡炎** 疱疹性咽峡炎（herpangina）病原体为柯萨奇 A 组病毒，好发于夏秋季，急起高热、咽痛、咽充血，咽腭弓、悬壅垂、软腭或扁桃体上有 2～4mm 大小的疱疹，周围有红晕，疱疹破溃后形成小溃疡，病程 1 周左右。

**2. 咽结合膜热** 咽结合膜热（pharyngo conjunctival fever）病原体为腺病毒 3、7、11 型，常于夏季散发或局限性流行，以发热、咽炎、结合膜炎为特征，多呈高热、咽痛、眼部刺痛，结膜炎常为单侧，颈部或耳后淋巴结肿大，病程 1～2 周。

### （三）并发症

婴幼儿并发症较为多见。上呼吸道炎症波及邻近器官及（或）向下蔓延，可引起中耳炎、鼻旁窦炎、泪囊炎、咽后壁脓肿、颈淋巴结炎、喉炎、气管炎、支气管炎、肺炎等。年长儿若患链球菌性上呼吸道感染可引起急性肾炎、风湿热等病。

## 三、辅助检查

**1. 血常规检查** 病毒感染时白细胞总数一般正常或降低，淋巴细胞相对增加；细菌感染时，一般白细胞总数增高，且以中性粒细胞为主。

**2. 病原体培养** 有条件者可做病原体培养，现已知，致发本病的常见病毒有鼻病毒、柯萨奇病毒、呼吸道合胞病毒、流感病毒，而常见的细菌有β溶血性链球菌 A 组、肺炎球菌、流感杆菌等。

**3. 胸部 X 线检查** 一般无需做此检查，但临床中毒症状较重者可做此检查，其结果多正常。

## 四、诊断

根据病史、临床症状与体征即可明确本病诊断。了解当地疾病的流行情况、全面的体格检查对诊断有很大的帮助。

## 五、鉴别诊断

**1. 流行性感冒** 有明显的流行病学史，全身症状重，多有高热、寒战、头痛、全身关节及肌肉疼痛等，全身中毒症状明显，而上呼吸道卡他症状不一定出现。

**2. 急性传染病早期** 某些急性传染病早期的前驱症状表现与上呼吸道感染相似，如麻疹、猩红热、流行性脑脊髓膜炎、百日咳等，应结合病史、体征及实验室资料综合分析。

**3. 急性阑尾炎** 上呼吸道感染伴腹痛者应与急性阑尾炎鉴别。后者腹痛常先于发热，腹痛部位以右下腹为主，有腹肌紧张及固定压痛点，白细胞及中性粒细胞增高。

## 六、治疗

本病中医治疗疗效肯定。中医辨证要点是辨风寒、风热，辨暑热、暑湿，辨虚、实。本病总的治疗原则为疏风解表。感冒风寒、风热之邪，治以辛温、辛凉解表；感受暑邪，治以清暑解肌；虚人感冒，治以扶正解肌；出现兼证者，则随证论治。病毒感染者西医可以对因抗病毒治疗。

### （一）辨证论治

**1. 风寒感冒**

*证候* 恶寒无汗，鼻流清涕，吐痰清稀，头痛喉痒，咽不红，舌苔薄白，脉浮紧，指纹浮红。

*治法* 辛温解表，宣肺散寒。

*方药* 荆防败毒散（《摄生众妙方》）加减。

若头痛明显，加葛根、白芷以散寒止痛；若呕吐，加半夏、紫苏以降逆和胃；若时行感冒发热较高，有流行趋势，加大青叶、板蓝根、蒲公英解毒清热。中成药用午时茶。

**2. 风热感冒**

*证候* 发热有汗，头痛鼻塞，吐痰黄稠，咽部红肿，口渴，苔薄黄，脉浮数，指纹浮露红赤。

*治法* 辛凉解表，宣肺清热。

*方药* 银翘散或桑菊饮（《温病条辨》）加减。

若咳重，加桑叶、杏仁以宣肺止咳；若咽喉红肿，加薄荷、玄参清热利咽。中成药用银翘解毒液。

**3. 暑邪感冒**

*证候* 高热无汗，头痛，身重困倦，胸闷泛恶，食欲不振，或呕吐腹泻，舌质红，苔薄白或腻，脉数。此证多见于夏季。

*治法* 清暑解表。

*方药* 新加香薷饮（《温病条辨》）加减。

若湿邪中阻，恶心欲呕，苔黄腻，加佩兰、藿香以解表化湿；若泄泻，加葛根、黄芩、黄连以清肠化湿。

**4. 虚证感冒**

*证候* 发热不高，反复发作，自汗，面色苍黄，恶风怕冷，鼻塞流清涕，肢软乏力，胃纳不香，或有咳嗽，舌淡嫩，苔薄白，脉细弱。

*治法* 调和营卫。

*方药* 黄芪桂枝五物汤（《金匮要略》）加减。

若畏寒鼻塞，加荆芥、防风以辛温解表；若咳嗽重，加杏仁、浙贝母、前胡以宣肺止咳；若夜间低热盗汗、干咳、口干咽燥、舌红苔少，去桂枝，加玉竹、牡丹皮、沙参、百部以益气养阴，润肺止咳。

**5. 兼证**

（1）夹痰：兼见咳嗽较剧，咳声重浊，喉中痰鸣；舌苔厚腻，脉象浮滑而数，治宜肃肺化痰，加用三拗汤、二陈汤温肺化痰；属热痰者，加海蛤壳、桑白皮、葶苈子清化痰热。

（2）夹滞：兼见脘腹胀满，不思乳食，呕吐酸腐，或腹痛腹泻，舌苔厚腻者，宜解表药中加用消食导滞之神曲、枳壳、麦芽、山楂等，或兼服保和丸。

（3）夹惊：兼见惊惕啼叫，睡卧不宁，啮齿；舌尖红赤，脉弦数，指纹青紫，宜加用钩藤、僵蚕、地龙、蝉蜕、磁石以安神镇惊；壮热抽搐者，兼服紫雪丹，以祛风、清热、开窍。中成药用保婴丹或小儿回春丹。

### （二）西药治疗

（1）注意休息，保持居住环境空气清新与流通。多饮水，饮食清淡、易消化食物。

（2）对因治疗：对病毒感染多采用中药治疗，细菌性感染则用青霉素和其他抗生素。临床上常用的抗病毒药物：利巴韦林，每日 10mg/kg，疗程 3～5 日；奥司他韦，对甲、乙型流感病毒均有效，每次 2mg/kg，2 次/日，疗程 5 日。有细菌感染者，可加用青霉素类、头孢菌素类、大环内酯类抗菌药物，疗程 3～5 日。

（3）对症治疗

1）退热：衣着宽松，夏天应注意室内降温；可用冷敷、温湿敷等物理降温。高热时，可以药物降温，选择对乙酰氨基酚每次 10～15mg/kg，或布洛芬每次 5～10mg/kg，根据病情可 4～6 小时重复一次，但避免用量过大引起体温骤降、多汗，甚至虚脱。口服困难者可选用小儿退热栓等。

2）抗惊厥：高热惊厥者可予镇静、止惊等处理。可用地西泮注射液，每次 0.25～0.5mg/kg 静脉注射，最大量不超过 10mg。

### （三）其他疗法

**1. 推拿疗法** 推攒竹，分推坎宫，揉太阳，黄蜂入洞，分阴阳，推上三关，推下六腑，揉肺俞。风寒者加拿风池、合谷，揉二扇门，掐阳池；风热者加推天柱，清肺经，清天河水；夹滞者，加清补脾胃，揉中脘，摩腹；夹痰者，加按揉天突、擦胸；夹惊者加清心经，清肝经，掐十王，掐志龙，水底捞明月，大清天河水。

**2. 耳穴压法** 取穴肺、气管、内鼻、感冒点、耳部反应点。双耳交替。

**3. 针灸疗法** 风寒感冒者针灸取风池、合谷、大椎、风门、肺俞，平补平泻，不留针。风热感冒者针灸取大椎、风池、鱼际、外关、少商，平补平泻，不留针。暑邪感冒者针灸取大椎、合谷、支沟、中脘、足三里，平补平泻，不留针。虚证感冒者针灸取大椎、合谷、肺俞、太溪，平补平泻，不留针。感冒夹惊者针灸取水沟、印堂、合谷、太冲，用泻法；或针刺十宣、点刺十井放血以泻热镇惊。

## 七、中西医临床诊疗思路

小儿急性上呼吸道感染是儿科常见病、多发病，其发病率占儿科各类疾病的首位，病原体 90%以上是病毒，尤其是小儿特殊类型的上呼吸道感染，如疱疹性咽峡炎和咽结合膜热，病程往往超过 1～2 周，易引起其他病症。若小儿出现高热，又较易导致惊厥，严重影响小儿身心健康。西医目前对病毒感染尚无特效治疗，其治疗着重在对症处理和一般治疗，西药即时退热效果虽然快，但使患者出汗过多，体温波动太大，不利于小儿身体的恢复，并且也有一定的不良反应，如血液病、葡萄糖-6-磷酸脱氨酶缺乏的小儿都需要慎用。临床上中医药治疗小儿急性上呼吸道感染具有较大的优势，临床效果比较确切，中药退热效果虽然缓慢但持久，不良反应也比较少，患者乐于接受。中医药治疗小儿急性上呼吸道感染，除了汤剂，还具有其他剂型及治疗方法，如针刺注射法、直肠给药法、敷贴法、滴鼻法、擦浴法、雾化吸入法及口服液等，均取得了一定疗效。但在高热惊厥时则需中西医结合抢救治疗，尽快控制病情，减少患者因脑缺氧所带来的严重损害。

## 八、预防与调护

（1）增强抵抗力是预防上呼吸道感染的关键。多在户外活动，多晒太阳，加强体格锻炼。保持居室空气新鲜，注意气温骤变，适时增减衣物。

（2）尽量避免与上呼吸道感染的患儿接触。

（3）多喝水，注意休息，避免劳累、熬夜。

（4）经常洗手有助于洗去手上沾染的感冒病毒。

（5）多吃蔬菜、水果，增加吸收维生素 C。

（6）流感季节少带患儿到人群密集的地方。可用贯众、板蓝根、野菊花煎水口服，连用 3～5 日；或以每立方米空间用食醋 10ml，加水稀释 1 倍，倒入容器内加热熏蒸房间。

（7）大蒜是天然的抗生素及免疫提升剂，可多吃。

### 古籍精选

《素问·太阴阳明论》曰："伤于风者，上先受之。"

《伤寒论》曰："太阳病，或已发热，或未发热，必恶寒，体痛，呕逆，脉阴阳俱紧者，名为伤寒。"

《小儿药证直诀·风论》曰："伤风贪睡，口中气热，呵欠顿闷者，伤风症也。"

《直指方》曰："感冒风邪，发热头疼，咳嗽声重，涕唾稠黏。"

《医方集成》曰："重者为伤，轻者为感，感冒之中，有风有寒。"

《景岳全书·伤风论证》曰："伤风之病，本由外感，邪轻而浅者，上犯皮毛，即为伤风。"

### 病案思考

患儿，林某，男，5 岁 7 个月，因"发热、咽痛 3 日"于 2017 年 2 月 16 日就诊。患儿 3 日前进食辛辣之物后出现发热、咽痛，最高体温达 39.5℃。刻下发热，咽痛，无咳嗽咳痰，无鼻塞流涕，胃纳差，小便调，大便 3 日未解。查体：体温 38.5℃，呼吸 26 次/分，心率 98 次/分，咽充血（++），双侧扁桃体Ⅱ度肿大，未见脓性分泌物附着；双侧呼吸动度对称，双肺呼吸音清，未闻及干湿啰音，无呼气延长。舌红，苔黄腻，脉浮滑。

根据上述资料，请提出中医辨病辨证及处方。

（邓丽君　杨京华　谭晓梅）

# 第三节　急性支气管炎

急性支气管炎（acute bronchitis）或急性气管支气管炎（acute tracheabronchitis）为小儿时期常见的一种呼吸系统疾病，多继发于上呼吸道感染，亦可为小儿急性呼吸道传染病如麻疹、百日咳、肠伤寒和其他传染病的一种临床表现。发生支气管炎时，气管常同时受累，如果涉及毛细支气管，则其病理与症状均与肺炎相似。本病以咳嗽、咳痰为主要临床表现，部分患者可伴有发热、喘息等。本病一年四季均可发生，但以冬、春两季为多，婴幼儿发病较多、较重，预后一般较好。

本病属中医学"咳嗽"范畴。

## 一、病因病理

（一）中医病因病机

小儿咳嗽的致病原因有外因和内因。外因为感受外邪；内因为肺脾虚弱，痰自内生。其病位主要在肺、脾，病机关键为肺失宣肃。小儿咳嗽分为外感咳嗽与内伤咳嗽两类，外感咳嗽是病起于肺；而内伤咳嗽可由他脏先病，累及于肺所致。

**1. 感受外邪** 主要为感受风邪。风邪致病，首犯肺卫，肺为邪侵，致肺气壅遏不宣，清肃之令失常，肺气上逆，则致咳嗽。风为百病之长，多夹他邪而病，风寒束肺，肺气失宣则见咳嗽频作，咽痒声重，痰液清稀；风热犯肺，肺失清肃，则致咳嗽不爽，痰黄黏稠。

**2. 痰热壅肺** 小儿肺脾常不足，气不化津，痰易滋生。若平素脾胃积热，或心肝火热，或外感邪热稽留不去，炼液成痰，痰热互结，阻于气道，肺失清肃，则致咳嗽痰多，痰稠色黄，不易咯出。

**3. 痰湿蕴肺** 小儿脾常不足，易为乳食、生冷所伤，致脾失健运，水湿不能化生津液，酿为痰浊，上储于肺，肺失宣降，气机不畅，则咳嗽痰多，色白而稀。

**4. 肺脾气虚** 小儿禀赋不足，素体虚弱，若外感咳嗽日久不愈，可耗伤正气，致肺脾气虚，肺虚气不布津，脾虚运化失司，痰液内生，阻于肺络，气道不利，则久咳不止，咳嗽无力，痰白清稀。

**5. 阴虚肺热** 小儿肺脏娇嫩，喜润恶燥，若患咳嗽日久不愈，热伤肺津，或素体阴虚，内热滋生，灼伤肺络，则致久咳不止，干咳无痰，声音嘶哑。

（二）西医病因病理

现代医学认为本病病原体是病毒、细菌或肺炎支原体，可混合感染。病毒感染中，以流感病毒（A、B）、副流感病毒（1、2、3 型）、腺病毒及呼吸道合胞病毒等占多数，肺炎支原体也不少见。较常见的细菌是肺炎球菌、β溶血性链球菌 A 组、葡萄球菌及流感杆菌。营养不良、佝偻病、变态反应及慢性鼻炎、咽炎等均可为本病的诱因。

急性支气管炎是支气管黏膜发生炎症，是由于机体感受病毒、肺炎支原体或细菌，或为其混合感染后，在气管、支气管黏膜上产生的一系列炎症损伤。

## 二、临床表现

疾病开始时多有上呼吸道感染症状，如咳嗽、发热，但无呼吸困难和发绀。以后咳嗽逐渐加剧，伴支气管分泌物增多。体检双肺呼吸音粗糙，可有不固定的、散在干湿啰音，偶可限于一侧。婴儿及年幼儿不善于把痰液咳出而咽入消化道。症状轻者无明显病容，重者发热、甚至高热，感觉疲劳、影响睡眠食欲，甚至发生呕吐、腹泻、腹痛等消化道症状。年长儿可诉头痛及胸痛。咳嗽一般延续 7～10 日，有时迁延 2～3 周，或反复发作。如不经适当治疗可引起肺炎。

身体健壮的小儿少见并发症，但在营养不良、免疫功能低下、先天性呼吸道畸形、慢性鼻咽炎、佝偻病等患儿中，则易并发肺炎、中耳炎、喉炎及副鼻窦炎。

## 三、辅助检查

由病毒引起的急性支气管炎，血常规周围血白细胞总数正常或稍低，分类中淋巴细胞多增高；由细菌感染引起者或合并感染者白细胞总数及中性粒细胞均见增高；肺炎支原体感染者，白细胞总数稍增高或正常。

胸部 X 线检查：多见肺纹理增粗，偶有肺门阴影增深，也常有正常。

## 四、诊断与鉴别诊断

根据临床表现、体征，结合辅助检查，诊断本病不难。婴幼儿患本病时病情多较重，应与肺炎早期相鉴别。反复发作的支气管炎要与支气管异物、咳嗽变异性哮喘、先天性上呼吸道畸形、肿物压迫等疾病相鉴别。

## 五、治疗

（一）辨证论治

本病可以中医治疗为主，也可以中西医结合治疗。中医内治法的辨证要点在于辨外感内伤、辨寒热虚实。治疗的原则是宣通肺气，化痰止咳。外感咳嗽者当疏散外邪，宣道肺气，根据寒热证候不同治以散寒宣肺、清热宣肺；内伤咳嗽应辨别病位、病性，随证施治。痰盛者，按痰热、痰湿不同，分别治以清肺化痰、燥湿化痰；气阴虚者，按气虚、阴虚之不同，分别治以健脾补肺、益气化痰、养阴润肺、兼清余热之法。还可应用中成药、针灸、推拿等疗法。

**1. 外感咳嗽**

（1）风寒袭肺证

**证候** 咳嗽频作，咽痒声重，痰白清稀，鼻塞流清涕，恶寒无汗，发热头痛，全身酸痛，舌质淡红，舌苔薄白，脉浮紧，指纹浮红。

**治法** 治宜风散寒，温肺止咳。

**方药** 华盖散（《太平惠民和剂局方》）加减。

若咳嗽重者加紫菀、款冬花润肺止咳；痰多者加法半夏、生姜祛痰降逆；恶寒头痛者加白芷、川芎祛风止痛。风寒夹热证，方用杏苏散加大青叶、黄芩清肺热。中成药用通宣理肺丸、三拗片。

（2）风热犯肺证

**证候** 咳嗽不爽，痰黄黏稠，不易咯出，口渴咽痛，鼻流浊涕，或伴发热恶风，头痛，微汗出，舌质红，苔薄黄，脉浮数，指纹浮紫。

**治法** 疏风解热，宣肺止咳。

**方药** 桑菊饮（《温病条辨》）加减。

若肺热重者，加金银花、黄芩清宣肺热；若咽红肿痛者，加牛蒡子、射干利咽消肿；若咳嗽重者，加前胡、枇杷叶清肺止咳；痰多者，加瓜蒌皮、天竺黄化痰止咳。风热夹燥证，加北沙参、麦冬、百合润肺止咳；风热夹湿证，加法半夏、陈皮、薏苡仁宣肺燥湿。中成药用蛇胆川贝液、小儿咳喘灵颗粒。

**2. 内伤咳嗽**

（1）痰热壅肺证

**证候** 咳嗽痰多，色黄黏稠，咯吐不爽，咳剧气促，喉间痰鸣，发热口渴，烦躁不宁，尿少色黄，大便干结，舌质红，苔黄腻，脉滑数，指纹紫滞。

**治法** 清化痰热，肃肺止咳。

**方药** 清金化痰汤（《统旨方》）加减。

若痰多、色黄难咯，加竹沥、胆南星、天竺黄清热化痰；若咳甚痛引胸胁，加枳壳、郁金、青皮以理气宽胸；若大便秘结，加瓜蒌仁、大黄润肠通便。中成药用猴枣散、小儿清肺化痰口服液。

（2）痰湿蕴肺证

**证候** 咳嗽重浊，痰多壅盛，色白而稀，喉间痰声辘辘，胸闷纳呆，神乏困倦，形体虚胖，舌淡红，苔白腻，脉滑，指纹沉滞。

**治法** 燥湿化痰，肃肺止咳。

**方药** 三拗汤合二陈汤（《太平惠民和剂局方》）加减。

若痰涎壅盛者，加莱菔子、紫苏子利气化痰；若湿盛者，加苍术、薏苡仁燥湿健脾；纳呆者，加焦六神曲、焦山楂醒脾消食。

（3）肺脾气虚证

证候　咳嗽无力，痰白清稀，面色少华，气短懒言，语声低微，自汗畏寒，食少纳呆，平素易感，舌淡嫩，边有齿痕，脉细无力，指纹淡红。

治法　补肺益气，健脾化痰。

方药　六君子汤（《医方考》）加减。

气虚重者，加黄芪、黄精益气补虚；咳重痰多者，加远志、款冬花化痰止咳；食少纳呆者，加焦山楂、焦神曲开胃助运。

（4）阴虚肺热证

证候　干咳无痰，或痰少而黏，或痰中带血，不易咯出，口渴咽干，喉痒声嘶，午后潮热或手足心热，舌质红，舌苔少，脉细数，指纹紫。

治法　滋阴润燥，养阴清肺

方药　沙参麦冬汤（《温病条辨》）加减。

阴虚重者，加地骨皮、玄参养阴清热；咳嗽重者，加炙紫菀、川贝母润肺止咳；咳重痰中带血者，加虎杖、阿胶、白茅根、侧柏叶清肺止血。

### （二）西医治疗

**1. 一般治疗**　保持居室空气流通，有适宜的温度与湿度，家长不宜在室内吸烟，多休息，给予少油腻易消化的饮食，多饮温开水。婴儿须经常调换体位，使呼吸道分泌物易于排出。

**2. 对症处理**　高热时当退热（同上呼吸道感染）。咳嗽时一般不用镇咳或镇静剂，以免抑制咳嗽反射，影响痰液排出。刺激性咳嗽可用复方甘草合剂等，痰稠者可酌量选用10%氯化铵。喘憋严重者可使用支气管扩张剂，如雾化吸入异丙托溴铵、沙丁胺醇等解痉平喘，口服或静脉滴注氨茶碱，能松弛支气管痉挛，便于痰液排出，使呼吸道畅通而减轻患儿的烦躁。

**3. 抗感染**　由于病原体多为病毒，一般不用抗生素。若细菌感染者可适当选用抗生素，如青霉素、头孢类抗生素；肺炎支原体感染者，可使用大环内酯类抗生素。

### （三）其他疗法

**1. 耳穴压豆法**　取穴咽喉、气管、肺、大肠、神门、内分泌等，2日1次，常按压，3次为1个疗程，用于本证各型。

**2. 推拿疗法**　揉小天心，补肾水，揉二马，揉板门，逆运八卦，清肺经，推四横纹，揉小横纹，清天河水。咳喘轻者，1日2次；咳喘严重者，1日4～6次。在以夜间为重者，停推四横纹，分推肩胛穴各50次，以平喘止咳。高热者，揉小天心后加揉一窝风。

**3. 针灸疗法**

（1）天突、内关、曲池、丰隆。

（2）肺俞、尺泽、太白、太冲。

每日取1组，两组交替使用，1日1次，10～15次为1个疗程，中等刺激，或针后加灸。用于肺脾气虚证。

**4. 中药外治法**　以白芥子、麻黄、莱菔子共研细粉，加入白面、少量米酒及水调成饼，夜间敷于背部，盖上纱布，贴上胶布，用治风寒咳嗽或痰湿咳嗽。

## 六、中西医临床诊疗思路

急性支气管炎诊治，西医具有疾病诊断方面的优势，而中医可作为本病治疗的主要手段。西医通过听诊等，根据病情需要结合影像学检查、血生化检查等，作为本病鉴别诊断、确定诊断的主要依据，可通过病原学等检测以了解病原情况；中医通过望、闻、问、切四诊合参，辨别病症寒、热、虚、实，为中医中药治疗的基础。

中医中药治疗本病手段丰富，临床疗效明确，在辨证基础上，选择口服中药汤剂、中成药及中医特色外治疗法等，具有宣肺、化痰、止咳等作用，尤其在疾病的中后期，中医药的综合治疗可促进炎症吸收，减少气道分泌物，同时可通过运脾、消滞、益气等方法，改善患儿食欲，杜绝脾胃生痰之源，提高本病治疗疗效。西医西药治疗本病，在对症治疗方面具有一定优势，如咳嗽伴有喘息者，可通过雾化吸入等方法缓解支气管痉挛，对于高热持续难退者，可进一步结合病原学检测配合抗感染治疗等。

中西医结合诊治急性支气管炎，在疾病的诊治过程中，理清各自切入点，突出各自优势，既能提高本病的临床疗效，缩短病程，又能减少患儿不良反应。

## 七、预防与调护

（1）保持室内空气新鲜，避免煤气、烟尘、油漆等气味刺激。

（2）适当户外锻炼，增强体质。

（3）饮食不宜寒凉、肥甘、辛辣刺激。

### 古籍精选

《小儿药证直诀·咳嗽》曰："夫嗽者肺感微寒。八九月间肺气大旺，病嗽者，其病必实，非久病也。其证面赤痰盛身热，法当以葶苈丸下之，若久者，不可下也。十一月、十二月嗽者，乃伤风嗽也。风从背脊第三椎肺俞穴入也，当以麻黄汤汗之。有热证面赤饮水、涎热、咽喉不利者，宜兼甘桔汤治之。"

《幼科发挥·肺所生病》曰："饮入于胃，肺为传化，水谷之精气为荣，悍气为卫，周流一身，昼夜不息。虚者不能运化精悍之气以成荣卫。其糟粕之清者为饮，浊者为痰，留于胸中，滞于咽嗌，其气相搏，浮涩作痒，介介作声，而发为咳嗽。故治痰咳，先化其痰，欲化其痰者，先理其气，陈皮、枳壳以理肺中之气，半夏、茯苓以理脾中之痰，此治痰之大略也。"

《小儿卫生总微论方·咳嗽论》曰："治嗽大法，盛则下之，久则补之，风则散之，更量大小虚实，意以施治，是以慎护小儿，须着夹背心，虽夏月热时，于单背心上当背更添衬一重。盖肺俞在背上，恐风寒伤而为嗽，嗽久不止，亦令生惊，若百内儿嗽者，十中一二得全，亦非小疾也。"

《医门法律·咳嗽门》曰："凡邪盛咳频，不可用劫涩药。咳久邪衰，其势不锐，方可涩之。"

### 病案思考

患儿，李某，男，3 岁，因"发热、咳嗽 3 天"入院。3 天前患儿因外感后出现发热，最高体温 39℃，伴少许鼻塞流涕、咳嗽、咽痛，自行服退热药后体温可降至正常，但发热易反复，咳嗽渐加重，有痰难咳，无气促发绀，遂至我院门诊就诊，门诊医生建议住院治疗。

查体：体温 38.2℃，呼吸 26 次/分，心率 98 次/分，血压 86/56mmHg，体重 14.5kg；精神尚可，全身无皮疹及出血点，口唇无发绀，咽部充血（+），双侧扁桃体Ⅰ度肿大，无脓性分泌物。吸气三凹征阴性，双肺呼吸音粗，闻及不固定的干湿啰音。心脏听诊无异常。全腹软，无压痛、反跳痛，肠鸣音正常。舌质红，苔薄黄，脉浮数，指纹浮紫。

门诊辅助检查：血常规示 WBC7.5×$10^9$/L，Neut35%，Lymp55%，Hb115g/L，PLT150×$10^9$/L。胸片：双肺纹理增粗。

根据上述资料，请提出你的中西医诊治思路。

（叶敏如　杨京华　邓丽君）

# 第四节　肺　炎

肺炎（pneumonia）是指肺实质和（或）肺间质部位的感染，而不是通常泛指的“下呼吸道感染”，由不同病原体或其他因素（吸入、过敏反应等）导致，以发热、咳嗽、气促、呼吸困难和肺部固定湿啰音为主要临床表现。在我国，肺炎患儿占住院儿童总人数的1/4～1/2，就全球而言，肺炎占5岁以下小儿死亡总数的1/4～1/3。

小儿肺炎中以支气管肺炎最为常见。肺炎多见于3岁以下婴幼儿，一年四季均可发病，我国北方以冬春季多见；南方以夏秋季多见。居住拥挤、通风不好、营养不良、维生素D缺乏性佝偻病、先天气道畸形、支气管肺发育不良、先天性心脏病及免疫功能低下等均为危险因素。

本病属于中医学 “肺炎喘嗽”的范畴。谢玉琼在《麻科活人全书》中叙述麻疹时指出，若出现“喘而无涕，兼之鼻煽”，称为“肺炎喘嗽”，首创肺炎喘嗽之病名。

## 一、病因病理

### （一）中医病因病机

**1. 病因**

（1）肺炎外因责之于感受风邪，风邪夹热或夹寒外袭而为病，也可由其他疾病如麻疹、水痘等传变而来。

（2）肺炎内因责之于小儿肺常不足，卫外不固，如先天禀赋不足，或后天调护、喂养失宜，久病不愈，病后失调，致正气虚弱，腠理疏松，易感外邪。

**2. 病机**　本病虽然致病原因不同，其病位都在肺。邪气犯肺，肺气失于宣肃，肺津因之熏灼、凝聚成痰，痰阻肺络，壅塞气道，使肺气闭塞，最终形成肺闭痰阻。而肺气郁闭是本病的主要病机，痰热是其病理产物，两者互为因果，肺闭可加重痰阻，痰阻又可进一步加重肺闭，而形成恶性循环。

（1）风邪闭肺：肺主气，司呼吸，外合皮毛，开窍于鼻。风寒、风热之邪自口鼻、皮毛入侵，卫表被郁，肺气被闭，则宣降失调，肺气上逆，则见咳嗽、呼吸急促。风寒阻遏卫阳，则见恶寒发热、无汗；肺气郁闭，则水液输布失常，聚而成痰，故见痰白质稀。风热犯肺，则烁津炼液成痰，痰阻气道，壅塞于肺，故见痰黄黏稠，咯痰不爽。

（2）痰热闭肺：外感邪气，入里化热，炼津成痰，痰热交阻，肺气郁闭，失于宣肃，气道不利，则见咳嗽喘促、气急鼻煽、喉间痰鸣、痰稠色黄；肺热壅盛，蒸腾于外，则见壮热；肺气郁闭不宣，气机不畅，气滞则血瘀，则见颜面、口唇青紫。若邪气炽盛，毒热化火，闭阻于肺，阴津受灼，则致高热持续、咳嗽剧烈、涕泪俱无、烦渴不宁的毒热闭肺重症。

（3）正虚邪恋：小儿肺脏娇嫩，久咳久热，耗伤肺阴，后期则见阴虚肺热之证；体虚气弱或伴有其他疾病者，感受外邪后进一步耗伤肺脾之气，肺炎迁延，形成肺脾气虚之证候。

若邪气壅盛或正气虚弱，病情进一步发展，由肺涉及其他脏腑，肺气严重闭阻，气滞则血瘀，心血瘀阻，心失所养，心气不足，心阳不能运行敷布全身而致面色苍白，口唇青紫，四肢厥冷；肝血瘀阻，故右胁下痞块；脉通于心，心阳虚，运血无力，则脉微弱而数，出现心阳不振的严重变证，即重症肺炎合并心力衰竭。若热毒之邪猖獗，则可致内陷厥阴，邪热内陷手厥阴心包之经，则致壮热，烦躁，神志不清；邪热内陷足厥阴肝经则热盛动风，致四肢抽搐，两目窜视，口噤项强，即重症肺炎合并中毒性脑病。

（二）西医病因病理

**1. 病因**

（1）细菌：社区获得性肺炎最常见的致病菌主要有流感嗜血杆菌、肺炎球菌、卡他莫拉汉菌、金黄色葡萄球菌等；医院获得性肺炎约80%是革兰阴性杆菌，主要为肠杆菌属、铜绿假单胞菌、不动杆菌、肺炎克雷伯杆菌等。

（2）病毒：主要以呼吸道合胞病毒、腺病毒、副流感病毒、流感病毒、鼻病毒等较为多见；其次，柯萨奇病毒、巨细胞病毒、麻疹病毒、水痘病毒等亦可引起。

（3）其他非典型病原体：肺炎支原体、肺炎衣原体、沙眼衣原体、卡氏肺囊虫。

（4）真菌：霉菌性肺炎，如念珠菌、隐球菌、曲菌、毛霉菌、组织胞浆菌、球孢子菌。

（5）其他因素：寄生虫、花粉、吸入羊水。

**2. 发病机制** 各种病原体或其他非感染因素常通过呼吸道入侵，少数经血行入肺，导致肺泡壁充血水肿而增厚，支气管黏膜水肿，管腔狭窄，造成通气和换气功能障碍，导致缺氧和二氧化碳潴留，从而造成一系列病理生理改变。

**3. 病理** 本病病理改变以肺组织充血、水肿、炎症细胞浸润为主。肺泡腔内充满炎性渗出物，肺泡壁与支气管壁则一般不受到波及。炎症可通过肺泡壁通道（Kohn 孔）向周围扩散蔓延。若病灶融合成片，可形成较大片的病灶。若小支气管、毛细支气管发生炎症时，则管腔狭窄。炎症较重时，可导致管腔完全阻塞，引起肺气肿或肺不张。

病毒性肺炎则以肺间质首先受累为主，但是亦可累及于肺泡。细菌性肺炎以肺实质损害为主。临床上常支气管肺炎与间质性肺炎两者同时并存。

## 二、临床表现

（一）症状

本病轻症仅以呼吸系统症状为主，大多数起病较急，一般在上呼吸道感染数日后发病，主要症状为发热、咳嗽、气促。

**1. 发热** 发热较高，可达39～40℃，热型不定，早产婴、重度营养不良患儿可无发热或体温不升。

**2. 咳嗽** 早期为刺激性干咳，以后咳嗽有痰，新生儿、早产儿则表现为口吐白沫。

**3. 气促** 气促多发生于发热、咳嗽之后，呼吸加快（月龄＜2个月，呼吸≥60次/分；月龄2～12个月，呼吸≥50次/分；1～5岁，呼吸≥40次/分；5岁以上，呼吸≥30次/分）并有鼻煽，重者呈点头式呼吸，吸气三凹征阳性，唇周发绀。

（二）体征

早期两肺呼吸音粗糙，以后常于背部两肺底及脊柱两旁听到较固定的中、细湿啰音，啼哭或深吸气末更为明显。若病灶融合扩大则出现相应的肺实变体征。

### （三）主要并发症

重症则除呼吸系统外，还可累及循环、神经和消化等系统，出现相应的临床表现。

**1. 循环系统** 常见者为心肌炎及心力衰竭。前者表现为面色苍白，心动过速，心音低钝，心律不齐，心电图表现为ST段偏移和T波低平、双向和倒置。心力衰竭的诊断要点为：①心率突然加快，婴儿超过180次/分，幼儿超过160次/分。②呼吸突然加快，超过60次/分。③突然极度烦躁不安，明显发绀，面色苍灰，指（趾）甲微血管再充盈时间延长。④肝脏迅速增大。⑤心音低钝，或有奔马律，颈静脉怒张。⑥尿少或无尿，颜面、眼睑或下肢水肿。若出现前五项即可诊断为心力衰竭。有时四肢发凉、口周灰白、脉搏微弱，则为末梢循环衰竭。

**2. 神经系统** 脑水肿时出现意识障碍、惊厥、呼吸不规则、瞳孔反应异常等。如发生中毒性脑病或脑膜炎，则可有反复惊厥及神经系统症状、体征。

**3. 消化系统** 患儿常有纳差、吐泻、腹胀等。若腹胀严重，听诊肠鸣音消失，应考虑中毒性肠麻痹。如便血明显及（或）有呼吸道与皮肤、黏膜出血时要考虑并发弥散性血管内凝血的可能。

**4. 其他** 在延误诊断或病原体致病力强时，可引起脓胸、脓气胸及肺大泡等并发症。

## 三、辅助检查

### （一）实验室检查

血常规检查：病毒性肺炎白细胞数大多正常或降低；细菌性肺炎白细胞总数及中性粒细胞常增高，并有核左移，胞质中可有中毒颗粒；血清C反应蛋白、降钙素原升高时有助于细菌性肺炎的诊断。支原体肺炎白细胞总数多在正常范围之内。

### （二）影像学检查

早期显示肺纹理增粗；以后出现小斑片状阴影，以双肺下野、中内带及心膈区居多，并可伴有肺气肿或肺不张。小斑片状阴影亦可融合成片，甚至波及节段。

### （三）病原学检查

**1. 病毒病原学检查**

（1）病毒分离和鉴定：应于起病7日内取鼻咽拭子或气管分泌物标本做病毒分离。方法可靠，阳性率高，但需时较长，不能做早期诊断。

（2）血清学检查：于急性期和恢复期取双份血清做IgG抗体测定，两次间隔不应少于10日，若恢复期血清抗体滴度较急性期血清抗体滴度有4倍升高或降低，可肯定诊断。

（3）快速诊断：采用免疫荧光测定法、固相免疫测定和PCR（聚合酶链反应）等试验方法从鼻咽分泌物中识别病毒抗原成分，为呼吸道合胞病毒、流感、副流感病毒、腺病毒、鼻病毒的首选诊断方法。

**2. 细菌病原学检查**

（1）细菌涂片染色与培养对肺穿刺、血、胸腔积液、痰、肺泡灌洗液等标本进行染色或培养，尤其前三者的结果阳性，更具有诊断价值。

（2）细菌抗原检测：对非呼吸道标本如尿、胸腔积液进行细菌抗原检测诊断细菌性肺炎已有相关文献报道，如SP荚膜多糖抗原、溶血素抗原、HI抗原。

（3）细菌DNA检测：对血、胸腔积液进行细菌特异性基因扩增有助于细菌性肺炎的诊断。

3. 肺炎支原体检查

（1）从气道分泌物（咽拭子、痰、胸腔积液及肺泡灌洗液）中培养分离出MP是诊断最可靠的依据，但技术要求高，且耗时长，至少7日。

（2）血清学诊断：急性期和恢复期双份血清特异性IgG抗体比较有4倍以上的升高或下降到原来的1/4是MP感染的确诊依据；单份血清检测特异性IgM抗体≥1∶160有较高诊断价值。

（3）特异性基因检测：采用PCR技术对分泌物标本中的MP进行检测，适用于年幼儿童、免疫功能低下等无法产生IgM者。

## 四、诊断

**1. 临床诊断** 典型的小儿肺炎一般有发热、咳嗽、气促，或呼吸困难，肺部固定湿啰音，据此即可做出诊断。

**2. 病原学诊断** 对于支原体肺炎等非典型性小儿肺炎主要依据X线检查结果并结合病原学检查手段进行诊断。

**3. 新生儿肺炎** 可根据患儿气促、口周发青、口吐白沫、吮乳无力等症状进行诊断。

**4. 并发症诊断** 肺炎确诊后，应进一步判断有无合并呼吸衰竭、胸腔积液、肺脓肿，以及循环、神经和消化等系统并发症。

**5. 社区获得性肺炎病情严重度评估（表10-2）**

**表10-2 社区获得性肺炎病情严重度评估**

| 临床特点 | 轻度社区获得性肺炎 | 重度社区获得性肺炎 |
|---|---|---|
| 一般情况 | 好 | 差 |
| 拒食或脱水征 | 无 | 有 |
| 意识障碍 | 无 | 有 |
| 呼吸频率正常或略增快 | 明显 | 增快* |
| 紫绀 | 无 | 有 |
| 呼吸困难（呻吟、鼻煽、三凹征） | 无 | 有 |
| 肺浸润范围 | ≤1/3的肺 | 多肺叶受累或≥2/3的肺 |
| 胸腔积液 | 无 | 有 |
| 外周血氧饱和度 | ＞0.96 | ≤0.92 |
| 肺外并发症 | 无 | 有 |
| 判断标准 | 出现上述所有表现 | 存在以上任何一项 |

注：*呼吸明显增快：婴儿呼吸＞70次/分，年长儿呼吸＞50次/分。

## 五、鉴别诊断

**1. 急性支气管炎** 以咳嗽为主要症状，一般无呼吸困难、发绀和中毒症状，肺部有不固定的干、湿啰音，X线片可见肺纹理增粗，而无实质浸润。婴幼儿因气管狭窄，易发生痉挛，常出现呼吸困难，有时与肺炎不易区分，应按肺炎处理。

**2. 肺结核** 婴幼儿活动性肺结核的症状及肺部X线改变与小儿肺炎有相似之处，尤其是粟粒型肺结核，可出现咳嗽、气促、发绀等症状。但是，肺部啰音常不明显，有结核中毒症状如低热、盗汗、消瘦等。可以根据结核接触史，结核菌素或PPD试验阳性，X线正侧位胸片进行鉴别。

**3. 支气管异物** 吸入异物可使支气管不完全或完全阻塞，导致肺气肿或肺不张，易于继发感染而引起肺炎症状与体征。根据异物吸入史、突然出现呛咳等，并结合胸部X线检查可以鉴别。在必要时，可行纤维支气管镜检查进行鉴别。

## 六、治疗

### （一）辨证论治

本病辨证的要点是辨表证、里证；辨风寒、风热；审痰、热偏重；区别常证、变证。治疗原则当为宣肺开闭，清热化痰。痰多壅盛者，首先降气涤痰；喘憋严重者，治以平喘利气；气滞血瘀者，治以理气活血；病久气阴两伤者，治以补气养阴，扶正祛邪。出现变证者，随证施治。

1. 常证

（1）风寒闭肺证

**证候** 发热无汗或少汗，呛咳，痰白质稀，甚则呼吸急促，舌淡红，苔白，指纹青红，显于气关，脉浮紧。年长儿可诉恶寒体痛。

**治法** 辛温宣肺，化痰止咳。

**方药** 三拗汤（《太平惠民和剂局方》）加味。

若发热无汗，表证重，加荆芥、防风以辛温解表；若痰多白黏，苔白腻，加苏子、陈皮、半夏、莱菔子以化痰止咳平喘；若寒邪外束，肺有伏热，加桂枝、石膏以表里双解。中成药可用通宣理肺丸。

（2）风热闭肺证

**证候** 轻症见发热恶风，有汗热不解，咳嗽痰黏或黄，口渴咽赤，舌红，苔薄黄，脉浮数，指纹浮紫达风关。重症见高热烦躁，咳嗽剧烈，痰多黏稠，气急鼻煽，面赤口渴，大便秘结，舌红而干，苔黄，脉数大，指纹紫滞。

**治法** 辛凉宣肺，清热化痰。

**方药** 银翘散（《温病条辨》）合麻杏石甘汤（《伤寒论》）加减。

轻症身热较甚而咳喘不剧者，银翘散主之；重症热邪偏重，伴有频咳、气促或痰多者，以麻杏石甘汤为主。若壮热烦渴，倍用石膏，加知母；若喘息痰鸣者，加葶苈子、浙贝母以泻肺涤痰；若咽喉肿痛，加射干、蝉蜕以利咽消肿；若津伤口渴加天花粉以生津止渴；若发热高，加黄芩、大青叶、柴胡。中成药可用小儿咳喘灵颗粒、小儿麻甘颗粒。

（3）痰热闭肺证

**证候** 壮热烦躁，咳嗽喘促，气急鼻煽，喉间痰鸣，声如拽锯，痰稠色黄，黏结难咯。甚则颜面、口唇青紫，胸高抬肩，胁肋煽动，摇身撷肚，舌淡嫩或带紫色，苔黄腻而厚，脉滑数，指纹紫暗，可达气关以上。

**治法** 清热涤痰，开肺定喘。

**方药** 五虎汤（《仁斋直指方论》）合葶苈大枣泻肺汤（《金匮要略》）。

若热甚，加黄芩、栀子、虎杖以清泄肺热；若痰盛，加天竺黄、竹沥、胆南星以清热化痰；若便秘、腹胀，加生大黄，或牛黄夺命散以涤痰泻火；若喘剧而发绀，加丹参、赤芍以活血化瘀。中成药可用猴枣牛黄散或清开灵注射液或鱼腥草注射液。

本证易于邪毒内闭而内陷厥阴或心阳虚衰，正气虚脱，临证时应注意观察病情变化，出现变证及早处理。

（4）毒热闭肺证

**证候** 高热持续，咳嗽剧烈，气急鼻煽，涕泪俱无，鼻孔干燥如烟煤，面赤唇红，烦躁口渴，溲赤便秘，舌红干或见芒刺，苔黄腻，脉浮数滑大，指纹紫滞显于气关。

**治法** 清热解毒，泻肺开闭。

**方药** 三黄石膏汤（《外台秘要》）加减。

若毒热较重，加金荞麦根、虎杖、蒲公英、败酱草以清热解毒；若便秘腹胀，加生大黄、芒硝通便泻热，釜底抽薪。

（5）阴虚肺热证

**证候** 病程迁延，低热，盗汗，面色潮红，口唇樱红，口燥咽干，干咳无痰，舌红而干，舌苔剥脱或光剥无苔，脉细数。

**治法** 养阴清热，润肺止咳。

**方药** 沙参麦冬汤（《温病条辨》）加减。

余邪留恋，低热起伏，加青蒿、知母、地骨皮、鳖甲以清虚热；若久咳不止，加百部、诃子、枇杷叶、五味子以敛肺止咳；若盗汗加煅龙牡、浮小麦以固涩敛汗；若食欲不振，加扁豆、甘草调和胃气。中成药可用参麦止咳糖浆。

（6）肺脾气虚证

**证候** 病程迁延，低热起伏不定，咳嗽无力，喉中有痰，面白少华，神疲气短，动则出汗，四肢欠温，纳呆便溏，舌淡，苔薄白，脉细无力，指纹色淡，可达气关。

**治法** 宜肺健脾，益气化痰。

**方药** 人参五味子汤（《幼幼集成》）加减。

若咳嗽不止，加紫菀、百部、款冬花以肃肺止咳；若动则汗出，加黄芪、煅龙骨、煅牡蛎以益气固表；若食欲不振，加神曲、谷麦芽、山楂健胃助运；若便溏不止，加怀山药、炒扁豆、煨诃子以健脾止泻。中成药可用陈夏六君子丸。

**2. 变证**

（1）心阳虚衰证

**证候** 骤然面色苍白，口唇发绀，呼吸困难或浅促，额汗不温，四肢厥冷，虚烦不宁或神萎淡漠，右胁下肝脏肿大并迅速增大，舌淡紫，苔薄白，脉微弱急速。指纹青紫，可达命关。

**治法** 温补心阳，救逆固脱。

**方药** 参附龙牡救逆汤（《中医儿科学》）加减。

若面唇发绀、肝脏肿大，加当归、红花、丹参以活血化瘀；若气阴两竭，加生脉散益气养阴。中成药可用参附注射液。

（2）邪陷心肝证

**证候** 壮热烦躁，神昏谵语，四肢抽搐，口噤项强，角弓反张，两目上视，舌红，苔黄腻，脉细数，指纹青紫，可达命关，或透关射甲。

**治法** 平肝息风，清心开窍。

**方药** 羚角钩藤汤（《通俗伤寒论》）合牛黄清心丸（《太平惠民和剂局方》）加减。

若昏迷痰多，加郁金、胆南星、天竺黄以化痰开窍。中成药可用安宫牛黄丸，或《局方》至宝丹，或紫雪丹；静脉滴注醒脑静注射液或清开灵注射液。

### （二）西药治疗

小儿肺炎由细菌引起的或临床症状较重者，尤其是出现变证的危重患儿，应采取中、西医结合方法进行抢救，以挽救患儿生命。

**1. 一般治疗** 环境要安静，保证患儿休息，保持室内空气新鲜，定时通风换气，经常翻身、拍背；同时应维持足够入量，供给容易消化、富含营养的食物，重症不能进食者，适当地进行静脉输液，总液体量以60～80ml/（kg·d）给予，补液种类为5%～10%葡萄糖溶液与生理盐水（比例为4～5∶1），补液速度24小时匀速，控制在5ml/（kg·h）以下。

**2. 病原治疗**

（1）抗生素治疗：适用于各种细菌性、支原体、衣原体及有继发感染的病毒性肺炎。

使用原则：①根据病原菌选用敏感药物，可根据支气管分泌物、血液、胸腔积液等细菌培养及药物敏感实验结果选用敏感抗生素。②早期治疗，宜先根据临床的拟诊选用相应的敏感抗生素。待细菌培养及药敏实验有结果，再考虑是否改药。③联合用药，如金黄色葡萄球菌、革兰阴性杆菌肺炎等宜同时选用两种敏感抗生素。④选用渗入下呼吸道浓度高的药物。⑤根据不同菌种选择药物，肺炎球菌肺炎、链球菌肺炎，应首选青霉素或阿莫西林、头孢类药物；流感嗜血杆菌、卡他莫拉菌，首选阿莫西林+克拉维酸（或舒巴坦），次选第 2～3 代头孢菌素或新一代大环内酯类抗生素；铜绿假单胞菌肺炎首选替加西林+克拉维酸或哌拉西林+他唑巴坦或亚胺培南；金黄色葡萄球菌感染，甲氧西林敏感者首选苯唑西林或氯唑西林，次选第 1、2 代头孢，耐药者首选万古霉素，备选利奈唑胺，严重感染可联合用利福平；革兰阴性杆菌（如大肠杆菌、肺炎杆菌、肺炎克雷伯菌），不产超广谱β内酰胺酶（ESBLs）者首选头孢曲松或头孢噻肟，单用或联用阿米卡星，对于产 ESBLs 者，首选亚胺培南、美罗培南、厄他培南。支原体肺炎与衣原体肺炎首选大环内酯类抗生素，如阿奇霉素、红霉素、罗红霉素，8 岁以上可选择多西环素。⑥足量、足疗程：应用到体温正常后 5～7 日，临床症状、体征基本消失后 3 日。葡萄球菌肺炎较严重，易于复发，故疗程宜长，一般于体温正常后继续用药 2 周，总疗程需 6 周以上。支原体肺炎至少用药 2～3 周，以免复发。

（2）抗病毒治疗：目前尚无理想的抗病毒药物。常用的药物：①奥司他韦、扎那米韦：对流感病毒 A 型、B 型均有效。儿童口服奥司他韦每次 2mg/kg，每日 2 次，连服 5 日；扎那米韦可用于 8 岁以上的青少年患者，每次 2 喷（每次总剂量 10mg），每日 2 次，共 5 日。②利巴韦林：对呼吸道合胞病毒、腺病毒、副流感肺炎有效，按 10～15mg/（kg・d）肌内注射或者静脉滴注。③更昔洛韦：用于巨细胞病毒性肺炎，先作诱导治疗，每次 5mg/kg，每 12 小时 1 次，静脉滴注，持续 2 周后再维持治疗每次 10mg/kg，每周 3 次，或每次 5mg/kg，每日 1 次，根据病情持续治疗至少 10 日。

**3. 对症治疗**

（1）氧疗：凡具有低氧血症者，如呼吸困难、喘憋、口唇发绀、面色苍灰、烦躁不安等，或血氧饱和度≤92%，应立即输氧。一般采用鼻前庭导管法输氧。氧流量为 0.5～1L/min，氧浓度不宜超过 40%；氧宜湿化，以免损伤呼吸道纤毛上皮细胞和使痰液黏稠。若有三凹征及明显发绀，宜用面罩法输氧。氧流量 2～4L/min，氧浓度 30%～40%。

（2）保持呼吸道通畅：①及时清除鼻咽部分泌物及吸痰；②祛痰剂：如氨溴索、乙酰半胱氨酸颗粒、羧甲司坦片等；③雾化吸入：乙酰半胱氨酸、糜蛋白酶，每日 2 次，每次 15～20 分钟；④喘憋严重者，酌情使用支气管解痉剂；⑤保证液体入量，以利于痰液排出。

**4. 心力衰竭的治疗**

（1）镇静、吸氧、限制液体入量。

（2）洋地黄制剂：临床常用毛花苷丙（西地兰，lanatoside），饱和量为 2 岁以下 0.03～0.04mg/kg，2 岁以上 0.02～0.03mg/kg。首剂用饱和量的 1/2，余量分 2 次，每 4～6 小时给药 1 次，按病情肌内注射或加入 10%葡萄糖液 10～20ml 静脉注射。

（3）血管扩张剂：可解除小动脉痉挛，减轻后负荷，增加心排血量，缓解静脉淤血及动脉供血不足所产生的症状。常用酚妥拉明：剂量为每次 0.1～0.3mg/kg，以 5%葡萄糖液稀释后静脉滴注，速度 2.5～15μg/（kg・min）。硝普钠：剂量为 0.5～8μg/（kg・min），以 5%葡萄糖液稀释后静脉滴注，宜临时稀释，避光滴注，监测血压，维持血压正常。

**5. 肺炎合并呼吸衰竭的治疗**

（1）保持呼吸道通畅，及时清除分泌物：用中西药物（溴己辛、乙酰半胱氨酸、鲜竹沥水等），稀化痰液及排痰，及时给予吸痰。足量的液体供给对痰液液化有帮助。

（2）及时正确给氧：此时需要用面罩给氧，每分钟 3～5L，若吸氧浓度≥50%，但动脉血氧分压＜60mmHg 或血氧饱和度≤92%，可考虑持续气道正压通气，必要时呼吸机辅助呼吸。

（3）患儿有心力衰竭，应及时治疗。

（4）如果同时有酸中毒，则应使用适量碱性药物，如碳酸氢钠等。

**6. 腹胀的治疗** 因低钾所致者，按常规补钾。如系中毒性肠麻痹，应禁食、胃肠减压，稀释肥皂水（约 20%）灌肠后留导管排气，皮下注射新斯的明每次 0.03～0.04mg/kg。可用酚妥拉明 1～2μg/（kg·min）溶于 10%葡萄糖液 20～30ml 中缓慢静脉滴注。

**7. 肾上腺皮质激素的应用** 肾上腺皮质激素可以减少炎症渗出，解除支气管痉挛，改善血管壁通透性，减少脑脊液的产生，降低颅内压，改善微循环，减轻中毒症状。对于严重喘憋或中毒症状明显等，可短期应用。常用泼尼松/泼尼松龙/甲泼尼龙 1～2mg/（kg·d）或地塞米松 0.2～0.4mg/（kg·d），分 1～2 次用，疗程 3～5 日。

**8. 并发症的治疗** 并发脓胸、脓气胸者，及时抽脓抽气，必要时考虑胸腔闭式引流。

### （三）其他疗法

**1. 外敷法**

（1）敷脐法：麻黄、杏仁、甘草各等份，研为细末，葱白头 3 根捣烂如泥，敷贴脐部，盖上不透水的油纸或塑料薄膜，胶布固定。治疗寒郁肺热证。

（2）敷背法：10%肺炎油膏：肉桂 12g，丁香 18g，川乌 15g，草乌 15g，乳香 15g，没药 15g，红花、当归、川芎、赤芍、透骨草各 30g，制成 10%油膏敷背部，每日 2 次，5～7 日为 1 个疗程。用于迁延性肺炎。

**2. 灌肠法** 炙麻黄、杏仁、甘草、薄荷、桔梗、金银花、连翘、大黄、黄芩、桑白皮煎 100ml。每次 20～35ml，保留灌肠 30 分钟，用于风热闭肺、痰热闭肺、毒热闭肺等证。

**3. 小儿推拿** 基本方：清肺平肝、运内八卦、搓摩胁肋、点揉天突、肃肺、双凤展翅；风寒者点揉外劳、肺俞，拿列缺、风池、颈夹脊、肩井；风热者清天河水、天柱骨，拿肩井，点揉曲池；痰热者掐揉板门或鱼际，掐四横纹、小横纹，揉掌小横纹，掐肾纹，揉膻中、乳旁、乳根；阴虚肺热者补肾经，揉二人上马，水底捞月，推桥弓；肺脾气虚者补脾经、补肺经，点揉足三里，拿喉结，揉肺俞。

**4. 拔罐法**

（1）发热明显者：取督脉、膀胱经，以走罐法操作，自上而下推拉移动数次，以皮肤潮红为度。

（2）咳嗽明显者：取膻中、身柱、风门、肺俞、膏肓等穴，以闪罐法操作，每日 1 次或隔日 1 次，拔致局部皮肤潮红、发热为度。

（3）肺部有啰音者：取双侧肩胛下部或听诊湿啰音明显处，以闪罐或留罐法操作，以皮肤潮红或留罐 5～10 分钟为度。

## 七、中西医临床诊疗思路

中西结合的方法治疗小儿肺炎能缩短病程、提高疗效，但要有的放矢，避免出现“中西医结合就是中西药大拼盘”的现象。

根据不同病原学，中西医各有侧重。细菌性肺炎、肺炎支原体肺炎以西医为主，配合中医中药辨证治疗；病毒性肺炎则应避免滥用抗生素，发挥中医所长，辨证施治，内服、外治法结合，常可获得良效。

肺炎极期、恢复期中西医方案各有侧重。肺炎极期力求尽快控制病情、防止变证，治疗要当机立断，可以中西结合治疗，但用药宜精。恢复期以中医治疗为主，此时多见正虚邪恋，治疗标本兼顾，扶正为主或攻补兼施。对于迁延性肺炎、慢性肺炎，单用西医治疗效果常不理想者，可以发挥中医药的优势与特长，进行辨证论治，肺阴虚者养阴清肺；肺脾气虚者培土生金；痰浊内伏者清化顽痰；邪热羁留者清解余热。

重症肺炎当中西医并重。2003 年春季 SARS 流行，中西医结合治疗效果显著，为中西医结合抢救治疗重症肺炎尤其是重症病毒性肺炎积累了宝贵经验。重症肺炎常因邪盛正虚所致，中医重视整体，强调扶正以祛邪有助于逆转病情、渡过难关。

## 八、预防与调护

### （一）预防

（1）注重卫生，保持室内空气新鲜，冬春季尽量少带儿童去公共场所。

（2）气候寒暖不调时，要注意随时增减衣服，较大儿童多在户外活动，锻炼身体，预防感冒。

（3）注意预防急性呼吸道感染及呼吸道传染病，对于有易患肺炎危险因素的患儿，可接种相关疫苗，如流感疫苗、流感嗜血杆菌疫苗、肺炎链球菌疫苗，可以有效降低患病率。

（4）积极防治五软、五迟及疳病。

### （二）调护

（1）饮食宜清淡而富有营养，多喂开水。

（2）注意患儿居处安静，空气新鲜，勿在室内吸烟，注意经常调换体位；保持呼吸道通畅，呼吸急促或困难时，应垫高头部；咳嗽剧烈时可抱起患儿轻拍其背部，咳嗽引起呕吐时，应将患儿侧卧或侧抱，防止呕吐物吸入气管。

（3）对于重症肺炎患儿要随时巡视，注意病情变化。

### 古籍精选

《素问·通评虚实论》曰："乳子中风热，喘鸣肩息者，脉何如？岐伯曰：喘鸣肩息者，脉实大也，缓则生，急则死。"

《素问·咳论》曰："其寒饮食入胃，从肺脉上至于肺，则肺寒，肺寒则外内合邪，因而客肺之，则为肺咳。"

《伤寒论·辨太阳病脉证并治上》曰："发汗后，不可更行桂枝汤。汗出而喘，无大热者，可与麻黄杏仁甘草石膏汤。"

《小儿药证直诀·卷上·脉证治法》曰："肺病，闷乱，哽气，长出气，气短喘息""肺主喘，实则闷乱喘促，有饮水者，有不饮水者；虚则哽气，长出气""胸满短气，气急喘嗽上气，当先散肺，后发散风冷，散肺泻白散、大青膏主之"。

《万氏家传幼科指南心法·察小儿形色》曰："鼻孔黑焦肺热……胸高气促肺家炎。"

《麻科活人全书·气促发喘鼻扇胸高第五十一》曰："气促之症，多缘肺热不清所致""若喘而无涕，兼之鼻扇者，则难治矣。鼻扇症肺气将绝，若鼻扇而喘满痰鸣者必不治"。

### 病案思考

患儿，男，1岁8个月，2015年1月13日入院。

主诉：反复发热、咳嗽1周，气促1日。

患儿于1月6日不慎受凉后开始出现发热，最高体温38.7℃，咳嗽，痰多，鼻塞流涕，无喘促发绀。在外院就诊，拟诊为"急性支气管炎"，给予头孢拉定、复方毛冬青静脉滴注，口服丙卡特罗等治疗2日，患儿热退，咳嗽稍减，继续于上述医院就诊，口服阿莫西林干混悬剂等治疗，患儿咳嗽不减。昨起患儿复发热，体温38℃，咳嗽加重，痰多难咯，咳甚气促，无发绀，今即来我院门诊就诊，行胸片提示：双下肺见斑片状阴影。为进一步系统诊疗收住入院。

入院症见：低热，体温 37.9℃，无神昏抽搐，咳嗽频，痰多难咯，咳甚气促，无鼻煽发绀，胃纳差，大便干，小便调。

查体：体温 37.9℃，呼吸 46 次/分，心率 140 次/分。口唇无发绀，吸气三凹征阳性。双肺呼吸音粗，可闻及中小水泡音及少许哮鸣音。腹部平软，肝肋下 2cm，质软，无压痛及反跳痛。舌红，苔黄腻，指纹紫滞于风关。

根据上述资料，请提出你的中西医诊治思路。

（谭晓梅　杨京华　翁泽林　叶敏如）

## 第五节　支气管哮喘

支气管哮喘（bronchial asthma）简称哮喘，是一种以慢性气道炎症和气道高反应性为特征的异质性疾病，临床以反复发作的喘息、咳嗽、气促、胸闷为主要表现，常在夜间和（或）凌晨发作或加剧。本病常出现广泛而多变的可逆性气流受限，临床上以反复发作呼气性呼吸困难伴有哮鸣音为特点，多数患儿可经治疗缓解或自行缓解。但有少数患儿因长期反复发作不愈，肺功能严重受损，气道重塑而成终身痼疾。本病一年四季均可发病，但以秋冬季或气候突变时多见。流行病学研究提示全球不同国家和地区儿童哮喘患病率差别较大，为 3.3%～29%不等，其原因与种族、遗传因素、环境、社会经济状况及各个国家和地区关于哮喘疾病诊断的差异等相关。调查显示，1990 年全国城市 14 岁以下儿童哮喘的累积患病率为 0.91%，2010 年为 3.02%，20 年间患病率升高约 2 倍，提示我国儿童哮喘的患病率有明显上升趋势。

本病相当于中医学“哮证”“哮喘”“齁喘”等。

### 一、病因病理

#### （一）中医病因病机

中医学认为哮喘的病因既有内因，又有外因。内因责之于伏痰，近年有的学者认为尚有血瘀，且与素体肺、脾、肾三脏功能失调有关；外因责之于感受外邪，饮食失调，生活无序，气候变化及异气、异物的刺激。本病发生每由外因引动伏痰，痰阻气道，肺、脾、肾三脏气机失畅，痰气交阻则哮鸣时作。正如《证治汇补》所说：“哮为痰喘之久而常发者，因而内有壅塞之气，外有非时之感，膈有胶固之痰，三者结合，闭阻气道，搏击有声，发为哮病。”

**1. 内因**　小儿禀赋不足，或因后天失养，或病后体弱，导致肺、脾、肾三脏不足，肺虚则卫外失固，腠理不密，易为外邪所侵，邪阻肺络，气机不利，津液凝聚为痰；脾主运化水谷精微，脾虚不运，生湿酿痰，上储于肺；肾气虚弱，不能蒸化水液而为清津，上泛为痰，聚液成饮。伏痰留饮的形成与肺、脾、肾三脏功能失调有关，小儿哮喘尤多责之于肺、脾两经。

**2. 外因**　以外感六淫为主，六淫之邪，冬春多为风寒、风热，系由寒温骤变，外邪乘虚入侵而诱发。邪入肺经，引动伏痰，痰阻气道，肺失肃降，气逆痰动而为哮喘。春夏之交，梅雨湿季，湿阻气机，郁而不宣，也能引动伏痰留饮，诱发哮喘。

此外，嗜食酸甜咸腻、鱼腥发物，以及接触花粉、绒毛、油漆等异常气味，也能刺激气道，影响肺的通降功能而诱发哮喘。活动过度或情绪激动，致痰气交结，壅阻气道，也是诱发因素。

哮喘发作时，有寒热虚实之别。若系外感风寒，内伤生冷，寒伏肺俞，引动伏痰，则为寒性哮喘；若感受风热，夹痰内阻，痰热蕴肺，则为热性哮喘；若肺络痰热未清，又感风寒，可见寒热夹杂；若体质虚弱，外邪夹痰伏留肺络，又可成为虚实夹杂的证候。缓解期以虚证表现居多，可见肺脾气虚、脾肾阳虚、肺肾阴虚等征象；久病迁延难愈，可兼见血瘀之象，由于体虚脾胃运化功能不足，可伴有积滞、湿浊等。

### （二）西医病因病机

**1. 病因** 哮喘的病因复杂，现代医学认为支气管哮喘的病因及发病的危险因素与特异性体质、过敏原、环境污染、烟草环境暴露、感染及运动、情绪等因素相关。

（1）特异性体质：是哮喘的重要危险因素。特应性疾病可在哮喘的家人中发生，孪生子女及家族的研究表明特应性部分受遗传调控，目前认为是通过多基因以一种复杂的方式进行遗传。

（2）变应原：变应原暴露是诱发哮喘的重要因素之一，常见变应原包括屋尘螨、粉尘螨、花粉、真菌孢子、蟑螂、宠物、动物毛屑及牛奶、鱼类、虾蟹、蛋类等。

（3）环境污染：目前尚不能证明哮喘患病率升高与环境污染加重有关，但一些研究提示某些污染物可加重哮喘。环境污染物主要包括两大类型——工业烟雾和光化学烟雾。

（4）烟草环境暴露：是哮喘加重的危险因素之一，在烟草的烟雾中可发现 4000 多种化学物，包括可吸入性颗粒、尼古丁、一氧化碳等可能引起哮喘发作。目前研究表明婴儿出生后 2 年内，母亲吸烟增加了其哮喘发生的危险性。

（5）感染：呼吸道病毒感染是哮喘发病的重要危险因素，包括呼吸道合胞病毒（RSV）、腺病毒、流感病毒、副流感病毒、鼻病毒等，其中婴幼儿以呼吸道合胞病毒多见，目前有研究报道鼻病毒感染与 IgE 升高相关。其他病原体如支原体、衣原体同样可以诱发气道高反应性。

（6）其他：哮喘的其他诱因包括运动、情绪及心理因素、药物等。

**2. 发病机制** 目前关于哮喘的发病机制，主要有卫生假说、气道炎症学说及神经调节机制学说。哮喘卫生假说由 1989 年 Strachan 首次提出，认为哮喘等变态反应性疾病的发病率不断上升与现代生活方式相关。卫生假说认为，由于现代社会的过度清洁，婴幼儿减少与环境中微生物及其产物接触，导致免疫系统功能紊乱，使得非成熟免疫应答持续存在，Th1/Th2 免疫失衡。目前，卫生假说在哮喘发病机制的研究中获得的证据仍比较有限。

哮喘的气道炎症反应是多种炎症细胞及活性物质参与、相互作用的一种慢性非特异性炎症；多种炎症细胞广泛浸润气道黏膜，分泌产生炎症介质，导致支气管平滑肌收缩，黏液分泌增加，血管通透性增高，同时可诱发气道上皮细胞及纤毛细胞坏死脱落，加重气道损伤，引起气道高反应性。气道自主神经功能紊乱可导致气道高反应性，肾上腺素能、胆碱能神经系统非肾上腺素能神经系统等均具有调节作用。目前，临床对神经调节机制方面的研究仍较少，神经调节机制在支气管哮喘发作中的作用仍有待于进一步研究。

**3. 病理生理** 气道慢性炎症为哮喘最主要的病理变化，主要体现为：炎症细胞及其产生的活性物质大量浸润在支气管黏膜、黏膜下层组织；支气管上皮细胞变性、脱落、坏死；黏膜下腺体增生及炎症分泌物增加，黏液栓形成；局部神经轴反射传入纤维的刺激引起神经肽类释放，刺激气道平滑肌收缩、黏膜肿胀、黏液分泌增加；气道平滑肌增厚和收缩。

## 二、临床表现

### （一）主要症状

本病表现为反复发作性，起病较急，多在夜间或清晨发作，发病时咳嗽、喘息、哮鸣、胸闷等，呼气性呼吸困难，不能平卧，因感染诱发者可伴发热。严重患儿烦躁不安，鼻煽，唇周发绀，面色苍白，出冷汗。

（二）体征

肺部听诊呼气相延长，双肺可闻及以呼气相为主的散在或弥漫性的哮鸣音。

（三）主要并发症

**1. 支气管肺炎** 呼吸道病原体感染后可诱发哮喘发作，发作时由于气道痉挛、狭窄，气道内分泌物未能及时排出等，容易合并支气管肺炎等，出现高热、呼吸困难、缺氧等。

**2. 支气管扩张** 哮喘慢性炎症持续存在，可导致支气管变形扩张，使气管原有的自然防御功能减弱，降低气管排痰能力，增加感染机会，部分最后出现气管变形重塑，合并支气管扩张。

**3. 水电解质及酸碱平衡紊乱** 哮喘发作出现缺氧、二氧化碳潴留、脱水、摄食不足等，常合并水电解质及酸碱平衡紊乱。

**4. 其他** 其他并发症包括慢性支气管炎、肺气肿、肺心病等。

## 三、辅助检查

（一）肺通气功能检测

主话肺通气功能检测是诊断哮喘的重要手段，也是评估哮喘病情严重程度和控制水平的重要依据。多数患儿，尤其在哮喘发作期间或有临床症状或体征时，常出现 FEV1（正常≥80%预计值）和 FEV1/FVC（正常≥80%）等参数的降低。对疑诊哮喘儿童，如出现肺通气功能降低，可考虑进行支气管舒张试验，评估气流受限的可逆性；如果肺通气功能未见异常，则可考虑进行支气管激发试验，评估其气道反应性；或建议患儿使用峰流量仪每日两次测定峰流量，连续监测 2 周。如患儿支气管舒张试验阳性、支气管激发试验阳性，或 PEF 日间变异率≥13%均有助于确诊。

（二）变应原检测和血清 IgE

哮喘多由变应原诱发，确定致病的变应原对本病的防治十分重要，尤其是吸入性变应原，如尘螨、猫皮屑、犬皮屑、花粉、真菌等，主要借助于皮肤试验和血清特异性 IgE（sIgE）检测。常用皮肤点刺试验，操作简单，敏感度高，但特异性相对较低；过敏型患儿总 IgE 增高，但特异性不高；血清特异性 IgE 的敏感性和特异性常可高达 90%以上。

（三）血常规

血白细胞分类嗜酸粒细胞增多，若合并感染则中性粒细胞增高。

（四）诱导痰嗜酸粒细胞分类计数

学龄期儿童通常能配合进行诱导痰检查操作。诱导痰嗜酸粒细胞水平增高程度与气道阻塞程度及其可逆程度、哮喘严重程度及过敏状态相关。

（五）胸部 X 线检查

急性发作时可见两肺透亮度增加，合并呼吸道、肺部感染时，可见肺纹理增粗、增多及炎性浸润阴影。重症哮喘可有肺气肿或肺不张。哮喘缓解期多数 X 线检查正常。

（六）支气管镜检查

反复发作的喘息或咳嗽者，经规范哮喘治疗无效，怀疑其他疾病或哮喘合并其他疾病，如先天性气管结构异常、气道异物等，可进一步予以支气管镜检查以明确诊断。

## 四、诊断

参照 2016 年中华医学会儿科分会呼吸学组制订的标准，将小儿哮喘分为儿童哮喘与咳嗽变异性哮喘。

### （一）儿童哮喘

哮喘的诊断主要依据呼吸道症状、体征及肺功能检查，证实存在可变的呼气气流受限，并排除可引起相关症状的其他疾病。

（1）反复发作的喘息、咳嗽、气促、胸闷，多与接触变应原、冷空气、物理和化学性刺激、呼吸道感染、运动及过度通气等有关，常在夜间和（或）凌晨发作或加剧。

（2）发作时双肺闻及散在或弥漫性以呼气相为主的哮鸣音，呼气相延长。

（3）上述症状和体征经抗哮喘治疗有效，或自行缓解。

（4）排除其他疾病所引起的喘息、咳嗽、气促和胸闷。

（5）临床表现不典型者（如无明显喘息或哮鸣音），应至少具备以下一项：

A. 证实存在可逆性气流受限：①支气管舒张试验阳性：吸入速效$\beta_2$受体激动剂（如沙丁胺醇压力定量气雾剂 200～400μg）后 15 分钟第一秒用力呼气量（FEV1）增加≥12%；②抗炎治疗后肺通气功能改善：给予吸入糖皮质激素和（或）抗白三烯药物治疗 4～8 周，FEV1 增加≥12%。

B. 支气管激发试验阳性。

C. 最大呼气峰流量（PEF）日间变异率（连续监测 2 周）≥13%。

符合第（1）～（4）条或第（4）、（5）条者，可诊断为哮喘。

### （二）咳嗽变异性哮喘

（1）咳嗽持续>4 周，常在运动、夜间和（或）凌晨发作或加重，以干咳为主，不伴有喘息。

（2）临床上无感染征象，或经较长时间抗生素治疗无效。

（3）抗哮喘药物诊断性治疗有效。

（4）排除其他原因引起的慢性咳嗽。

（5）支气管激发试验阳性和（或）PEF 日间变异率（连续监测 2 周）≥13%。

（6）个人或一、二级亲属过敏性疾病史，或变应原检测阳性。

以上第（1）～（4）项为诊断基本条件。

## 五、鉴别诊断

**1. 喘息性支气管炎** 好发于 3 岁以内儿童，临床起病时多数先有明显的呼吸道感染，随症状加重而出现喘息，一般伴有发热，喘息随炎症控制而消失，非骤然发作和突然停止。但如果因支气管炎反复出现喘息，要注意可能就是哮喘。

**2. 毛细支气管炎** 多见于 2 岁以下的婴幼儿，常是婴儿的第一次感染性喘息。上呼吸道感染后 2～3 日出现持续性干咳和发作性呼吸困难，咳与喘憋同时发作为毛细支气管炎特点。体检及 X 线检查出现肺气肿。病原多为呼吸道合胞病毒，其次为副流感病毒 3 型、鼻病毒等。

**3. 支气管异物** 有吸入异物后突然剧烈呛咳的病史，并出现持久的哮喘样呼吸困难，并随体位变换时加重或减轻，既往无喘息反复发作病史，经胸部影像学检查及支气管镜检查可明确诊断，还可取出异物。

**4. 先天性喉喘鸣** 因先天性喉、气管缺乏软骨支架导致吸入性喉喘鸣。

**5. 其他疾病** 如胃食管反流病、气胸、支气管淋巴结核、支气管扩张症、热带嗜酸粒细胞增多症、肺不张、心源性哮喘等均可导致严重的呼吸困难伴喘鸣，但其各具特征，不难鉴别。

## 六、治疗

本病多采用中西医结合治疗，缓解期、轻症及咳嗽变异性哮喘可以中医为主、西医为辅治疗，中、重症及发作期应以西医为主、中医为辅的方法论治。中医辨证要点是辨寒热虚实，这是决定用药的关键。治疗要点是发作期以标实为主，当攻邪以治其标，关键为分辨寒热，随证施治；缓解期以本虚为主，表现为肺、脾、肾三脏功能不足，治宜调理其功能，以补肺固表，健脾益肾为法。若虚中有实，虚实夹杂者，则当标本兼顾，既扶正又祛邪。西医学的治疗原则为长期、持续、规范和个体化治疗。发作期治疗重点为抗炎、平喘，快速缓解症状；慢性持续期和缓解期继续维持抗炎治疗，避免触发因素，防止症状加重或复发，并做好自我管理。

### （一）辨证论治

**1. 发作期**

（1）寒性哮喘

**证候** 起病可见鼻痒、鼻塞、流清涕、打喷嚏、咳嗽、恶风等寒邪束表之候，继之哮喘发作，症见哮鸣气喘，痰少色白多沫，形寒无汗，口淡不渴，饮食乏味，夜寐不宁，大便稠或便溏，小便清长，神情多有紧张，面色白，甚至晦滞青暗，口唇暗滞，舌淡、苔薄白或厚浊，脉浮紧有力，指纹浮红、滞于风关。

**治法** 温肺散寒，化痰定喘。

**方药** 小青龙汤（《伤寒杂病论》）加减。

若风寒较盛，恶寒头痛，全身骨节疼痛，加防风、威灵仙以解外束之风寒；若痰多、气逆不得息者，加橘红、葶苈子、制南星、旋覆花以祛痰定喘；汗多者麻黄改为炙麻黄以减少发汗之力；痰多质黏难咯者去细辛，加葶苈子以泻肺涤痰；痰湿多者加猴枣散助化痰。中成药用珠贝定喘丸。

（2）热性哮喘

**证候** 起病可见频咳、鼻流浊涕、咽红等热象。哮喘发作较急，哮鸣不已，张口抬肩，呼气延长，气喘胸闷，痰黏色黄，身热不宁，多汗口渴，纳呆，夜寐不宁，大便干结，小便黄。神烦，面红，口唇干红，舌红，苔薄黄或黄浊，脉滑数有力，指纹紫滞于风关。

**治法** 清化痰热，止咳定喘。

**方药** 定喘汤（《摄生众妙方》）加减。

若高热烦渴，痰多、色黄稠难咯出加羚羊角、黄芩、鱼腥草以清肺热，解表里之热邪；大便不通，腹胀满，舌苔黄厚而干者，加大黄、瓜蒌仁、枳壳以清里热、通腑气；喘而不安者加地龙、钩藤助解痉、镇静。中成药用珠贝定喘丸或猴枣牛黄散。

（3）寒热夹杂证

**证候** 咳喘吼鸣，畏寒，低热，鼻塞流清涕，时打喷嚏，吐痰黏稠色黄，口渴引饮，大便干结，咳喘早、晚多而白日较少，咽红不痛而痒，舌质淡红或边红，苔薄白或薄黄，脉滑数，指纹紫滞于风关。

**治法** 解表清里，定喘止咳。

**方药** 大青龙汤（《伤寒杂病论》）加减。

若痰多便结者加瓜蒌仁、大黄助清热泻下；咽痒、鼻塞、恶寒者加细辛、白芷、苍耳子、防风以辛温散寒；咳嗽频者加枇杷叶、桔梗助宣肺止咳；痰黏难咯者加浙贝母、天竺黄助清热化痰；发热咽痛者加黄芩、射干助清热利咽。中成药用珠贝定喘丸。

**2. 缓解期**

（1）肺气虚弱证

**证候** 面色苍白，气短懒言，倦怠乏力，容易出汗，反复感冒，胃纳不香，舌淡红、苔薄白，脉细无力。

**治法** 补肺固表，佐以化痰。

**方药** 玉屏风散（《丹溪心法》）加减。

若自汗者加龙骨、牡蛎、浮小麦以敛汗。咽红口干者去黄芪加五味子、麦冬、石斛以养阴。肺气虚甚者以高丽参炖服助益气。中成药用玉屏风颗粒。

（2）脾气虚弱证

**证候** 面色苍黄无华，口黏有痰，纳呆便溏，倦怠乏力，自汗出，舌淡、苔少，脉缓无力。

**治法** 健脾化痰。

**方药** 陈夏六君子汤（《妇人大全良方》）加减。

若痰多者加制胆南星、猴枣散助化痰。腹胀便溏者加藿香、广木香、炒薏苡仁、炒扁豆助理气化湿。纳呆者加山楂、芒果核助消滞开胃。中成药用补中益气丸。

（3）肾气虚弱证

**证候** 形寒肢冷，动则气短，面色白，自汗，食少，腰膝酸软，遗尿或夜尿增多，舌淡、苔薄白或舌红、苔花剥，脉沉细。

**治法** 固本补肾。

**方药** 金匮肾气丸（《济生方》）加减。

若夜尿多者加益智仁、金樱子补肾固涩。咽干少苔，手心灼热者去菟丝子加黄精、女贞子、旱莲草以滋阴补肾。肾阳亏虚者加肉桂、熟附子以壮阳。

（4）虚实夹杂证

**证候** 哮喘持续不已，但喘促不甚，病程较长，面色无华，时伴低热，咳嗽，喉间痰鸣，舌淡、苔薄白或舌红、少苔，脉细弱。

**治法** 扶正祛邪，标本兼治。

**方药** 射干麻黄汤（《金匮要略》）合都气丸（《医宗己任编》）加减。

若少咳多汗者改麻黄为炙麻黄，加浮小麦、麻黄根以敛表止汗。腹胀纳呆者加白术、枳实助理气通腑除胀。

### （二）西医治疗

治疗原则：长期、持续、规范和个体化治疗。发作期治疗重点为抗炎、平喘，快速缓解症状；缓解期继续维持抗炎，避免触发因素和自我保健。

治疗目标：①达到并维持症状的控制；②维持正常活动，包括运动能力；③使肺功能水平尽量接近正常；④预防哮喘急性发作；⑤避免因哮喘药物治疗导致的不良反应；⑥预防哮喘导致的死亡。

**1. 急性发作期治疗** 哮喘急性发作期的治疗主要是解痉和抗炎治疗，用药物缓解支气管平滑肌痉挛，减轻气道黏膜水肿和炎症，减少黏痰分泌。哮喘急性发作经合理应用支气管舒张剂和糖皮质激素等抗炎、解痉药物治疗后，仍有严重或进行性呼吸困难加重者，称为哮喘持续状态。部分病情严重者可出现呼吸衰竭。

（1）氧疗：有低氧血症者，采用鼻导管或面罩吸氧，吸氧浓度以40%为宜，流量为4～5L/min，以维持 $SO_2$≥94%。

（2）$\beta_2$ 受体激动剂：是哮喘急性发作期的一线用药，通过激活腺苷酸环化酶增加细胞合成cAMP，使支气管平滑肌松弛和肥大细胞膜稳定。通过气雾剂和干粉剂吸入可数分钟内见效，维持4～6小时。口服短效$\beta_2$受体激动剂不良反应较雾化吸入明显，见效时间为15～30分钟。常用药物剂量如沙丁胺醇、特布他林等。

（3）糖皮质激素类：糖皮质激素是治疗哮喘的首选药物。其抗炎机制为增加cAMP合成，阻止白三烯、前列腺素、血栓素等缓发介质的释放，抑制血小板激活因子生成，从而可预防和抑制气道炎症反应，降低气道反应性和抑制哮喘迟发型反应。长期使用可能产生众多的不良反应，故必须：①尽可能用吸入疗法，用丙酸氟替卡松吸入气雾剂（辅舒酮）或布地奈德气雾剂（普米克令舒）吸入治疗；②严格掌握口服用药的适应证，一般只用于重症，或持续发作，或其他平喘药物难以控制的反复发作患者，泼尼松每日 1～2mg/kg，分 2～3 次服用，症状缓解后即停药，反复发作需长期用药者，宜将维持量改为每日或隔日清晨顿服。

（4）硫酸镁：有助于危重哮喘症状的缓解，安全性良好，同时可减轻哮喘急性发作时烦躁状态。药物剂量：25～40mg/（kg・h）（最大剂量≤2g/d），分 1～2 次，加入 10%葡萄糖溶液 20ml 缓慢静脉滴注（20 分钟以上），酌情使用 1～3 日。

（5）茶碱类药物：氨茶碱不仅可解除支气管痉挛，还有抗炎、抑制肥大细胞和嗜碱粒细胞组胺释放及刺激儿茶酚胺释放等作用，对吸入抗原后立即发生的速发型哮喘反应（IAR）和约在 6 小时后发生的哮喘迟发型反应（LAR）都有效，小儿剂量为每次 4～5mg/kg；缓释茶碱或茶喘平胶囊，每次 8～10mg/kg，12 小时 1 次。氨茶碱的有效浓度与中毒浓度很接近，宜做血浓度监测，维持其在 10～15μg/ml 的最佳浓度。

（6）抗生素：一般不用抗生素，但疑伴呼吸道细菌感染时，需同时选用适当的抗生素。

（7）抗胆碱类药物：通过阻断节后迷走神经，降低迷走神经而舒张支气管，抗胆碱类药物与 $\beta_2$ 受体激动剂配伍雾化吸入治疗可达到协同作用，前者主要作用于大、中气道，后者作用于小气道。常用抗胆碱类药物如异丙托溴铵。

（8）其他药物：白三烯受体拮抗剂（孟鲁司特）、肥大细胞膜稳定剂（色甘酸钠）和抗过敏剂（酮替芬）等。

**2. 哮喘持续状态的处理** 运用吸氧、镇静、补液纠正酸中毒、使用支气管扩张剂、静脉滴注糖皮质激素、防治感染、支持疗法等手段进行治疗，必要时机械通气。

**3. 哮喘长期管理的阶梯治疗方案** 根据年龄分为≥6 岁儿童哮喘的长期治疗方案和<6 岁儿童哮喘的长期治疗方案。哮喘治疗重视规范化、个体化，诊断明确者需进行病情评估，根据病情评估严重程度确定治疗方案和药物。吸入表面糖皮质激素是哮喘缓解期治疗的基石，也可根据不同情况单用或联用白三烯受体拮抗剂。在各级治疗中，每 1～3 个月审核一次治疗方案，根据病情控制情况适当调整治疗方案。如哮喘控制，并维持至少 3 个月，可逐步降级治疗。如部分控制，应审核患儿用药技术、依从性等，排除主观因素及变应原等客观因素后，考虑升级治疗。

### （三）其他疗法

**1. 穴位注射**

（1）补骨脂注射液 1ml，选用肺俞穴或肾俞穴、足三里穴做穴位注射，10 日为 1 个疗程。

（2）喘可治注射液 0.5～1ml，发作期寒性哮喘取双侧定喘穴，缓解期选用肺俞穴或肾俞穴、足三里穴穴位注射，具有温阳补肾、止咳平喘功效。

**2. 敷贴疗法** 三伏天贴药，选炒白芥子、延胡索、甘遂、细辛各等份，研成细末，生姜汁调成膏药，入麝香（或肉桂、丁香末代）少许，敷贴于肺俞穴、膏肓穴、膻中穴，于夏季初伏、二伏、三伏各 1 次，每次 3～4 小时，连用 3 年，作为缓解期治疗。

**3. 拔火罐疗法** 可在肺俞穴处做拔火罐治疗。功能祛风通络定喘，用于本病发作期。

**4. 蜂针疗法**（bee venom therapy） 是利用蜜蜂尾部螫针运用针灸原理螫刺人体穴位，具有扶正祛邪、调节机体免疫功能作用。常交替选用肺俞、脾俞、肾俞、天枢、足三里、涌泉等穴位，可每日 1 次或隔日 1 次，10 次为 1 个疗程。

**5. 雷火灸疗法** 治疗发作期寒性哮喘或缓解期哮喘，发作期可取肺俞穴、定喘穴治疗，功能温肺散寒、止咳平喘；缓解期可辨证取肺俞、脾俞、膻中等穴位治疗，标本兼治，调节脏腑功能。

## 七、中西医临床诊疗思路

中医药对哮喘的平喘作用不及西药迅速，但对一般轻、中型的哮喘发作的治疗效果不错，对发作较严重或哮喘持续状态时常须中西医结合治疗方能缓解。目前，西医治疗儿童哮喘的吸入疗法，起效快，不良反应较少，安全性高，值得推广，但疗程长，停药后容易复发，对改善哮喘的伴发疾病或症状（如过敏性鼻炎、特异性皮炎等）不理想，故合理地进行中西医结合治疗，发挥中医药综合治疗优势，既能提高疗效，又能缩短疗程，降低西药不良反应。尤其是在哮喘慢性持续期或缓解期，或有慢性合并症（如湿疹、异位性皮炎等），中医治疗较西医有较明显优势。中医学在这方面积累了极为丰富的经验，在辨证的前提下，对肺、脾、肾三脏功能进行调理，可以根据三脏不足的偏重，有目的地进行益气固表、健脾理气、固肾温阳、活血祛瘀等治疗；同时，也可以在缓解期，进行标本兼治、攻补兼施，灵活变通，不断提高疗效；也还可以对患儿的生活起居进行调护，辨证施治以帮助提高疗效。

## 八、预防与调护

（1）避免接触变应原：如尘螨、花粉等。尘螨过敏者可进行特异性标准化免疫治疗，避免新装修环境及烟草环境暴露。

（2）注重生活调理：注意气候的影响而适寒温，慎戒接触可诱发哮喘的各种因素，避免过度劳累和情志刺激，以减少诱发机会。

（3）慎饮食：发作期饮食宜清淡，宜食易消化食物，忌食生冷寒凉肥厚之品；缓解期宜适当增加营养。对以往曾产生过敏而发病的食品，如鱼、虾、蟹等应绝对禁忌。支气管哮喘合并感染时，因咳痰困难、口干、口苦等症状，故燥热、涸痰的饮食亦不宜。

（4）重视精神调摄：鼓励患儿及家长减轻精神上的压力，积极配合治疗，增强战胜疾病的信心；另外，要避免精神刺激因素和过度劳累，过度兴奋，制订合理的生活起居制度，营造清新的生活氛围和保持正常的心理状态。

（5）适宜运动：在缓解期，鼓励患儿参加适当的体育活动以促进身心的发育，增加肺活量，提高机体抗病力，减少病情反复机会。

（6）中医理论指导下的儿童哮喘慢性病管理：儿童哮喘中医慢病管理模式不仅要让患儿及家长掌握以家庭为中心的自我管理疾病的知识，促进和提高患者的自我管理行为和自我效能，还要以教育为主要方法去鼓励患儿及家长积极面对病情，建立良好的医患伙伴关系，教育患儿及家长避免触发因素、改变生活方式，自我监控病情、正确处理哮喘急性发作。每位患者在门诊建立健康档案，实行责任制照护，专人定时指导、提醒患者复诊、复查，系统掌控患者病情的变化情况。充分运用中医“治未病”的思想，如中药食疗膳食、中医体质学说、中医养生技巧等，把治疗融入于日常生活当中，既符合慢性疾病管理以改变生活方式为主要手段的要求，又比西医更生活化、人性化。

**古籍精选**

《金匮要略·肺痿肺痈咳嗽上气脉证并治》曰：“咳而上气，喉中水鸡声，射干麻黄汤主之。”

《幼科发挥·喘嗽》曰：“或有喘病，遇寒冷而发，发则连绵不已，发过如有时复发，此为宿疾，不可除也。”

《丹溪心法·哮喘》曰：“哮喘必用薄滋味，专主于痰。”

《时方妙用·哮证》曰：“哮喘之病，寒邪伏于肺俞，痰窠结于肺膜，内外相应，一遇风寒暑湿燥火六气之伤即发，伤酒、伤食亦发；动怒、动气亦发；劳役、房劳亦发。”

《医学正传》曰：“喘促喉中如水鸡声音谓之哮，气促而连续不能以息者谓之喘。”

《景岳全书·喘促》曰：“喘有夙根，遇寒即发者，亦名哮喘。未发时以扶正为主，既发时以攻邪为主，扶正者，须辨阴阳，阴虚者补其阴，阳虚者补其阳。攻邪气者，须分微甚，或散其风，或温其寒，或清其痰火。然发久者，气无不虚，故于消散中宜酌加温补，或于温补中宜酌加消散，此等证候，当眷眷以元气为念。必致元气渐充，庶可望其渐愈，若攻之太过，未有不致日甚而危者。”

《证治汇补》曰：“哮为痰喘之久而常发者，因而内有壅塞之气，外有非时之感，膈有胶固之痰，三者结合，闭阻气道，搏击有声，发为哮病。”

**病案思考**

患儿，李某，女，9岁，因“反复咳喘5年余”于2016年2月1日我院儿科哮喘专科门诊就诊。患儿2010年开始出现反复咳嗽、气喘，冬春季节天气变化时咳喘明显，间中可自行缓解。多次在清远市相关医院就诊，诊断为“支气管哮喘”，2013年予普米克令舒气雾剂、万托林气雾剂等间断雾化吸入治疗后咳喘发作明显减少，但2014年后未规范治疗，咳喘时有发作，2015年10月开始咳喘发作次数增加，气候改变或运动后容易出现气喘。刻下神情疲倦，懒言，气短，咳嗽，有痰色白，活动后气促，夜间可因喘憋咳醒，恶风，无发热，鼻塞流涕，时有喷嚏，无腹胀腹痛，不喜运动，胃纳一般，二便正常。

查体：体温36.7℃，呼吸26次/分，心率96次/分，面色少华，咽不红，双侧扁桃体Ⅰ度肿大；吸气三凹征阳性，双肺呼吸音粗，可闻及散在哮鸣音、痰鸣音，呼气相延长。舌淡红，苔白腻，脉浮紧。

根据上述资料，请提出你的中西医诊治思路。

（翁泽林　杨京华　邓丽君）

# 第六节　反复呼吸道感染

反复呼吸道感染（recurrent respiratory tract infections，RRTIs）指一年以内发生上、下呼吸道感染的次数频繁，超过正常范围（7～10次以上）。若治疗不当或不彻底，呼吸道感染频繁发生，既容易诱生他病，又可致慢性消耗，损及其他系统及免疫功能，使病情趋于复杂，严重影响患儿生长健康及发育。反复呼吸道感染患儿简称为“复感儿”。

本病好发于6个月～6岁的儿童，尤其是6个月～3岁的婴幼儿，随着年龄的增长，发病率呈逐年下降趋势。以冬、春气候变化剧烈时尤易发病，部分患儿于夏天可自然缓解。

古代医籍中的“虚人伤风”“虚人感冒”“体虚感冒”与本病相似。

## 一、病因病理

### （一）中医病因病机

中医学认为小儿反复呼吸道感染多与肺脾两虚，或先天元阳不振、肾虚骨弱相关，导致卫外不固，感受外邪，邪毒留伏，稍愈又作，往复不已，若反复发作，可“久病及肾”。其发病机制大致有以下几个方面。

**1. 禀赋不足，体质柔弱** 若父母体弱多病，或在妊娠时罹患各种疾病，或早产、双胎，胎气孱弱，生后肌骨嫩怯，皮毛疏松，不耐自然界不正之气的侵袭，一感即病。

**2. 喂养不当，调护失宜** 人工喂养或过早断乳，过早添加固体食物，或偏食、厌食，营养不良，致脾胃运化力弱，饮食精微摄入不足，脏腑功能失健，脾肺气虚，易为外邪侵袭。

**3. 少见风日，肌骨嫩怯** 户外活动过少，日晒时间短，肌肤柔弱，表虚卫外不固，对寒冷环境的适应能力弱，犹如阴地草木、温室花朵，软脆不耐风寒，一旦形寒饮冷或他人感冒，一染即成。

**4. 用药不当，戕害正气** 感冒后过服解表剂，发散太过，损伤卫阳，以致卫表气虚，营卫不和，营阴不能内守而汗多，卫阳不能外御而屡感。抗生素、激素等药物的使用不当，也会损阳耗阴，使抵抗力下降，而反复感染。

**5. 邪毒留伏，正虚乃作** 外邪侵袭后，由于正气虚弱，邪毒不能清散，留伏于里，一旦受凉或劳累后，新感易受，引发伏邪；或虽无新感，余毒复炽，诸症又起。

总之，复感儿主要病位在肺，常累及脾、肾，发病关键“不在邪多，而在正虚”，正与邪的消长变化，导致了小儿呼吸道感染反复发生。发病时以邪盛为主，缓解后以正虚为主，又有正虚邪恋之迁延期改变。临床以复感就诊者，多数处于缓解期，其主要病机是正虚卫表不固；或肺脾气虚，肌表不固；或卫阳不足，营阴失守；或脾肾两虚，体弱易感；或肺脾阴虚，不耐寒热，以上均可导致卫外薄弱，藩篱疏松，稍有不慎，即反复外感。

### （二）西医病因病理

本病病因复杂，除了与小儿时期本身的呼吸系统解剖生理特点及免疫功能不成熟有关外，微量元素和维生素缺乏、环境污染、被动吸烟、某些慢性基础疾病的存在等都与 RRTIs 有关。不同的发病年龄及部位，其病因病理不同。

（1）以反复上呼吸道感染为主的婴幼儿和学龄期前期儿童，其反复感染多与护理不当、入托幼机构起始阶段、缺乏锻炼、环境污染、被动吸烟、微量元素缺乏或其他营养成分搭配不合理、迁移住地等因素有关；部分与慢性上气道病灶有关，如鼻炎、鼻窦炎、扁桃体、腺样体肥大、慢性扁桃体炎等。

（2）反复气管支气管炎多为上呼吸道感染治疗不当，病情向下蔓延所致。大多由致病微生物引起，少数与原发免疫功能缺陷及气道畸形有关，有些患儿为慢性鼻窦炎-支气管炎综合征。

（3）对于反复肺炎，除必须考虑何种致病微生物外，更重要的是寻找反复肺炎的基础病变。

1）免疫缺陷病：原发性免疫缺陷病，如以抗体缺陷为主的缺陷病、联合免疫的缺陷病、原发性吞噬性细胞缺陷病、原发性补体缺陷病等。继发性免疫缺陷病，如营养紊乱、免疫抑制剂的应用、感染、血液系统疾病和肿瘤手术外伤等。

2）先天性解剖结构发育异常：先天性肺实质性和肺血管发育异常，如肺隔离症、肺囊肿等易发生反复或慢性肺炎，肺血管发育异常或导致肺淤血或缺血，从而易合并感染；先天性气道发育异常，如气管支气管狭窄、气管支气管软化、气管支气管桥，这些畸形常引起气道分泌物阻塞，反复发生肺炎；原发性纤毛运动障碍，由于呼吸道黏液清除障碍，病原微生物滞留于呼吸道易导致反复肺炎或慢性肺炎；先天性心脏畸形，尤其是左向右分流型，由于肺部淤血，可引起反复肺炎。

3）气道内阻塞或管外压迫：气道内阻塞如支气管异物，结核性肉芽肿和干酪性物质阻塞，偶见气管和支气管原发肿瘤。气道管外压迫的原因多为纵隔、气管-支气管淋巴结结核、肿瘤、血管畸形。

4）支气管扩张：各种原因引起的局限性或是广泛性支气管扩张，由于分泌物清除障碍，可反复发生肺炎。

5）反复吸入：吞咽功能障碍患儿如智力低下、环咽肌肉发育延迟、神经肌肉疾病及胃食管反流患儿，由于反复吸入，导致反复肺炎。

## 二、辅助检查

### （一）耳鼻咽喉科检查

耳鼻咽喉科检查可发现某些先天发育异常和急、慢性感染灶。

### （二）实验室检查

**1. 病原微生物检测** 应进行多病原联合检测，以了解致病微生物。

**2. 免疫功能测定** 免疫功能测定有助于发现原发、继发免疫缺陷病，包括体液免疫、细胞免疫；补体、吞噬功能等检查，也应注意有无顽固湿疹、血小板减少、共济失调、毛细血管扩张等异常。

### （三）其他辅助检查

**1. 肺部 CT 和血管重建显影** 可提示支气管扩张、气道狭窄（腔内阻塞和管外压迫）、气道发育畸形、肺发育。

**2. 支气管镜检查** 可诊断异物、支气管扩张、气道腔内阻塞和管外压迫、气道发育畸形等。

**3. 肺功能测定** 通气功能测定和必要时进行的支气管激发试验、支气管舒张试验，有助于鉴别变态反应性下呼吸道疾病；换气功能和弥散功能测定可利于鉴别某些间质性肺疾患。

**4. 心脏彩超** 可诊断先天性心脏病。

**5. 特殊检查** 怀疑患有原发性纤毛运动障碍时，可行呼吸道（鼻、支气管）黏膜活检观察纤毛结构、功能；疑有囊性纤维性变时，可进行汗液氯化钠测定和 CFRT 基因检查；疑有反复吸入时，可进行环咽肌功能检查或 24 小时 pH 测定。

## 三、诊断

本病好发于婴幼儿，呼吸道感染反复发作，每次发病病程相对较长，有的一次未痊愈，又接着下次感染，有的初期是上呼吸道感染，很快发展为下呼吸道感染。

根据部位不同，将反复呼吸道感染分为反复上呼吸道感染和反复下呼吸道感染，后者又可分为反复气管-支气管炎和反复肺炎。感染部位的具体化有利于分析病因并采取相应的治疗措施，而强调反复上、下呼吸道感染，特别是反复气管-支气管炎、反复肺炎是要将感染性炎症与变应性炎症区分开来，还要注意引起反复下呼吸道感染的基础疾病的诊断（表 10-3）。

**表 10-3 反复呼吸道感染判断条件**

| 年龄（岁） | 反复上呼吸道感染（次/年） | 反复下呼吸道感染（次/年） | |
|---|---|---|---|
| | | 反复气管-支气管炎 | 反复肺炎 |
| 0～2 | 7 | 3 | 2 |
| 2～5 | 6 | 2 | 2 |
| 5～14 | 5 | 2 | 2 |

需要说明的是：①两次感染间隔时间至少 7 日以上。②若上呼吸道感染次数不够，可以将上、下呼吸道感染次数相加，反之则不能。但若反复感染是以下呼吸道为主，则应定义为反复下呼吸道感染。③确定次数须连续观察 1 年。④反复肺炎指 1 年内反复患肺炎≥2 次，肺炎须由肺部体征和影像学证实，两次肺炎诊断期间肺炎体征和影像学改变应完全消失。

## 四、鉴别诊断

**1. 变应性鼻炎** 反复上呼吸道感染要与变应性鼻炎相鉴别，后者以反复发作性鼻部症状鼻痒、鼻塞、喷嚏、流清涕为主要表现，可伴有眼痒、眼红、流泪等眼部症状。对花粉过敏者具有典型季节性，在花粉飘散季节发作；对尘螨、动物皮屑过敏者，可常年发作。症状典型者容易鉴别。

**2. 哮喘** 以反复发作性喘息、咳嗽、气促、胸闷为主要临床特点，多在清晨、夜间发作或加重，常因接触变应原、冷空气、物理、化学刺激、呼吸道感染、运动等多因素诱发，发作时肺部闻及呼气相哮鸣音、呼气延长，支气管扩张剂治疗有效。支气管激发试验或舒张试验阳性、特异性体质病史、家族史等有助于鉴别。临床上儿童哮喘常被误诊为反复气管-支气管炎，要注意鉴别。

**3. 肺结核** 小儿肺结核临床多以发热、咳嗽为主要表现，纵隔淋巴结明显肿大压迫气管、支气管可表现为喘息，易于被误诊为反复肺炎和肺不张。鉴别主要依据有无结核接触史、卡介苗接种史和结核菌素试验，以及肺CT上有无纵隔和肺门淋巴结肿大等。痰液、支气管冲洗液、支气管肺泡灌洗液等细菌学检查阳性具有确诊意义。

**4. 支气管异物** 仅有部分支气管异物患儿有剧烈呛咳等异物吸入病史，临床多以反复咳嗽、气促为主要表现，合并感染时可伴有发热。活动于气管内的异物可闻及拍击音，双肺有不同程度的呼吸音减低或痰鸣；若异物梗阻于一侧支气管，可表现为一侧或某叶肺不张或肺气肿的体征。胸片或胸部CT可确定不透X线的气道异物。支气管镜检查是确诊支气管异物最直接准确的方法。

**5. 特发性肺含铁血黄素沉着症** 急性肺泡出血易被误诊为反复肺炎，特点是反复发作的小量咯血，往往痰中带血，或表现为呕血或幼儿胃液中有陈旧性血液，同时出现小细胞低色素性贫血，胸片或CT呈现肺出血样改变，即双肺弥漫性云絮状影或弥散性点状影可常提示急性肺泡出血。胃液、痰液或支气管肺泡灌洗液中找到含铁血黄素细胞即可做出肺泡出血的诊断。

**6. 儿童间质性肺疾病** 除症见咳嗽、气促外，常有活动不耐受、肺部啰音、杵状指（趾）、生长发育迟缓、呼吸衰竭，低氧血症，胸片或CT上见到弥漫性异常对儿童间质性肺疾病的诊断至关重要。

## 五、治疗

本病治疗采用中医治疗为主，当扶正固本，调整脏腑功能，提高抗病能力。在感染期以邪实为主，迁延期正虚邪恋，恢复期则以正虚为主。因此，感染发作期以祛邪为主，适当兼顾小儿正虚的体质特点；迁延期则以扶正为主，兼以祛邪，正复邪自退；恢复期当固本为要，或补气固表，或运脾和营，或补肾壮骨。西药主要是针对引起患儿复感的病因进行治疗，酌情配合免疫调节剂。

### （一）辨证论治

**1. 营卫失调证**

*证候* 反复外感，恶风寒，面色少华，四肢不温，多汗易汗，汗出不温，舌淡红，苔薄白，脉无力，指纹淡红。

*治法* 扶正固表，调和营卫。

*方药* 黄芪桂枝五物汤（《金匮要略》）加减。

汗多者，加生龙骨、生牡蛎以固表止汗；兼咳嗽者，加百部、杏仁、款冬花以宣肺止咳；身热未清者加青蒿、连翘、银柴胡以清宣肺热；咽红、扁桃体肿大未消者加板蓝根、玄参、夏枯草、浙贝母以利咽化痰消肿；咽红便秘者加瓜蒌仁、枳壳、生大黄以化痰解毒通腑。中成药可选用龙牡壮骨颗粒。

**2. 肺脾气虚证**

*证候* 反复外感，面黄少华，形体消瘦，肌肉松软，少气懒言，气短，食少纳呆，口不渴，多

汗，动则汗出，大便溏薄，舌薄白，脉无力，指纹淡。

*治法* 健脾益气，补肺固表。

*方药* 玉屏风散（《丹溪心法》）加味。

此类患儿常易夹湿、夹滞、夹痰，治疗上宜补中寓消，健、清、消、补并施，酌情加用藿香梗、苏梗、佩兰、神曲、鸡内金、谷麦芽、山楂、莱菔子、芒果核、陈皮、法半夏、竹茹等；余热未清者，加黄芩、连翘、大青叶清其余热；汗多者，加龙骨、牡蛎、五味子固表止汗；便溏者，加炒薏苡仁、茯苓以健脾化湿。中成药可选用玉屏风颗粒、童康片。

**3. 脾肾两虚证**

*证候* 反复感冒，甚则咳喘，面色无华，肌肉松弛，动则自汗，筋骨软弱，走路不稳，或立、行、齿、发、语迟，或鸡胸龟背，舌质淡，苔薄白，脉沉细无力。

*治法* 补肾壮骨，填精温阳。

*方药* 补肾地黄丸（《医宗金鉴》）加味。

五迟者，加生牡蛎、补骨脂补肾壮骨；汗多者，加黄芪、煅龙骨益气固表；阳虚著者，加鹿茸、紫河车、肉苁蓉以温阳固本。中成药可选用金匮肾气丸。

**4. 肺脾阴虚证**

*证候* 反复外感，面色潮红或颧红少华，唇干口渴，自汗盗汗，手足心热，夜寐不安，大便干结，舌质红，苔少或花剥，脉细数或指纹淡红。

*治法* 养阴润肺，益气健脾。

*方药* 沙参麦冬汤（《温病条辨》）。

舌质干红者，加生地黄、玄参、地骨皮以养阴清热；低热难退者，加鳖甲、地骨皮以清虚热，咳嗽痰黏者加川贝母、炙枇杷叶、海浮石等豁痰止咳；手足心热、盗汗者，加乌梅、白芍、酸枣仁敛阴止汗。中成药可选用槐杞黄颗粒。

### （二）西医治疗

**1. 处理原则**

（1）急性期治疗：参照呼吸道感染的治疗原则用药。

（2）明确可能存在的潜在病因：针对病因治疗。

（3）管理和预防反复呼吸道感染发生：一部分反复呼吸道感染患儿未发现潜在病因，随访、管理及适当使用安全和研究证据较充分的免疫调节剂具有较好的临床效果。

**2. 具体对策**

（1）对于缺少特征性的反复呼吸道感染：多累及上呼吸道和（或）气管、支气管，此类患儿存在基础疾病的可能性较小。急性期控制之外，采用细菌溶解产物或其他免疫调节剂药物预防有一定疗效。同时注意合理营养、养成良好的饮食习惯和卫生习惯，加强锻炼、增强体质。

（2）反复化脓性扁桃体炎：多因局部病灶清除不利引起，建议咽拭子培养寻找病原学证据，合理使用抗生素，可辅以细菌溶解产物免疫调节治疗。手术（包括扁桃体和腺样体切除术）对大多数患儿来说并不是减少反复呼吸道感染的有效方法。手术获益有限，却存在风险及潜在并发症。

（3）反复化脓性中耳炎：可能是原发性免疫缺陷病的重要特征之一。应进行常规免疫功能检查，并与五官科医生共同治疗。

（4）反复鼻、鼻旁窦感染：脓涕者需要合理使用抗生素，并与五官科医生共同治疗。

（5）反复气管-支气管炎：急性期参照“急性支气管炎”治疗，不要滥用抗生素。注意排除过敏因素及病毒感染后所致气道高反应性。

（6）反复肺炎：主张基于循证基础上的经验性选择抗感染药物和针对病原体检查与药敏试验结果的目标性用药，强调高度疑似病毒感染者不滥用抗生素；相应的祛痰、平喘、镇咳、肺部体位引流等对症处理；重点排查并针对基础病进行治疗，如原发性、继发性免疫缺陷病、肺部结构异常性疾病、异物等；并合理进行疫苗接种。

（三）其他疗法

1. **推拿治疗** 补脾经300次，补肾经300次，揉中脘200次，摩腹300次，捏脊3～5遍，掐揉足三里200次，可益气健脾，补肺固表。兼阴虚内热，加推三关，揉二马。每日1次，1个月为1个疗程。

2. **体针** 取大椎、肺俞、肾俞、脾俞、关元、足三里，每次取3～4穴，轻刺后灸10分钟，隔日1次，在好发季节前用作预防性治疗。

3. **穴位注射** 黄芪注射液，每次1ml，双侧足三里穴位注射，每周1次，连用4周，用于肺脾气虚证。

## 六、中西医临床诊疗思路

合理运用西医的手段明确潜在病因，避免误诊、漏诊。

对于潜在病因不明确的，或无明显基础疾病的，使用中医的手段防复发。中医辨证论治，整体调理，中药结合推拿、针灸等外治法，对改善体质、预防反复呼吸道感染复发有优势。

急性发作期感染病原多为病毒感染，建议中医治疗为主，避免滥用抗生素。对细菌感染者西医有一定的治疗优势。合理的中西医结合治疗，能明显地缩短急性期的病程。

## 七、预防与调护

（一）预防

（1）注意生活调理，避免被动吸烟、异味刺激，室内空气要流通，冷暖适宜，不宜穿过暖，也不宜吹风着凉，适当户外活动，多晒太阳。

（2）感冒流行期间不去公共场所。家中有人感冒可用食醋熏蒸室内：每平方米空间用食醋2～5ml，加水1～2倍，置于容器内，加热至全部气化，每日1次。容易反复扁桃体炎患儿，用金银花甘草水或生理盐水漱口，每日2～3次。

（3）按时预防接种。

（二）调护

（1）注意饮食调理，宜均衡而富于营养，不偏食挑食，不吃或少吃冷饮，少食辛辣刺激。

（2）汗多时宜用干毛巾垫在内衣里吸汗并及时更换，勿汗出当风，沐浴时尤其注意。

（3）情志调理：轻松愉快的家庭生活和学校生活可以让患儿心情舒畅，减少疾病发生。尽量避免精神紧张、过重的学习压力。

**古籍精选**

《证治汇补·伤风》曰：“如虚人伤风，屡感屡发，形气病气但虚者，又当补中，而佐以和解，倘专泥发散，恐脾气益虚。腠理益疏，邪乘虚入，病反增剧也。”

《类证治裁·卷之一·上伤风论治》曰：“治法不宜表散太过，不宜补益太早，须察虚实……体虚者，固其卫气，兼解风邪，恐专行发散，汗多亡阳也。”

《景岳全书·伤风》曰：“旧邪未去，新邪继之。”

《幼科释迷·卷四·感冒》曰："感冒之原，由卫气虚，元府不闭，腠理常疏，虚邪贼风，卫阳受摅，唯肺主气，首先犯诸。"

《幼幼集成·卷之二·伤风证治》曰："《经》曰：风为百病之长。清静则肉腠闭据，虽有大风苛毒，勿之能害。否则天有八风，乘虚感袭。又曰：贼风虚邪，避之有时。贼风者……此对冲之风最能伤人，然中气足者，腠理密者，始能无害。其所以受邪致病者，皆怯弱之体，故风邪得以乘之。"

## 病案思考

患儿，谭某，男，3岁6个月，因"反复感冒、咳嗽1年余"于2016年12月6日就诊。1年前上幼儿园后开始反复感冒，平均每3～4周1次，冬春季节天气变化时明显。多受凉后即开始鼻塞、流涕、咳嗽，偶有喘息，每次迁延7～10日以上方能痊愈，2016年4月曾因"肺炎"外院住院治疗。刻下咳嗽，有痰难咯，流清涕，穿衣较同龄儿偏多，汗多，手足偏凉，面色少华，不喜运动，内向懒言，胃纳尚可，大便干结。

查体：体温36.5℃，呼吸27次/分，心率89次/分，咽不红，双侧扁桃体Ⅱ度肿大，双侧呼吸动度对称，双肺呼吸音粗，可闻及散在痰鸣音及干啰音，无呼气延长。舌淡红，苔白腻，脉细无力。

根据上述资料，请提出需要补充的病史、西医诊断思路及中医诊治思路。

（杨京华　谭晓梅　翁泽林　许尤佳）

# 第十一章　消化系统疾病

## 第一节　小儿消化系统中西医概述

### 一、小儿消化系统解剖、生理特点

（一）口腔

口腔是消化道的起端，具有吸吮、咀嚼、消化、吞咽、味觉、感觉、语言等功能。足月新生儿舌及双颊部脂肪垫发育良好，生后即能吮乳及吞咽，早产儿则较差。新生儿及婴幼儿口腔黏膜薄嫩，血管丰富，唾液腺发育不够完善，唾液分泌少，口腔黏膜较干燥，局部易受损伤及感染。3～4 个月时唾液分泌量开始增多，但婴儿口底浅，尚不能及时吞咽所分泌的全部唾液，常发生生理性流涎。3 个月以下小儿唾液中淀粉酶含量低，不宜喂食淀粉类食物。

（二）食管

新生儿和婴儿的食管呈漏斗状，黏膜纤弱、腺体缺乏、弹力纤维和肌层尚不发达，食管下段贲门括约肌发育不成熟，易发生胃食管反流。吮奶时常因吞咽过多空气，易发生溢奶，该情况一般随年龄增加逐渐减轻。

（三）胃

胃容量在出生时为 7ml，4 天为 40～50ml，10 天后为 80ml，以后每月增加 25ml。1 岁末为 250～300ml，3 岁时为 400～600ml，4 岁以后增长较慢，10～12 岁又加快至 1300～1500ml。婴儿胃呈水平位，当开始行走后其位置变为垂直。胃平滑肌发育尚未完善，在充满液体食物后易使胃扩张。由于胃幽门括约肌发育较好，而贲门和胃底部肌张力低，故易发生幽门痉挛而出现呕吐。胃排空时间随食物种类不同而异，稠厚含凝乳块的乳汁排空慢；糖类、等渗液、冷饮等排空快；水的排空时间为 1.5～2 小时，母乳为 2～3 小时，牛乳为 3～4 小时。早产儿胃排空更慢，易发生胃潴留。新生儿胃酸和各种酶分泌较成人少且活性低，消化功能差。

（四）肠

小儿肠管相对比成人长，一般为身长的 5～7 倍，为坐高的 10 倍。小儿肠黏膜肌层发育差，肠系膜软而长，结肠无明显结肠带与脂肪垂，升结肠及直肠与后腹壁固定差，易发生肠扭转和肠套叠。早产儿的肠蠕动协调能力差，易发生粪便滞留甚至功能性肠梗阻。婴幼儿肠黏膜屏障功能差，肠壁薄，血管丰富且通透性高，肠内细菌及其毒素、消化不全产物和过敏原等可经肠黏膜进入体内，引起全身感染和变态反应性疾病。婴幼儿结肠较短，不利于水分吸收，故婴儿大便多不成形而为糊状。小儿乙状结肠和直肠相对较长，是造成小儿便秘的原因之一，直肠黏膜与黏膜下层固定差，肌肉发育不良，易发生肛门、直肠黏膜脱垂。小儿大脑皮质功能发育不完善，进食时常引起胃-结肠反射，产生便意，所以小儿大便次数多于成人。

（五）胰腺

出生后 3～4 个月时胰腺发育较快，胰液分泌量逐渐增多，至成人每日可分泌 1～2L，内含各种消化酶，酶类出现的顺序为：胰蛋白酶最先，而后是糜蛋白酶、羧基肽酶、脂肪酶，最后是淀粉酶。新生儿胰液所含脂肪酶活性不高，直到 2～3 岁才接近成人水平。婴幼儿时期胰腺液的分泌易受炎热天气和各种疾病的影响而被抑制，容易发生消化不良。

（六）肝

年龄越小，肝脏相对越大。婴幼儿在右锁骨中线肋缘下可触及肝下缘，边缘钝，质地柔软，无压痛，不超过 2cm；学龄期儿童肋缘下一般不应触及肝脏。在剑突下，4 岁后一般不能触及肝脏。婴儿肝脏血管丰富，肝细胞和肝小叶分化不全，屏障功能差，易受各种不利因素的影响，如缺氧、感染、药物中毒等均可使肝细胞发生肿胀，脂肪浸润、变性、坏死、纤维增生而肿大，影响其正常功能。肝细胞再生能力强，不易发生肝硬化。婴儿时期胆汁分泌较少，故对脂肪的消化、吸收功能较差。小儿肝糖原储存相对较少，易因饥饿发生低血糖症。

（七）肠道细菌

刚出生的新生儿肠道内无菌，出生后数小时细菌即从口、鼻、肛门入侵至小儿肠道，主要分布在结肠和直肠。肠道菌群受食物成分影响，母乳喂养儿以乳酸杆菌和双歧杆菌占优势；人工喂养和混合喂养儿肠内的大肠杆菌、嗜酸杆菌、双歧杆菌及肠球菌所占比例几乎相等。断乳后，小儿肠道内菌群逐渐变化，发展为以厌氧菌占优势的稳定菌群。正常肠道菌群对侵入肠道的致病菌有一定的拮抗作用。婴幼儿肠道正常菌群脆弱，易受许多内外因素影响，如大量使用广谱抗生素，可使正常菌群的平衡失调，导致消化功能紊乱。另外，消化道功能紊乱时，肠道细菌大量繁殖，可进入小肠甚至胃内成为致病菌。

（八）健康小儿粪便

食物进入消化道至粪便排出时间因年龄而异：母乳喂养的婴儿平均为 13 小时，人工喂养者平均为 15 小时，成人平均为 18～24 小时。

（1）人乳喂养儿粪便：为黄色或金黄色，呈均匀糊状或带少许粪便颗粒，或较稀薄，绿色，有酸味，不臭，呈酸性（pH 4.7～5.1），每日排便 2～4 次，一般在添加辅食后粪便变稠、次数减少。

（2）人工喂养儿粪便：为淡黄色或灰黄色，较干稠，呈中性或碱性（pH 6～8）。因牛乳含蛋白质较多，粪便有明显的蛋白质分解产物的臭味，有时可混有白色酪蛋白凝块。大便每日 1～2 次，易发生便秘。但如果只是排便间隔超过 48 小时，不伴任何痛苦，不应称为便秘。

（3）混合喂养儿粪便：与喂牛乳者相似，但较软、黄。添加淀粉类食物可使大便增多，稠度稍减，稍呈暗褐色，臭味加重。添加各类蔬菜、水果等辅食时大便外观与成人粪便相似，初加菜泥时，常有少量绿色便排出，继用数日后，绿色即渐减少，便次每日 1 次左右。

## 二、小儿消化系统疾病常用检查方法

（一）胃肠道影像学

（1）胸腹部平片及透视：主要用于食管闭锁、胃肠道穿孔、肠梗阻、肛门闭锁、腹部肿块、腹水、钙化灶等病变的诊断。根据患者的情况及诊断的需要可取立位、仰卧位、水平侧位及倒立侧卧位等进行摄片。

（2）消化道造影：常用造影剂（对比剂）有阴性造影剂和阳性造影剂。阴性造影剂有空气、氧气等。阳性造影剂有钡剂、碘剂。碘造影剂有油质及水溶性两类。①食管及上部胃肠造影：用于检查胃食管反流、食管气管瘘、食管狭窄、食管裂孔疝、肥厚性幽门狭窄及贲门痉挛或松弛等疾病，可以全面地观察各部位黏膜及其充盈状态，测量钡剂通过时间及有无反流。②胃肠道和小肠造影：主要用于慢性或反复腹痛、呕吐、原因不明贫血、消化道出血、肠道炎症、胃肠畸形、部位不明的腹部肿瘤等情况。采用口服钡餐追踪造影检查，顺序观察上部胃肠及小肠，检查间隔时间为0.5～1小时。③结肠造影检查：主要用于肠套叠、新生儿巨结肠、肠息肉等的诊断，还可以用于结肠和小肠梗阻的鉴别。可采用钡灌肠、气灌肠、钡剂空气双重对比造影等方法。婴幼儿一般不需要清洁洗肠，在检查当日不给固体食物，检查前3小时禁食。学龄前和学龄儿童可在检查前清洁洗肠。

（3）胆管造影：如经皮肝穿胆管造影（PTC）和内镜逆行胰胆管造影（ERCP）。PTC主要用于鉴别阻塞性黄疸的原因、确定阻塞部位及术后观察胆管的解剖和通畅情况。一般在B超引导下进行引流穿刺。ERCP是在十二指肠镜观察下做胰胆管插管造影，主要适用于肝内外胆管梗阻，如胆管闭锁、异位、结石及蛔虫、先天性胆管囊肿、反复发作胰腺炎、胰腺假囊肿等的诊断，也可进行十二指肠乳头括约肌切术。

（4）CT：主要用于胃肠道恶性肿瘤、胃肠周围脓肿、肠梗阻、外伤、肝脏和胰腺疾病的诊断及良性肿物的定位，也可以用于小肠和腹部血管性病变的检查。螺旋CT扫描可增快扫描速度，减少呼吸运动造成的伪影。静脉增强扫描可清楚地显示血管的病变、了解病变的血供及鉴别肿瘤和正常组织。

（5）磁共振成像（MRI）：主要适用于肝脏肿瘤，特别是血管瘤与囊性病变的诊断，对于局限性脂肪浸润显示较清，对胰腺囊性纤维化伴脂肪沉积及囊肿形成有明显的诊断价值。MRI对血管的显示优于CT，特别是磁共振血管造影对肝脏病变的血管显示清晰。

### （二）消化道内镜检查

消化道内镜检查已广泛应用于儿科临床，为诊断、治疗及研究消化道疾病提供了良好的条件，并可做黏膜活检或微生物学检查及进行治疗。

小儿上消化道内镜检查适用于咽下困难和吞咽疼痛、黏膜炎症及消化性溃疡的检出、急性上腹部疼痛、反复呕吐、呕血和黑便、误吞腐蚀剂及进行介入性诊断、治疗，如内镜逆行胰胆管造影、内镜下止血、胃食管静脉曲张硬化及结扎治疗、食管狭窄的扩张、息肉切除及异物取出等。

小儿结肠镜检查适用于下消化道出血、炎症性肠病、慢性腹泻、各种息肉综合征等的诊断、介入治疗，如止血、摘除息肉、取出异物、扩张狭窄、肠套叠复位等。

### （三）胃肠动力学检查

（1）核素检查：将标记同位素的液体及固体食物给受试者服用后，借助计算机分析的照相机对液相和固相同时进行监测，得出单位时间的排空率和半排空时间，了解胃排空情况。

（2）超声检查：应用实时B超或三维超声，观察进食一定量液体后胃各部位及十二指肠的动态运动情况，并进行量化，得出胃排空和半排空时间。

（3）胃电图：测定胃电活动的方法有腔内胃电和体表胃电记录。体表胃电记录即胃电图（EGG）是一种非侵入性检查方法，其定量指标包括EGG的主频率、正常胃慢波所占时间百分比、胃动过速、胃动过缓及其他动力紊乱所占比例。

（4）pH监测：将pH微电极放置在食管和（或）胃内监测pH，监测期间可进行正常生理活动，记录进餐、体位变化和一些症状的起止时间，持续监测24～96小时，应用电脑程序进行数据处理。食管pH监测可以发现胃、食管反流，了解反流与进食、体位及症状的关系，主要用于胃、食管反流病的诊断及判断治疗效果，还可以明确一些反复发作性呼吸道疾病的病因。胃pH监测主要用于评价酸相关性疾病的疗效、检测十二指肠胃反流；胃与食管pH同时监测，可用于诊断碱性胃食管反流。

（四）二氧化碳呼吸试验

$CO_2$ 呼吸试验可用于检测脂肪和乳糖吸收不良、小肠细菌过度生长，评价肝功能等，最常用于幽门螺杆菌感染的诊断和疗效观察，敏感度和特异性均较高。$CO_2$ 呼吸试验是经口服或静脉注射放射性同位素 $^{14}C$ 或 $^{13}C$ 标记的尿素后，经一系列代谢以 $^{14}CO_2$ 或 $^{13}CO_2$ 形式从肺排出，收集呼出气，检测呼出气中 $CO_2$ 含量。$^{14}C$ 尿素有放射性，半衰期长，不适用于儿童和孕妇；$^{13}C$ 尿素是稳定、无放射性的核素，可用于儿童、孕妇。

## 三、中医脾胃概述

消化系统属于中医“脾系”范畴。“脾系”包括了中医之脾、胃，脾胃为表里关系；脾胃位居中焦，五行中属土，起承上启下之功，与肺为母子、与肝为子母关系。脾为后天之本，主运化水谷与输布精微，为气血生化之源，主四肢肌肉，喜燥恶湿，以升为要；胃主受纳，为水谷之海，喜润恶燥，以降为顺。小儿生长旺盛，发育迅速，对水谷精微的需求较成人迫切，但五脏六腑皆成而未全，全而未壮，脾胃功能容易因喂养不当、饮食失节或疾病影响，出现受纳、腐熟、精微化生传输等方面异常，导致呕吐、泄泻、腹痛、积滞、疳证等脾系疾病的发生。这个特点明代医家万全称之为“脾常不足”，中医学的这些观点与现代医学关于小儿消化系统解剖生理特点是相吻合的。

（杨华萃　黄　腾　许尤佳）

# 第二节　小儿腹泻

小儿腹泻（infantile diarrhea）或称腹泻病，是一组由多病原、多因素引起的以大便次数增多和大便性状改变为特点的消化道综合征。本病一年四季均可发生，但以夏秋季较多；细菌引起的多发病在夏秋，病毒引起的多见于秋末冬初，不同季节发生的腹泻，临床表现有所不同。腹泻病可造成小儿营养不良、生长发育障碍和死亡。WHO 把腹泻病的控制列为全球性战略。在发展中国家腹泻是小儿死亡的第一位原因，我国由于儿童营养状况及医疗条件的改善，已使本病病死率明显下降，但发病率仍高，尤其在条件较差的地区；6 个月～2 岁婴幼儿发病率高，1 岁以内约占半数，因此，腹泻是我国重点防治疾病之一。

本病属中医学“泄泻”范畴。

## 一、病因病理

（一）中医病因病机

**1. 病因**　本病外因为感受六淫之邪、饮食所伤；内因为脾胃薄弱或脾肾阳虚。

**2. 病机**　感受六淫外邪，正气不足，饮食所伤，伤及脾胃，致脾胃虚弱甚则脾肾阳虚而发病。病位主要在脾胃，涉及肾。

（1）感受外邪：风、寒、暑、热邪与湿邪相合外袭，湿困脾阳，运化失职，湿盛则濡泄。长夏季节，暑气当令，暑热之邪，易耗津气，热迫大肠，常致暴泻。又夏多湿，故外感泄泻以夏秋多见，其中又以湿热泻最常见。

（2）内伤饮食：乳食不当，或过食肥甘油腻、生冷瓜果，致宿食停滞，脾运失职，则水反为湿，谷反为滞，合污下降，并走大肠，而成泄泻。

（3）脾胃虚弱：脾胃阳气受损，脾胃虚弱，脾虚则运化失职，胃弱则不能消磨和腐熟水谷，水谷精微不能输化，清浊相干并走大肠，而成脾虚泄泻。亦有暴泻实证，失治误治，迁延不愈，转为脾虚泄泻者。

（4）脾肾阳虚：脾虚泄泻，耗伤脾气，脾阳受损，日久脾损及肾，肾中命火不足，温煦失职，阴寒内盛，则水谷不化，并走大肠，故令泄泻清冷，完谷不化。

（5）变证：①气阴两伤：小儿稚阳未充，稚阴未长，暴泻、热泻致阴津耗伤，气随液脱，气阴两伤；②阴竭阳脱：寒泻、久泻易损阳耗气，重症泄泻，因泻下过度，始则气阴两伤，甚至阴伤及阳，导致阴竭阳脱的危重变证。

若久泻不止，脾气虚弱，肝木无制，肝旺而虚风内生，可转成慢惊风；脾虚失运，生化乏源，气血不足无以荣养脏腑肌肤，久则成疳证。

### （二）西医病因病理

**1. 病因**　主要有感染因素与非感染因素两大类，而以感染性多见。感染因素又分消化道内感染和消化道外感染；非感染因素主要有内在因素和气候因素。

（1）易感因素：与婴幼儿消化系统发育尚未成熟、胃肠道负担重、机体防御功能差、肠道菌群失调及人工喂养有关。

（2）感染因素：肠道内感染，可由病毒、细菌、真菌、寄生虫引起，以前两者多见，尤其是病毒。80%婴幼儿腹泻由病毒感染引起。轮状病毒是引起秋季腹泻最常见的病原，其他如诺如病毒、埃可病毒、柯萨奇病毒、腺病毒、冠状病毒均可致病。细菌感染主要为大肠杆菌（包括致病性、产毒性、侵袭性、出血性及黏附集聚性大肠杆菌），其次为空肠弯曲菌、耶尔森菌、沙门菌、变形杆菌、铜绿假单胞菌、金黄色葡萄球菌；真菌性如念珠菌、曲霉菌、毛霉菌等；寄生虫常见为蓝氏贾第鞭毛虫、阿米巴原虫和隐孢子虫等。

消化道外感染也可导致腹泻，如患中耳炎、呼吸道感染、泌尿系感染、皮肤感染或急性传染疾病时，由于发热、感染原释放的毒素、抗生素治疗、直肠局部激惹（膀胱感染）作用而并发腹泻。有时病原体（主要是病毒）同时感染肠道，使消化功能紊乱可伴腹泻。

抗生素相关性腹泻：滥用抗生素可引起肠道菌群紊乱，使正常菌群减少，耐药性金黄色葡萄球菌、变形杆菌、绿脓杆菌、难辨梭状芽孢杆菌或白色念珠菌等大量繁殖，引起药物较难控制的肠炎，有学者称之为抗生素相关性腹泻（antibiotic associated diarrhea，AAD）。

（3）非感染因素

1）饮食因素：①食饵性腹泻：多为人工喂养儿，常因喂养不定时，饮食量不当，突然改变食物品种，或过早喂给大量淀粉或脂肪类食品引起。②过敏性腹泻：如对牛奶、大豆（豆浆）过敏而引起腹泻；原发性或继发性双糖酶（主要为乳糖酶）缺乏或活性降低，肠道对糖的消化吸收不良而引起腹泻。

2）气候因素：气候突然变化、腹部受凉使肠蠕动增加，或天气过热消化液分泌减少等都可能诱发消化吸收不良而引起腹泻。

**2. 发病机制**　导致腹泻的机制有：因肠腔内存在大量不能吸收的具有渗透活性的物质所致，为“渗透性”腹泻；炎症所致液体大量渗出，为“渗出性”腹泻；因肠腔内电解质分泌过多而致，为“分泌性”腹泻；因肠道运动功能异常所致，为“肠道功能异常”性腹泻。但临床上不少腹泻并非由某种单一机制引起，而是在多种机制共同作用下发生的。

（1）感染性腹泻

1）病毒性肠炎：各种病毒侵入肠道后，可致使小肠黏膜回吸收水分和电解质的能力受损，肠液在肠腔内大量积聚而引起渗透性腹泻。同时，发生病变的肠黏膜细胞分泌双糖酶不足且活性降低，使食物中糖类消化不全，被细菌分解成小分子的短链有机酸，使肠液的渗透压增高。微绒毛破坏亦造成载体减少，上皮细胞钠转运功能障碍，水和电解质进一步丢失。

2）细菌性肠炎：由于肠道感染的病原菌不同，发病机制亦不相同。①肠毒素性肠炎：各种产生肠毒素的细菌可引起分泌性腹泻，如霍乱弧菌、产肠毒素性大肠杆菌等。病原体侵入肠道后，一般仅在肠腔内繁殖，黏附在肠上皮细胞刷状缘，不侵入肠黏膜。细菌在肠腔内释放两种肠毒素，即不耐热肠毒素和耐热肠毒素，与小肠上皮细胞膜上的受体结合后激活腺苷酸环化酶，致使三磷腺苷（ATP）转变为环磷酸腺苷（cAMP），cAMP 增多后亦使肠上皮细胞减少 $Na^+$和水的吸收、促进 $Cl^-$分泌。两者均使小肠液总量增多，超过结肠的吸收限度而发生腹泻，排出大量水样便，导致患儿脱水和电解质紊乱。②侵袭性肠炎：各种侵袭性细菌感染可引起渗出性腹泻，如志贺菌属、沙门菌属、侵袭性大肠杆菌、空肠弯曲菌等均可直接侵袭小肠或结肠肠壁，使黏膜充血、水肿，炎症细胞浸润引起渗出和溃疡等病变。患儿排出含有大量白细胞和红细胞的菌痢样粪便。结肠由于炎症病变而不能充分吸收来自小肠的液体，并且某些致病菌还会产生肠毒素，故亦可发生水样腹泻。

（2）非感染性腹泻：主要是由饮食不当引起，当进食过量或食物成分不当时，消化过程发生障碍，食物不能被充分消化和吸收而淤滞在小肠上部，使肠腔内酸度降低，有利于肠道下部的细菌上移和繁殖；食物发酵和腐败（即内源性感染），分解产生的短链有机酸使肠腔内渗透压增高（渗透性腹泻），使肠蠕动增加导致腹泻，进而发生脱水和电解质紊乱。

## 二、临床表现

不同病因引起的腹泻常各具临床特点和不同的临床过程。

### （一）急性腹泻（病程<2 周）

#### 1. 腹泻的共同临床表现

（1）胃肠道症状：包括食欲低下，常有呕吐，严重者可吐咖啡色液体；腹泻频繁，大便每日十余次至数十次，多为黄色水样或蛋花样便，含有少量黏液，少数患儿也可有少量血便。

（2）脱水：由于腹泻患儿丧失的水和电解质比例不尽相同，可造成等渗、低渗或高渗性脱水，以前两者多见。患儿表现皮肤黏膜干燥、弹性下降，眼窝、囟门凹陷，泪少，尿少，甚至血容量不足引起末梢循环改变。根据脱水程度不同分为轻、中、重度。

（3）代谢性酸中毒：患儿可表现为恶心、呕吐、精神委靡、嗜睡、烦躁、呼吸深快、口唇樱红，重者昏迷。半岁以内的小婴儿呼吸代偿功能较差，酸中毒时其呼吸改变可不典型，往往仅有精神委靡、面色白等。

（4）低钾血症：精神委靡、嗜睡，全身肌张力低，软弱无力，腱反射减弱；腹胀，肠鸣音减弱，甚至肠麻痹；呼吸肌受累时，呼吸减弱，甚至呼吸肌麻痹；低钾对心肌影响最明显，表现为心率增快，心音低钝，心律不齐，血压下降，心脏扩大，心力衰竭，心电图 ST 段下移，T 波低平或倒置，出现 U 波，使 T 波增宽，Q—T 间期（实为 Q—U 间期）延长等。

（5）低钙和低镁血症：低钙可见手足搐搦和惊厥。极少数久泻和营养不良患儿输液后出现震颤、抽搐，经钙剂治疗无效时，则应考虑低镁血症。

#### 2. 几种常见类型肠炎的临床特点

（1）轮状病毒肠炎：是我国秋冬季小儿腹泻最常见的病原，又称秋季腹泻，呈散发或小流行，经粪口传播，也可通过气溶胶形式经呼吸道感染而致病。潜伏期 1～3 日，多发生在 6～24 个月的婴幼儿。起病急，常伴发热和上呼吸道感染症状，无明显感染中毒症状。病初 1～2 日常发生呕吐，随后出现腹泻。大便次数多，量多，水分多，黄色水样便或蛋花样便带少量黏液，无腥臭味。常并发脱水、酸中毒及电解质紊乱。近年报道，轮状病毒感染亦可侵犯多个脏器，可产生神经系统症状，如惊厥等；50%左右患儿血清心肌酶谱异常，提示心肌受累。本病为自限性疾病，数日后呕吐渐停，腹泻减轻，不喂乳类的患儿恢复更快，自然病程为 3～8 日。大便镜检偶见少量白细胞，感染后 1～3 日即有大量病毒自大便中排出，最长达 6 日。血清抗体一般在感染后 3 周上升。病毒较难分离，有条件者可直接用电镜检测病毒，或用 ELISA 法检测病毒抗原和抗体，或 PCR 及核酸探针技术检测病毒抗原。

（2）诺如病毒性肠炎：全年散发，无明显季节性，暴发易见于冬春季（11 月至次年 2 月）。该病毒是集体机构急性暴发性胃肠炎的首要致病原。因为常呈暴发性，从而造成突发公共卫生问题。潜伏期 1～2 日，急性起病。首发症状可见阵挛性腹痛、恶心、呕吐、腹泻，全身症状可见发热、畏寒、头痛、乏力、肌肉酸痛等，可有呼吸道症状。吐泻频繁者，可脱水及酸中毒、低钾。本病为自限性疾病，自然病程一般 3～7 日，亦可较长。

（3）产毒性细菌引起的肠炎：多发生在夏季，潜伏期 1～2 日，起病较急，轻症仅大便次数稍增，性状轻微改变。重症腹泻频繁，量多，呈水样或蛋花样混有黏液，镜检无白细胞，伴呕吐，常发生脱水、电解质紊乱和酸碱平衡紊乱。本病为自限性疾病，病程 3～7 日，亦可较长。

（4）侵袭性细菌（侵袭性大肠杆菌、空肠弯曲菌、耶尔森菌、鼠伤寒杆菌等）引起的肠炎：潜伏期长短不一，起病急，腹泻频繁，大便呈黏冻状，带脓血，常伴恶心、呕吐、高热、腹痛和里急后重，可出现严重的中毒症状，如高热、意识改变，甚至出现休克。大便镜检有大量白细胞和数量不等的红细胞，大便细菌培养可找到相应的致病菌。

（5）出血性大肠杆菌肠炎：大便次数增多，开始为黄色水样便，后转为血水便，有特殊臭味，大便镜下检有大量红细胞，常无白细胞，临床常伴腹痛，个别病例可伴发溶血性尿毒综合征和血小板减少性紫癜。

（6）抗生素诱发的肠炎：长期应用广谱抗生素可使肠道菌群失调，肠道内耐药的金黄色葡萄球菌、绿脓杆菌、变形杆菌、白色念珠菌大量繁殖而引起肠炎。本病多见于营养不良、免疫功能低下，或长期应用肾上腺皮质激素患儿，病情多较重。金黄色葡萄球菌肠炎临床表现为发热、呕吐、腹泻、不同程度的中毒症状、脱水和电解质紊乱，甚至发生休克，典型大便为暗绿色，量多带黏液，少数为血便，大便镜检有大量脓细胞和成簇的革兰阳性菌，培养有葡萄球菌生长，凝固酶阳性。真菌性肠炎多为白色念珠菌所致，2 岁以下婴儿多见，病情迁延，常伴有鹅口疮。大便次数增多，呈黄绿色稀水便，多泡沫，带黏液，有时可见豆腐渣样细块，镜检可见真菌孢子和菌丝。

（7）其他肠炎：如空肠弯曲菌、耶尔森菌、鼠伤寒沙门菌等引起的肠炎临床虽各具有特点，但主要靠大便细菌培养予以区别。

### （二）迁延性（病程 2 周至 2 个月）和慢性腹泻（病程＞2 个月）

病因复杂，感染、过敏、酶缺陷、免疫缺陷、药物因素、先天性畸形等均可引起，以急性感染性腹泻未彻底治疗、迁延不愈最为常见，人工喂养、营养不良患儿患病率高。

由于腹泻，营养物质吸收差，再加上食欲差，摄入营养物质亦减少，可引起各种营养物质缺乏，慢性腹泻尤为严重，常见有营养不良症、营养性贫血及各种维生素缺乏症。

## 三、辅助检查

**1. 血常规** 细菌性肠炎血白细胞大都增高，病毒性肠炎白细胞多无变化，部分可减少；脱水严重者血红蛋白可增高，迁延性腹泻可有贫血。

**2. 生化检查及离子测定** 血清钠测定可说明脱水的性质。血钾、钙、镁、二氧化碳结合力测定，提示电解质紊乱及酸中毒的情况。

**3. 大便常规** 大便镜检可有脂肪球，白细胞高倍视野一般不超出 10 个，偶见少量红细胞（但侵袭性大肠杆菌肠炎大便镜检与细菌性痢疾不易区别）。

**4. 大便细菌培养加药敏试验** 可为选用有效抗生素治疗提供依据。

**5. 轮状病毒** 秋季腹泻患儿可采集急性期粪便滤液或离心上清液染色后以电镜检查，可发现轮状病毒。

## 四、诊断

根据发病季节、病史（喂养史和流行病学资料）、临床表现和大便性状可以做出临床诊断。由于病原学诊断比较困难，不必要对每一患者都做大便病原学检查，临床诊断即可。但因治疗的需要，必须对腹泻患儿进行病情评估，估计脱水的程度、性质，电解质紊乱和酸中毒的情况。

轻型：无脱水和（或）感染中毒症状。

中型：有轻至中度脱水或有轻度感染中毒症状。

重型：重度脱水、酸中毒及明显感染中毒症状，如烦躁、精神委靡、嗜睡、面色发灰、高热或体温不升、白细胞计数明显增高等。

## 五、鉴别诊断

**1. 生理性腹泻** 多见于6个月以内婴儿，生后不久即出现腹泻，大便次数增多，一日可达4～5次，呈稀黄或绿色便，大便化验正常，乳食正常，体重照常增长，体形多虚胖，常伴湿疹。一般到添加辅食后大便逐渐转为正常。

**2. 细菌性痢疾（菌痢）** 常有流行病学史，起病急，全身症状重，便次多，量少，排脓血便伴里急后重，大便镜检有较多脓细胞、红细胞和吞噬细胞，大便细菌培养有志贺痢疾杆菌生长可确诊。

**3. 急性坏死性肠炎** 早期常为水样便、腹痛，易误诊为肠炎。但随症状发展，逐渐出现暗红色血水便，大便隐血试验强阳性，伴腹痛腹胀、频繁呕吐、发热，中毒症状严重，常出现休克；腹部立、卧位X线摄片呈小肠局限性充气扩张，肠间隙增宽，肠壁积气等。

## 六、治疗

轻、中型腹泻可以单纯用中药治疗，以八纲辨证为主，常证重在辨寒热虚实；变证重辨阴阳。重点把握“泄泻之本无不由于脾胃”“无湿不成泻”的规律，治以“风胜兼以解表，寒用兼以温中，脱宜固涩，虚宜补益，有积消导，湿须淡渗，陷必升举”。重型腹泻，病情危重，需密切注意病情变化，以补液、纠酸和补充电解质治疗，结合中医药疗法进行治疗。

### （一）辨证论治

**1. 常证**

（1）湿热泻

*证候* 大便如水样，或如蛋花汤，或夹黏液，泻下急迫，量多次频，气味臭秽，肛门灼热，时感腹痛，常伴发热，烦躁口渴，食欲不振，肢体困倦，小便短赤，舌红，苔黄腻，脉滑数，指纹色紫。

*治法* 清热利湿，清肠止泻。

*方药* 葛根黄芩黄连汤（《伤寒论》）加减。

若热重于湿者，加金银花、连翘清热解毒；发热口渴者加石膏、芦根清热生津；腹泻频且小便短赤者，加车前子、云苓皮、泽泻以分利小便；泛恶、苔腻加藿香、佩兰芳香化湿；腹胀满者加木香、砂仁行气除满；呕吐者加法半夏、竹茹以降逆止呕。中成药可用口服腹可安、黄连素等。

（2）伤食泻

*证候* 大便稀烂夹有乳块或食物残渣，酸臭如败卵，腹痛胀满，泻前哭闹，泻后痛减，呕吐酸馊，口臭纳呆，舌红，苔厚腻或垢腻，脉滑。

*治法* 消食导滞，和中止泻。

*方药* 保和丸（《丹溪心法》）加减。

若腹痛明显者，加木香、槟榔理气止痛；腹胀者，加川厚朴、莱菔子消积除胀；呕吐者加竹茹、柿蒂以降逆止呕；积滞化热，加黄连清热燥湿。中成药可用保和丸、保济丸等。

（3）风寒泻

**证候** 大便稀烂，夹泡沫，色淡，无臭味或臭味较轻，腹痛肠鸣，面色淡白，口不渴，小便清长，或伴恶寒发热，鼻流清涕，苔白腻，脉浮紧，指纹色红。

**治法** 疏风散寒，理气化湿。

**方药** 藿香正气散（《太平惠民和剂局方》）加减。

若里寒重者，加干姜、砂仁、木香以温中散寒理气；夹食积者，加布渣叶、山楂消食化滞；恶寒发热较重者加防风、羌活以散风寒；大便质稀色淡，泡沫多，加防风炭以祛风止泻。中成药可用藿香正气丸。

（4）脾虚泻

**证候** 大便稀薄，色淡不臭，食后作泻，时泻时止，久泻不愈，泻下水谷不化，带有奶瓣，面色萎黄，肌肉消瘦，神疲倦怠，睡卧露睛，舌淡，苔白，脉弱无力。

**治法** 健脾益气，升提助运。

**方药** 参苓白术散（《太平惠民和剂局方》）加减。

若胃纳呆滞、舌苔腻，加藿香、苍术、陈皮、焦山楂以芳香化湿，消食助运；胀痛不舒，加厚朴、香附、白芍以理气止痛；腹痛喜温，大便夹不消化物，加炮姜温中散寒，暖脾助运；久泻不止，内无积滞者，加煨益智仁、肉豆蔻、石榴皮以固涩止泻。

（5）脾肾阳虚泻

**证候** 久泻不止，常为滑泄，粪质清稀，食入即泻，完谷不化，或见脱肛，精神委靡，面色白，形寒肢冷，舌淡，苔白，脉微弱，指纹色淡。

**治法** 补脾温肾，固涩止泻。

**方药** 附子理中汤（《三因极一病证方论》）合四神丸（《陈氏小儿痘疹方论》）。

若脱肛加炙黄芪、升麻以升举中阳；久泻滑脱不禁加诃子、石榴皮、赤石脂以收敛固涩止泻。中成药可用理中丸。

**2. 变证**

（1）气阴两伤证

**证候** 泻下无度，神萎不振，四肢乏力，眼眶、囟门凹陷，甚则腹凹如舟，皮肤干燥，消瘦，心烦不安，啼泣无泪，口渴引饮，小便短赤，甚则无尿，舌红少津，苔少或无苔，脉细数。

**治法** 益气养阴。

**方药** 人参乌梅汤（《温病条辨》）加减。

若久泻不止加山楂炭、赤石脂、禹余粮收敛止泻；口渴引饮加玉竹、石斛、天花粉养阴生津止渴；同时配合西药治疗。

（2）阴竭阳脱证

**证候** 泻下不止，次频量多，精神委靡不振，表情淡漠，面色青灰或苍白，四肢厥冷，多汗、气息低微，舌淡，苔薄白，脉沉细欲绝。

**治法** 回阳固脱。

**方药** 参附龙牡救逆汤（《中医儿科学》）加减。

大便洞泄露不止，加干姜、白术温中扶脾，本证病情危重，应及时抢救治疗。

### （二）西医治疗

西医治疗小儿腹泻的原则是预防脱水；纠正脱水；调整饮食，合理用药。不同时期的腹泻治疗重点各有侧重，急性腹泻多注意维持水、电解质平衡及抗感染；迁延性及慢性腹泻则应注意肠道菌群失调及饮食疗法。

1. 急性腹泻的治疗

（1）饮食疗法：合理调整饮食，满足生理需要和补充疾病消耗，以缩短腹泻后康复时间。以母乳喂养患儿继续哺乳。人工喂养儿，年龄在6个月以内，可用患儿日常食用的奶或奶制品继续喂养；年龄在6个月以上，给已经习惯的平常饮食，如粥、面条或烂饭、蔬菜、鱼或肉末等，可以给一些新鲜果汁或水果以补充钾。腹泻停止后逐渐恢复营养丰富的饮食，每日加餐一次，直至腹泻停止后2周。

（2）纠正水、电解质紊乱及酸碱失衡：预防脱水及纠正轻、中度脱水可用口服补液；中度以上脱水、吐泻严重或腹胀的患儿需静脉补液。新生儿和有明显呕吐、腹胀、休克、心肾功能不全或其他严重并发症的患儿不宜采用口服补液。

小儿腹泻液体疗法参照第一篇第九章。

（3）补钙、补镁治疗：①补钙：补液过程中如出现惊厥、手足搐搦，可以用等10%葡萄糖酸钙5～10ml，等量稀释葡萄糖溶液后静脉滴注。心力衰竭患者在用洋地黄制剂时慎用。②补镁：在补钙后手足搐搦未见好转反而加重，则需要考虑低镁血症，可测定血镁浓度。同时用25%硫酸镁溶液，每次0.2～0.4ml/kg，深部肌内注射，每日2～3次，症状消失后停用。

（4）药物治疗：①控制感染：水样便患儿多为病毒及非侵袭性细菌所致，一般不用抗生素。如伴明显中毒症状不能用脱水解释者，尤其是重症患儿、新生儿、小婴儿和衰弱患儿（免疫功能低下）应选用抗生素治疗。黏液脓血便患儿多为侵袭性细菌感染，应根据临床表现，经验性选用抗菌药物，再根据大便细菌培养和药敏试验结果进行调整。大肠杆菌、空肠弯曲菌、耶尔森菌、鼠伤寒沙门菌所致感染常选用抗革兰阴性杆菌及大环内酯类抗生素。金黄色葡萄球菌肠炎、假膜性肠炎、真菌性肠炎应立即停用原使用的抗生素，根据症状可选用万古霉素、新青霉素、利福平、甲硝唑或抗真菌药物治疗。②微生态疗法：有助于恢复肠道正常菌群的生态平衡，抑制病原菌定植和侵袭，控制腹泻。常用双歧杆菌、嗜酸乳杆菌、粪链球菌、需氧芽孢杆菌、蜡样芽孢杆菌制剂。③肠黏膜保护剂：能吸附病原体和毒素，维持肠细胞的吸收和分泌功能，与肠道黏膜糖蛋白相互作用可增强其屏障功能，阻止病原微生物的攻击，如蒙脱石散。④避免用洛哌丁醇等止泻剂。⑤补锌治疗：世界卫生组织/联合国儿童基金会建议，对于急性腹泻患儿，应每日给予口服元素锌20mg（>6个月），疗程10～14日，6个月以下婴儿每日服用元素锌10mg。

2. 迁延和慢性腹泻治疗

（1）积极寻找引起病程迁延的原因，针对病因进行治疗，切忌滥用抗生素，避免顽固的肠道菌群失调。

（2）预防和治疗脱水，纠正电解质及酸碱平衡紊乱。

（3）营养治疗：①合理调整饮食继续母乳喂养；人工喂养儿应调整饮食，<6个月婴幼儿用牛奶加等量米汤或水稀释，或用酸奶，每日喂6次；>6个月婴儿可用已习惯的平常饮食，如选用少量熟植物油、蔬菜、鱼肉末的稠粥、面条等，由少到多，由稀到稠。②糖原性腹泻，由于患儿双糖酶缺乏，食用富含双糖（包括乳糖、蔗糖、麦芽糖）的饮食即腹泻加重，其中以乳糖不耐受最多见，治疗宜采用去双糖饮食，可采用豆浆（每100ml鲜豆浆加5～10g葡萄糖）、酸奶或低乳糖奶粉。考虑为蛋白质过敏患儿，应改用其他含蛋白饮食。③要素饮食：由氨基酸、葡萄糖、中链三酰甘油、多种维生素和微量元素组合而成，是肠黏膜受损患儿最理想的食物。④不能耐受口服营养物质者，可采用静脉高营养。

（4）药物治疗：①抗生素：仅用于分离出特异病原的感染患儿，并根据药物敏感试验选用。②补充微量元素和维生素，如锌、铁、维生素A、维生素$B_{12}$、维生素$B_1$、维生素C和叶酸等，有助于肠黏膜的修复。③应用微生态调节剂和肠黏膜保护剂。

### （三）其他疗法

**1. 针灸推拿治疗**

（1）体针：①湿热泻：取天枢穴、阴陵泉穴、上巨虚穴、内庭穴，用泻法；②伤食泻：取天枢穴、阴陵泉穴、上巨虚穴、中脘穴，用泻法；③风寒泻：取天枢穴、阴陵泉穴、上巨虚穴，用泻法；④脾虚泻：取脾俞穴、天枢穴、足三里穴、三阴交穴，用补法；⑤脾肾阳虚泻：取脾俞穴、天枢穴、足三里穴、三阴交穴、肾俞穴、命门穴，用补法。

（2）推拿治疗：湿热泻予推天河水、清胃经、清大肠、清小肠、推六腑；伤食泻予清大肠、揉板门、运内八卦、摩腹（逆时针）、揉足三里穴；风寒泻予推三关、补大肠、揉外劳穴、揉脐、上推七节骨、揉龟尾；脾虚泻予补脾经、补大肠、摩腹（逆时针）、推上七节骨、揉龟尾、捏脊。

**2. 贴敷疗法**

（1）吴茱萸 15g，苍术 10g，肉桂 5g，五味子 5g 研成粉末，食醋调拌外敷脐部，外覆纱布，胶布固定，每宿 1 次，用于脾虚久泻者。

（2）代温灸膏，每次 1 张，外敷于脐部或脐下丹田部位，每日更换 1 次，用于腹泻兼肠鸣腹痛者。

## 七、中西医临床诊疗思路

腹泻轻者预后良好，若起病骤急，泄下过度，出现重度脱水、电解质紊乱及酸中毒，将严重危害患儿的生命安全，治疗上应予足够的重视，及时有效地治疗，以挽救患儿生命。久泻迁延不愈者，容易出现营养不良，影响小儿的生长发育。中医药治疗腹泻疗效确切，优势明显，尤其对于一般轻、中型腹泻及迁延性、慢性腹泻疗效很好，但对纠正脱水作用不及西药迅速和有效，对于明确细菌感染和（或）合并重度脱水患儿需中西医结合治疗。

## 八、预防与调护

### （一）预防

（1）注意饮食卫生。注意奶具、食具、玩具的定期消毒，食品应新鲜、清洁，不暴饮暴食。

（2）合理喂养：提倡母乳喂养，不宜在夏季及小儿有病时断奶，遵守添加辅食的原则。

（3）加强户外活动，注意气候变化，避免过热或受凉。

（4）对于生理性腹泻的婴儿应避免不适当的药物治疗或者由于小儿便次过多而怀疑其消化能力不按时添加辅食。

（5）感染性腹泻患儿，尤其是大肠杆菌、鼠伤寒沙门菌、轮状病毒肠炎传染性强，集体机构如有流行，应积极治疗患儿，做好消毒隔离工作，防止交叉感染。

（6）避免长期使用广谱抗生素，必须使用时，应加用微生态制剂，防止肠道菌群失调所致的腹泻。

（7）轮状病毒肠炎流行期间，接种疫苗为理想的预防方法，口服疫苗临床已使用，据报道其保护率在 80%以上，但持久性尚待研究。

### （二）调护

（1）适当控制饮食，减轻脾胃负担。饮食宜清淡富有营养，少量多餐。吐泻严重患儿，可禁食 4～6 小时，病情好转后可逐渐恢复少量母乳或米汤、粥、面条等易于消化食物，初愈后仍应注意调摄饮食。

（2）勤换尿布，保持皮肤清洁干燥。大便后宜用温开水清洗臀部，并扑上爽身粉，防止发生红臀；肛周潮红者可涂氧化锌油。

（3）随时注意观察病情变化，及时用药，防止变证的发生。

**古籍精选**

《素问·痹论》曰："饮食自倍，肠胃乃伤。"

《素问·阴阳应象大论》曰："春伤于风，夏生飧泄。湿胜则濡泄。"

《诸病源候论·小儿杂病诸候》曰："小儿肠胃嫩弱，因解脱逢风冷乳食不消而变生吐利也。"

《小儿卫生总微论方·吐泻论》曰："小儿吐泻者，皆由脾胃虚弱，乳哺不调，风寒暑湿，邪干于正所致也。"

《幼幼集成·泄泻证》曰："夫泄泻之本，无不由于脾胃。盖胃为水谷之海，而脾主运化，使脾健胃和，则水谷腐而化而为气血，以行荣卫。若饮食失节，寒温不调，以致脾胃受伤，则水反为湿，谷反为滞，精华之气不能输化，乃致合污下降，而泄泻作矣。"

**病案思考**

患儿，男，1岁半。因"腹泻3日"入院。时值初秋之际，患儿突然出现高热，伴呕吐，热退后出现腹泻，每天解蛋花样大便7～8次，每次量多，色黄褐，臭秽，无黏液及脓血，无发热，流清涕，纳食差，时恶心欲呕，小便量多，舌尖红，苔黄稍腻，指纹紫滞于气关内。

查体：神志清楚，精神可，脱水征阴性，咽红（++），腹稍胀，肠鸣音活跃。余无异常。

门诊辅助检查：大便常规及血常规正常，大便轮状病毒检测阳性。

根据上述资料，请提出你的中医诊断思路。

（李彦昕　黄　腾　肖晓岚　杨华萃）

# 第三节　营养不良

营养不良（malnutrition）是由于摄入不足，或食物不能充分吸收利用，以致不能维持正常代谢，迫使机体消耗自身的组织，出现体重不增或减轻、生长发育停滞、脂肪逐渐消失、肌肉萎缩，同时也可造成全身各系统功能紊乱、免疫力低下的一种疾病。其临床特征为形体消瘦，饮食不调，甚则皮肤干燥松弛，精神烦躁或委靡不振，动作、智能发育迟缓。临床按轻重可分为三度。

从全球范围看，营养不良仍是儿童期高发病率和病死率的一个主要原因，在经济发达地区及落后地区都可以发生营养不良，其发病不受季节及地区限制，各年龄皆可发病，尤以3岁以下婴幼儿发病率最高，起病缓慢，病程较长，病久者病情可逐渐加重，影响小儿正常的生长发育。目前，随着生活水平的提高和医疗保健事业的发展，发病率有所下降，特别是重症病例已明显减少，但轻症仍常见。

婴幼儿营养不良属于中医学的"疳证"范畴。

## 一、病因病理

### （一）中医病因病机

**1. 病因**　本病外因为喂养不当，疾病、药物影响，感染诸虫；内因为禀赋不足。

（1）喂养不当：饮食不节，损伤脾胃，是最常见的原因。一为太过，二为不及。太过指小儿饮食不懂自节，过食肥甘厚味，生冷瓜果，或偏食挑食，或饥饱无度等；不及指乳食喂哺不足，如过早断奶或未及时添加辅食。

（2）禀赋不足：常因早产、双胎、孕期药物损伤胎儿，先天不足，诸脏皆伤。

（3）疾病、药物影响：多因小儿长期患病，反复感染，如呕吐、泻痢等症迁延难愈，常使脾胃受损，特别是过分使用苦寒之药或攻伐太过，或病后失调或为药误，或盲目给孩子各种滋补品，均可伤及中焦之气。

（4）感染诸虫：如虫存体内，扰乱气机，劫取精微，耗伤气血而转化成疳。

**2. 病机** 禀赋不足，喂养不当，正气不足，受疾病、药物影响，或感染诸虫，致脾胃损伤而发病。病位主要在脾胃，涉及心、肝、肺、肾。

疳证的病机关键在于影响脾胃的运化功能，脾胃损伤。脾胃不健，生化乏源，气血虚衰，津液干涸，脏腑、肌肉、筋骨、皮毛失于濡养，而致形体羸瘦，生长发育障碍，形成疳证，正如北宋名医钱乙所述："疳皆脾胃病，亡津液之所作也"，精辟道出了疳证的病机。疳证的演变，是一个由浅入深、由轻至重、由脾胃而至其他脏腑的过程。具体可分为以下几个阶段：

（1）病之初期，食积伤脾，脾胃不和，胃失和降，此时，脾胃之气未伤，仅属功能失调。

（2）若没有及时的调治，或再为饮食等因所伤，病情进一步发展，致使脾胃气虚，运化失司，积滞内生，积久生热，土虚木乘，脾虚肝旺，气血津液无以化生，脏腑、肌肤亦虚。此时，多表现虚中夹实、以虚为主的证候。

（3）若迁延日久，气血两亏，脾胃日渐衰败，气血津液化源欲绝，气血两亏，津液消亡，出现一派虚象，可因阴竭阳脱而卒然虚脱。

（4）病及五脏：脾胃虚损，气血亏乏，诸脏失养，缠绵日久，必累及其他脏腑，出现各种兼证。脾病及肝，目窍失养，可见夜盲、目翳，谓之"眼疳"；疳病及心，心阴不足，心火上炎，可见口舌糜烂生疮，谓之"口疳"；脾病及肺，肺阴不足，可见咳嗽潮热，谓之"肺疳"；脾病及肾，肾精不足，骨失所养，可见骨骼畸形，出现"鸡胸""龟背"、肋缘外翻、脊柱倾斜等，谓之"肾疳"；脾病日久，气不化水，水湿泛滥，溢于肌肤，可见浮肿，谓之"疳肿胀"；若脾之统摄失职，血溢脉外，可见皮肤紫斑及各种出血。

总之，本病乃本虚标实之证，即以脾胃虚损、阴津耗伤及气血亏虚为病之本，而食滞、诸虫、气滞、热郁、血瘀等为病之标，故当标本同治。

### （二）西医病因病机

**1. 病因**

（1）长期饮食不当，热量不足。

（2）消化系统疾病：如消化道先天畸形、消化道感染性疾病、各种酶缺乏所致的肠吸收不良综合征等。

（3）慢性消耗性疾病：如反复发作性肺炎、结核病、巨细胞病毒感染等。

（4）其他：如早产、双胎、多胎等是导致营养不良的先天条件。

**2. 发病机制** 营养不良的发病机制主要是由于摄食不足或消化、吸收、利用障碍，使人体处于饥饿或半饥饿状态，致脂肪、糖、蛋白质代谢异常，肌肉萎缩，免疫功能异常，以及各系统功能紊乱。

全身Ⅰ、Ⅱ度营养不良，表现为皮下脂肪减少，糖原储备不足及肌肉轻度萎缩。在Ⅲ度营养不良的病例，可见肠壁变薄、黏膜皱襞消失，心肌纤维混浊肿胀，肝脏脂肪变性，淋巴组织和胸腺显著萎缩，90%的脂肪消失，各脏器如肝、胰、心、脑、甲状腺等均见缩小。由于营养不足，尤其是热量和蛋白质都不足，体内原有的糖原先行动用，继之脂肪消减，最后蛋白质消耗，形成负氮平衡，严重可发生低蛋白性水肿。基础代谢仅为正常小儿的70%或更低，患儿胃肠分泌的酶含量减少，重症患者几乎没有分泌。肠内乳糖酶的低落最为显著，血清淀粉酶活力＜50U/L。内分泌腺均受累，以致出现各种内分泌不足的症状。体液和细胞免疫都低下，尤以细胞免疫系统为甚。除 C4 外，补体系统其他成分都低落。维生素 A、维生素 B、维生素 C、维生素 D 及锌、钙、铁等其他微量元素的缺乏常与营养不良并存，同时并发相应的缺乏症状，最终全身各系统、器官功能发生障碍。

## 二、临床表现

### （一）临床表现

临床上依症状、体征的程度将营养不良分为三度，详见表 11-1。

**表 11-1　营养不良临床分度表**

| 分度 | 体重低于正常平均值 | 腹部皮下脂肪 | 肌肉 | 皮肤 | 精神状态 |
|---|---|---|---|---|---|
| Ⅰ度 | 15%～25% | 变薄，皱褶厚度 0.8～0.4cm | 不坚实 | 颜色正常或稍苍白 | 正常或稍差 |
| Ⅱ度 | 25%～40% | 几乎消失（＜0.4cm） | 松弛 | 苍白、干燥 | 不活泼、睡眠差 |
| Ⅲ度 | 40%以上 | 臀部、面部皮下脂肪也消失 | 老人貌、皮包骨 | 干燥、弹性消失或浮肿 | 兴奋，易激动或淡漠 |

### （二）常见并发症

常见并发症有营养性小细胞贫血及各种维生素与微量元素缺乏症。

**1. 营养性小细胞贫血**　是营养不良最常见的并发症，患儿造血所需原料如蛋白质、铁、维生素 $B_{12}$ 均易缺乏，故易患贫血，常见者为缺铁性贫血。

**2. 各种维生素与微量元素缺乏症**　尤以维生素 A、维生素 B 和维生素 C 缺乏较为常见，由于生长迟缓，钙、磷的需要量较少，因之继发严重的维生素 D 缺乏症者较为少见，但有时先患佝偻病后见消瘦，则此二症可同时存在。维生素 A 缺乏的最早症状是出现夜盲，继之结膜、角膜干燥，最后角膜软化，甚至穿孔。维生素 $B_1$ 缺乏可见维生素 $B_1$ 缺乏病（脚气病），出现浮肿。维生素 $B_2$ 缺乏则常见口角炎。叶酸缺乏主要表现为贫血，少数可出现黄疸。维生素 C 缺乏严重者，可见小腿部肿痛或坏血病。近年来发现严重营养不良常伴铁、锌、铜、硒缺乏，尤以锌缺乏明显。

**3. 感染性疾病**　以急性上呼吸道感染、鹅口疮、婴幼儿腹泻及肺炎为多见。

**4. 自发性低血糖**　营养不良患儿有时可突然发生自发性低血糖，表现为体温不升、面色灰白、神志不清、脉搏减慢、呼吸暂停等。

## 三、辅助检查

血清白蛋白降低为最具特征的改变，但由于其半衰期较长（19～21 日）故不够灵敏，近年来认为某些半衰期较短的血浆蛋白水平降低具有早期诊断价值，如视黄醇结合蛋白的半衰期为 10 小时，前蛋白的半衰期为 1.9 日，转铁蛋白为 8 日。值得注意的是胰岛素生长因子 1（IGF-1）不仅反应灵敏而且受其他因素影响较小，故被认为是诊断蛋白质营养不良的较好指标。营养不良小儿血浆牛磺酸和必需氨基酸浓度降低；血清淀粉酶、脂肪酶、胆碱酯酶、转氨酶、碱性磷酸酶等活性降低，经治疗后可迅速恢复正常。各种维生素及钙、铁、锌等微量元素缺乏。血脂、血糖水平减低。免疫功能检查表现为总淋巴细胞计数低于 $1.5\times10^9$/L 和对皮肤试验无反应，体液和细胞免疫都低落，尤以细胞免疫系统为甚，淋巴细胞转化率降低。除了 C4 外，补体系统其他成分都低落。

## 四、诊断

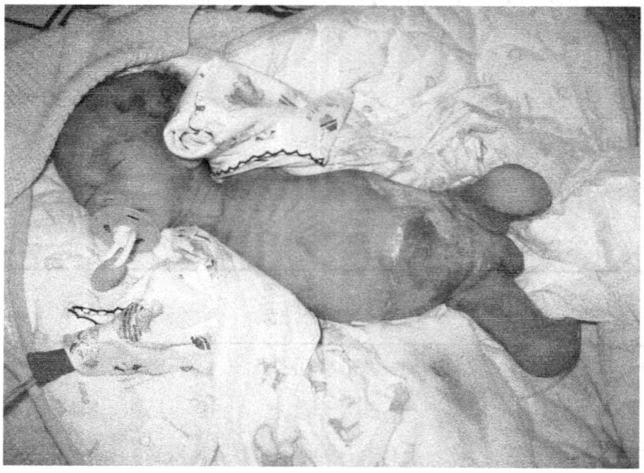
图 11-1　营养不良小儿

根据小儿的年龄、喂养情况、体重下降、皮下脂肪减少、全身各系统功能紊乱和其他营养素缺乏的症状和体征（图 11-1），典型病例的诊断并不困难，但轻症患儿常易被忽略，需通过定期生长监测、随访才能发现。确诊后还需详细询问病史和进一步检查，做出病因诊断。通过体格测量做出分型、分度诊断如下。

（一）体重低下

儿童年龄别体重低于同年龄、同性别参照人群均值（美国国家健康统计中心，NCHS）的正常变异范围，低于中位数减 2 个标准差，但高于或等于中位数减 3 个标准差为中度；低于中位数减 3 个标准差为重度。此指标（年龄别体重）主要反映儿童过去和（或）现在有慢性和（或）急性营养不良。

（二）生长迟缓

儿童年龄别身长低于同年龄、同性别参照人群均值（NCHS）的正常变异范围，低于中位数减 2 个标准差，但高于或等于中位数减 3 个标准差为中度；低于中位数减 3 个标准差为重度。此指标（年龄别身长）主要反映过去或长期营养不良。

（三）消瘦

儿童身高别体重低于同身高、同性别参照人群均值（NCHS）的正常变异范围，低于中位数减 2 个标准差，但高于或等于中位数减 3 个标准差为中度；低于中位数减 3 个标准差为重度。此指标（身高别体重）主要反映儿童近期、急性营养不良。

## 五、治疗

（一）辨证论治

婴幼儿营养不良属脾胃疾病，治疗关键在于处处以固护脾胃为本，调理脾胃，恢复脾胃的正常受纳和运化功能，使后天生化渐充，则可渐趋康复。本病为本虚标实，虚实相兼之证，脾胃气虚，津液干涸为其本，有形之邪蕴积中焦为其标，临证之时，首先应辨明虚实，分清主次。江育仁提出“疳气以和为主，疳积以消为主，干疳以补为主”的治疗大法。此外，还应视患儿体质状况，遵循《幼幼集成》的“壮者先去积而后扶胃气、衰者先扶胃气而后消之”的原则。配合西医去除病因、调整饮食、促进消化、全身支持等，并积极治疗并发症，以防猝变。

**1. 常证**

（1）疳气

证候　形体略瘦，面色少华，毛发稀疏，食欲不振，或多食便多，大便干稀不调，精神欠佳，易发脾气，睡眠不宁。舌质略淡，苔薄微腻，脉细有力。本证多见于疳证初起，Ⅰ度营养不良。

**治法** 调脾健运。

**方药** 资生健脾丸（《先醒斋医学广笔记》）加减。

若多汗易感，加黄芪、防风、煅牡蛎以补肺固卫；若腹胀、嗳气、厌食，去党参、白术、山药，加苍术、厚朴、鸡内金燥湿理气消积；若大便溏薄，加炮姜以温运脾阳；若大便干结，加决明子、莱菔子润肠通便。中成药可用参苓白术散。

（2）疳积

**证候** 形体消瘦明显，面色萎黄，脘腹胀大，甚则青筋暴露，毛发稀疏结穗，精神烦躁，夜卧不宁，或揉眉挖鼻，吮指磨牙，动作异常，食欲减退或多食善饥，嗜食异物。舌淡苔腻，脉沉细而滑。本证多见疳证中期，Ⅱ度营养不良。

**治法** 消积理脾。

**方药** 肥儿丸（《太平惠民和剂局方》）加减。

若腹胀疼痛，加木香、陈皮以宽中行气；若烦躁不安，揉眉挖鼻，加栀子、莲子心以清热除烦，平肝抑木；若多饮善饥，加石斛、天花粉以滋阴养胃；若胁下痞块，加丹参、郁金、穿山甲，以活血散结；或大便下虫，加苦楝皮、使君子、雷丸以杀虫消积。中成药可用疳积散或化积散。

（3）干疳

**证候** 形体极度消瘦，大肉已脱，皮包骨头，老人貌，皮肤干瘪起皱，面容衰老，发少焦枯，唇口干燥，腹凹如舟，精神委靡，目光无采，哭声无力，睡卧露睛，杳不思纳，大便溏薄，舌淡嫩、苔少，脉细弱无力。严重者可突然出现面色发灰、神昏肢厥、气息微弱之危象。本证多见重症后期，Ⅲ度营养不良。

**治法** 补益气血。

**方药** 八珍汤（《正体类要》）加减。

若面色苍白、舌淡者，去白芍，加附片、炮姜以温补脾肾；舌干红、苔光者，加乌梅、西洋参、石斛以酸甘化阴。中成药可用十全大补丸。若突然出现面色苍白、汗出肢冷、脉微欲绝者，为气阳欲脱，应急用参附注射液或服独参汤或参附龙牡救逆汤以益气回阳，救逆固脱。

**2. 兼证** 本病兼证出现于疳积后期与干疳阶段。

（1）眼疳

**证候** 入暮暗处，视物模糊，或见目赤多眵，两目干涩，畏光羞明，甚则白翳遮睛，舌红苔黄，脉弦细。

**治法** 养血柔肝，滋阴明目。

**方药** 石斛夜光丸（《原机启微》）加减。

夜盲者，可服羊肝丸（《类苑方》）。中成药可用杞菊地黄丸。

（2）口疳

**证候** 口舌糜烂生疮，腐臭难闻，面赤唇红，五心烦热，惊悸不安，小便短赤，舌尖红，苔薄白，脉细数。

**治法** 清心泻火，滋阴生津。

**方药** 泻心导赤散（《医宗金鉴》）加减。

若尿短赤者，加滑石、淡竹叶以清热利尿；若口渴，加玉竹、石斛以养阴清火。中成药可用口腔外吹锡类散或喉风散。

（3）疳肿胀

**证候** 足背、踝部、小腿，甚则四肢、颜面浮肿，按之凹陷如泥，面白无华，神倦肢冷，小便短少，舌质淡嫩，舌苔白滑，脉迟沉。

**治法** 健脾温阳，利水消肿。

方药　防己黄芪汤（《金匮要略》）合五苓散（《伤寒论》）加减。

偏肾阳虚者用真武汤（《伤寒论》）加减。中成药可用济生肾气丸。食疗方可选用千金鲤鱼汤。

### （二）西医治疗

西医治疗应采用综合措施，包括及时处理各种紧急情况，调整饮食和补充营养物质，祛除病因，改善消化功能及精心护理等。

**1. 紧急情况处理**　紧急情况如脱水、电解质紊乱、酸中毒、休克、低血糖、继发感染及维生素A缺乏所致的眼部损害等。对轻到中度的脱水可先采用口服补液疗法（ORT），既补充电解质，也补充部分热能。严重脱水则采用静脉补液，补液时注意以下几点：

（1）消瘦患儿的脱水程度常易估计较高，故补液总量按体重计算宜偏低，以免加重心脏负担，引起心力衰竭。

（2）由于脱水多呈低渗性，补入液体中钠盐含量应适当提高，电解质与非电解质之比可增加至2∶1。

（3）重度营养不良患儿常伴有缺钾、缺钙及酸中毒，注意见尿补钾，酸中毒时予5%碳酸氢钠纠酸，用量5ml/kg，可重复1～2次，有低钙表现时静脉滴注葡萄糖酸钙。

（4）补液量一般按50～80ml/kg计算。

**2. 调整饮食及补充营养**

（1）能量供给：由于营养不良患儿的消化道已适应低营养的摄入，一旦摄食稍多便可出现消化不良、腹泻，故饮食调整应该根据个体实际的消化能力和病情逐步增加，不可操之过急。治疗开始时热量供给应从小量开始，轻度营养不良消化功能尚好或改变轻微，可基本维持原膳食不变，热卡由502kJ/（kg·d）[120kcal/（kg·d）] 逐渐加至585kJ/（kg·d）[140kcal/（kg·d）]。中至重度营养不良，其消化功能及食物耐受力均差，热卡计算从每日250kJ/（kg·d）[60kcal/（kg·d）] 逐渐增加至502kJ/（kg·d）[120kcal/（kg·d）]，如耐受较好，排便正常，无不适反应，逐渐增至711kJ/（kg·d）[170kcal/（kg·d）]。蛋白质摄入量从1.5～2.0g/（kg·d）开始，逐渐增加至3.0～4.5g/（kg·d）。过早给予高蛋白食物可引起腹胀和肝肿大。

（2）食物选择：要选择易消化且营养价值高的食物，尽量增加热量和蛋白质、适量维生素的摄入。蛋白质∶脂肪∶糖的供热比例为15%∶35%∶50%。对生长发育快，伴有感染、外伤的患儿可增加蛋白质需要量。对活动较多的患儿可增加热量。蛋白质可选择肉类、豆类、粮食等混合食物，脂肪摄入主要来源于乳类、植物油等。食品的品种增加要遵循由少到多、由简到繁、循序渐进、逐渐充实的原则。

**3. 消除病因**　寻找病因，积极治疗原发病。

（1）婴幼儿发病多由于喂养不当及饮食习惯不良造成，学龄儿童则多由于生活制度安排不当造成，应进行必要调整。

（2）有些营养不良是由于急性、慢性疾病造成，如先天性畸形、肝炎、结核病、慢性胃肠或心肾疾病。对这些疾病应进行相应的处理，并同时配合饮食疗法。

**4. 支持疗法**

（1）一般患儿应加用多种维生素类，口服各种消化酶，如胃蛋白酶等以助消化。

（2）重症患儿可酌情选用葡萄糖、氨基酸、脂肪乳剂等高营养液静脉注射，必要时可少量多次输血浆。伴明显低蛋白血症者可静脉输注白蛋白。

（3）蛋白同化激素：必要时可试用苯丙酸诺龙，每次0.5～1mg/kg，最大剂量25mg，每周1～2次，肌内注射，连续2～3周，可促进机体蛋白质合成，并能增进食欲，但可引起机体第二性征的发育，不宜长期使用。

（4）对完全没有食欲、喂养极度困难的患儿可试用胰岛素，每日2次，每次2～3U。注射前需口服10%～20%葡萄糖溶液50～100ml，以防发生低血糖。

**5. 并发症治疗**

（1）感染：由于营养不良患儿免疫力低下，易发生感染，且表现多不典型、进展较快，应及时给予有效的抗感染治疗。

（2）营养性疾患：如伴有营养性贫血、各种维生素及微量元素缺乏，需给予相应治疗。

（3）营养不良性水肿：治疗除增加饮食中蛋白质摄入量外，还可加水解蛋白或氨基酸制剂，必要时可少量多次静脉输血浆或氨基酸液，并加用利尿剂，限制食盐。

### （三）其他疗法

**1. 针灸推拿治疗**

（1）体针

1）疳气：取四缝、中脘、下脘、足三里、商丘、脾俞、胃俞、天枢，四缝穴用三棱针点刺挤出少量黄白色液体，余穴用毫针浅刺，平补平泻。

2）疳积：选巨阙、足三里、天枢、百虫窝、中脘、商丘，毫针刺，用泻法，或先泻后补。

（2）推拿治疗：补脾土10分钟，揉中脘7分钟，揉一窝风和天门入虎口、按揉足三里、推六腑、揉鱼际各3分钟，逆运内八卦、推三关各2分钟，掐足三里1分钟，补肾水、揉脐各5分钟，以补脾益气和胃。饮食伤脾加清补脾经、清大肠、揉板门、分腹阴阳、揉中脘；体虚脾弱加补脾经，揉中脘、脾俞、胃俞；对各种兼证，重加提捏按压相应节段、俞穴。每日1次，6日为1个疗程。可以补脾益气养胃。

（3）捏脊疗法：通过对督脉和膀胱经的捏拿，达到调整阴阳、通理经络、调和气血、恢复腑脏功能的目的。

**2. 割治疗法** 取鱼际穴，穴位消毒，局部麻醉后，术者持手术刀在鱼际纵行切开，切口长0.5cm，深0.3cm，用止血钳取出绿豆大黄白色脂肪，压迫止血，盖消毒敷料，再用胶布固定，5日后揭去敷料，先割治左手，隔1周后割治右手穴，2次为1个疗程。

**3. 推擦疗法** 生姜、葱各10g，水煎后，用示指蘸药液推擦患儿两手小指外侧，自上而下9次，每日1次，连续7日，以运脾消积。

**4. 其他外治法**

（1）敷足法：白矾、陈醋各适量，调成糊状，敷于涌泉穴固定，每日换1次。以温补脾胃。

（2）敷脐法：皮硝、栀子各9g，杏仁10g，酒糟5g，葱头6g，白飞罗面15g，大红枣30g，捣烂，敷脐内，以消积导滞。

（3）沐足法：用无花果叶，鲜干均可，加水煎煮后，倾入盆中，先熏足，待适温后泡洗双足，配合按摩涌泉穴。

## 六、中西医临床诊疗思路

疳证若经过适当的治疗和合理的喂养可获得明显好转以至痊愈。但若年幼体弱，病情深重，尤其是Ⅲ度营养不良，出现兼证，则预后较差，甚至危害患儿的生命安全。现代医学对本病的治疗，以消除病因为主，同时配合支持疗法，对本病没有确切的特效药物，必要时可试用苯丙酸诺龙，以促进机体蛋白合成，但其可引起第二性征的异常发育，不宜长期使用。中医认为本病为本虚标实，总以脾胃受损为主，治疗上强调辨证施治，治疗原则以顾护脾胃为本，根据病情轻重的不同阶段，分别采取以和为主、以消为辅或消补兼施、以补为主等有效治疗方法。中医强调治病求本，能够根据病情的具体表现进行随证加减，具有较大的灵活性，并且可以同时配合针灸、推拿、按摩等治疗手段及药膳疗法进行综合治疗，况且营养不良为慢性病，需长时间治疗调理，中药毒副作用较小，患者易于接受，中医治疗有较明显的特色与优势。

对于疳证初中期，中医治疗疗效较好，但对于重症疳证，或已出现兼证，脾胃极度受损，气液干涸，患者极度消瘦，皮肤干瘪，大肉已脱，甚则突然虚脱，大汗淋漓，四肢冰冷，面色苍白，导致阴竭阳脱、阴阳离决危象，仅用中药治疗，仍嫌药力缓慢，必须中西医结合治疗，采取必要抢救措施，挽救生命。

近十多年来，中医药治疗婴幼儿营养不良，治疗疳证的研究较多，许多总结筛选出了不少有效的代表方和治疗手段，针灸、推拿、按摩、穴位贴敷等疗效报道也屡见不鲜，也初步进行了有关中医药治疗的实验研究，推动了中医药治疗本病的发展。但对于后期重症营养不良的中医治疗研究不多，课题型的研究亦较少。今后有必要加强对重症疳证的中药研究及机制探讨，并设法研制出适合婴幼儿服用、疗效确切的中药制剂。

## 七、预防与调护

提倡母乳喂养。喂养要定质、定量、定时，纠正贪吃零食、饮食偏嗜、饥饱不均等不良饮食习惯。婴儿按时添加辅食，一般从 3～4 个月起就要逐渐添加易于消化、营养丰富的食品，添加时要遵循先稀（菜汤、米汤、果汁）后干（奶糕、鸡蛋黄）、先素（菜泥、豆制品）后荤（鱼泥、肉末）、先少后多的原则。断乳以出生后 8～12 个月为宜。断乳后，应给予品种多样、易于消化、又富有营养的食物。

加强日常护理，注重餐具消毒，睡眠充足，户外锻炼，养成良好饮食习惯，减少感染机会。

### 古籍精选

《诸病源候论·小儿杂病诸候·大腹丁奚候》曰："小儿丁奚病者，由哺食过度，而脾胃尚弱，不能磨消故也。哺食不消，则水谷之精减损，无以荣其气血，致肌肉消瘠。其病腹大颈小，黄瘦是也。若久不瘥，则变成谷。伤饱，一名哺露，一名丁奚，三种大体相似，轻重立名也。"

《小儿药证直诀·脉证治法》曰："疳皆脾胃也，亡津液之所作也。因大病或吐泻后，以药吐下，致脾胃虚弱亡津液。"

《证治准绳·幼科》曰："治疳之法，量候轻重，理其脏腑，和其中脘，顺其三焦，使肾气温而纳食益，脾气壮以消化，则脏腑自然调贴……神气清爽，疳消虫化，渐次安愈。"

### 病案思考

患儿，女，1 岁 3 个月。主诉：形体消瘦 8 个月。

缘患儿于半岁时其母亲因病停止母乳喂养，改奶粉喂养，但患儿拒食奶粉，并每于进食奶粉后出现腹泻。家长即改米粉糊喂养。至 7 个月大时患儿体重增长缓慢，开始出现消瘦、精神不振、面黄发枯、较烦躁，并出现反复呼吸道感染，半年内曾患两次支气管肺炎。近 3 个月体重停滞不长，即来我院门诊就诊。来诊时见精神稍疲倦，烦躁，形体消瘦明显，面色苍白，毛发稀疏枯黄结穗，脘腹胀大，善食易饥，大便干稀不调。舌淡红，苔微黄，指纹淡紫于风关。查体：体重 6kg，皮肤弹性差，腹部皮下脂肪厚约 0.3cm，臀部皮下脂肪明显变薄，腹部膨隆，腹壁静脉清晰可见。

根据上述资料，请说出你的中西医诊治思路。

（李彦昕　肖晓岚　杨华萃）

# 第四节 厌 食 症

厌食症（anorexia）是指小儿较长时间食欲缺乏或食欲减退，见食不贪，甚至拒食，是儿童摄食行为异常的一种疾病。

本病各年龄儿童皆有发病，城市儿童发病较高，以 1～6 岁的小儿为多见。本病可发生于任何季节，但夏季暑湿当令时，可使症状加重。国外流行病学调查显示，婴儿和学龄前儿童厌食的发生率为 12%～34%。

本病一般预后良好，长期厌食会导致患儿体重不增或减少，甚至生长发育迟缓、多种维生素及微量元素缺乏、贫血、营养不良、佝偻病等，影响正常的生长发育，甚至导致神经精神异常。

厌食症属中医学的“厌食”范畴。

## 一、病因病理

### （一）中医病因病机

**1. 病因** 小儿脏腑娇嫩，脾常不足，若喂养不当，乳食不节；感染诸虫，损害脾胃；病后失调，元气大伤；或先天不足，均可影响脾胃受纳运化功能，以致食欲减少，甚至不思乳食。

**2. 病机**

（1）喂养不当，乳食不节：为小儿厌食的主要原因之一。小儿乳贵有时，食贵有节。若乳食不节，或片面强调补充高营养食物，超越小儿脾胃消化能力，可令脾胃受伤，受纳运化功能减弱，气机阻滞；或过分宠溺，调理不当，过食零食，或投其所好，养成偏爱习惯，或遇喜好之食，进食无度，饥饿不均，日久脾胃损伤；也可因母乳过食寒凉，或小儿嗜啖瓜果生冷，脾阳受伤，痰湿内生，壅阻中州，气机不运，影响受纳运化功能，以致不思饮食，呕吐痰涎。

（2）感染诸虫：小儿脾胃薄弱，且不懂卫生常识，容易感染寄生虫，若虫体繁殖过多，可伤害脾胃，扰乱受纳运化功能，令儿厌食。

（3）病后失调，元气大伤：此亦为厌食的常见原因，尤其温热病后，津液耗伤，脾胃气阴俱虚，受纳运化失常，而致厌食。

（4）先天不足：是部分婴儿厌食的原因。小儿素禀不足，元气不足，五脏俱虚，脾胃尤显薄弱，使受纳运化功能低下，以致出生后即饮食欠佳，不思乳食。

此外，情志因素亦可影响脾胃受纳运化功能，如小儿挨打生气、所求不得，或受气委屈，或环境突变等皆能令肝气郁结，肝失疏泄，横逆犯胃，胃失和降，则饮食少进。但由于小儿发育未全，性情未定，经过正确教育，能很快恢复正常饮食。

### （二）西医病因病理

**1. 病因**

（1）不良习惯：食欲与神经精神状态关系密切，不良环境或教养不当可使小儿养成厌食不良习惯。①强迫进食：由于家长不了解小儿个体增长的差异性，不了解小儿增长速度随年龄增长而减慢，其食量的增加随年龄的增长相应减少，以致过分担心小儿的营养不足或体重增长不快；家长不了解某些小儿的体格较小是与家族性遗传有关的正常现象，误认为是进食过少所致；小儿不愿意长期进食某一种固定食物或进食过多牛奶，造成家长采用哄骗、打骂等各种方法强迫小儿进食，引起小儿反抗和厌恶饮食，导致食欲低下。②饮食习惯不良：吃饭不定时，有偏食习惯，吃零食多，尤其是糖果及其他甜食均扰乱了小儿消化、吸收的固有规律，影响食欲。③环境影响：环境的变迁、陌生的环境可使小儿产生恐惧的心理，影响情绪，造成食欲不振，或者父母在小儿面前有意或无意评论自己喜厌的食物品种，可使小儿养成偏食习惯。

（2）药物影响：很多药物可引起食欲减退，如磺胺类、红霉素、水杨酸制剂、抗代谢药、免疫抑制剂、氨茶碱等，此外，长期服食含糖量多的药物（如糖钙片），或为了断奶，长期给婴儿服食苦味药物（如黄连等）也可引起食欲不振。

（3）疾病影响：全身性疾病、消化道疾病、寄生虫病可引起食欲不振。①全身性疾病，如结核病或其他慢性感染、内分泌疾病等。②消化系统疾病，如急慢性肝炎、慢性胃肠炎、胃十二指肠溃疡等。③寄生虫病，如蛔虫、钩虫、血吸虫、肝吸虫、肺吸虫等。④其他疾病，如铁营养缺乏症、佝偻病、其他代谢和营养缺乏症、缺铁性贫血，特别是钩虫所致的缺铁性贫血常有喜吃泥土、石灰、烂布片、生米等异食现象。

（4）微量元素及维生素缺乏：近些年来研究发现，小儿厌食与锌、硒、铜、维生素 A 等微量元素及维生素缺乏相关，其中以锌缺乏引起的厌食症最为多见。

（5）其他：如劳累、恐惧、心情不愉快、紧张等精神因素和气候过热等也可使食欲减退。小儿的食欲有时可周期性轻度增减，多系生理现象。

**2. 病理** 食欲是高级神经活动现象之一，当食欲旺盛时，胃酸分泌增加，胃肌张力增加，这为充分消化食物准备了条件，胃液的分泌与胃肌的张力通过迷走神经和自主神经刺激大脑皮质与下视丘而调节。各种不良影响因素或疾病影响，可使消化道分泌减少，酶活性下降和胃肠平滑肌舒缩功能紊乱，以致消化功能降低；也可影响中枢神经系统对消化功能的调节而引起厌食。

## 二、临床表现

### （一）症状

（1）食欲低下，甚至不思饮食，对所有食物均不感兴趣，甚至厌恶。

（2）伴随表现：严重者伴有消瘦、乏力、精神行为异常等。

（3）原发病表现：视引起厌食症的病因不同，可伴有相应表现。如消化道疾病常出现腹痛、腹泻、黑便、呕吐；结核病常有低热、盗汗；锌缺乏症可伴有嗜睡、体格生长迟缓、味觉减退等。

### （二）体征

厌食症患儿形体可略瘦，病程较久的，可影响生长发育，身高、体重均低于同龄儿童，严重者可伴有营养不良，形体明显消瘦。

## 三、辅助检查

**1. 肠道吸收功能测定** *D*-木糖吸收排泄试验可低于正常。

**2. 消化酶分泌功能测定** 血、尿淀粉酶含量减低。

**3. 微量元素检测** 血及头发锌、铜、铁等微量元素含量常偏低。

## 四、诊断与鉴别诊断

### （一）诊断标准

目前厌食症的诊断主要参照 Chatoor 主编的《婴儿及幼年儿童喂养障碍的诊断与治疗》：

（1）拒绝摄入足够的食物至少持续 1 个月。

（2）拒食通常发生在开始使用勺子喂食或自己进食时，通常在 6 个月至 3 岁，绝大多数 6 岁以前发生。

（3）几乎从不表示饥饿，对食物和进食不感兴趣，但对玩耍、探索和（或）与养护人互动有强烈的兴趣。

（4）有明显的生长发育迟缓，常常表现为体质量无明显增加或明显减少。

（5）拒食不是发生在创伤性事件之后。

（6）拒食不是由于潜在的躯体疾病所致。

（二）鉴别诊断

厌食实际包含了各种因素引起的厌食症状，很多疾病和情况均可使食欲减退，其中以习惯不良、锌缺乏、佝偻病、寄生虫、结核、肝炎等较常见。

**1. 习惯不良** 厌食除家庭环境和病史中有明确饮食习惯不良外，必须排除有关疾病因素方能诊断，并注意纠正不良习惯，循序渐进，正确诱导和鼓励。

**2. 锌缺乏症** 详细了解喂养史，具有低锌饮食、偏食或厌食，或长期吸收不良如慢性腹泻等。味觉灵敏度或食欲下降，生长发育落后及反复感染症状。血清（浆）锌测定低于 15%有诊断价值。

**3. 神经性厌食** 多见于青少年女性的进食行为障碍。由于对肥胖病态的恐惧和对体型、体重的过度关注，故意限制饮食，并采取过度运动、引吐、导泻等方法减轻体重，使体重明显低于正常标准。当一个过度活动伴随显著体重下降、衰弱和闭经的女性宣称自己肥胖、拒食时不难诊断。

## 五、治疗

（一）辨证论治

厌食的治疗，以调理脾胃为基本原则，关键在运脾而不在补脾。脾主运化，小儿脾常不足。较易患脾胃病证，若专用补益，易于阻滞气机；峻削消导又损脾之正气，故应以调和脾胃、运转中焦气机为主，使脾运复健则胃纳可开。同时根据不同证型的临床表现分别佐以不同治法。还必须配合饮食调理，食疗与药疗相结合，才能收到良好的疗效。

**1. 脾胃不和证**

*证候* 厌食或拒食，面色少华，精神尚可，大便偏干，强迫进食可见脘腹饱满，形体略瘦，苔、脉无特殊改变。

*治法* 运脾和胃。

*方药* 不换金正气散（《太平惠民和剂局方》）或曲麦枳术丸（《奇效良方》）加减。

湿阻脘痞者，加荷叶、扁豆花以化湿消痞；嗳气泛恶呕吐者，加藿香、竹茹和胃降逆；偶食后脘腹胀满者，加木香、槟榔理气宽中；大便偏干者，加谷芽、瓜蒌仁导滞降浊；大便偏稀者，加炒山药、薏苡仁运脾去湿。中成药可用小儿香橘丸。

**2. 痰湿中阻证**

*证候* 纳呆厌食，形体虚胖，面色黄，经常呕吐痰涎，心下痞满，大便溏，舌质淡苔白腻，脉濡滑，指纹淡红。

*治法* 燥湿化痰，健脾开胃。

*方药* 二陈汤（《太平惠民和剂局方》）加减。

若腹胀甚者，加藿香、木香以理气消胀；恶心者加姜炒竹茹、藿香以和胃降逆；大便稀烂者，加苍术、薏苡仁以祛湿止泻。中成药可用藿香正气口服液。

**3. 虫积伤脾证**

*证候* 面色苍黄，肌肉消瘦，精神不安，不思饮食或嗜食异物，睡时磨牙，肚腹胀大，时时腹痛，大便不调，可见虫体，巩膜蓝斑，面有白斑，唇口起白点，脉多弦细。

治法　驱虫消积，健运脾胃。

方药　使君子散（《证治准绳·幼科》）加减。

中成药可用鹧鸪菜散。

**4. 胃阴不足证**

证候　纳呆不欲食，口干多饮，皮肤干燥，缺乏润泽，大便多干结，舌质偏红而干，苔多光剥或舌红少津，脉细数。

治法　养胃育阴。

方药　养胃增液汤（《中医儿科学》）加减。

口渴多饮者，加芦根、胡黄连以清热生津；大便秘结者，加火麻仁、瓜蒌仁以润肠通便；夜寐不宁，手足心热者，加莲子心、酸枣仁以清热宁心安神；神疲面黄者，加山药、太子参以益气养阴。中成药可用健儿散。

**5. 脾胃虚弱证**

证候　纳呆厌食或拒食，稍进饮食则大便稀溏或夹有不消化残渣或奶瓣，神疲倦怠，面色萎黄或㿠白，形体偏瘦，舌质淡胖嫩，苔白或薄腻，脉细弱无力，指纹淡红。

治法　健脾开胃。

方药　香砂六君子汤（《古今名医方论》）加减。

若大便溏薄者，加炮姜、苍术以温运脾阳；汗多易感者，加黄芪、防风、煅牡蛎以益气固表；情志抑郁者，加柴胡、佛手益疏肝解郁。中成药可用小儿健脾丸。

### （二）西医治疗

有明显食欲减退者，必须查明病因，本病治疗以去除病因为主。多数病例一旦原发病痊愈，食欲会逐渐恢复，而无需其他治疗。对于精神行为异常所致的厌食，如神经性厌食，应重视心理治疗，必要时与精神科医生一道进行治疗。助消化药虽有一定增进食欲作用，但疗效有限，过多使用反会加重消化道负担，不可滥用。

**1. 病因治疗**　对于厌食症患儿首先明确厌食病因，治疗原发病极为重要。如积极控制慢性感染、补充所缺乏的营养素等。

**2. 补锌疗法**　经现代科学研究分析认识到，小儿体内缺乏微量元素锌可降低小儿食欲，产生厌食症。确定锌缺乏症后可按照缺乏的程度给予补锌治疗。补充标准为：婴幼儿、学龄前及青春前儿童，可每日口服锌剂（按元素锌计）0.5～1.0mg/kg，以 4 周为 1 个疗程，必要时可增加 1 个疗程。诊断性治疗也可用同样剂量，服用 2 周。

**3. 一般治疗**　注意改善饮食习惯，建立规律的生活制度，避免对患儿的不良刺激，使其心情舒畅，有助于厌食症的恢复。

**4. 药物治疗**

（1）助消化药：可给予多酶片，每次 1～2 片，每日 3 次，或促胃液素，每次 5～10ml，每日 3 次。

（2）对症治疗：严重厌食，出现明显消耗症状或酸中毒，可给予静脉补液；有继发感染者给予相应治疗。

### （三）其他疗法

**1. 敷脐疗法**　炒神曲、炒麦芽、焦山楂各 10g，炒莱菔子 6g，炒鸡内金 5g，共研末，加淀粉 1～3g，用开水调成糊状，临睡前敷患儿脐上，绷带固定，次晨取下，每日 1 次，5 次为 1 个疗程，不愈者，隔 1 周，再进行第 2 个疗程。

**2. 中药香袋佩戴疗法**　将藿香、苍术、砂仁、冰片、茯苓、薄荷、陈皮等量共研细末，装入布袋，白天佩戴在胸前，夜里放在枕边。10 日换药 1 次。

**3. 拔罐** 取中脘穴、足三里穴、关元穴、脾俞穴用闪火法拔 5 分钟，隔日 1 次，适用于小儿厌食各型。

**4. 推拿疗法**

（1）清补脾土、清大肠、揉板门、掐四横纹、摩腹、揉中脘、按揉足三里、捏脊、揉擦肩井，每日 1 次，5 次为 1 个疗程，适用于厌食属饮食积滞型。

（2）补脾土、揉四横纹、揉板门、清肝经、补肾经、揉二人上马、运内劳宫、推三关、摩腹、揉脐、按揉足三里、捏脊、揉擦肩井，每日 1 次，5 次为 1 个疗程，适用于厌食属脾胃虚弱型。

（3）先补脾土、肾水，揉一窝风、外劳宫、推四横纹、逆运内八卦、清天河水、推腕阴阳、捏挤神阙，捏脊。每日 1 次，5 次为 1 个疗程，适用于厌食属痰湿困脾型。

## 六、中西医临床诊疗思路

厌食症是小儿的常见病、多发病，本病若长期得不到改善，可导致营养不良，影响小儿的生长发育，是目前临床比较重视，同时也比较棘手的儿科疾病之一。

对于小儿厌食的治疗，现代医学需注重原发病排查，祛除病因，目前除了补锌以外，尚缺乏有效的治疗药物，常用补锌剂配合枸橼酸铁胺等含铁制剂及维生素 A、维生素 $B_1$、维生素 $B_2$ 等药物治疗，但仍有许多患儿病情得不到改善，长期不愈，表现为顽固性厌食。

中医药对于厌食的治疗，较西医有明显的优势，中医可根据患者不同临床表现进行有效治疗。治疗原则以和为贵，以运为健，关键在运脾而不在补脾。宜用轻清之剂解脾气之困，拨轻灵脏气以恢复运转之机，以使脾胃调和，脾运复健，则胃纳自开。对于较轻的厌食症，可以单用中医药治疗，配合调节饮食便可收到良效；但对于顽固性厌食或严重者，则需要中西医结合治疗，采用综合疗法，内服中药调理脾胃，配合小儿推拿等外治法，去除病因，治疗原发病，补充微量元素、维生素，调整饮食结构和习惯，才能有希望达到目的。

近十多年来，国内对小儿厌食的研究得到了重视。从临床病因调查、中西医病机研究到临床治疗各方面的研究报道都很多。不少学者制订了很多有效的方药，取得了一定的成绩。尤其是不少学者能采用严格的科研设计方法进行临床与实验研究，取得可靠的数据和结论。

不良心理因素对小儿厌食的发生、发展具有直接影响，提出了各种心理疗法，具有较好的临床疗效。有学者认为小儿厌食久病多瘀，提出了“血瘀”与厌食症的关系，对常规治疗无效而迁延不愈者应从瘀论治，在健脾养胃、消食导滞法中佐以活血化瘀之品，值得临床重视。

## 七、预防与调护

掌握对儿童正确的喂养方法，饮食起居按时、有度，夏季不过食冷饮，按不同年龄给予营养丰富、易于消化的食物，婴儿期按时添加辅食。

对早产儿、新生儿加强护理，注意保暖，预防感染，及早哺喂，力争母乳喂养，患肺炎、腹泻等病造成食欲不振者，病情好转后饮食逐渐增加，胃纳不佳者及时予以调脾开胃治疗。

注意小儿情志的变化，防止忧思惊恐损伤脾胃，改变生活环境要逐步适应，若系青春期少年片面理解减肥而不适当节食者，应宣传有关知识。

让患儿保持良好的情绪，既不要千依百顺，也不要打骂，不要对其学习及生活等提出不切实际的过高要求，更不要强迫进食，使之形成思想负担。

要纠正患儿贪吃零食、偏食挑食、饮食不按时无定量的不良习惯，少进肥甘厚味、生冷干硬等不易消化食物，食物不要过于精细，应鼓励多吃蔬菜及粗粮，增加食物的品种，菜肴讲究色香味，以促进食欲。

不能让小儿滥服补品、补药。

### 古籍精选

《小儿药证直诀·虚羸》曰："脾胃不和，不能乳食，致肌瘦，亦因大病，或吐泻后，脾胃尚弱，不能传化谷气也。"

《类证治裁·脾胃论治》曰："治胃阴虚不饥不纳，用清补，如麦门冬、沙参、玉竹、杏仁、白芍、石斛、茯神、粳米、麻仁、扁豆子"。

《赤水玄珠全集·卷十三·伤饮伤食门》曰："不能食者，由脾胃馁弱或病后而脾胃之气未复……以故不思食。"

《证治汇补·附恶食》曰："恶食……有胸中痰滞者，宜导痰以助脾；有伤食恶食者，宜消化以助脾；有久病胃虚者，宜参术以健脾。"

《张氏医通·恶食》曰："恶食有虚实之分，实则心下闷痛。恶心口苦，二陈加黄连、枳实；虚则倦怠，色萎黄，心下软，异功散加砂仁、木香；有痰、恶心，六君子加香砂。"

### 病案思考

患儿，男，6岁。主诉为食欲不振、厌恶进食8个月。

患儿于8个月前曾因大量进食肉类后出现呕吐、腹痛，于当地医院诊治后呕吐及腹痛缓解，但患儿开始出现纳差，食欲不振，食量减为原食量的一半，进食后胃脘胀满不适，常伴有嗳气、大便不畅，3个月前于当地医院就诊，行胃肠钡餐检查未见异常，给予口服双歧杆菌活菌制剂、维生素$B_6$等治疗，患儿病情无缓解，仍食欲不振。即来我门诊就诊，来诊时见：食欲不振，厌食，强迫进食后胃脘胀满、嗳气，形体略瘦，面色苍白，舌质稍淡，苔白腻，脉濡缓。

根据上述资料，请提出你的中西医诊治思路。

（黄　斌　肖晓岚　杨华萃）

## 第五节　功能性腹痛

功能性腹痛（functional abdominal pain，FAP），是以腹痛为主要表现的功能性胃肠病（functional gastrointestinal disorder，FGID）。FAP多位于脐周，常伴有厌食、呕吐、头痛、头晕、苍白、疲劳、腹泻或便秘等症状，腹痛反复发作或持续存在，影响儿童的生活质量。流行病学研究报道本病在4～18岁儿童的发病率为0.5%～7.5%，女童多见。FAP是导致儿童和青少年慢性腹痛的最常见原因，以往认为FAP是心理疾病，缺乏器质性疾病的依据，目前认为FAP是独立的临床疾病。

本病属中医学"小儿腹痛"的范畴。腹痛是指胃脘以下，耻骨毛际以上部位发生疼痛而言。

### 一、病因病理

#### （一）中医病因病机

腹痛的病因复杂，包括感受外邪，或内伤饮食及气滞血瘀，虫积、积聚等均可导致腹痛。但本节所指之腹痛，病因主要是饮食失调、情志内伤、脾胃虚弱等。主要病机是脾胃运化失健，病位在脾胃，但与肝有着密切关系。

1. **饮食失调**　喂养不当，挑食厌食，或饱食无度，嗜食水果生冷或甜食、糖果等高热量、难消化食物，引起脾胃受纳运化障碍，而致食滞胃肠，气机不通则腹痛。

**2. 情志内伤** 教育不当，娇惯溺爱，稍不随愿即哭闹发脾气，甚至抛掷食品；或学习紧张，各种兴趣班，精神压力过大；或家庭不和，责骂体罚，心灵受创，郁郁不欢。以上因素均可能导致情志失调。

**3. 脾胃虚弱** 小儿脾常不足，素体脾虚，或病后体虚，或针药不当，损伤脾胃，脾虚失运，气机不利，则生腹痛诸症。

总之，FAP 的病位在脾与胃肠，与肝关系密切。基本病机为脾胃功能失调，肠胃失于通降，气机不通。病机的关键是中焦气机阻滞。脾胃同居中焦，脾主升清，胃主降浊，脾升胃降是气机升降的枢纽，因食积、湿阻、气滞等因素，或脾胃虚弱，导致脾不主升，胃不主降，则脾胃气机升降失常而气机阻滞。肝气的疏泄，对脾胃升降运动有着重要影响，若肝气郁结，则可乘脾犯胃，从而导致中焦气机阻滞。

本病病性为本虚标实。属实者为食滞、痰湿、气滞、血瘀。食滞于肠胃可产生痰湿、气滞，气滞日久可致血瘀，湿阻、气滞日久可化热。属虚者为脾胃虚弱，气机不运，升降失司。虚实之间可相互转化，实邪内阻日久可损伤脾胃，脾胃虚弱可产生痰湿、气滞，导致气机升降不利。故在本病的演变过程中常出现脾虚为本，湿阻、气滞、血瘀为标。临证应仔细辨别，准确辨证。

### （二）西医病因病理

目前对儿童 FAP 的认识仍较肤浅，以下仅就本病可能的病因与发病机制进行粗略表述。

**1. 病因** 一般认为 FAP 的病因可能与饮食不当、乱吃零食、过食冷饮、便秘、消化功能紊乱有关。精神性病因国外亦有报告，认为与小儿心理因素障碍有关，如紧张、压抑等。近年来的研究认为再发性腹痛与慢性胃炎及幽门螺杆菌感染有关。此外，一项基于罗马Ⅲ标准的横断面调查发现年龄、父母受教育程度、龋齿、体型消瘦或超重为儿童发病的危险因素之一。

**2. 发病机制** 腹腔器官本身痛觉并不敏感。腹痛的发生大体上可有三种形式：①绞痛，多由管状器官的肌肉痉挛或梗阻（同时伴痉挛）引起，如肠管、胆管及输尿管痉挛或梗阻，多表现为阵发性绞痛。②钝痛，由器官被膜受牵扯引起，如肝、肾、阑尾及腹膜等炎症肿胀所引起的被膜牵扯，多表现为持续性钝痛。疼痛部位多与器官病变所在的部位一致。③牵涉性痛，内脏疼痛通过内脏感觉神经传入相应的脊髓段，使进入相同节段的体神经支配部位感觉疼痛，如肝、胆病的疼痛有时可反射到右肩。此外腹部以外的器官疼痛有时也可反射到腹部，如大叶性肺炎、带状疱疹侵犯腹部脊神经时都可以出现较重的腹痛。

近年来，认为 FAP 的发病机制主要与以下因素有关：

（1）脑肠轴与 FAP 密切相关：FAP 与其他 FGID 一样，在发病机制上存在着生物-社会-心理模式，其症状与许多因素相关，如动力改变、内脏神经敏感性增加、黏膜免疫和炎性反应功能改变及中枢神经系统（CNS）和肠神经系统（ENS）调节功能改变。其中，内脏高敏感性是 FGID 共同的发病机制，也是 FAP 的标志。FAP 的特点之一即为对外界刺激的运动和感觉反应增加，导致肠道对应激或神经化学递质如肾上腺皮质激素释放素（CRF）的反应增强。

（2）遗传与环境因素：遗传因素在儿童 FAP 发病中起重要作用。某些遗传因素使得一些个体易患 FAP，在另外一些患者，环境因素及患儿的态度可能通过多种途径影响 FAP 的发生、发展；5-HT 再摄取转运体的多态性可影响 5-HT 神经递质的水平；G 蛋白的多态性可同时影响 CNS 和肠道相关的行为。FAP 与其他 FGID 一样存在家族聚集现象，此种现象并非仅由遗传因素所致，与环境因素也密切相关。

（3）胃肠道炎性反应和肠道菌群改变亦可能与 FAP 发病相关。

总之，本病发病机制尚不清楚，目前认为可能与胃肠运动功能障碍、内脏高敏感性、胃酸分泌异常、幽门螺杆菌感染及精神心理因素等相关。其中，胃肠运动功能障碍及内脏高敏感有较高的证据等级。

## 二、临床表现

### （一）症状

腹痛的部位与性质主要靠患儿表述。儿童 FAP 的部位多在脐区或腹上区近腹中线，典型的疼痛位于脐周，无放射痛。腹痛的性质为隐痛或钝痛，少数呈痉挛性疼痛，腹痛间歇期饮食、玩耍如常，很少夜间痛醒；疼痛的程度随家长描述的不同而不同。FAP 为发作性或持续性腹痛，每周至少 1 次，最少持续 2 个月，疼痛可频繁发作（>3 次/周），持续时间每次很少超过 1 小时，间歇期时间长短不同，多数患儿不经处理可自行缓解。

同时必须注意伴随症状、心理素质、家庭和社会环境。FAP 患儿还可伴有躯体，如头痛、肢体痛或睡眠困难等不适，或伴有抑郁症状。FAP 对发育营养状况无影响，因此患儿身高、体质量基本正常，但 FAP 患儿有时呈神经质型，可表现为心动过速，血压轻度升高，手心多汗，四肢发凉，瞳孔散大，面色苍白，提示患儿自主神经功能不稳定。

### （二）体征

腹部触诊时触痛部位不固定或无明确压痛点。年龄较小者往往不能合作，这时就要依靠突然发生的反常的哭闹、面色苍白、出汗、精神差和特殊体位来判断。对不合作的患儿最好采用对比法，想办法安抚后进行腹部检查，并反复比较各部位的反应。如仍哭闹不合作，可以给一次水合氯醛口服或灌肠，待患儿睡眠后再检查。

### （三）实验室检查

（1）大便常规、大便培养、虫卵和寄生虫检查，尿液分析和尿培养。

（2）必要时查白细胞及分类、红细胞沉降率或 C 反应蛋白（CRP）检测以排除炎症感染。

（3）肝、肾功能等生化检查。

（4）腹部平片以观察肠淤张与游离气体。必要时做钡餐或钡灌肠以观察有无溃疡、胃炎、十二指肠炎、肠粘连、肠梗阻或憩室。

（5）胃镜检查：对于慢性反复发作的腹痛进行胃镜检查有助于全面发现胃部病变如胃炎、十二指肠炎、溃疡病等。

（6）胃电图检查：无创性检查，患儿易于接受，但所得结果特异性不强，仅能作参考。

（7）幽门螺杆菌检查：与慢性反复发作性腹痛有密切关系，如发现幽门螺杆菌应给予治疗。

（8）胃动力学检查：如食管与十二指肠测压、实时超声、胃排空试验，有助于发现消化道动力障碍。

## 三、诊断

罗马Ⅲ将原有 FAP 分列为两个部分：儿童 FAP 和儿童功能性腹痛综合征（FAPS）。

### （一）儿童 FAP（H2d）诊断标准

必须包括以下各条：①发作性或持续性腹痛；②未达到其他 FGID 的标准；③无可以解释患儿症状的炎症、解剖、代谢异常或肿瘤方面的证据。并且至少 1 次/周，至少持续 2 个月才能诊断。

### （二）儿童 FAPs（H2d1）诊断标准

儿童 FAPs（H2d1）诊断标准：必须至少 25%的时间具有儿童 FAP 的临床表现，且满足以下 1 条或 1 条以上：日常功能受到一定程度的影响；其他躯体症状如头痛、腹胀或睡眠困难。至少

1 次/周，至少持续 2 个月才能诊断。

## 四、鉴别诊断

FAP 首先必须与器质性疾病所致腹痛相鉴别。其次需与功能性消化不良、肠易激惹综合征（IBS）等功能性疾病鉴别。首先就部位而言，FAP 腹痛范围弥散而不明确。而功能性消化不良腹痛主要位于腹上区，IBS 腹痛多位于腹下区，少数可发生于其他部位；其次为症状发生频率，FAP 患儿腹痛呈持续性或基本持续性，而功能性消化不良、IBS 腹痛发生则呈间断性；再次是发病的诱因，功能性消化不良患儿多为进食诱发，IBS 患儿则表现为排便前腹痛、便后缓解的特点。

已来月经的女性青少年亦应注意排除痛经，痛经的女性青少年腹痛的发生与月经关系密切，FAP 患儿症状的发生与以上生理事件无关。

FAP 患儿疼痛部位弥散，可伴有躯体化症状，器质性疾病患儿疼痛部位较明显。由于排除诊断较繁琐，且消耗大量医疗资源，目前国外对符合上述 FAP 诊断标准的患儿，临床无法确定能解释其症状的其他疾病，且无警示症状（表 11-2），即采用经济的排除诊断法，主要包括血常规、ESR、血生化、CRP 及大便潜血。有研究表明，采用该诊断方法诊断 FAP 患儿，以后发生器质性疾病的概率仅为 0%～4.5%，因此对诊断 FAP 的患儿应较长期地随访观察。

**表 11-2　警示症状**

| | |
|---|---|
| 症状 | 持续右上腹或右下腹不适；吞咽困难；未控制的体质量减轻（10%以上）；生长迟缓；反复呕吐；慢性腹泻，尤其是夜间；消化道出血（可见血便或粪便隐血阳性）；不明原因发热 |
| 体格检查 | 腹部包块、肝大、脾大、腹肌紧张 |
| 家族史 | 如炎症性肠病、Celiac 病、消化性溃疡或其他腹部病变；关节炎 |
| 其他 | 排尿异常；青春期延迟；女性生殖系统异常（痛经、停经）；夜间痛醒 |

## 五、治疗

### （一）辨证论治

辨证要点，首先是辨虚实，腹痛，食后痛甚者为实，食后痛缓者为虚；按之痛甚者为实，按之痛缓则为虚；腹痛与饱胀，按之硬，持续时间长，无缓解者为实；时作时止，按之软，劳累后加重，休息时缓解者为虚。其次是辨寒热，腹灼痛，痛势急迫，口干口苦，舌红苔黄者为热；受凉或食生冷后腹痛，得热则舒，口淡不渴，苔白者为寒。再次，按部位分，脐上属太阴，中脐属少阴，脐下属厥阴，两胁属少阳、厥阴之交界地面，宜分治之。最后要辨气血，腹痛攻窜不定为气滞，痛处固定如针刺为血瘀。

本病病机的关键是中焦气机阻滞，故治疗应当以理气止痛为基本原则。实证以泻法为主，分别施以消食、化湿、理气、清热、活血；又因小儿脾常不足，故兼有虚者，必须补泻同施，既要健脾开胃，同时不忘疏肝理气消导。治疗中应重视脾胃的升降，把胃气和降放在首位，通法贯穿治疗的始终。应用理气通导时注意不要过用香燥，以免耗气伤津。对于虚证，尤当慎重。

**1. 饮食积滞证**

*证候*　饮食不节后发病或加重的腹痛，脘腹胀痛，按之甚，嗳腐吞酸，厌食，或恶心呕吐，大便不爽，得泻痛减。舌苔白腻，脉滑。

*治法*　消食导滞，行气止痛。

*方药*　保和丸（《丹溪心法》）加减。

呕吐恶心者加藿香、佩兰和胃化浊；腹胀便秘者加槟榔、厚朴行气通腑；大便黏滞不爽，舌苔黄腻者加黄连、黄芩清热厚肠。病久、肚腹膨大者加鸡内金。

**2. 寒凝腹痛证**

*证候* 腹痛痛势急迫，遇热则缓，遇寒则重，面唇色白，口不渴，小便清长，舌淡，苔白腻，脉弦紧或沉细。

*治法* 温中散寒，理气止痛。

*方药* 理中汤（《伤寒论》）加味。

痛甚为阳虚中寒，酌加熟附子、肉桂温振中阳，或合用四逆汤；呕吐者加吴茱萸；脐下少腹痛者用当归四逆汤；痛且胀气者加沉香或木香、丁香等。

**3. 湿热中阻证**

*证候* 腹部灼热疼痛，嗳气反酸，食后呕吐，胸脘痞闷，大便秘结或黏滞不爽，神倦，苔黄赋，脉濡或滑数。

*治法* 清热燥湿，行气止痛。

*方药* 连朴饮（《霍乱论》）加减。

嗳气酸腐者，加莱菔子、神曲消食导滞；胸脘满甚者加瓜蒌仁、枳实理气宽中。岭南地多湿热，舌苔黄腻者加芒果核清热祛湿。

**4. 肝胃不和证**

*证候* 走窜攻撑作痛，脘腹胀满，食后尤甚，情志不遂时加重，心烦易怒，嗳气或反酸，大便不畅，苔薄白，脉弦或艰涩。

*治法* 疏肝解郁，理气止痛。

*方药* 柴胡疏肝散（《医学统旨》）加减。

偏热者，口干口苦气郁化火，合用左金丸或加川楝子、炒栀子泻火解郁；偏寒者加香附、紫苏、陈皮或合用百合台乌汤温中行气；腹胀便秘者，加大黄、枳实行气通腑，或槟榔、沉香行气止痛；痛处不移，舌质紫暗者，加五灵脂、当归、桃仁活血化瘀。

**5. 脾虚气滞证**

*证候* 腹胀隐痛，时缓时急，喜暖喜按，身倦乏力，面色萎黄，纳少便溏，舌淡苔薄白，脉沉弱。

*治法* 健脾化湿，理气止痛。

*方药* 七味白术散（《小儿药证直诀》）加减。

舌苔白腻，口气酸臭，食积湿气明显，可加苍术、半夏、神曲消食助运；舌质紫暗、面色晦暗为气虚血瘀，加丹参、莪术、乳香、没药活血化瘀；寒热互结、胃脘痞满，恶心腹鸣、便溏者可改用半夏泻心汤。

### （二）西医治疗

FGID 儿童和青少年的腹痛治疗目标是恢复正常功能，而不是完全消除疼痛。治疗方法应根据儿童和家庭的行为、触发因素及症状而有所不同。通常涉及以下干预措施的组合。

**1. 治疗关系和患者教育** 临床医生-患者/家属之间的治疗关系是 FAP 治疗中的重要组成部分。FAP 在生物心理社会医疗模式的背景下才能得到最好的治疗。必须使患者和家属相信他们的陈述和担忧得到了认真对待，医师承认疼痛真实存在并影响生活，可打消患者及家属的疑虑，建立良好的治疗关系。此外，患者和家属教育及重返学校计划是治疗的重要组成部分。

**2. 行为矫正** 通过强化“非疼痛行为”（健康的或适应性行为）及避免“疼痛或疼痛行为”（不舒服、病态或适应不良）的强化，来促进恢复正常功能。

**3. 提高应对能力** 提高应对能力即改善对疼痛的耐受和应对疼痛的策略。建议通过心理干预，如放松、分散注意力、意象引导或认知行为疗法（CBT）来提高 FAP 儿童和青少年的应对能力并降低压力和焦虑。

**4. 避免触发因素** 如果可识别出触发因素，则应避免。饮食触发因素当中，通常不建议常规进行饮食限制。然而，根据具体情况，可能需要在一定时间内尝试避免特定饮食触发因素（如乳糖、柑橘类、辛辣或高脂肪食物、咖啡因或碳酸饮料、山梨醇、产气食物）。

**5. 对症治疗** 可与心理干预联用的对症处理（针对腹痛）包括试用益生菌、补充水溶性纤维（如洋车前草/卵叶车前草果壳）或薄荷油。通常不建议对 FAP 儿童和青少年使用抗抑郁药，除非存在引起腹痛和恶心的焦虑或抑郁，这时建议转诊到精神心理科医师。阿米替林和 5-羟色胺再摄取抑制剂在儿童 FAP 治疗中的疗效未被证实。

### （三）其他疗法

**1. 针灸推拿治疗**

（1）体针：主要在督脉取穴，根据脏腑辨证取肝、脾、胃、大肠俞穴，以此激发点，调节任督二脉经气，通过经络调节脏腑。可以督脉针刺，也可以用指针疗法。每周 3 次，12 次为 1 个疗程。

（2）耳穴压豆：取肝、胃、脾、神门、小肠、阑尾等，每次选 2～3 穴，用王不留行籽或莱菔子贴压。3～5 日 1 次，两耳轮换使用，10 次为 1 个疗程。

（3）推拿疗法：以运土和胃推拿手法（取穴：板门穴、劳宫穴、一窝风穴、中脘穴、足三里穴等），平肝经，清胃经、脾经、小肠经，退六腑。实证、热证介质用滑石粉，气虚者介质用葱或姜汁。每日 1 次，10 次为 1 个疗程。

**2. 贴敷疗法** 多用敷脐法或隔药灸脐法。选用温中行气药物，如吴茱萸、丁香、木香、肉桂、苍术等药敷脐，7 次为 1 个疗程。

## 六、中西医临床诊疗思路

儿童 FAP 的定义和诊断中均强调排除器质性腹痛，并指出在发病机制上存在着生物-社会-心理模式。因此，对于症状性腹痛，首先是积极治疗原发病，腹痛给予对症治疗。器质性病变引起的再发性腹痛按外科或内科专门章节提出的方法给予手术或药物治疗。目前对于 FAP 患儿的治疗主要是非药物疗法和心理治疗，在此基础上联合中医内治和外治法能使患者获益。中医脏腑辨证不离于木与土、肝与脾，辨虚实应当重视虚实夹杂的辨证；辨气血主要是辨气滞与气虚，气滞血瘀与气虚血瘀；通法应贯穿治疗始终，缓急止痛之法可于各型中斟酌使用。根据病情做好辨证饮食指导和情志疏导，重视“调神”；恰当合理地发挥中医针灸、推拿、药物贴敷等特色疗法的功效。

## 七、预防与调护

通过定期随访来维持治疗关系、持续提供教育和安抚、监督干预的疗效和是否发生警示症状。若存在影响患者及家人功能的持续性 FAP，那么将患儿转诊精神卫生医疗人员可能会有所获益。发生警示症状的儿童需要评估有无器质性病变。大多数儿童的 FAP 会随时间的推移而消退。

### 古籍精选

《诸病源候论·小儿杂病诸侯·腹痛侯》曰：“小儿腹痛，多由冷热不调，冷热之气与脏腑相击，故痛也，其热而痛者，则面赤，或壮热，四肢烦，手足心热是也。冷而痛者，面色或青或白，甚者乃至面黑，唇口爪皆青是也。”

《幼科发挥·积痛》曰：“小儿腹痛，属食积者多。”

《素问·举痛论》曰：“热气留于小肠，肠中痛，瘅热焦渴则坚干不得出，故痛而闭不通矣。”

（黄　腾　李彦昕　黄　斌　杨华萃）

# 第六节　消化性溃疡

消化性溃疡（peptic ulcer）主要是指因多种因素引起的胃肠道黏膜下层的局限性损害，因溃疡的形成和发展，均与胃酸和胃蛋白酶的消化作用密切有关，故名消化性溃疡。与酸性胃液接触的任何部位都可发生溃疡，本病按发生部位，可分为胃溃疡（gastric ulcer，GU）、十二指肠溃疡（duodenal ulcer，DU）、食管溃疡（esophageal ulcer，EU）、吻合口溃疡。按病因分为原发性溃疡和继发性溃疡，按病程分为急性溃疡和慢性溃疡。

本病的临床表现在不同年龄段儿童，有各自特点，一般以腹痛、呕吐、黑便、便血等为主要表现。各年龄儿童均可发病，以学龄儿童多见，婴幼儿多为急性、继发性溃疡，常有明确的原发疾病，胃溃疡和十二指肠溃疡发病率相近。年长儿童多为慢性、原发性溃疡，男孩多于女孩，约为2∶1，可有明显的家族史。发病以秋冬和冬春之交时多见，南方多于北方，城市高于农村。近年来儿童消化性溃疡发病率有显著增加的趋势，这可能与消化内镜检查在临床广泛应用，本病检出率明显提高，以及现代生活环境的各种饮食、精神刺激因素有关。

本病属于中医学“胃脘痛”范畴。

## 一、病因病理

### （一）中医病因病机

**1. 病因**　本病外因为感受寒邪、饮食失节，内因为情志失调及脾胃虚弱。

**2. 病机**　胃受纳腐熟之功能失常，胃失和降，气机不利，不通则痛，而发为疼痛。病位在胃肠，与肝、脾密切相关。

（1）寒邪客胃：小儿腠理疏松、脏腑娇嫩，加之寒温不知自调，易感受风寒之邪、或过食生冷，寒邪客胃，寒主收引，中阳不振，寒凝则气滞，致经络不通，胃气不和而痛。

（2）饮食失节：因过食肥甘、食不定时、过饱过饥、食滞不化停留中焦，阻滞不通、气机升降不利而致胃脘痛；或因积滞不化、酿成湿热、湿热壅滞于胃、胃失和降而疼痛；或食入酸馊腐败不洁之品，致脾胃受伤，中土壅遏，升降失常，气滞不通，发为疼痛。

（3）情志失调：小儿所欲不遂，或受委屈、责备、恫吓等，或因学习紧张、压力过大，情怀不畅，致肝郁气滞，肝气郁结，常易横逆犯胃，胃气失和，气血壅滞不行，不通则痛，或易发脾气、许久难止、暴怒伤肝，肝火上炎，亦可横逆犯胃、气机阻塞、导致胃脘痛。

（4）脾胃虚弱：小儿脏腑娇嫩，形气未充、脾常不足，加之后天喂养不慎，或劳倦过度，或因久病脾胃受损，或用药不当，均可令脾胃受损，脾胃同居中焦，互为表里，脾虚胃弱易被邪气所犯，饮食所伤，使胃气不和，气机滞塞。若脾阳不足，寒从内生，则成虚寒胃痛。若胃阴受伤，或阴虚火旺，或脾虚血少，木郁不达者，致胃腑失养而成阴虚郁火之胃痛。

### （二）西医病因病理

**1. 病因**　原发性消化性溃疡的病因与诸多因素有关，确切的发病机制至今尚未完全阐明，目前认为，溃疡的形成是由于对胃和十二指肠黏膜有损害作用的侵袭因子（胃酸、胃蛋白酶、胆盐、药物、微生物及其他有害物质），与黏膜自身的防御因素（黏膜屏障、黏液-碳酸盐屏障、黏膜血流量、黏膜上皮细胞更新、前列腺素、表皮生长因子等）之间失去平衡的结果。一般认为，与酸增加有关的因素对十二指肠溃疡的意义较大，而组织防御减弱对胃溃疡有更重要的意义。

2. 发病机制

（1）胃酸和胃蛋白酶的侵袭力：胃酸和胃蛋白酶是胃液的主要成分，也是对胃和十二指肠黏膜有侵袭作用的主要原因，两者分别由胃黏膜的壁细胞和主细胞分泌。十二指肠溃疡患者基础胃酸、壁细胞数量及壁细胞对刺激物质的敏感性均高于正常人，且胃酸分泌的正常反馈抑制机制发生缺陷，故酸度增高是形成溃疡的重要原因。新生儿出生后1～2日胃酸分泌高，与成人相同，4～5日时下降，以后又逐渐增高，故出生后2～3日可发生原发性消化性溃疡。又因胃酸分泌随年龄而增加，故年长儿童消化性溃疡发病率比婴幼儿为高。胃蛋白酶不仅能水解食物蛋白质的肽链，也能裂解胃液中的糖蛋白、脂蛋白及结缔组织，破坏黏膜屏障。消化性溃疡患者胃液中胃蛋白酶及血清胃蛋白酶均高于正常人。

（2）胃和十二指肠黏膜的防御功能：决定胃黏膜抵抗损伤能力的因素包括黏膜血流、上皮细胞的再生、黏液分泌和黏膜屏障的完整性。正常情况下，胃和十二指肠黏膜，尤其是上皮细胞被分泌的黏液所覆盖，黏液与完整的上皮细胞膜及细胞间连接形成一道防线，称黏液-黏膜屏障，能防止食物的机械摩擦，阻抑和中和胃腔内 $H^+$ 反渗至黏膜，并使黏膜表面 pH 维持在 7 左右；前列腺素能保进上皮细胞分泌黏液和 $HCO_3^-$，加强黏膜血循环和蛋白的合成，抑制组胺，刺激胃液分泌。在各种攻击因子的作用下，黏膜血流循环及上皮细胞的分泌及更生受到影响，屏障功能受损，发生黏膜缺血、坏死，形成溃疡。

（3）幽门螺杆菌感染：目前认为幽门螺杆菌的致病机制是幽门杆菌的定植、毒素引起胃黏膜损害、宿主的免疫应答介导的胃黏膜损伤及幽门杆菌感染后促胃液素和生长抑素调节失调所致的胃酸分泌异常等。幽门螺杆菌的致病因子按其致病机制及其特点，可分为四大类：①与幽门螺杆菌定植有关的致病因子；②以损伤胃黏膜有关的致病因子；③与炎症和免疫损伤有关的致病因子；④其他致病因子。儿童十二指肠溃疡幽门螺杆菌检出率为52.6%～62.9%，幽门螺杆菌被根除后复发率即下降，说明幽门螺杆菌在溃疡病发病机制中起重要作用。

（4）遗传因素：消化性溃疡属于常染色体显性遗传病，其发生具有遗传因素的证据。部分患儿可有溃疡病家族史。胃溃疡和十二指肠溃疡同胞患病比一般人分别高1.8和2.6倍，单卵双胎发生溃疡的一致性较高。

（5）其他：饮食习惯不当，如暴饮暴食，进食过冷、油炸、膨化、添加剂食品；精神影响，又如学习过度紧张，过度思虑，精神创伤，中枢神经系统病变，外伤，手术后，长期或过量服用对胃黏膜有刺激性药物，如类固醇激素、非甾体类抗炎药等，均可降低胃黏膜的防御能力，引起胃黏膜损伤。

继发性溃疡是由于全身性疾病引起的胃、十二指肠黏膜局部损害，病因有各种危重疾病所致的应激状态和可分泌大量促胃液的胰岛非B细胞瘤等。

3. 病理　胃溃疡多发生于胃小弯侧，少数发生于胃体、幽门管内，溃疡呈圆形或椭圆形。直径大多在2cm以内。十二指肠溃疡则多发于球部、小部分位于球后以下部位，称为球后溃疡，多为单发，也可多发，较胃溃疡小而浅，直径多在1cm以内。电镜下，溃疡基底可分为四层：表面第一层为含白细胞、红细胞的纤维素渗出物，第二层为纤维素样的坏死组织，第三层为含血管的炎性肉芽组织，第四层为致密的纤维组织瘢痕（只见于慢性溃疡）。溃疡深者可累及胃壁肌层，溃破血管时引起出血。穿破浆膜时则引起溃疡穿孔。活动性溃疡周围黏膜常有炎症水肿、增厚，溃疡浅者及黏膜肌层，深者达肌层甚至浆膜层，溃破血管时引起出血、穿破浆膜层时引起穿孔。十二指肠球部因黏膜充血、水肿，或因多次复发后纤维组织增生和收缩而导致球部变形，有时出现假憩室，胃和十二指肠同时有溃疡时称复合溃疡。

## 二、临床表现

（一）症状

由于消化性溃疡在各年龄阶段的好发部位、类型和演变过程不同，临床症状和体征也有所不同，年龄越小，症状越不典型，不同年龄患儿的临床表现有各自的特点。

**1. 新生儿期** 多为继发性溃疡，常见原发病有早产、窒息、缺氧、败血症、低血糖、呼吸窘迫综合征和中枢神经系统疾病等，表现为急性起病、呕血、黑便。生后 2～3 日也可以发现原发性溃疡，突然出现消化道出血、穿孔或两者兼有。

**2. 婴儿期** 继发性溃疡多见，发病急，一般首发症状可为消化道出血和穿孔。原发性以胃溃疡多，表现为食欲差、呕吐、进食后啼哭、腹胀、生长发育迟缓，也可表现为呕吐、黑便。

**3. 幼儿期** 常见进食后呕吐、间歇发作脐周及上腹部疼痛、烧灼感少见，夜间及清晨痛醒，可发现血、黑便，甚至穿孔。

**4. 学龄前期及学龄期** 以原发性十二指肠溃疡多见，主要表现反复发作脐周及腹上区疼痛、烧灼感，饥饿时或夜间多发，可持续数分钟至几小时。严重者可出现呕血、便血、贫血，部分有穿孔，穿孔时疼痛剧烈并放射至背部或左右上腹部，也有仅表现为贫血、粪便潜血试验阳性。

（二）并发症

并发症主要为出血、穿孔及幽门梗阻，常伴发缺铁性贫血，消化道出血常常是小儿消化性溃疡的首发症状，半数以上病例可出现呕血或（和）黑便。出血量多少不等，多者可出现失血性休克。如溃疡穿孔至腹腔或邻近器官，可出现腹膜炎、胰腺炎等。若炎症或水肿较广泛，可出现急、慢性梗阻。

## 三、辅助检查

（一）上消化道 X 线钡餐造影

上消化道 X 线钡餐造影应用较广泛，但不够敏感和特异，适用于胃镜有禁忌者，如出血、穿孔急性期。

**1. 直接征象** 发现胃及十二指肠溃疡龛影，可确诊。

**2. 间接征象** 溃疡对侧切迹，十二指肠壶腹部痉挛、畸形对本病有诊断参考价值。因患儿溃疡浅表，钡餐通过快，检出率较成人为低，且假阳性率高，气钡双重对比造影效果较佳。

（二）上消化道内镜检查

纤维内镜检查是诊断消化性溃疡的首选方法。内镜观察不仅能准确诊断溃疡，观察病灶大小、周围炎症的轻重、溃疡表面有无血管暴露，同时又可采集黏膜活检进行病理组织学和细菌学检查，还可以在内镜下控制活动性出血，进行止血治疗。内镜下溃疡可呈圆形或椭圆形病灶，可单发或多发，单发者直径一般<0.5cm，溃疡底部平整，表面覆以白色或灰白色苔，有出血者可伴有形状不规则的紫红色血痂，边缘充血，水肿或有皱折集中，溃疡可分为活动期（A）、愈合期（H）和瘢痕期（S），其中每个病期又可分为 1～2 个阶段，即 $A_1$、$A_2$、$H_1$、$H_2$、$S_1$、$S_2$ 期，但婴幼儿应用较少，食管狭窄及怀疑有穿孔者不宜。

（三）粪便隐血试验

粪便隐血试验素食 3 日后检查，阳性者提示溃疡有活动性。

（四）幽门螺杆菌检测

幽门螺杆菌检测可分为侵入性和非侵入性两大类，侵入性需通过胃镜检查取出胃黏膜组织进行检测，包括快速尿素酶试验、组织学检查、幽门螺杆菌培养。非侵入性的主要有 $^{13}C$ 尿素呼气试验、粪便 Hp 抗原检测、血清学测抗 Hp-IgG 抗体。

**1. 胃黏膜组织切片染色与培养** 幽门螺杆菌培养需在微氧环境下用特殊培养基进行，3～5 日可出结果。

**2. 尿素酶试验** 尿素酶试剂中含有尿素和酚红，幽门螺杆菌产生的酶可分解尿素产生氨，后者使试剂 pH 上升，从而使酚红由棕黄色变成红色。此法快速、简单、特异性和敏感性较高。

**3. 血清学检查** 检测血清中的 Hp-IgG 抗体；PCR 法检测幽门螺杆菌的 DNA。

**4. 核素标记的尿素呼吸试验** 让患儿口服用放射性核素 $^{13}C$ 或 $^{14}C$ 标记的尿素，如果患儿胃内含有幽门螺杆菌，则产生的尿素酶可将尿素分解产生 $CO_2$，由肺呼出，因此，通过测定呼出气体中含 $^{13}C$ 或 $^{14}C$ 的 $CO_2$ 即可判断胃内是否含幽门螺杆菌，该检查特异性和敏感性较高，无放射性、快捷、无创伤，更适合小儿应用。

## 四、鉴别诊断

儿童消化性溃疡的症状和体征不如成人典型，加上儿童不能准确表达自身感觉甚至疼痛位置，故对出现剑突下有烧灼感或饥饿感；反复发作、进食后缓解的上腹痛，夜间或清晨症状明显；与饮食有关的呕吐，反复胃肠不适，且有溃疡病，尤其是胃溃疡家族史，原因不明的呕血、便血，粪便潜血试验阳性的贫血患儿等，均应警惕消化性溃疡的可能，及时进行内镜检查，尽早明确诊断。以下症状应与其他疾病鉴别。

（一）腹痛

与消化性溃疡相近的腹痛有反流性食管炎，急、慢性胃炎，大肠和小肠的急慢性炎症及功能性动力紊乱，如急性坏死性小肠炎、肠痉挛、胆道蛔虫、胆道痉挛、腹内脏器感染、结石、急性传染性肝炎、急性泌尿系统感染、腹型过敏性紫癜等。

（二）呕血

新生儿和小婴儿呕血现象需与新生儿自然出血症、维生素 C 缺乏症、食管裂孔疝等鉴别。年长儿童呕血需与肝硬化引致的胃及食管静脉曲张破裂、慢性充血性脾肿大、脾静脉血栓形成、恶性疾病、血友病、紫癜等鉴别，或因鼻咽部出血被吞咽后再从胃部呕出。

（三）便血

胃及十二指肠溃疡出血多为柏油样便，红色便仅见大量出血者，主要应与肠套叠、回肠远端憩室出血、肠息肉、过敏性紫癜及其他血液病所致出血相鉴别。

## 五、治疗

（一）辨证论治

**1. 寒邪客胃证**

证候　胃脘疼痛骤起，恶寒喜暖，得热痛减，遇寒痛增，喜热饮，口不渴，舌淡红，苔薄白，脉弦紧。

治法　温中散寒，理气止痛。

方药　养脏散（《医宗金鉴》）加减。

若寒痛甚，加熟附子以温脏散寒；兼呕吐者，加干姜、法半夏以散寒止呕；若腹泻，加炮姜、豆蔻以驱寒止泻。中成药可用藿香正气丸。

**2. 食滞胃脘证**

证候　有伤食史，症见胃脘胀痛，多于伤食后发作，泛腐酸臭，恶心、呕吐不消化食物残渣，腹痛拒按，痛则冷汗，痛苦面容，纳呆，大便少或难解，坐卧不安，舌苔厚腻。

治法　消食导滞，理气止痛。

方药　枳实导滞丸（《内外伤辨惑论》）或保和丸（《丹溪心法》）加减。

若湿热者，加黄连、白头翁助清肠利湿；素胃偏寒，又因伤食生冷者，加藿香、厚朴、高良姜助温中散寒；大便稀溏臭秽者，去莱菔子，加火炭母、苍术祛湿止泻。中成药可用保和丸。

**3. 肝气犯胃证**

证候　常有暴怒、易激惹，发脾气，胃脘胀痛，痛引胸胁，餐后尤甚，嗳气恶心，喜太息，情绪波动大，每于情志变化而疼痛发作或加重，而嗳气后脘痛能觉缓解，舌苔薄白或黄，脉弦。

治法　疏肝理气，和胃止痛。

方药　越鞠丸（《丹溪心法》）或柴胡疏肝散（《医学统旨》）加减。

嗳气泛酸者，加陈皮、柿蒂助理气，降逆制酸；呕吐频者，加柿蒂、藿香助降逆止呕；胁痛明显者，加川楝子、延胡索，助疏肝止痛；胃中嘈杂者，加吴茱萸、黄芩利湿和胃。

**4. 肝胃郁热证**

证候　胃痛急迫，中脘灼热，嗳气泛酸、恶心，痛时拒按，或痞满胀痛，嘈杂吐酸，心烦口苦咽干，大便秘结，小便黄赤，神疲纳呆或消谷善饥，舌红、苔黄、脉弦数。

治法　泻肝和胃，清热解郁。

方药　左金丸（《丹溪心法》）合金铃子散（《太平圣惠方》）。

若发热者，加柴胡、黄芩助清热利湿；呕吐者，加竹茹、柿蒂助降逆止呕；呕血者，加白及、田七末助收敛止血；便秘者，加大黄、枳实助清肠通便；便血者，加槐花、地榆助凉血止血。

**5. 气滞血瘀证**

证候　胃脘疼痛较剧，甚如针刺，痛有定处，拒按，进食后更甚，或有呕血，或反复黑便，舌紫暗或有瘀点，脉弦涩或细涩。

治法　活血祛瘀，理气止痛。

方药　血府逐瘀汤（《医林改错》）加减。

若便血呕血者，加白及、地榆炭、山栀炭等助收敛止血；若气滞甚者，加青皮、春砂仁、香附助理气行气。中成药可用川芎嗪针。

**6. 脾胃虚寒证**

证候　胃痛绵绵，隐痛不止，喜温喜按，得热则舒，遇冷痛甚，神疲乏力，手足不温，口淡恶心，食欲不振，甚呕清水，面色苍白，大便时溏，舌白苔腻，脉沉缓。

治法　温中散寒，益气养胃。

方药　黄芪建中汤（《金匮要略》）加减。

若口淡清涎者，加法半夏、陈皮以温胃化饮；泛酸水多者，加乌贼骨助制酸；手足不温者，可加附子、干姜以温通胃脘；大便溏薄者，可加煨木香、白术以益气固脾。中成药可选用香砂养胃丸、理中丸。

**7. 胃阴亏虚证**

证候　胃脘隐痛，口干咽燥，烦热不宁，胃中嘈杂似饥，但纳食不香，纳少即饱、大便短黄，舌红少津，脉细数而重按无力。

治法　益气养阴，润肠止痛。

*方药* 益胃汤（《温病条辨》）加减。

若食后脘胀者，加陈皮、神曲以理气消食。若伤阴重症者，加麦冬助养阴润燥；伴气虚者，加白术、大枣助益气健脾。

（二）西医治疗

本病治疗目的是缓解和消除症状，促进溃疡愈合，防止复发，预防并发症。

**1. 一般治疗** 适当休息，培养良好的生活、饮食习惯，进食定时定量，避免过度劳累及精神紧张，消除或避免有害因素，如避免食用刺激性食物或药物，提倡少量多餐，以减少胃的扩张和强烈蠕动。饮食宜低脂、适量蛋白质和糖类食物。

**2. 药物治疗** 原则是抑制胃酸分泌和中和胃酸，强化黏膜防御能力，抗幽门螺杆菌治疗。

（1）抑制胃酸治疗：是消除侵袭因素的主要途径。①$H_2$受体拮抗剂，可直接抑制组胺、阻滞乙酰胆碱分泌，达到抑酸和加速溃疡愈合的目的。可用西咪替丁，10～15mg/（kg·d），分 2 次，每 12 小时 1 次，或睡前 1 次服；雷尼替丁，3～5mg/kg（kg·d），每 12 小时 1 次或每晚 1 次口服，或每日分 2～3 次静脉滴注，疗程均为 4～8 周。②质子泵抑制剂（PPI），作用于胃黏膜壁细胞，降低壁细胞中的 $H^+$-$k^+$-ATP 酶活性，阻止 $H^+$从细胞浆内转移到胃腔而抑制胃酸分泌，增强抗生素的活性和改变幽门螺杆菌在胃内生存环境。常用奥美拉唑，剂量为 0.6～0.8mg/（kg·d），清晨顿服，疗程 2～4 周。③中和胃酸的抗酸剂，能中和胃酸、降低胃蛋白酶活性，缓解胃痛症状，常用碳酸钙、氢氧化铝、氢氧化镁等。④胃铋素受体阻滞剂，常用丙古胺，多用于溃疡后期，作为其他制酸药停药后维持治疗，防胃酸反流。

（2）胃黏膜保护剂：①硫糖铝，常用剂量 10～15mg/（kg·d），分 4 次口服，疗程 4～8 周，能在酸性胃液中与蛋白形成大分子复合物，凝聚成糊状物覆盖于溃疡表面起保护作用，防止酸侵入并可吸附胃蛋白酸和胆汗酸，抑制其活动，还可增强内源性前列腺素合作，促进溃疡愈合，肾功能不全者禁用。②枸橼酸铋钾剂量为 6～8mg/（kg·d），分 3 次口服，疗程 4～6 周，可导致神经系统不可逆损害和急性肾衰竭，长期大剂量应用时应慎重，并做好血铋监测。③麦滋林颗粒，蒙脱石粉，具保护胃黏膜、促进溃疡愈合的作用。

（3）抗幽门螺杆菌治疗：幽门螺杆菌与儿童消化性溃疡的发病率密切相关，根除幽门螺杆菌可显著降低本病的复发率和并发症的发生率。有幽门螺杆菌感染者，无论初发或复发，应予抗感染药物治疗。常用药物有枸橼酸铋钾 4～6mg/（kg·d）；阿莫西林 50mg/（kg·d）；克拉霉素 15～20mg/（kg·d）；甲硝唑 20mg/（kg·d）；呋喃唑酮 5mg/（kg·d），分 3 次口服。目前主张合并应用抗感染药物，枸橼酸铋钾 6 周+阿莫西林 4 周，或+甲硝唑 2～4 周，或+呋喃唑酮 2 周。亦有主张合用短程低剂量二联或三联疗法者，即奥美拉唑+阿莫西林或克拉霉素 2 周，或奥美拉唑+克拉霉素+甲硝唑 2 周。近年研究发现联合用药，1～2 周短程治疗就能达到 90%的根治效果，且不良反应少，治疗顺应性好，儿童推荐用药剂量：胶体次枸橼酸铋 6～8mg/（kg·d），羟氨苄西林 30～50mg/（kg·d），替硝唑 10mg/（kg·d），呋喃唑酮 3～5mg/（kg·d），克拉霉素 15～20mg/（kg·d），以上抗生素全日量，分早晚 2 次服。雷尼替丁儿童剂量：＞8 岁 3～5mg/kg，日服 2 次。奥美拉唑 0.6～0.8mg/（kg·d），日服 2 次。

（4）呋喃唑酮：剂量为 3～5mg/（kg·d），分 3 次口服，疗程 2 周，能抑制体内单胺氧化酶活性，提高多巴胺活性，从而抑制胃酸分泌、胃运动和扩张血管、维持胃黏膜完整性，并能抑制幽门螺杆菌生长。

治疗方案：①初期治疗：$H_2$受体拮抗剂及胃黏膜保护剂作为首选药物，疗程 4～8 周，奥美拉唑用于年长儿及难治性溃疡；幽门螺杆菌阳性患儿同时进行正规的幽门螺杆菌治疗。②维持治疗：对多次复发、症状严重伴有并发症、合并危险因素，持续服用非甾体类抗炎药者，可予 $H_2$ 受体拮抗剂或奥美拉唑维持治疗。对一些耐药菌株，用三联疗法未能根治者，可改用四联疗法，即铋剂+PPI+

两种抗生素。

正规每日维持治疗：小剂量 $H_2$ 受体拮抗剂或奥美拉唑维持，疗程 1～2 年或更长。间歇全剂量治疗：患儿出现严重症状复发，或胃镜证实溃疡复发时，给予 1 个疗程全剂量治疗。按症状需要自我监护治疗，即当症状复发时，给予短程治疗，症状消失后停药。

**3. 合并大出血急症处理** 暂禁食 1～2 日，好转后予牛奶、豆浆等流质食物；西咪替丁 10～15mg/(kg·d)，分 2 次静脉滴注；酚磺乙胺 0.125～0.25mg/次，每日 2 次，静脉滴注；输新鲜血或代血浆，补充血容量；局部可用去甲肾上腺素 1mg 加生理盐水 20ml 稀释后注入胃内，2～4 小时可重复 1 次；亦可口服凝血酶。严重时应禁食，若有呕吐、进食差时应注意加强支持治疗，补充水、电解质和能量。出血时应积极予以监护治疗，监测血压、心率及末梢循环，以防失血性休克。如失血严重时应及时输血，必要时可行消化道局部止血（如喷药、胃镜下硬化、电凝治疗）及全身止血。

**4. 手术治疗** 如有以下情况，应根据个体情况考虑手术治疗：溃疡并急性穿孔，难以控制的出血，失血量大，药物治疗无效，48 小时出血量超过血容量的 30%，瘢痕性幽门梗阻，经胃肠减压等保守治疗 72 小时仍无改善，慢性难治性疼痛。

### （三）其他疗法

**1. 针灸推拿疗法**

（1）体针：治以和胃止痛。以足阳明、手厥阴相应募穴为主。主穴：足三里、内关、中脘。配穴如下：寒邪犯胃：中脘、内关、足三里、胃俞、神阙；饮食伤胃：胃经腧穴，中脘、天枢、脾俞、胃俞、大肠俞；肝气犯胃：肝俞、期门、太冲、中脘、天枢、脾俞、胃俞、足三里；脾胃虚寒：气海、关元、脾俞、胃俞；胃阴亏虚：三阴交、足三里、太溪、内庭。

（2）推拿手法：寒痛者，予补脾经，揉外劳宫、推三关、摩腹、捏一窝风、拿肚角。伤食者，予补脾经、清大肠、揉板门、运内八卦、揉中脘、揉中枢、分腹阴阳，拿肚角。虚寒痛者，予补脾经、补肾经、推三关、揉外劳、揉中脘、揉脐、揉足三里等。

（3）埋线疗法：取中脘、上脘、脾俞、足三里、三阴交等，每次取 2～3 穴，轮番使用，用 0 号羊肠线埋穴位皮下组织内，15～30 日埋一次，可连续埋多次。

**2. 药物外敷治疗** 脾胃虚寒证，可热敷腹上区，每日 1 次，每次 20～30 分钟。气滞血瘀及脾胃虚寒证，可用麝香 3g，王不留行 10g，共研成细末，每次 1～2g，撒在追风膏上，贴于脐上，每日 1 次，每次 1～3 小时，2 周为 1 个疗程，

## 六、中西医临床诊疗思路

消化性溃疡，虽是一个慢性病变过程，但对婴幼儿患者，却可能起病急，变化迅速，加之婴幼儿表述不清，影响了早期诊断，故需倍加重视，及时治疗，避免并发症出现。而电子胃镜检查为消化性溃疡患儿提供了准确可靠、方便及时的诊断方法，故应根据病情，及时开展相关检查，有助于更快地确诊、针对性治疗用药，及早稳定病情，降低并发症的发生。中医临证思路清晰，需辨准寒热、辨清虚实，灵活运用。

幽门螺杆菌感染是主要原因，西药规范治疗，有助于清除幽门螺杆菌感染，以及降低复发率，但本病发生及治疗的关键是改善“脾胃不足”的状况，一方面需注重喂养、饮食等因素影响；另一方面，中药调补脾胃是本病治疗的重要内容，通过中医辨证思维，积极使用消食导滞之法，攻补兼施，并以“通法”为本，可通过辨虚实、辨寒热，配以行气、通络、补虚、温阳等法，争取达到扶正驱邪、促进恢复、防止复发的治疗目的。确诊幽门螺杆菌阳性患儿，急性期治疗需中西医结合，症状消除快，幽门螺杆菌转阴率高，治疗期间需密切观察病情变化，若有加重，应及时调整治疗方案，至于出血、穿孔、梗阻患儿，应及时采取西医抢救措施，开展止血、抗休克及手术治疗。缓解期以调补为主，防止幽门螺杆菌复发。

## 七、预防与调护

（一）饮食调理

饮食调理对预防本病非常重要。婴幼儿的食物需“细、软、嫩、烂”，富有营养，可适当吃对消化功能有帮助的食品，但不宜多吃各类酸、辣、油炸、膨化及碳酸饮料等刺激性食品。慢性溃疡患儿以糙米为好，避免食用胃酸分泌过多的食品，避免食用精细的食品。有出血症状的消化性溃疡患儿，需根据具体情况，不断变换饮食，由禁食、流质、半流质逐渐过渡到普食。

（二）避免感染幽门螺杆菌

外出聚餐时，应备儿童专用碗筷。在家中，成人与儿童应分餐进食，或养成使用公筷的习惯，若有幽门螺杆菌，更应采取分餐制。

（三）培养良好的进食习惯

做到定时定量进餐：三餐均应为营养平衡的膳食。不应让儿童边玩边吃，吃饭时不看手机或电视，教育孩子吃饭要细嚼慢咽，不应狼吞虎咽，咀嚼时唾液大量分泌有助于中和胃酸。

（四）注意劳逸结合

避免婴幼儿过多哭闹、情绪激动，学龄儿童应注意调节学习压力，避免情绪紧张对消化系统造成的不良影响。

### 古籍精选

《素问·痹论》曰：“饮食自倍，肠胃乃伤。”

《灵枢·邪气藏府病形》曰：“胃病者，腹胀，胃脘当心而痛，上支两胁，膈咽不通，食饮不下，取之三里也。”

《诸病源候论》曰：“小儿肠胃嫩弱，因解脱逢风冷，乳哺不消，而变吐利。”

《小儿药证直诀》曰：“脾胃虚衰，四肢不举，诸邪遂生。”

### 病案思考

患儿，李某，女，7岁，因“胃脘部疼痛1年半，加重1周”就诊。脐周时痛，约1小时缓解，进食无明显痛感，平时喜食冷饮冻品，纳食欠佳，每遇学习紧张、测验时诉“疼痛明显”，大便隔日一行，常干结难解，甚则肛裂出血。面色淡白，易觉疲倦，1周前外感后，伴有咽痛，家长自予清热中成药后，疼痛发作增加，影响学习，进食减少。

查体：体温37.0℃，呼吸22次/分，心率80次/分，体重22kg；咽部充血（+），双侧扁桃体Ⅱ度肿大，双肺呼吸音清，心率齐，心音有力。上腹稍胀，胃脘部及脐上腹部轻压痛，无反跳痛，肠鸣音正常。神经系统检查阴性。舌淡稍胖见齿印，苔薄白，脉细弦。

1年前外院胃镜检查：轻度胃窦炎，腹部彩色B超：肠系膜淋巴肿大（检查报告已遗失）。

根据上述资料，请提出你的中西医诊断思路。

（肖晓岚　李彦昕　黄　斌　杨京华）

# 第十二章　泌尿系统疾病

## 第一节　小儿泌尿系统中西医概述

### 一、解剖特点

泌尿系统包括肾、输尿管、膀胱和尿道。

**1. 肾脏**　小儿年龄越小，肾脏相对越重，新生儿两肾重量约为体重的 1/125，而成人两肾重量约为体重的 1/220。婴儿肾脏位置较低，其下极可低至髂嵴以下第 4 腰椎水平。2 岁以后始达髂嵴以上，由于右肾上方有肝脏，故右肾位置稍低于左肾。由于婴儿肾脏相对较大，位置又低，加之腹壁肌肉薄而松弛，故 2 岁以内健康小儿腹部触诊时容易扪及肾脏。由于胚胎发育残留痕迹，婴儿肾脏表面呈分叶状，至 2～4 岁时，分叶完全消失。

**2. 输尿管**　婴幼儿输尿管长而弯曲，管壁肌肉和弹力纤维发育不良，容易受压及扭曲而导致梗阻，发生尿潴留而诱发感染。

**3. 膀胱**　婴儿膀胱位置比年长儿高，尿液充盈时，膀胱顶部常在耻骨联合之上，顶入腹腔而容易触到，随年龄增长逐渐下降至盆腔内。

**4. 尿道**　新生女婴尿道长仅 1cm（性成熟期长 3～5cm），且外口暴露而又接近肛门，易受细菌污染。男婴尿道虽较长，但常包茎，尿垢积聚时也易引起上行性细菌感染。

### 二、生理特点

肾的解剖生理单位称为肾单位，由肾小球和肾小管组成。每个肾有 85 万～100 万个肾单位。在正常情况下，肾单位交替地进行活动，因此肾具有很大的储备代偿能力。肾脏的生理功能主要有三个方面：排泄体内代谢终末产物如尿素、有机酸等；调节机体水、电解质、酸碱平衡，维持内环境相对稳定；内分泌功能，产生激素和生物活性物质如促红细胞生成素、肾素、前列腺素、1，25-二羟骨化醇［1，25-（OH）$_2D_3$］等。肾脏完成其生理活动，主要通过肾小球滤过和肾小管重吸收、分泌及排泄。小儿肾脏虽具备大部分成人肾的功能，但其发育是由未成熟逐渐趋向成熟。在胎龄 36 周时肾单位数量已达到成人水平，出生后上述功能已基本具备，但调节能力较弱，储备能力差，一般 1～1.5 岁时达到成人水平。

**1. 肾小球率过滤（GFR）**　新生儿出生时 GFR 平均为 20ml/（min・1.73m$^2$），早产儿更低，生后 1 周为成人的 1/4，3～6 个月为成人的 1/2，6～12 个月为成人的 3/4，故不能有效地排出过多的水分和溶质。

**2. 肾小管重吸收和排泄功能**　新生儿及婴幼儿肾小管的重吸收功能较低，对水及钠的负荷调节较差，易发生钠潴留和水肿；对营养物质的重吸收亦不充分（新生儿葡萄糖、氨基酸和磷的肾阈值均较成人低），可有一过性生理性葡萄糖尿及氨基酸尿等。生后 10 日内的新生儿排钾能力较差，血钾偏高。

**3. 浓缩和稀释功能**　新生儿和婴幼儿由于髓袢短，尿素生成量少（婴儿蛋白合成、代谢旺盛），以及抗利尿激素（AVP）分泌不足，使浓缩尿液功能不足，在应激状态下保留水分的能力低于年长儿和成人。婴儿每由尿中排出 1mmol 溶质需水分 1.4～2.4ml，而成人仅需 0.7ml，脱水时婴幼儿尿渗透压最高不超过 700mmol/L，而成人可达 1400mmol/L，故入量不足时易发生脱水甚至诱发急性肾功能不全。新生儿和婴幼儿稀释尿的能力接近成人，可将尿稀释至 40mmol/L，但因 GFR 较低，大量水负荷或者输液过快易出现水肿。

**4. 酸碱平衡** 新生儿及婴儿易发生酸中毒，主要原因有肾保留 $HCO_3^-$ 的能力差，碳酸氢盐的肾阈低，仅为 19～22mmol/L；泌 $NH_3$ 和泌 $H^+$ 的能力低；尿中排磷酸盐量少，故排出可滴定酸的能力受限。

**5. 肾脏内分泌功能** 新生儿的肾已具有内分泌功能，其血浆肾素、血管紧张素和醛固酮均高于成人，生后数周内逐渐降低；新生儿肾血流量低，因而前列腺素合成速率较低；由于胎儿血氧分压较低，故胚肾合成促红细胞生成素较多，生后随着血氧分压的增高，促红细胞生成素合成减少；婴儿血清 1，25-（OH）$_2D_3$ 水平高于儿童。

**6. 小儿排尿特点** 一般年龄越小排尿次数越多，1 岁时每日排尿 15～16 次，至学龄前和学龄期每日排尿 6～7 次。正常排尿机制在婴儿期由脊髓反射完成，以后建立脑干-大脑皮质控制，至 3 岁已能控制排尿。

肾的各组成部分之间有密切联系，受损伤时常相互影响，一部分病变可引起其他部分的损害。因此肾疾病晚期往往各个部分都被破坏。肾小球不能再生，损伤后只能由存留的肾单位肥大来代偿损失的功能，所以肾小球发生严重的弥漫性病变时可造成严重后果。肾小管的再生能力很强，发生损伤时，如及时再生可恢复功能。肾的代偿储备能力很大，因此肾功能障碍往往在病变比较严重时才表现出来，有些已到疾病晚期，所以注意早期可能出现的症状非常重要。

## 三、泌尿系统疾病相关检查

### （一）尿液检查

（1）尿量：小儿尿量个体差异较大，生后最初 2 日内每日尿量为 30～60ml，婴儿每日尿量为 400～500ml，幼儿每日尿量为 500～600ml，学龄前为 600～800ml，学龄儿为 800～1400ml，若新生儿尿量每小时＜1.0ml/kg 为少尿，每小时＜0.5ml/kg 为无尿。儿童排尿每日＜400ml/$m^2$ 时，即为少尿；每日＜50ml/$m^2$ 时，即为无尿。

（2）外观：正常小儿新鲜尿可呈淡黄色、透明。初生后几日内含尿酸盐较多，放置后有褐色沉淀。寒冷季节尿排出后变为白色浑浊，为盐类结晶。

（3）酸碱度：生后头几日因尿内含尿酸盐多而呈强酸性，以后接近中性或弱酸性，pH 多为 5～7。尿 pH 受饮食种类影响很大，药物和多种疾病也会影响尿 pH。

（4）尿渗透压和尿比重：新生儿的尿渗透压平均为 240mmol/L，尿比重为 1.006～1.008，随着年龄增长逐渐增高；婴儿尿渗透压为 50～600mmol/L，1 岁以后接近成人水平，儿童通常为 500～800mmol/L，尿比重为 1.003～1.030，通常为 1.011～1.025。

（5）尿蛋白：正常小儿尿中仅含微量蛋白，通常≤100mg/（$m^2$・24h），定型为隐形，一次尿蛋白（mg/dl）/肌酐（mg/dl）≤0.2。若尿蛋白含量＞100mg/L，或＞150mg/24h，或＞4mg/（$m^2$・h），蛋白定性实验阳性为异常。尿蛋白主要来自血浆蛋白，2/3 为白蛋白，1/3 为 Tamm-HORSfall 蛋白和球蛋白。

（6）尿沉渣显微检查：①红细胞，正常儿童尿中红细胞离心沉渣后定量计数为＜5/μL，镜检法为高倍视野下 0～3 个。如≥3 个为镜下血尿，＞50 个多为肉眼血尿。②白细胞，正常儿童尿中白细胞镜检法为 0～5 个/HPF，如＞5 个/HPF 为增多。③上皮细胞，正常小儿中偶见鳞状上皮和移行上皮，尿路感染时可见较多移行上皮并伴有多量白细胞。正常尿中不应见到肾小管上皮细胞，否则提示有肾实质损害。④管型，正常尿液离心后沉渣检查可偶见透明管型。透明管型增多见于急性肾小球肾炎早期及恢复期、急性肾盂肾炎等；红细胞管型提示存在肾实质病变，如急性肾小球肾炎、过敏性紫癜性肾炎等；白细胞管型多见于肾脏有细菌性炎症或免疫性炎症反应；肾小管上皮细胞管型提示有肾小管坏死，如急性肾小球肾炎极期、急性肾功能不全或慢性肾炎晚期。

### （二）肾功能检查

（1）肾小球功能检查：包括肾血流量、血尿素氮（BUN）、血肌酐（SCr）、肾小球率过滤（GFR）、肾小球滤过分数（FF）、胱抑素C、血和尿$\beta_2$-微球蛋白（$\beta_2$-MG）测定及放射性核素肾图等。

（2）肾小管功能检查：①肾小管葡萄糖最大吸收量（TmG）测定可检查近端肾小管最大重吸收能力；②肾小管对氨基马尿酸最大排泄量（TmpAH）测定，可检查近端肾小管排泌功能；③尿浓缩和稀释试验；④肾小管酸中毒的酸碱负荷试验；⑤尿酶检查，尿溶菌酶测定，该酶升高表示肾小管吸收功能障碍；N-乙酰-β-氨基葡萄糖苷酶（NAG）和γ-谷氨酸转肽酶（γ-GT）测定，两酶释出越多，表示肾小管损伤越重。

### （三）影像学检查

（1）超声检查：不仅能显示肾脏的位置、大小、形态和内部结构，还能观察肾脏及周围的各种病变，临床广泛应用于诊断先天性肾脏异常、肾下垂及游走肾、肾内囊肿性病变、肾肿瘤、肾结石、肾外伤、感染性肾脏疾病、弥漫性肾脏疾病、肾静脉血栓、胡桃夹现象等。

（2）X线检查：腹部平片常用于显示泌尿系轮廓、位置、肿块或结石等。排尿性膀胱尿道造影（MCU）是评估下泌尿道的确定性方法，可确定有无膀胱输尿管反流及其严重程度。静脉尿路造影（IVU）能清晰显示全尿路解剖细节，准确显示尿路梗阻的程度及原因。其他如逆行肾盂造影（RPG）、CT扫描、磁共振尿路造影（MRU）和磁共振血管造影（MRA）可结合临床进行选用。

（3）放射核素检查：可评估肾脏的血液供应，显示肾实质功能和形态，对上尿路梗阻性疾病、肾内占位性疾病的诊断及鉴别诊断有较大的临床价值，并可提供功能方面的定量数据。常用的方法有肾动态显影、肾静态显影和膀胱显影等。

### （四）肾组织穿刺活检

肾活检包括光镜、免疫荧光和电镜检查，目的在于明确病理分型；明确病变严重程度；估计疾病的预后；指导临床治疗。

**1. 肾活检适应证** 主要用于诊断不明原因的弥漫性肾脏疾病。

（1）原发性肾脏病：①孤立血尿：红细胞管型或变形细胞提示肾小球性血尿；②孤立蛋白尿，持续性蛋白尿；③肾病综合征，婴儿或年长儿起病、肾炎型或激素治疗无效；④急性肾炎，非链球菌感染后肾炎或尿异常持续存在；⑤急进性肾小球肾炎，原则上应进行肾活检；⑥急性肾衰竭，除外肾前及肾后梗阻性病因，考虑肾实质因素无法确定者；⑦慢性肾衰竭，不明病因者，特别是要肾移植时。

（2）继发性或遗传性肾脏病，用于明确诊断；已明确者评价肾损伤程度，指导治疗和预后。

（3）随访：治疗效果评价；药物毒副作用观察。

（4）肾移植：排异、肾功能下降原因不明、疾病复发、感染、药物毒性。

**2. 肾活检禁忌证** ①出血倾向，是唯一绝对禁忌证，可引起不能控制的出血、严重者导致肾切除；②严重或未纠正的贫血；③结构异常，孤立肾、异位肾、小肾、大或多发肾囊肿；④技术上的困难，肥胖、不合作的患者。

## 四、泌尿系统疾病的种类

（1）以肾小球损害为主的疾病：肾小球疾病最常见，是重点内容。肾小球疾病的临床分类常见的有原发性肾小球疾病，包括肾小球肾炎、肾病综合征、孤立性血尿或蛋白尿；继发性肾小球疾病，包括紫癜性肾炎、狼疮性肾小球肾炎、乙肝病毒相关性肾炎等；遗传性肾小球疾病，包括先天性肾病综合征、遗传性进行性肾炎、家族性再发性血尿等。肾小球疾病的病理分类常见的有微小病变和轻微病变、局灶节段病变、弥漫性肾小球肾炎、IgA 肾病和未分类的其他肾小球肾炎。

（2）以肾小管病变为主的疾病。

（3）以肾间质病变为主的疾病。

（4）以肾血管病变为主的疾病。

（5）梗阻性肾脏疾病。

（6）泌尿系统肿瘤。

（7）先天性异常。

## 五、泌尿系统中医学概述

泌尿系统属于中医学“肾系”范畴。“肾系”包括肾与膀胱，肾与膀胱相表里。肾为先天之本，藏精，主生长发育和生殖；肾主气化，与水液代谢有关；肾主纳气，与呼吸相关；肾阳温煦脾阳，可以促进消化；肾开窍于耳及二阴，腰为肾之府，发为肾之外候；肾主骨生髓，齿为骨之余，脑为髓之海，它们的功能均与肾有关。因此，与现代医学的肾脏不同，中医学“肾”的功能更为广泛，除包括现代医学肾脏的一部分功能外，还包括一部分内分泌、生殖、神经等系统的功能。

肾脏病的病因包括外邪伤肾，主要指风、寒、暑、湿、燥、火六淫和疫疠之气；内伤及肾主要指七情内伤、饮食失宜、久病过劳等，而体质因素则多为内伤致病的病理基础。其病机初起多由外风侵袭而或风寒或风热，入内化成热毒，造成体内阴阳失调，肾阳气虚，肾阴亏损，肾之气化转输温化失常，致使脾阳不足，运化失司，肺之通调水道失调，肾失开阖，水湿停留积聚体内，甚则泛溢肌肤形成水肿。肾失蒸化之职，久则浊中之精不能复升，浊中之浊不能下降于膀胱，水湿就会郁成湿浊，形成水毒，潴留体内，这就是肾衰竭水毒潴留的发病机制。肾气亏虚，肾不封藏而见相应的病理，临床可见尿少、多尿、遗尿、尿滴沥不尽、排尿无力、尿失禁、尿频清长、夜尿多、癃闭、关格等。如肾阳不振，心阳便不振，阳气虚衰，水寒不化，上凌于心，即见心悸、喘气、水肿等水气凌心之象。若饮食不节，喜怒不时，虚寒不调，致肾虚膀胱湿热、小便频数、尿灼热且淋沥不宣。此病位在肾与膀胱，病因为湿热，内因为肾虚。

## 六、泌尿系统疾病的中医治疗

泌尿系统疾病治疗上，以标本兼治、保肾固本为治疗原则。对于肾阳不足之尿频、尿量多、夜尿多或者尿少者，以温肾助阳为法；对肾气不固而见遗尿、尿淋漓不尽者，以补肾固涩为法；兼有脾肾阳虚之水肿、腹泻者，以健脾补肾为法；淋漓不尽、尿涩、尿中刺痛之淋证，以清热利湿、温阳化气通淋为法，见肾虚者则以补肾固涩通淋为法。上述辨证法则，对肾主水功能的恢复均有较好效果。现代医学对各种原因所致的肾脏病、输尿管疾患、膀胱疾患、前列腺疾患的治疗，分别为保护肾功能、维持水电解质平衡及酸碱平衡、抗感染、利尿消肿、扩张血管平滑肌。完全无尿者，用血液透析、腹膜透析、肾移植替代疗法，来维持人体水盐代谢的相对平衡，挽救了不少病情垂危者。

从上述治肾的原则来看，中医采用的保肾、补肾、温肾、利尿、祛湿、解毒等，与现代医学的保护肾功能、保护残存肾单位、抗感染、利尿消肿等一致，而两者治疗思路与法则却又殊途同归。

现代医学中的肾脏病所述的疾病范围十分广泛，绝大多数在古代中医著作中的“水肿”“关格”“淋证”“尿血”等中有相应记载。而从现代医学的观点来看，许多中医的“肾”病并不属于现代医学的肾脏疾病，两者在概念和范畴上有很大不同，但这些并不妨碍中医用其特有的理论和方法并结合现代医学的认识，为肾脏疾病的预防和治疗做出贡献。尤其需要明确指出的是，中医治疗肾脏疾病已从过去单纯针对症状的辨证论治发展到现在的针对病因病机的辨病与辨证相结合。

（黄清明　张丽娇）

# 第二节　泌尿系感染

泌尿系感染（urinary tract infections，UTI），又称尿路感染，是由病原体直接侵入尿道，在尿液中生长繁殖，并侵犯尿路黏膜而引起的损伤。

小儿 UTI 的发病率因性别、年龄不同而异：细菌尿在新生儿期为 1.0%～1.4%，男性显著高于女性［（2.8～5.4）：1］；婴儿期男性为 3.7%，女性为 2.0%；1～7 岁，女性发病率逐渐增高，无症状菌尿与症状性 UTI 两者可高达 7.8%，而男性则降至 1.6%。国内于 20 世纪 80 年代进行的全国儿童泌尿系疾病学调查资料表明，2～7 岁男孩发病率为 0.04%，女孩为 0.17%；8～12 岁，男性为 0.02%，女性为 0.11%，显示女性发病率随年龄增长而显著高于男性。

本病属中医学“尿频”“淋证”范畴。

## 一、病因病理

### （一）中医病因病机

**1. 病因**　本病的主要病因为感受湿热之邪。

**2. 病机**　本病核心病机为湿热蕴结下焦，膀胱气化不利。病位主要在膀胱，可涉及肾、肝。肾与膀胱互为表里，肾虚则外邪乘虚而入，或由膀胱湿热上逆，脏腑同病，气化失常，水道不畅，故见排尿频急、滴沥涩痛；邪正相争，而有寒战，高热；湿阻中焦，可伴呕泻纳呆。即《小儿卫生总微论方・五淋论》云：“小便有滴沥者，有不通者，由小肠与膀胱有热，二经具主水，水入小肠，传于膀胱，循水道出而小便也，热气乘之，则水耗少而引涩，故滴沥而下也。”

（1）膀胱湿热：感受外邪，坐地玩耍，外阴不洁，湿热上熏膀胱；或过食肥甘厚腻，湿热内生流注膀胱，致膀胱气化不利。

（2）肝胆郁热：迫注膀胱，致膀胱气化不利。

（3）脾肾气虚：病程日久，湿热耗伤正气，或素体脾肾不足，脾肾气虚而膀胱气化不利。

（4）肾阴亏损：湿热久恋，耗伤肾阴，或素体肾阴不足，虚热内生，虚火客于膀胱，致膀胱气化不利。

### （二）西医病因病理

**1.病因**　现代医学认为小儿具有尿路感染的易感因素。小儿输尿管长而弯，管壁弹力纤维发育不良，易受压扭曲，引起扩张、尿潴留和感染。女婴尿道短、外口露，外阴污染机会多，易致上行感染。婴儿期膀胱壁内走行的输尿管短，瓣膜功能不完善，易致尿液反流而上行感染。感染又加重反流，造成恶性循环。此外，尿路的各种先天畸形是促进上行感染的重要原因之一，而原有肾脏疾病（如肾小球肾炎、结石）也易合并感染。外因主要为致病菌入侵尿路，其中 80%～90%为大肠杆菌，其次为变形杆菌、产气杆菌、产碱杆菌、克雷伯杆菌、副大肠杆菌、绿脓杆菌、粪链球菌、葡萄球菌，偶为病毒、支原体、真菌或原虫。

**2. 发病机制**　感染途径以上行感染最常见，多发生于女孩。血行感染较少见，多发生于新生儿及小婴儿，常继发于上呼吸道感染、脓皮病、肺炎、败血症等之后。淋巴感染亦较少见，肠道感染时，肠内细菌可经淋巴管扩散至肾脏。直接感染指由肾脏邻近的器官或组织的化脓性感染直接蔓延而成。尿路器械检查也是常见感染途径。感染诱因常见的有尿道或膀胱异物、蛲虫感染、结石、尿路外伤、检查等器械（如膀胱镜、导尿管）损伤。顽固性便秘，过度“憋尿”使膀胱过度充盈，亦可诱发感染。

**3. 病理** 改变为急性病例尿路黏膜及肾间质受损，肾小球一般不受累。较重者可见散在的溃疡及小脓肿，慢性病例则可见不规则的瘢痕和萎缩，肾实质广泛破坏者，肾功能严重受损。

## 二、临床表现

### （一）急性尿路感染

急性尿路感染的症状与体征随年龄不同而异。

（1）新生儿：临床症状极不典型，轻重悬殊。发热或体温不升，面色灰白，厌食或呕泻，生长迟缓，体重不增，有时可见黄疸，半数有中枢神经系统症状如烦躁、嗜睡或抽搐。

（2）婴幼儿：全身症状严重，而尿路症状轻微。突发高热，面色苍白，精神不振，食欲低下，可有腹痛、呕泻，亦可见嗜睡、惊厥，排尿时哭闹，尿布恶臭，顽固性尿布疹或会阴红斑。检查和诊断过程还需注意是否存在女婴外阴炎、男婴包茎合并感染等情况。

（3）年长儿：临床表现与成人相近，可有发热。下尿路感染有尿频、尿急、尿痛，有时可有终末血尿或遗尿。上尿路感染全身症状较明显，可有发热、寒战、周身不适，伴腰痛及肾区叩击痛、肋脊角压痛，可兼有尿路刺激症状。部分病例有血尿、少量蛋白尿。

（4）小儿 UTI 与成人比较有以下不同之处：①新生儿、婴幼儿泌尿系统症状不显著，全身症状较重；②常合并有泌尿系结构异常，如各种先天畸形和膀胱输尿管反流（VUR）；③婴幼儿的感染途径为血源性。

### （二）慢性尿路感染

病程 6 个月以上，病情迁延者为慢性。小儿时期较少见。症状轻重不等，可从无明显症状至有肾衰竭。主要表现为间歇发热、腰酸乏力、贫血等，局部下尿路刺激症状可无或间歇出现。

### （三）无症状菌尿

临床无症状，而尿菌定量培养菌落数＞$10^5$/ml。约 1/3 患儿可有症状性尿路感染史，1/5 患儿伴尿反流或局部肾瘢痕。

## 三、辅助检查

### （一）尿常规

尿常规沉渣中白细胞＞5 个/HPF 即为脓尿，应考虑本病的可能。尿沉渣白细胞聚集成堆，更有诊断价值。如有白细胞管型及中度蛋白尿，提示肾脏受累。试纸条亚硝酸盐试验（特异度 75.6%～100%）及尿白细胞酯酶检测（特异度 69.3%～97.8%）对诊断 UTI 特异度较高。

### （二）尿培养及菌落计数

如菌落＞$10^5$/ml 为真性菌尿，可确诊为本病。菌落计数 $10^4$～$10^5$/ml 为可疑，应重复培养。菌落计数＜$10^4$/ml 多系污染。对临床高度怀疑 UTI 而尿普通细菌培养阴性者，应作 L-型细菌和厌氧菌培养。

### （三）尿液直接涂片找菌

将一滴混匀的新鲜尿置玻片上烘干，用亚甲蓝或革兰染色后置油镜下观察，每个视野均找到一个以上细菌，提示尿内细菌在$10^5$/ml以上；若数个视野均未见细菌，可以认为无菌尿存在。

（四）肾盂静脉造影、B超

若经抗生素治疗4～6周而症状仍不缓解或疑有肾盂积水者，可做静脉肾盂造影、B超检查，以辅助UTI定位，了解有无先天性或获得性畸形，了解尿路阻塞性损伤，如结石、结核、肿瘤等，了解慢性肾损害及瘢痕进展等情况。

## 四、诊断

（一）诊断标准

年长儿根据典型症状，结合尿化验检查可做出诊断。婴幼儿如出现不明原因的发热、体重不增、尿频、遗尿等要反复做尿常规及尿细菌学检查。

典型病例根据症状及实验室检查诊断往往不难。凡符合以下条件者可确诊：

（1）中段尿培养菌落计数＞$10^5$/ml。

（2）离心尿沉渣白细胞＞5个/HPF，或有尿路刺激症状。

具备（1）、（2）两条可确诊。如无第（2）条应再做菌落计数，如仍＞$10^5$/ml可确诊。

（3）膀胱穿刺细菌阳性即可确诊。

（4）离心尿沉渣涂片革兰染色找细菌，细菌数＞1个/HPF，结合尿感症状也可以确诊。

（5）尿培养菌落计数在$10^4$～$10^5$/ml为可疑，应复查。

（二）临床分型诊断

（1）UTI按症状可分为症状性和无症状性（无症状性细菌尿）两类。

（2）UTI按感染部位可分为下尿路感染（膀胱炎和尿道炎）和上尿路感染（肾盂炎和肾盂肾炎）。

（3）UTI如果复发，则称为复发性尿路感染。

复发性尿路感染诊断条件：①UTI发作两次及以上，且均为急性肾盂肾炎（APN）；②1次APN且伴有1次或以上下尿路感染；③3次及以上的上尿路感染。

与UTI复发相关的因素包括小年龄（＜2.5岁）、排尿障碍如夜尿症、摄入减少、大便失禁、特发性高钙尿症、DMSA显示肾实质缺损、VUR特别是双侧及Ⅲ级以上反流等。因此，对于UTI反复发作者，需寻找有无相关的基础疾病。

## 五、鉴别诊断

（一）肾小球肾炎

急性肾炎初期伴有浮肿及高血压。虽可有轻微尿路刺激症状，但尿常规以红细胞为主，有管型及蛋白尿，仅少量白细胞，细菌培养阴性。

（二）肾结核

肾结核多见于年长儿，病变累及膀胱时可出现血尿、脓尿及尿路刺激症状，可以从结核接触史、结核中毒症状及结核菌素试验、尿液中查到结核菌等项加以鉴别。静脉肾盂造影可发现肾盂肾盏的破坏性病变。

（三）出血性膀胱炎

出血性膀胱炎有严重的血尿和膀胱刺激征，也应予以鉴别。此病可视为泌尿系感染的特殊类型。

在成人多由大肠杆菌所致，儿童多由腺病毒 11、21 型所致。本病急性起病，男性多于女性。以严重肉眼血尿（可伴血块）和尿痛、排尿困难为特征，膀胱区常有压痛。尿检查有大量红细胞、少量白细胞。尿细菌培养阴性。临床经过良好，在 3～4 日内症状自行减轻，病程多不超过 7 日。B 型超声检查双肾正常，膀胱壁可见不规则增厚。

（四）白天尿频综合征

患儿白天常有频繁尿意，类似泌尿系感染，但夜间入睡后消失。有时尿道口可见轻微充血。尿检查多数阴性、或有少许红细胞和白细胞，细菌培养阴性。此种尿频现象多数在 2～3 个月内自行消失。

## 六、治疗

（一）辨证论治

疾病初期，邪正相搏，表现为发热恶寒、尿频尿痛，治宜清热解表、利湿解毒。若疾病迁延，时发时愈，表现为正虚邪恋者，宜健脾补肾化湿。肾阴不足者，以养阴为先；若缠绵日久，损伤正气，形成虚实夹杂之复杂证候时，应分清虚实之孰多孰少，或以补为主，或以清为主，或攻补兼施。西医治疗以积极控制感染、防止复发、去除诱因、防止肾功能损害为原则。有尿路结构异常者，应予纠正。

**1. 急性期**

（1）膀胱湿热证

**证候** 尿频尿急，尿道灼痛，小腹胀坠，畏寒发热，口苦口黏，渴不欲饮。舌质红，苔黄腻，脉数。

**治法** 清热利湿。

**方药** 八正散（《太平惠民和剂局方》）加减。

小便带血，尿道刺痛，排尿突然中断者，常为砂石所致，可重用金钱草，加海金沙、鸡内金、大蓟、小蓟、白茅根，加强清热利湿功能，以排石止血；若小便赤涩，尿道灼热刺痛，口渴烦躁，舌红少苔，为心经热盛，移于小肠，可用导赤散，以清心火，利小便；若小便频数短涩，小腹作胀，为肝失疏泄，可加柴胡、香附、川楝子以疏肝理气。

（2）肝胆郁热证

**证候** 发热恶寒，口苦纳呆，腰酸胁痛，小便频急，溺时涩痛。苔黄腻，脉弦数。

**治法** 泻火解毒，清利肝胆。

**方药** 龙胆泻肝汤（《医方集解》）加减。

发热恶寒加柴胡、黄芩解肌退热；腹满便溏者去大黄，加大腹皮、焦山楂；恶心呕吐者加竹茹、藿香降逆止呕。

**2. 慢性期**

（1）脾肾气虚证

**证候** 病程较长，小便涩痛，精神倦怠，气短懒言，食欲不振，形寒肢冷，大便稀溏。舌质淡，苔薄白，脉沉细无力。

**治法** 健脾补肾，佐以渗湿。

**方药** 缩泉丸（《校注妇人良方》）加味。

若以脾气虚为主，症见神倦乏力，面黄纳差，便溏，尿液混浊，可用参苓白术散健脾益气，和胃渗湿。若以肾阳虚为主，症见面白无华，畏寒肢冷，下肢浮肿，脉沉细无力，可用济生肾气丸温补肾阳，利水消肿；夜尿增多者加桑螵蛸、生龙骨。

（2）肾阴亏损证

*证候* 小便数短，低热盗汗，头晕耳鸣，腰酸背痛，咽干唇燥。舌质红，少苔或无苔，脉细数。

*治法* 滋阴补肾。

*方药* 知柏地黄丸（《医宗金鉴》）加减。

若仍有尿急、尿痛、尿赤者，加黄连、淡竹叶、萹蓄、瞿麦以清心火、利湿热；低热加青蒿、地骨皮以退热除蒸；盗汗加鳖甲、龙骨、牡蛎以敛阴止汗。湿热留恋不去的治疗一般较难掌握，滋阴之品容易滞湿留邪，清利之品又易耗伤阴液，在临床应用时，应仔细辨别虚实的孰轻孰重，斟酌应用。

（二）西医治疗

本病治疗的目的是控制症状，根除病原体，去除诱发因素，预防再发。

**1. 一般处理**

（1）急性期需卧床休息，多饮水以增加尿量，女孩应注意外阴部卫生。

（2）增加营养以提高机体抗病能力。

（3）对症治疗：对高热、头痛、腰痛的患儿应给予解热镇痛剂以缓解症状。对尿路刺激症状明显者，可用阿托品、山莨菪碱等治疗或口服碳酸氢钠碱化尿液。

**2. 抗菌药物治疗**

（1）选用抗生素的原则：①感染部位，对肾盂肾炎应选择血浓度高的药物，对膀胱炎应选择尿浓度高的药物；②对肾功能损害小的药物；③根据尿培养及药敏试验结果，同时结合临床疗效选用抗生素；④药物在肾组织、尿液、血液中都应有较高的浓度；⑤选用的药物抗菌能力强，抗菌谱广，最好能用强效杀菌剂，且不易使细菌产生耐药菌株；⑥若没有药敏实验结果，对上尿路感染/急性肾盂肾炎推荐使用二代以上头孢菌素、氨苄西林/棒酸盐复合物。

（2）症状性 UTI 的治疗

1）下尿路感染：在进行尿细菌培养后，首选复方磺胺甲唑（SMZ/TMP），按每日 SMZ 50mg/kg、TMP 10mg/kg 计算，分 2 次口服，连服 7～10 日。也可选用呋喃妥因，每日 8～10mg/kg，分 3～4 次口服，连服 7～10 日。待有培养结果后按药敏试验选用抗菌药物。2010 年国内泌尿道感染治疗指南认为：与口服抗生素 7～14 日（标准疗程）相比，更推荐口服抗生素 2～4 日（短疗程）治疗。

2）上尿路感染：疗程 7～14 日。①≤3 月龄婴儿：全程静脉敏感抗生素治疗 10～14 日；②>3 月龄患儿若有中毒、脱水等症状不能耐受口服抗生素治疗，可先静脉使用抗生素治疗 2～4 日后改用口服敏感抗生素治疗，总疗程 10～14 日；③如影像学相关检查尚未完成，在足量抗生素治疗结束后仍需继续以小剂量（1/4～1/3 治疗量）的抗生素口服治疗，直至影像学检查显示无膀胱输尿管反流（VUR）等尿路畸形。

婴幼儿难以区分感染部位，且有全身症状者均按上尿路感染用药；年长儿若能区分感染部位可按以下用药计划治疗。

（3）复发性 UTI 治疗：对复发性 UTI 者在控制急性发作后需考虑使用预防性抗生素治疗。如果患儿在接受预防性抗生素治疗期间出现尿路感染，需换用其他抗生素而非增加原抗生素的剂量。预防用药期间，选择敏感抗生素治疗剂量的 1/3 睡前顿服，首选是呋喃妥因或磺胺甲唑。若小婴儿服用呋喃妥因伴随消化道不良反应剧烈，可选用阿莫西林-克拉维酸钾或头孢克洛类药物口服。伴尿路畸形者，需要积极纠正。顽固性慢性膀胱炎经全身给药治疗无效者，可采用膀胱内药液灌注治疗。

（三）其他疗法

**1. 针灸治疗**

（1）膀胱湿热：针灸主穴取委中、下髎、阴陵泉、束骨。配穴：热重加曲池；尿血加血海、三阴交；少腹胀痛加曲泉；寒热往来加内关；腰痛取耳穴肾、腰骶区。用泻法。

（2）脾肾气虚：针灸主穴取委中、阴谷、复溜、照海、太溪。配穴：腰背酸痛加关元、肾俞；多汗补复溜、泻合谷；尿频、尿急、尿痛加中极、阴陵泉；气阴两虚加中脘；肾阳不足加关元、肾俞。

**2. 坐浴** 金银花、蒲公英、地肤子、艾叶各30g，赤芍、生姜各15g，通草6g，水煎，坐浴，每日1～2次，每次30分钟，用于治疗尿频、尿急、尿痛。

## 七、中西医临床诊疗思路

急性VTI恰当地应用中、西药治疗多能治愈。西医用抗生素为主的病原疗法，对于敏感细菌常可取得良好疗效。然而由于细菌耐药性的产生及抗生素的毒副作用．还有儿童在抗生素选择上的局限性，都影响了抗菌疗法的效果。尽管新的抗生素不断问世，但并未减少尿路感染的发病率、复发率、再感率，以及引起不同程度的毒副作用和耐药性。因此，运用中医药治疗尿路感染日益受到人们的重视。中医清热解毒类药物的药理作用较为广泛，能全面调动机体对感染的防御能力，但其抗菌作用一般较弱，若把中西药两者结合起来，配合运用，常能取得理想的疗效。

对于首次发病的急性膀胱炎，西医的单剂量抗菌疗法服用简便，疗效确切，不良反应少，值得推广；对于急性肾盂肾炎，西医根据药敏试验选用有效的抗生素，也可达到抗菌的目的；反复发作的泌尿系感染，急性期用西药控制感染后，可用中药巩固疗效。由于中药可改善细菌对抗菌药物的敏感度，对耐药菌株感染的病例，联合或交替运用中、西药治疗，可以减少细菌的耐药性，并减少抗生素的不良反应。

慢性泌尿系感染及体弱患者，在西药抗感染治疗的同时，配合中药扶正固本可提高疗效。常用滋补肝肾、养阴清热、培补脾肾法。

总之，中医采用辨证分型的方法治疗尿路感染，根据患者的个体情况分别采取扶正、祛邪或扶正祛邪兼顾的具体治则，其对于改善临床症状效果较佳，产生耐药的机会较小，不良反应少，且可调节患者的全身状况，提高免疫功能，减少复发及再感染的机会，故中医在治疗复发、复杂性尿路感染及慢性尿路感染方面具有一定优势，但因其抗菌作用一般较弱，在尿菌转阴方面疗效不明显。

但是目前中医治疗尿路感染的临床报道虽多，采用随机对照方法者较少，进行药物实验研究亦少，诊断与疗效的判断标准也不统一，影响了疗效的评价。如能严格按照科研原则，通过临床及实验研究，筛选、开发出疗效确切、使用方便的新药，则中医药治疗尿路感染的优势可得到进一步发挥。

## 八、预防与调护

注意卫生，常洗会阴与臀部，防止外阴部感染。勤换尿布和内裤，不穿开裆裤，不坐地玩耍。注意外阴部清洁，每天晚间及大便后清洗阴部。湿热下注者多饮水。及时发现和处理男孩包茎、女孩处女膜伞、蛲虫感染等。及时矫治尿路畸形，防止尿路梗阻和肾瘢痕形成。虚证患儿要增加饮食营养，加强锻炼，增强体质。

## 九、预后与转归

急性UTI经过合理抗菌治疗，多数在数日内治愈，但有近50%的患者可复发或再感染。再发病例多伴有尿路畸形，其中以膀胱输尿管反流与肾瘢痕关系密切，肾瘢痕的形成是影响儿童UTI预后的最重要因素。肾瘢痕在学龄期儿童最易形成，10 岁后进展不明显。一旦肾瘢痕引起高血压，如不能被有效控制，最终发展至慢性肾衰竭。

## 古籍精选

《素问·六元正纪大论》曰："太阴作初气，病中热胀，脾受积湿之气，小便黄赤，甚则淋，少阳作二气，风火郁于上，主热，其病淋。"

《金匮要略·消渴小便不利淋病脉证并治》曰："淋之为病，小便如粟状，小腹弦急，痛引脐中""热在下焦，则尿血，亦令淋秘不通""淋家不可发汗，发汗则必便血"。

《诸病源候论·小儿杂病诸候·热淋候》曰："热淋者，三焦有热，气传于肾与膀胱，而热气流于胞而成淋。"

《丹溪心法·淋》曰："淋有五，皆属乎热""大凡小肠有气，则小便胀。小肠有血，则小便涩。小肠有热，则小便痛。"淋证的治疗应"揣本揆原，各从其类也。执剂之法，并用流行滞气，疏利小便，清解邪热，其于调平心火，又三者之纲领焉""最不可用补气之药，气得补而愈胀，血得补而愈涩，热得补而愈盛"。

《活幼心书·淋闭》曰："热淋，下焦有热，热气传于肾，流入于胞，其溺黄而涩，间有鲜血来者。"

《幼幼集成·小便不利证治》曰："小儿患淋，小便淋沥作痛，不必分五种，然皆属于火热，宜清利之。"

## 病案思考

患儿，李某，男，6 岁。因"尿频、尿急、尿痛 5 日"于 2003 年 1 月 15 日入住广东省中医院儿科。患儿 2003 年 1 月 10 日晚上 9 点出现尿频、尿急、尿痛，十几分钟 1 次，每次尿量少，伴有排尿困难，小便点滴难出，纳寐可，大便正常，无腰痛，无腹胀腹痛，无关节肿痛，无肉眼血尿，无发热，无浮肿。曾至外院治疗，查尿常规：WBC（+++）、RBC（+）、PRO（−），予高锰酸钾溶液浸泡外阴部，口服阿莫西林及清热利湿中药汤剂等治疗 4 日，患儿症状未见好转。

查体：神志清楚，精神可，心肺听诊无异常，全腹平软，无压痛，肝脾肋下未及，双肾区无叩击痛，双侧输尿管行径无压痛，双下肢无水肿。尿道口无充血，无渗液。舌红，苔黄腻，脉滑。

辅助检查：血常规示 WBC 12.2×$10^9$/L，N 0.686，L 0.302，RBC 4.51×$10^{12}$/L；尿常规：WBC（+++），RBC（+），PRO（−）；双肾及膀胱 B 超均未见异常。

根据上述资料，请提出你的中西医诊断思路。

（肖晓岚　黄清明　许尤佳　陈汉华）

# 第三节　急性肾小球肾炎

急性肾小球肾炎（acute glomerulponephritis，AGN），简称急性肾炎，属儿科常见的免疫反应性肾小球疾病。目前认为本病病因不一，临床上常急性起病，以血尿、少尿、水肿、高血压为主，常伴不同程度的蛋白尿，少数伴有急性肾功能不全等特点。凡符合上述临床表现，而无明确感染证据者称为"急性肾炎综合征"；有明确感染史者，针对病原菌不同，分为急性链球菌感染后肾小球肾炎（acute post-streptococcal glomerulonephritis，APSGN）和非链球菌感染后肾小球肾炎（non post-streptococcal glomerulonephritis）。

小儿时期以 APSGN 占绝大多数，本节内容主要介绍 APSGN 的诊疗概况。本病多见于学龄儿童，2 岁以下少见，男女比例约为 2∶1。本病预后一般良好，一般病程约 1 年，显著临床症状多在 3 个月以内好转，轻微尿改变可迁延至 1 年或以上。

本病属中医学“小儿水肿”之“阳水”“风水”“皮水”“尿血”等范畴。

## 一、病因病理

### （一）中医病因病机

**1. 病因** 本病外因为感受风邪，水湿或疮毒；内因为先天禀赋不足或素体虚弱。

**2. 病机** 本病由感受外邪，正气不足，或邪伏于里，伤及脏腑，尤其是肺、脾、肾三脏功能失调而发。病位主要在肺、脾、肾，涉及心、肝。

（1）感受风邪：风寒或风热外袭，客于肺卫，肺气郁遏，肺失宣降，上不能宣发水津，下难以通调水道，输于膀胱，以致风遏水阻，水湿溢于肌肤。

（2）疮毒内侵：皮肤疮疖，邪毒内侵，初伤脾胃，继伤及肾，肾不主水，三焦有失决渎，水泛为肿，热毒伤及血络可致血尿。

（3）湿热浸渍：湿热郁遏肌肤，内犯肺脾，肺失通调，脾失健运，水无所主，流溢肌肤，发为水肿。湿热下注，损伤下焦血络导致血尿。

（4）气阴不足：湿热水毒留恋，血尿日久不消，可伤及肺、脾、肾三脏气阴，脏腑失濡养，功能失调，病程缠绵难愈。

（5）变证：在疾病发展过程中，若邪毒炽盛，正不胜邪，可出现一系列危重证。①邪陷心肝：热毒之邪郁于肝经，肝阴被耗，肝阳上亢，可致头痛、眩晕，甚则惊厥、神昏；②水凌心肺：水邪泛滥，阻遏气机，上凌心肺，肺失肃降，心失所养，则咳嗽、气急、胸闷、心悸，甚则发绀；③水毒内闭：浊邪壅塞三焦，气机升降失常，可发生少尿、无尿、头晕、恶心呕吐，甚则昏迷等。

### （二）西医病因病理

**1. 病因** 继发于上呼吸道感染者最常见，脓皮病或皮肤感染次之。

（1）细菌：最常见的是 A 组β溶血性链球菌的某些致肾炎菌株，其细胞壁所带抗原蛋白属 M 型。细菌型别随感染部位而不同，呼吸道感染而致病多为 12 型，也可为 1、3、4、6、25、49 等型；皮肤感染而引起肾炎者多为 49 型，较少见的为 2、55、57 等型。

（2）其他：凝固酶阳性或阴性的葡萄球菌、肺炎链球菌和革兰阴性杆菌、流行性感冒病毒、腮腺炎病毒、科萨奇病毒 $B_4$、埃可病毒 9 型、真菌、钩端螺旋体、立克次体和疟原虫等感染也可并发急性肾炎。

**2. 发病机制** 细菌感染多数通过抗原-抗体免疫反应引起肾小球毛细血管炎症病变；而病毒和其他病原体则直接侵袭肾组织而致肾炎，在尿中常能分离到致病原体。

目前由 A 组β溶血性链球菌所致肾炎的发病机制有以下四种观点：①细菌侵入宿主后在肾小球植入并与宿主的抗体产生免疫反应；②链球菌的产物在肾小球局部的抗原发生免疫反应；③链球菌与肾小球基膜存在交叉抗原；④链球菌侵入机体后与机体产生可溶性复合物，不能被肾小球清除，但于上皮下沉积，激活补体系统，进而造成基膜损伤。目前第四种观点为大多数人所接受。

免疫损伤使肾小球滤过膜破坏，其孔径屏障及阴电荷屏障作用下降，于是血浆蛋白、红细胞和白细胞渗出形成血尿、蛋白尿和管型尿；肾小球系膜细胞和毛细血管内皮细胞增生肿胀，基膜损伤后肾内微血栓形成，均导致毛细血管管腔变窄，甚至堵塞，引起肾血流量减少，肾小球滤过率降低；

肾实质缺血、缺氧，通过肾素-血管紧张素-醛固酮系统致肾小管重吸收钠增多，进一步加重水钠潴留，产生水肿，血容量扩大，静脉压升高，循环负荷加重并产生高血压。由于免疫反应激活补体产生过敏毒素（C3a、C4a、C5a），使全身毛细血管通透性增加，血浆蛋白渗出至组织间隙，使间质蛋白含量增高，故急性肾炎多为非凹陷性水肿。

**3. 病理** APSGN 典型的病理表现是弥漫性、渗出性和增生性肾小球炎症，又称毛细血管内增生性肾小球肾炎。肾小球体积增大，内皮细胞与系膜细胞增生，系膜基质增多，可见中性粒细胞浸润，毛细血管腔变窄。严重时肾小囊壁层细胞增生形成新月体，使囊腔变窄。电镜下可见上皮细胞下有细颗粒均质电子致密物沉积在基底膜外侧，呈圆顶形团块状，即“驼峰样”沉积，是为本病的特征性改变。免疫荧光见沿肾小球毛细血管及系膜区，以 C3、IgG 及备解素为主的颗粒状沉积。肾小管病变轻重不一。

## 二、临床表现

### （一）前驱期

发病前 1～3 周有上呼吸道感染或皮肤感染史。感染后的间歇期（感染后至发病前的无症状时期）长短与感染部位有关，呼吸道感染引起者为 6～12 日，皮肤感染引起者为 14～28 日。

### （二）症状

**1. 浮肿** 为本病早期最常见的症状，自颜面眼睑开始 1～2 日渐及全身，多数浮肿不重，少数亦可有胸腔积液、腹水。肿时尿量减少，多在 1 周后随尿量增多而水肿消退。

**2. 血尿、少尿** 几乎所有病例都有镜下血尿，30%～50%的病例有肉眼血尿。中性或碱性尿呈鲜红色或洗肉水样，酸性尿呈浓茶样。肉眼血尿通常在 1～2 周内减轻而转为镜下血尿，少数可持续 3～4 周，可因感染、劳累而反复。镜下血尿一般持续 1～3 个月，少数病例可延续半年或更久。尿量减少多见，但达到少尿或无尿者少见。合并蛋白尿者，可见小便夹泡沫。

**3. 头痛、头晕、视物模糊** 严重者可能出现喷射状呕吐，甚至神志改变。

### （三）体征

**1. 浮肿** 常以面部眼睑首发，少数蔓延至下肢，一般皮肤光亮，压之凹陷即起。

**2. 高血压** 30%～80%的患儿出现高血压，学龄前期血压＞120/80mmHg，学龄期儿童血压＞130/90mmHg。

**3. 胸部** 合并胸腔积液或肺水肿者可能双肺呼吸音减弱、双胸下角叩诊呈浊音，甚至肺部湿啰音。

**4. 腹部** 部分伴腹水患儿可能出现移动性浊音阳性，腹部叩诊呈浊音，甚至阴囊水肿。

### （四）急性期主要并发症

**1. 严重的循环充血和急性心力衰竭** 10%～15%的患儿可产生严重循环充血，由于水钠潴留，细胞外液容量增加而表现为水肿、气急、呼吸困难、胸闷及咳嗽，严重者有心界扩大、肝大及压痛。症状和体征与急性心力衰竭相似，而发病机制并非真正心肌泵功能衰竭。但血压增高增加心肌负担和心肌受损时，也可能发展为心力衰竭。

**2. 高血压脑病** 常见于病程早期。在血压超过 140/90mmHg 并有视力障碍、惊厥、昏迷三项症状之一时即可诊断。此前常可有剧烈头痛、恶心呕吐等临床表现。1982 年统计其发病率约为 0.5%。

**3. 急性肾衰竭** 1982 年统计其发生率约为 0.7%，表现为少尿或无尿、血尿素氮增高、血肌酐升高、不同程度的高钾血症及代谢性酸中毒。少尿或无尿3～5日或1周以上，然后尿量增加，肾功能恢复。

（五）不典型表现

**1. 无症状病例** 患儿有尿改变而无临床症状，血清链球菌抗体可增高，补体C3降低。此型病例多见于APSGN发病高峰期，与急性肾炎患儿密切接触者经尿检才可被发现。

**2. 肾外症状性肾炎** 以水肿和（或）高血压起病，严重者甚或以高血压脑病或循环充血症状起病，而尿改变轻微或无改变。

**3. 肾病综合征型** 患儿起病或在病程中出现大量蛋白尿、低蛋白血症和高胆固醇血症。水肿严重并部分转变为凹陷性。此类患儿肾活检病理改变类似典型病例；亦有报告称此型患者肾小球毛细血管袢免疫物质沉积似较一般患者为多。

## 三、辅助检查

**1. 尿常规** 典型所见为血尿。镜检除大量红细胞外，可见颗粒管型、细胞管型。尿蛋白多在(+)～(++)。绝大多数24小时尿蛋白<1g，浓度常为300～1000mg/L，尿常规一般在4～8周内恢复正常。

**2. 血常规** 本病常有轻度贫血。血沉加快，2～3个月内恢复。白细胞计数可增高或正常。

**3. 肾功能检查** 血尿素氮和肌酐可增高，肌酐清除率降低，随利尿消肿多数迅速恢复正常。少数病例肾功能损害严重而表现为急性肾衰竭。

**4. 低补体血症** 急性期绝大多数患儿总补体（CH50）及C3、C5～C9下降，多于病后6～8周内恢复。

**5. 血清学检查** 上呼吸道链球菌感染者，其抗链球菌溶血素“O”（ASO）50%～80%滴度升高，一般于2～3周后开始上升，3～5周达高峰，半数患儿半年内恢复正常，少数可以持续1年。

## 四、诊断

诊断依据为急性起病，1～3周前有链球菌感染史（上呼吸道或皮肤感染），典型表现为浮肿、高血压和血尿，尿常规有红细胞、细胞管型、不同程度蛋白尿，急性期总补体及C3暂时性下降。

## 五、鉴别诊断

**1. 慢性肾炎急性发作** 慢性肾炎一般病程较长，有贫血、高血压和肾功能不全持续存在或反复发作，尿比重低且固定。

**2. 病毒感染后肾炎** 其特点为呼吸道病毒感染的极期突然发生肉眼血尿，1～2日内肉眼血尿消失，镜下血尿持续时间较长，高血压、浮肿及全身症状较轻，预后良好。

**3. 急进性肾炎** 急进性肾炎发病与一般肾炎相似，发病3个月内病情急剧恶化，血尿加重，血压升高，少尿或无尿，急性肾衰竭持续不缓解，病死率高。

**4. 其他原发性肾炎** 如IgA肾病首次发作、膜增生性肾炎等，起病症状可类似急性肾炎，须予鉴别。IgA肾病以血尿为主要症状，表现为反复发作性肉眼血尿，多在上呼吸道感染后出现，多无水肿、高血压，补体C3正常，但为明确诊断必须经肾活检证实。如急性肾炎无链球菌感染证据而血清C3降低超过8周，或随访中反复降低，应考虑膜增生性肾炎的可能，确诊也须凭肾活检结果。

**5. 继发性肾炎** 因过敏紫癜肾炎、狼疮肾炎、乙型肝炎病毒相关性肾炎等一些继发性肾炎也可以急性起病，故应注意排除。

## 六、治疗

（一）辨证论治

急性肾炎的治疗，可按急性期和恢复期进行。急性期，邪盛为主，病位主要在肺、脾，治疗多以发汗、利小便为主，以祛邪外出，宜宣肺利水、清热凉血、解毒利湿。恢复期则正虚邪少，病位主要在脾、肾，治疗多以扶正祛邪为法，不可过补益，应掌握补益不助邪，祛邪不伤正的原则。恢复早期以湿热未尽为主，治宜祛除湿热余邪，佐以扶正；后期湿热渐尽，则应以扶正为主，佐以清热或化湿。

变证的治疗，根据证候分别采用通腑降浊；泻肺逐水，温补心阳；平肝息风为主，必要时中西医结合抢救治疗。

**1. 常证**

（1）风水相搏证

证候　起病迅速，眼睑先肿，继而四肢及全身水肿，皮肤光亮，指压凹陷随手而起，尿短黄或赤，并有发热，恶风，咳嗽，肢痛，苔薄白，脉浮。

治法　疏风利水。

方药　麻黄连翘赤小豆汤（《伤寒论》）加减。

咳嗽气喘者加桑白皮、葶苈子、苏子、陈皮以利水行气，平喘止咳；血压升高明显头痛者，去麻黄加浮萍、钩藤祛风止痛；咽痛明显者加板蓝根、黄芩以利咽解毒；血尿甚者加小蓟、仙鹤草、茜草以凉血止血；热甚便秘者可加大黄、生石膏或用凉膈散以泻热通便。

（2）热毒浸淫证

证候　反复生疮或咽喉肿烂，眼睑浮肿，迅及全身，尿少色赤，口渴口苦，心烦便秘，舌红，苔薄黄或黄腻，脉浮数或滑数。

治法　清热解毒，利湿消肿。

方药　五味消毒饮（《医宗金鉴》）加减。

咽喉肿烂者加板蓝根、土牛膝根以清热利咽；疮毒糜烂者加苦参、土茯苓以清热解毒祛湿；局部红肿者加大黄、牡丹皮、赤芍以清热凉血消肿；便秘者加生大黄、枳实以通腑解毒。

（3）湿热内蕴证

证候　发热或不发热，头痛身重，面目及全身浮肿，尿少而黄，倦怠无力，脘闷腹胀，口苦口黏，大便溏而不爽，苔黄腻，脉滑数。

治法　清热除湿，利水消肿。

方药　三仁汤（《温病条辨》）加减。

小便赤涩者加白花蛇舌草、小蓟、车前草以清热凉血利湿；头痛、眩晕者加钩藤、菊花以平肝泻火；皮肤疮毒者加金银花、蒲公英以清热解毒。中成药可选用肾复康胶囊、八正合剂。

（4）气虚邪恋证

证候　身倦乏力，面色萎黄，纳少便溏，自汗出，易于感冒，舌淡红苔白，脉缓弱。

治法　健脾化湿。

方药　参苓白术散（《太平惠民和剂局方》）加减。

血尿持续难消者加田七粉、仙鹤草以化瘀止血。中成药可选用玉屏风颗粒、百令胶囊。

（5）肾阴不足证

证候　神倦头晕，手足心热，盗汗，舌红苔少，脉细数。

治法　滋阴补肾。

方药　六味地黄丸（《小儿药证直诀》）合二至丸（《医方集解》）加减。

低热者加青蒿、鳖甲滋阴退虚热；反复咽红者加蒲公英、板蓝根清热利咽。中成药可选用六味地黄丸、杞菊地黄丸、麦味地黄丸、槐杞黄颗粒。

**2. 变证**

（1）水气上凌心肺证

*证候* 肢体浮肿，呛咳，气急，心悸，胸闷，烦躁不能平卧，口唇青紫，指甲发绀，舌苔白或白腻，脉细数无力。

*治法* 泻肺逐水，宁心安神。

*方药* 己椒苈黄丸（《金匮要略》）加减。

若面色苍白，口唇青紫，四肢厥冷，汗出淋漓，脉微欲绝，为心阳欲脱之危象，宜急服独参汤或参附龙骨牡蛎汤以扶正固脱。或可再加肉桂、生山萸肉、五味子以温阳益阴。若脉微欲绝，四肢厥冷，咳喘痰鸣，或有血性泡沫痰，为心、肺、肾三脏皆衰，预后多严重，可用回阳救急汤（四逆汤、六君子汤合方，再加麝香、肉桂、五味子）回阳救急，益气复脉化痰。

（2）邪陷心肝证

*证候* 头痛，眩晕，视物模糊，烦躁，口苦，尿赤，甚或惊厥，抽搐，昏迷，舌红，苔黄糙，脉弦。

*治法* 平肝潜阳，泻火泄热。

*方药* 龙胆泻肝汤（《医方集解》）合羚角钩藤汤（《重订通俗伤寒论》）加减。

若湿浊上扰，症见胸闷、呕恶痰涎、苔腻、脉滑，可加法半夏、胆南星豁痰降浊；如惊厥、神志不清，可选用安宫牛黄丸、清心牛黄丸等清热解毒，豁痰开窍。

（3）水毒内闭证

*证候* 全身浮肿，尿少或尿闭，头晕，头痛，恶心呕吐，纳差，畏寒肢冷，神疲无力，嗜睡，甚或昏迷，舌质淡胖、苔腻，脉弦或数。

*治法* 辛开苦降，辟秽解毒。

*方药* 温胆汤（《三因极一病证方论》）合附子泻心汤（《金匮要略》）加减。

恶心呕吐者，加玉枢丹辟秽解毒；抽搐者加羚羊骨粉、紫雪丹平肝息风止痉。

### （二）西医治疗

本病虽为自限性疾病，预后良好，但是发病后仍应积极治疗。而目前尚缺乏直接针对肾小球免疫病理过程的特异性治疗。主要是通过对症治疗，纠正其病理生理过程（如水钠潴留、血容量过大），防止急性期并发症、保护肾功能，以及防止各种加重肾脏病的因素以利其自然恢复。

**1. 一般治疗** 急性期需卧床休息 2～3 周；注意预防皮肤感染；水肿期注意低盐饮食 60mg/（kg·d）。需要根据血钠水平加以调整，不宜长期忌盐；有氮质血症者建议优质低蛋白饮食，蛋白质摄入量为 0.5g/（kg·d），予高糖以满足热卡需要。

**2. 对症治疗**

（1）防治感染：有链球菌感染灶者应用青霉素 7～10 日，以彻底清除体内病灶中残余细菌，减轻抗原抗体反应。

（2）利尿消肿：水肿或尿少时可予氢氯噻嗪、螺内酯、呋塞米等利尿消肿。

（3）控制血压：凡经休息、限水盐、利尿而血压仍高，且有明显自觉症状时，应给予降压，首选钙离子拮抗剂，如硝苯地平口服。亦可选血管紧张素转换酶抑制剂，如卡托普利等。

**3. 严重合并症的治疗**

（1）高血压脑病：积极降压，对症止痉。合并肺水肿者，首选硝普钠，给 5～20mg 溶于 100ml 葡萄糖液中以 1μg/（kg·min）速度开始，视血压调整，输液瓶应黑纸包裹避光。对持续抽搐者可应用安定，每次 0.1～0.3mg/kg，总量不超过 10mg，静脉注射，利尿剂有协助降压的效果，宜采用速效有力的利尿剂和脱水剂。

（2）急性严重循环充血：严格卧床休息，限制水钠摄入量，使用强利尿剂（如呋塞米）。必要时加用酚妥拉明或硝普钠以减轻心脏前后负荷，经上述治疗仍未能控制者可行腹膜透析、血液滤过或血液透析，以及时迅速缓解循环的过度负荷。

（3）急性肾衰竭：是急性肾炎患者目前主要的死亡原因。治疗原则是保持水、电解质及酸碱平衡，严格控制 24 小时入液量，供给足够热量，防止合并症，等待和促进肾功能的恢复。必要时透析治疗。

### （三）其他疗法

**1. 针灸推拿治疗**

（1）体针：取三焦俞、肾俞、水分、气海、复溜穴。初起加用肺俞、列缺、偏历、合谷穴。面部肿甚配水沟，血压高配曲池、太冲，恢复期加用脾俞、足三里、阴陵泉穴。初起平补平泻，恢复期用补法，隔日 1 次，10 次为 1 个疗程，休息 7 日，再做第 2 个疗程。

（2）耳针：取肺、脾、肾、膀胱、肾上腺、脑、屏间、腹穴等，每次选 2～3 穴，毫针中等刺激。隔日 1 次，两耳轮换使用，10 次为 1 个疗程。

（3）推拿疗法：急性期，平肝经，清肺经、胃经、脾经、小肠经，退六腑，介质用滑石粉；恢复期，平肝经，清补肾经、脾经，揉二马，清小肠，气虚者介质用葱或姜汁，阴虚者用滑石。每日 1 次，10 次为 1 个疗程。

**2. 灌肠疗法** 常用大黄 15g，熟附子 9g，细辛 3g 等。实证可用大黄、白头翁各 30g，黄柏 20g，槐花 15g，细辛 3g，将上列中药深煎成 200ml，每次 50～100ml，每日 2 次，采用点滴灌肠法，使药液于 15～30 分钟缓缓进入。疗程取决于血浆尿素氮下降情况，用于水毒内闭证。

## 七、中西医临床诊疗思路

急性肾小球肾炎的西医病因和病理机制研究较深入，临床表现极具特征，中医临证思路清晰，经方辨证灵活，中西医病因病机密切相扣，相为补充，因此，中西医有效结合，有助于更好地认识及防治本病。

从病因学上，APSGN 有明确的病原学基础，积极应用抗生素可彻底清除病灶，从源头控制致病因素，以冀避免免疫损伤的进一步加重，针对危急重症患儿，借助西医药的精准疗效，有助于更快地稳定病情。然而，本病发生及预后转归的关键在于体质 “强弱”。所谓“正气存内、邪不可干”，本病的发生在于正气不足，无以抗邪或邪伏于里，伺机而动。因此，固护正气、调理体质是本病治疗的关键，通过中医辨体质、辨病、辨证思维，四诊合参，可以最终达到扶正驱邪，促进恢复的治疗目的。

具体应用上，急性期在西医控制感染的基础上积极运用中医药清热凉血、利水消肿等方法可大大减轻临床中毒症状，降低并发症发生率，缩短病程，提高生活质量；在中后期治疗上，中医药的优势更明显，运用活血祛瘀、扶正驱邪的方法可提高临床疗效，使病程进一步缩短。

## 八、预防与调护

防治链球菌感染是预防急性肾炎的根本，锻炼身体，提高抗病能力，避免或减少呼吸道和皮肤感染有可能降低急性肾炎的发病，为此应注意以下几点。

（1）注意休息：急性期必须卧床休息 2～3 周，待肉眼血尿消失，水肿减退，血压下降后方可下床活动。ESR 正常后逐步增加活动量。3 个月内宜避免剧烈的体力活动。病重患儿必须住院治疗。

（2）对本病应做到早发现、早治疗、早休息，以免延误病情。

（3）保护皮肤清洁，预防疮毒，要及时彻底治疗呼吸道、皮肤、口腔、中耳等各部位感染。

（4）避免居住在潮湿和空气污浊的环境中，避免冷气刺激，以防感冒。

（5）尽量避免使用对肾脏有损害的药物。

（6）注意饮食：调理饮食护理方面，急性肾炎宜根据水肿、肾功能损害程度及高血压而定。急性期如果伴随氮质血症应限制进食高蛋白质，如果出现水肿应低盐饮食，并适当控制入液量。

（7）注重精神调理：本病起病急，年龄较大儿童、少年与其家长易过度紧张、恐惧、疑其病难治，医务人员应说明该病的发病因素、病理机制、消除疑虑，使心情畅和，促进病情缓解，早日康复。当急性肾炎有并发症病情危重时，要稳定患儿及其家长的情绪，使之保持良好的精神状态，配合治疗。急性肾炎有时血尿迁延难愈，患儿及家长均要正确对待，对治疗要有信心，增强乐观主义精神，避免过劳，生活起居要有规律，预防感冒，以免加重病情。

### 古籍精选

《景岳全书·肿胀》曰："凡水肿等证，乃肺脾肾三脏相干之病。盖水为至阴，故其本在肾；水化于气，故其标在肺；水唯畏土，故其制在脾。"

《灵枢》曰："视人之目窠上微痈，如新卧起状，其颈脉动，时咳，按其手足上，而不起者，风水肤胀也。"

《金匮要略·水气病脉证并治》曰："诸有水者，腰以下肿，当利小便；腰以上肿，当发汗乃愈。"

### 病案思考

患儿，周某，男，8岁，因"尿少、头痛3日"入院。10日前患儿出现发热、咽痛、鼻塞流涕，当地治疗后症状缓解（具体诊疗不详）。3日前，患儿突然出现尿量减少，尿液黄浊，时诉头痛，双下肢行走不便，无头晕，无鼻塞流涕，无咳嗽，无皮疹，无腹痛，无呕吐，无发热。昨日24小时尿量约200ml。

查体：体温36.5℃，呼吸20次/分，心率98次/分，血压135/95mmHg，体重26kg；眼睑浮肿，皮肤无皮疹，咽部充血（+），双侧扁桃体Ⅱ度肿大，心肺无异常。全腹软，无压痛、反跳痛，肠鸣音正常。双下肢中度浮肿，压之凹陷，随手即起。四肢脊柱无异常，活动无受限。肌力肌张力正常，神经系统检查阴性。舌红，苔薄白，脉浮滑。

门诊辅助检查：血常规示：WBC $5.5\times10^9$/L，N 0.55，Hb110g/L，PLT $150\times10^9$/L；CRP 28mg/L；ESR 65mm/h；生化：$Na^+$ 128mmol/L，$K^+$ 3.67mmol/L，BUN 7.8mmol/L，SCr 101μmol/L。

根据上述资料，请提出你的中西医诊断思路。

（郑燕霞　张丽娇　黄清明　许尤佳）

## 第四节　肾病综合征

肾病综合征（nephrotioc syndrome，NS）是由于肾小球滤过膜对血浆蛋白通透性增高，大量血浆蛋白自尿中丢失，并引起一系列病理生理改变的一个临床综合征，临床以大量蛋白尿、低白蛋白血症、高脂血症、不同程度浮肿为特征。

国外报道，小儿肾病综合征年发病率为（1～7）/10万，患病率为16/10万。我国部分省、市医院住院患儿统计资料显示，原发性肾病综合征约占儿科住院泌尿系疾病患儿的21%～31%，男性患病明显占优势，男女比例为（1.5～3.7）：1，发病年龄多为学龄前儿童，3～5岁为发病高峰。本病发病有逐年增加的趋势，且部分患儿多次复发、病程迁延，严重影响小儿健康。部分难治性肾病综合征患者最终发展成慢性肾衰竭甚至死亡。

小儿肾病属于中医学"水肿""阴水""虚劳"等范畴。

## 一、病因病理

### （一）中医病因病机

**1. 病因** 本病外因为感受风邪，湿热或疮毒；内因为肺、脾、肾三脏先天虚损。

**2. 病机** 禀赋不足，肺、脾、肾三脏先天虚损是病理基础，感受外邪为诱发因素，三焦水液代谢失调，内聚或外溢是结果。病位主要在肺、脾、肾，涉及心、肝。

（1）肺、脾、肾三脏先天虚损：肺虚则通调失司，上不能宣发水津，下不能内输膀胱，脾虚则运化失职，谷反为滞，水反为湿，水湿内聚而成湿，积而成水，溢于四肢身躯，发为水肿。水肿中轻证常为肺脾气虚。若肾先天虚损，或由肺脾及肾，肾气虚弱不能温化水湿，则水无所主，阴气弥漫，可致水肿重证，或反复发作。在肺、脾、肾三脏虚损中，肾虚最为关键，脾亦重要。

（2）感受外邪：风寒或风热外袭，客于肺卫，肺气郁遏；疮毒和湿热蕴结肌肤，内犯肺脾，继而伤肾，可加重肺、脾、肾功能虚损，进而诱发水肿。

（3）病机演变：部分脾肾阳虚患者后期出现肝肾阴虚症状，如潮热、面红、头晕、舌红，这是阳损及阴的肝肾俱病；肾病由于迁延不已，湿邪化热，湿热胶结而伤阴，故后期也常出现脾气已损，肾阴不足，呈现气阴两虚证候。本病肺气虚，卫外不足，每易致外邪侵袭，出现肺经症状，如发热、咳嗽、气促等症；脾气虚致湿浊较盛，水湿蕴结，郁久化热，表现为湿热弥漫三焦，可见纳呆、恶心、呕吐、尿黄浊等症。若阴虚火旺，热伤血络，血热妄行，或湿热蕴结，或气不摄血，皆可出现血尿。由于气虚不运，或久病入络，络脉瘀血内生，可发生血瘀现象。

（4）变证：若正气已虚，重证则水凌心肺，产生喘急不能平卧，伴有心悸不宁等症。若邪侵心肝两经，肝气横逆可致头痛头晕、动风抽搐。

### （二）西医病因病理

**1. 病因** 现代医学认为原发性肾病综合征，尤其是微小病变（MCD）型病因未明。研究发现其与下列因素有关。

（1）感染：患儿起病或复发前常有感染病史。

（2）变态反应：患儿常有较高的变态反应伴发率（如湿疹、哮喘和花粉症等），血清IgE升高，但与发病关系不明。

（3）遗传学基础：国内外研究探索人类白细胞抗原（HLA）与原发性肾病综合征的关系，发现患儿某些基因位点的频率较高，显示其发病有遗传基础。

（4）免疫功能紊乱：原发性肾病综合征的发病机制与T细胞免疫功能紊乱有关，初发或复发期间患儿T细胞总数与辅助T细胞数降低，抑制T细胞数升高，Th1/Th2发生漂移。一些研究发现，B细胞也参与了肾病的发病，B细胞不仅通过产生抗体起到免疫调节作用，而且可与T淋巴细胞相互作用产生细胞因子，起到抗原提呈和调节免疫的作用。肾病综合征患儿血中存在免疫应答抑制因子，一些细胞因子，如IL-2、IL-6、IL-8和血管通透因子等显著增高，其中血管通透因子和IL-8已经过动物实验证实有致蛋白尿作用。

**2. 发病机制**

（1）蛋白尿：由于肾小球滤过膜通透性增高所致，原因未明。主要是由于肾小球滤过膜的阴电荷减少，使带阴电荷的血浆蛋白（如白蛋白）得以大量通过，同时基膜和足突裂隙膜构型改变使血浆蛋白，特别是相对分子质量较大的蛋白也能经肾小球滤出；长时间持续大量的蛋白尿会促进肾小球系膜硬化和间质病变，逐渐导致肾功能不全。

（2）低蛋白血症和高脂血症：大量血浆蛋白从尿中丢失，超过肝脏代偿合成能力，即出现低蛋白血症，儿童主要为低白蛋白血症。高脂血症源于脂蛋白合成增加和清除减少。

（3）水肿：肾病综合征水肿的机制至今存在争论。目前主要有两种理论。传统的理论认为大量蛋白尿导致低白蛋白血症，血浆胶体渗透压降低，根据 Starling 原理，血浆的水分从毛细血管内转移到组织间隙，直接造成局部水肿，而由于体液转移导致血浆容量下降，通过容量感受器和压力感受器，导致肾素-血管紧张素-醛固酮系统活化和交感神经活性增强，从而引起水钠潴留。这种基于血容量下降的学说为低充盈学说；但近年的研究发现部分肾病综合征患儿并不伴随血容量下降，而且血浆肾素-血管紧张素水平并不升高，故有学者提出原发性肾小管钠潴留，导致水肿，称过度充盈学说。

**3. 病理** 小儿时期常见的病理类型有微小病变（MCD）、系膜增生性肾炎（MsPGN）、局灶节段性肾小球硬化（FSGS）、膜性肾病（MN）、膜增生性肾炎（MPGN）、毛细血管内增生性肾炎（EnPGN）。原发性肾病综合征 85%甚至更高比例为微小病变。

## 二、临床表现

### （一）症状及体征

浮肿一般起病缓慢，患儿倦怠乏力，精神委靡，食欲减退。水肿常最早出现，始于颜面眼睑，渐及全身。单纯性肾病多高度浮肿，呈凹陷性，重者累及浆膜腔，出现胸腔积液、腹水、鞘膜积液和阴囊水肿，浮肿反复发作，偶可自行消退。肾炎性肾病水肿不如单纯性肾病显著。

### （二）实验室检查

（1）大量蛋白尿：微小病变型者以白蛋白为主，滤过膜孔径屏障损害严重者，可出现较多球蛋白漏出。

（2）低蛋白血症、高脂血症：血浆总蛋白下降，白蛋白下降尤其明显，并可有白蛋白、球蛋白比值倒置；血脂升高，以胆固醇升高明显，在白蛋白明显下降时三酰甘油也明显升高。极低密度脂蛋白（VLDL）和低密度脂蛋白（LDL）也常升高。

### （三）急性期主要并发症

**1. 感染** 是最常见的并发症，也是本病复发和死亡的最主要原因。感染易发的因素为体液免疫功能低下（球蛋白从尿中丢失，合成减少，分解增加）、细胞免疫功能异常、补体系统改变、蛋白质营养不良、应用糖皮质激素等原因。病原体包括细菌、病毒、支原体，也可见结核和真菌感染。感染部位发生于呼吸道、消化道、泌尿道和皮肤。

**2. 高凝状态及血栓栓塞合并症** 发生本症的原因为肝脏合成有关凝血因子增加（如 FIB、Ⅴ、Ⅷ等）、抗凝血酶Ⅲ从尿中丢失、血纤溶酶活性下降、高脂血症致血黏度增高、血液浓缩、糖皮质激素应用。栓塞的发生率为 10%～40%不等，多为肾静脉栓塞及下肢深静脉栓塞，也可见肺栓塞和脑血管栓塞。

**3. 电解质紊乱和低血容量** 发生本症的原因为摄入减少、不恰当限盐、强力利尿及肾上腺皮质功能危象。临床表现为低钠血症，低钾血症，血容量不足，偶尔出现低血容量休克。

**4. 急性肾损伤** 发生本症的原因为低血容量、肾小球增生性病变严重、肾间质水肿、药物诱发的间质性肾炎、肾小球病变本身恶化或发生新月体肾炎。

## 三、诊断

### （一）肾病综合征诊断标准

肾病综合征诊断标准简称“三高一低”。

（1）大量蛋白尿：1 周内 3 次尿蛋白定性（+++）～（++++），或随机或晨尿尿蛋白/肌酐（mg/mg）≥2.0；24 小时尿蛋白定量≥0.05g/kg。

（2）血浆白蛋白＜25g/L。

（3）血胆固醇＞5.7mmol/L。

（4）不同程度水肿。

以上四项条件中以大量蛋白尿和低白蛋白血症为必要条件。

### （二）临床分型诊断标准

**1. 单纯型肾病综合征** 诊断标准是只具有上述四大特征者。

**2. 肾炎型肾病综合征** 除具有上述四大特征外，凡具有以下四项中之一或多项者属肾炎型肾病综合征。

（1）尿红细胞多次超过 10 个/HPF（指分散在 2 周内进行的 3 次以上离心尿检查），并证实为肾小球源性血尿。

（2）反复出现高血压，学龄儿童＞130/90mmHg，学龄前儿童＞120/80mmHg，并排除皮质激素等原因所致者。

（3）肾功能不全，并排除由于血容量不足等所致者。

（4）持续低补体血症。

### （三）肾活检病理诊断

肾活检对病变性质判断、治疗方案选择和预后估计等有帮助。但由于儿童原发性肾病综合征85%甚至更多为微小病变，此类型对糖皮质激素的敏感率高达 90%～95%，所以初治对激素敏感者一般不推荐肾活检病理诊断。

肾活检指征：初发年龄＜1 岁或＞10 岁，病理考虑遗传性或非微小病变型，对激素不敏感者，或者肾功能减退者等应考虑肾活检。

## 四、鉴别诊断

### （一）急性肾小球肾炎

急性肾小球肾炎与肾病综合征均以浮肿及尿改变为主要特征。但肾病综合征以大量蛋白尿为主，伴低蛋白血症及高胆固醇血症，其浮肿多为凹陷性。急性肾炎则以血尿为主，多不伴低蛋白血症及高胆固醇血症，其浮肿多为非凹陷性。

### （二）营养不良性水肿

严重的营养不良与肾病均可见凹陷性浮肿、低蛋白血症，但肾病有大量蛋白尿，而营养不良性水肿无尿检异常，且有形体渐消瘦等营养不良病史。

### （三）心源性疾病水肿

严重的心脏病也可出现浮肿，以下垂部位明显，呈上行性加重，有心脏病史及心力衰竭症状和体征而无大量蛋白尿。

（四）心肝性疾病水肿

肾病水肿严重时可出现腹水，此时应与肝性水肿相鉴别。肝性水肿首发于双下肢，后波及全身，以腹水为主要表现。肝性腹水以腹部胀满有水、腹壁静脉曲张暴露为特征，有肝病史而无大量蛋白尿，病变部位主要责之于肝。

（五）其他疾病

本病尚需与 IgA 肾病、肾盂肾炎、急进性肾小球肾炎等鉴别。

## 五、治疗

（一）辨证论治

辨证原则：肾病综合征的病机属“本虚标实”，故辨证内容应包括辨本虚和辨标实两个方面。辨本虚首先应辨本虚的病位，病位一般涉及肺、脾、肾、肝，临床上水肿轻证者，如眼睑颜面浮肿者病位多在肺，四肢水肿者病位多在脾；水肿重证，尤其是阴囊水肿或腹水者病位多在脾、肾。其次辨本虚性质，包括阳虚、气虚、阴虚。临床上常将本虚的病性和病位因素结合起来辨证，水肿初起时证型多为肺脾气虚或脾肾阳虚，久病阴损及阳，或应用糖皮质激素后，证型多演变为肝肾阴虚或气阴两虚。辨标实首先应辨标实的类别，包括风邪、水湿、湿热、瘀血、湿浊；其次应辨标实的病位；最后，辨证时还需要辨标本缓急。

论治原则：根据本虚标实性质、病位及标本缓急施治。本虚为要者以扶正培本为主，重在健脾补肾、调理阴阳；标实为要者以宣肺、利水、清热、化瘀、化湿、降浊治标为主，本虚标实并重者攻补兼施。

**1. 本证**

（1）肺脾气虚证

*证候* 全身浮肿，面目为著，小便减少，面白身重，气短乏力，纳呆便溏，自汗出，易感冒，或有上气喘息，咳嗽，舌淡胖，脉虚弱。

*治法* 益气健脾，宣肺利水。

*方药* 防己黄芪汤合五苓散（《金匮要略》）加减。

浮肿明显，加五皮饮，如生姜皮、陈皮、大腹皮以利水行气；伴上气喘息、咳嗽者加麻黄、杏仁、桔梗宣肺止咳；常自汗出而易感冒者应重用黄芪，加防风、牡蛎，取玉屏风散之意，益气固表；若同时伴有腰脊酸痛，多为肾气虚之征，应加用五味子、菟丝子、肉苁蓉等以滋肾气。中成药可用玉屏风散。

（2）脾肾阳虚证

*证候* 形寒肢冷，面色㿠白，精神不振，高度水肿，伴胸腔积液、腹水及阴囊水肿，食少纳呆，恶心呕吐，舌体胖或有齿痕，舌质淡，苔白，脉沉细无力。

*治法* 温肾健脾，化气行水。

*方药* 偏肾阳虚，方选真武汤合黄芪桂枝五物汤（《金匮要略》）加减；偏脾阳虚，方选实脾饮（《重订严氏济生方》）加减。

肾阳虚重者加用淫羊藿、仙茅、巴戟天、杜仲等增强温肾阳之力；水湿重者加五苓散，药用桂枝、猪苓、泽泻等通阳利水；若兼有咳嗽、胸满、气促不能平卧者，加用己椒苈黄丸，药用防己、椒目、葶苈子等泻肺利水；兼有腹水者，加牵牛子、带皮槟榔行气逐水。在温阳利水的同时，可加用木香、槟榔、大腹皮、陈皮、沉香等助气化，加强利尿。中成药可用金匮肾气丸。

（3）肝肾阴虚证

**证候** 头痛头晕，目睛干涩或视物模糊，面红潮热，手足心热，心烦易怒，舌红，苔少，脉细弦数。

**治法** 滋阴补肾，平肝潜阳。

**方药** 知柏地黄丸（《医宗金鉴》）加减。

胃纳欠佳者加砂仁、陈皮醒脾理气；夹瘀者加益母草、牛膝、丹参活血化瘀；兼见湿热者加白花蛇舌草、山栀子、玉米须以清热利湿；阴虚火旺者重用生地黄、知母、旱莲草以滋阴降火。中成药可用知柏地黄丸、昆明山海棠或火把花根片。

（4）气阴两虚证

**证候** 面色无华，腰膝酸软，或有浮肿，耳鸣目眩，咽干口燥，舌稍红，苔少，脉细弱。

**治法** 益气养阴。

**方药** 方选四君子汤（《太平惠民和剂局方》）合六味地黄丸（《小儿药证直诀》）加减。

气虚明显者加用黄芪、白术以健脾益气；阴虚偏重者加枸杞子、女贞子、旱莲草以滋阴补肾；阴阳两虚者加淫羊藿、菟丝子、巴戟天等以阴阳双补。

**2. 标证**

（1）外感风邪证

**证候** 发热，恶风，无汗或有汗，头身疼痛，流涕，咳嗽，或喘咳气急，或咽痛乳蛾肿痛，舌苔薄，脉浮。

**治法** 外感风寒，辛温宣肺祛风；外感风热，辛凉宣肺祛风。

**方药** 外感风寒，方选麻黄汤（《伤寒论》）加减；外感风热，方选银翘散（《温病条辨》）加减。

无论风寒、风热，如同时伴有水肿者，均可加五苓散以宣肺利水；若有乳蛾肿痛者，可加板蓝根、山豆根、冬凌草清热利咽。若出现风邪闭肺者，属风寒闭肺用小青龙汤或射干麻黄汤加减以散寒宣肺；属风热闭肺用麻杏石甘汤加减以清热宣肺。

（2）水湿证

**证候** 全身浮肿，肿甚者可见皮肤光亮，可伴见腹胀水臌，水聚肠间，辘辘有声，或见胸闷气短，心下痞满，甚有喘咳，小便短少，脉沉。

**治法** 补气健脾，逐水消肿。

**方药** 防己黄芪汤合己椒苈黄丸（《金匮要略》）加减。

脘腹胀满者加大腹皮、厚朴、莱菔子、槟榔以行气除胀；胸闷气短，喘咳者加麻黄、杏仁、苏子、生姜皮、桑白皮宣肺降气利水；若水臌、悬饮，胸闷腹胀，大小便不利，体质尚可者，可短期应用甘遂、牵牛子攻逐水饮。当单纯中药不能奏效时，可配合西药利尿剂短期应用。

（3）湿热证

**证候** 皮肤脓疱疮、疖肿、疮疡、丹毒等；或口黏口苦，口干不欲饮，脘闷纳差等；或小便频数不爽、量少、有灼热或刺痛感、色黄赤混浊、小腹坠胀不适，或有腰痛、恶寒发热、口苦便秘，舌质红，苔黄腻，脉滑数。

**治法** 上焦湿热治宜清热解毒；中焦湿热治宜清热解毒，化浊利湿；下焦湿热治宜清热利湿。

**方药** 上焦湿热，方选五味消毒饮（《医宗金鉴》）加减；中焦湿热，方选甘露消毒丹（《温热经纬》）加减；下焦湿热，方选八正散（《太平惠民和剂局方》）加减。

（4）血瘀证

**证候** 水肿不甚明显，常伴有腰痛，面色晦暗，皮肤不泽，舌有瘀点，苔少，脉弦涩。

**治法** 活血化瘀。

**方药** 桃红四物汤（《医宗金鉴》）加减。

瘀血重者加三棱、莪术以破血祛瘀；血尿不止者加田七末、琥珀以活血止血。中成药可用川芎嗪注射液或复方丹参注射液或复方丹参片。

（5）湿浊证

**证候** 纳呆，恶心或呕吐，身重困倦或精神委靡，水肿加重，舌苔厚腻，血尿素氮、肌酐增高。

**治法** 利湿降浊。

**方药** 温胆汤（《三因极一病证方论》）加减。

若呕吐频繁者，加代赭石、旋覆花降逆止呕；若舌苔黄腻、口苦口臭之湿浊化热者，可选加黄连、黄芩、大黄解毒燥湿泻浊；若肢冷倦怠、舌质淡胖之湿浊偏寒者，可选加党参、淡附片、吴茱萸、姜汁黄连、砂仁等以寒温并用，温中清热；若湿邪偏重、舌苔白腻者，选加苍术、厚朴、生薏苡仁。

### （二）西医治疗

西医治疗目前主要是以糖皮质激素治疗为主的综合性治疗。

**1. 一般治疗** 水肿和高血压者短期忌盐。高度浮肿或少尿者，适当限水。适量优质蛋白饮食，蛋白摄入量为1.5～2g/kg即可。一般不主张预防性应用抗生素。某些预防接种可能引起肾病复发，不同疫苗接种时机与激素剂量间的关系尚不明确。

**2. 对症治疗** 对激素敏感病例在用药7～10日后可出现利尿，故无需给予利尿剂，但对水肿较重有胸腔积液、腹水而呼吸困难，或因感染暂不能服用激素者，可先给予利尿剂以改善全身情况。一般用氢氯噻嗪、螺内酯或氨苯蝶啶分次口服；静脉注射呋塞米或依他尼酸等强力利尿剂有迅速排钠、利尿作用。高度浮肿、少尿伴严重低白蛋白血症者（＜15g/L），可给予白蛋白输注。

**3. 糖皮质激素治疗** 为治疗肾病综合征的一线药物。

（1）激素治疗原则：始量要足，减量要慢，维持要长。

（2）疗程：采用泼尼松中长程疗法，分诱导缓解阶段和之后的巩固维持阶段。诱导缓解阶段：足量泼尼松（或泼尼松龙）60mg/（$m^2$·d）或2mg/（kg·d）（按身高的标准体重计算），最大剂量80mg/d，先分次口服，尿蛋白转阴后改为每晨顿服，疗程6周。巩固维持阶段：隔日晨顿服1.5mg/kg或40mg/$m^2$（最大剂量60 mg/kg），共6周，然后逐渐减量。疗程9～12个月。

**4. 二线药物** 皮质激素耐药、依赖和频复发者，可考虑联合应用或单用二线药物治疗。

（1）甲泼尼龙静脉冲击疗法：每日剂量15～30mg/kg（最大量＜1g/d），静脉滴注，连用3日或隔日用，3次为1个疗程，必要时隔1～2周再用1～2个疗程，治疗过程中注意其不良反应。冲击后48小时继予泼尼松2mg/kg，隔日顿服，以后逐渐减量。

（2）环磷酰胺冲击疗法：每月0.5～1g/$m^2$，静脉滴注，连用6次，以后每3个月1次，疗程9个月～2年，总累积剂量＜250mg/kg，冲击治疗时须予水化疗，注意毒副作用。少数患儿需护肝治疗。

（3）其他免疫抑制剂：包括环孢霉素、他克莫司、霉酚酸酯、利妥昔单抗等。

### （三）其他疗法

**1. 针灸推拿治疗**

（1）灸法：取水道、水分、三焦俞、膀胱俞、足三里、三阴交、气海、肺俞、合谷、脾俞、肾俞，每次选4～6穴，每穴灸3～5壮，每日灸1～2次，10次为1个疗程，适用于各型水肿。

（2）推拿：脾肾阳虚者，补肾3分钟，揉二马2分钟，揉神阙2分钟，推三关2分钟；肝肾阴虚者，平肝2分钟，补肾2分钟，揉二马2分钟，揉三阴交2分钟，清天河水2分钟，揉丹田1分钟。每日1～2次，10次为1个疗程。

2. 贴敷疗法

（1）消水膏：大活田螺1个，生大蒜1片，鲜车前草1根。将田螺去壳，用大蒜瓣和鲜车前草共捣烂成膏状，取适量敷入脐内，外加纱布覆盖，胶布固定。待小便增多，水肿消失时，即去掉药膏。

（2）逐水散：甘遂、大戟、芫花各等量，共碾成极细末。每次1～3g置脐内，外加纱布覆盖，胶布固定，每日换药1次，10次为1个疗程，用于消水肿。

（3）腹水糊：商陆100g，麝香1g，葱白或鲜姜适量。将商陆研极细末，每次取药末3～5g，葱白一茎，捣融成膏，再加凉开水适量，调如糊状，取麝香粉0.1g，放入神阙穴内，再将调好的药糊敷在上面，盖以纱布，胶布固定。每日换药1次，3～5日见效，7日为1个疗程，用于治腹水。

## 六、中西医临床诊疗思路

### （一）中西医结合分阶段治疗肾病综合征

糖皮质激素为本病常用西药，其性阳热，久用易耗伤阴液，其应用可引起本病证型转化。

**1. 大剂量激素治疗之前和治疗初期（常在1周内）** 本阶段证型常为肺脾气虚证或脾肾阳虚证，中医运用宣肺利水、或健脾温肾法可利水消肿，促进尿蛋白缓解。

**2. 大量激素治疗阶段** 本阶段证型逐渐转变为肝肾阴虚证，部分阴虚火旺，伴湿热证，中医运用滋补肝肾、泻火潜阳，兼清利湿热法治疗，可以减少激素的不良反应。

**3. 激素减量和维持阶段** 本阶段证型在阴虚证基础上逐渐出现气虚证，呈现气阴两虚证或阴阳两虚证。本阶段蛋白尿易于复发，中医运用补脾气、滋肾阴兼清热利湿法，可以减少蛋白尿复发。

### （二）中西医结合治疗难治性肾病综合征

西医用二线药物治疗难治性肾病综合征，但二线药物具有较大毒副作用而且费用大多昂贵，因此临床上用中西医结合方法治疗难治性肾病综合征颇具前景。

**1. 激素耐药型肾病综合征的治疗** 本型治疗需要抓住湿热和瘀血两个病理因素，“湿热不去，蛋白难消”“瘀血不去，肾气难复”，灵活运用清热利湿法和活血祛瘀法，可促进蛋白尿部分或全部缓解。

**2. 激素依赖或频复发型肾病综合征的治疗** 本型治疗需要抓住气虚、湿热和风邪三个因素，激素依赖者多责之于气虚，而频复发者多责之于湿热和风邪。

**3. 正确处理扶正和祛邪的关系** “祛邪务尽”，不可过早或一味补益，否则闭门留寇，病情缠绵。

## 七、预防与调护

### （一）预防感染

感染常引起肾病的反复和复发，且肾病常有继发感染，因此为了预防感染，应注意以下几点。

（1）要保持室内空气清新，温度、湿度要适宜，注意保暖。

（2）保持皮肤及外阴、尿道口清洁。

（3）对原有的龋齿、慢性扁桃体炎等病灶要及时处理。

（4）水肿期应注意皮肤，尤其是皱襞处的卫生，阴囊水肿明显时避免挤压。

（二）饮食调理

药食同源，故饮食调理至关重要。

（1）水肿期应给予清淡易消化食物。平素宜食高维生素、高钙及优质蛋白（乳、蛋、鱼、瘦肉）饮食。

（2）海鲜等食物容易“发风”，导致过敏，应慎用。胡椒、辣椒等辛辣之品忌服。对于湿热证明显者，荔枝、龙眼等热性食物也需慎重。

（三）情志调节

不良的精神情绪可加剧脏腑功能失调，气血运行失常，引起病情反复或加重，因此应使家长及患儿，特别是家长要很好地了解肾病的有关知识，消除疑虑，使其心情畅和，给予精神上的鼓励，使其积极配合治疗，提高肾病治疗的依从性，这对巩固肾病缓解，减少复发，降低人为难治性肾病的发生至关重要。

## 八、预后与转归

半个世纪以来有效抗菌药物、肾上腺皮质激素和免疫抑制剂相继问世，小儿原发性肾病综合征的预后转归有了显著好转。本征预后转归与其病理类型密切相关。微小病变型预后最好，局灶节段性肾小球硬化和膜增殖性肾小球肾炎预后最差。微小病变型 90%～95%对首次应用肾上腺皮质激素治疗都有效。其中 85%可有复发。复发在第一年比以后更常见。如果一个小儿 3～4 年还没有复发，其后有 95%的机会不复发。复发的次数本身并不影响最后结局。根据 Habib 等（1971 年）1～18 年的追踪观察，本病发展成慢性肾衰竭或死亡的病例微小病变占 7%、局灶节段性肾小球硬化占 38%、膜性肾病及膜增殖性肾炎分别占 8%及 41.5%。

### 古籍精选

《金匮要略·水气病脉证并治》曰：“皮水其脉亦浮，外证跗肿，按之没指，不恶风，其腹如鼓，当发其汗。”

《诸病源候论·小儿杂病诸候·肿满候》曰：“小儿肿满，由将养不调，肾脾二脏俱虚也。肾主水，其气下通于阴。脾主土，候肌肉克水，肾虚不能传其水液，脾虚不能克制于水，故水气溢于皮肤，故令肿满。”

《小儿卫生总微论方·肿病论》曰：“水肿之证，脾土恶方，不能制水，肾水泛滥，浸渍脾土，水渗皮肤，肌肉发肿，面肿曰风，脚肿曰水。”

《景岳全书·杂证谟·肿胀》曰：“夫所谓气化者，即肾中之气也，即阴中之火也，阴中无阳则气不能化，所以水道不通，溢而为肿。故凡治肿者，必先治水，治水者，必先治气。”

《景岳全书·水肿论治》曰：“凡水肿等证，乃肺、脾、肾三脏相干之病。盖水为至阴，故其本在肾；水化于气，故其标在肺；水惟畏土，故其制在脾。”

《证治汇补·水肿》曰：“治水之法，行其所无事，随表里寒热上下，因其势而利导之，故宜汗、宜下、宜渗、宜清、宜燥、宜温，六者之中，变化无拘。”

《幼幼集成·肿满证治》曰：“夫肿满之证，悉由脾胃之虚也。脾土喜燥而恶湿，因中气素弱，脾虚无火，故水湿得以乘之。而脾愈不运，则乳食凝而不化，停积于中，而肿满作焉。治肿者，当以脾胃为本，而以浮肿为标”“肿自下起者，因于肾虚水泛，或因于脾气受湿，宜渗利之，故仲景云：治湿不利小便非其治也，宜五苓散加防己、槟榔”。

## 病案思考

患儿，男，4岁。因“反复全身浮肿、尿少16个月，再发10日”入院。

患儿1998年6月13日“受凉”后出现咳嗽，3日后出现眼睑浮肿，尿少，无肉眼血尿，渐至全身浮肿，双下肢及阴囊较明显，按之难起。在当地医院住院，查尿蛋白（+++），潜血（-），诊断为“肾病综合征”，给予青霉素抗感染等治疗后1周，病情缓解，尿量正常，浮肿减轻出院，但尿蛋白仍为（+++）。继续服用中药、泼尼松、雷公藤多苷等（具体剂量不详）治疗，仍反复浮肿，复查尿蛋白一直为（+）~（+++）。1999年10月14日外感后咳嗽、流涕，于10月21日出现尿少（减少一半），眼睑、双下肢及阴囊浮肿，尿蛋白（+++），在当地医院服用中药治疗，效果不明显，10月25日出现发热，当地医院给予静脉滴注青霉素治疗2日，热退，但浮肿加重，阴囊、双下肢明显，遂于1999年10月29日到广东省中医院求诊，收入我区进一步系统治疗。

入院时症见：疲倦，无发热，眼睑、双下肢及阴囊浮肿，按之难起，尿量减少，四肢欠温，胃纳差，大便烂，无腰痛及肉眼血尿，无腹痛，无尿频、尿急、尿痛，无头昏呕吐，眠可，舌淡红，苔白腻，脉缓。

查体：血压110/70mmHg，双眼睑浮肿，咽部充血（-），心肺听诊（-），腹膨隆，无压痛，无反跳痛，肝脾肋下触诊不满意，肝区无叩痛，肠鸣音正常，腹部移动性浊音阳性，腹围53cm。双肾区无叩痛，双下肢重度浮肿，按之难起，阴囊重度浮肿。入院查尿常规：尿蛋白（+++），红细胞（-）；血常规：WBC $6.8\times10^9$/L，N0.175，L0.69，PLT $344\times10^9$/L；常规生化：TP 49.6g/L，ALB 18.7g/L，GLB 30.9g/L；常规免疫学检查：IgG 6.22g/L，IgA 2.18g/L，IgM 3.07g/L，C3 2.01g/L，C4及CH50正常；血三脂：TCH 12.04mmol/L，TG 3.63mmol/L；ESR 122mm/h；Urea3.2mmol/L，Cr 67μmol/L；B超：肝、胆、脾及双肾未见异常。

根据上述资料，请提出你的中西医诊断思路。

（黄清明　陈汉华　许尤佳）

# 第五节　遗　尿　症

小儿遗尿症（enuresis in children）是指小儿已达到应自主控制排尿的年龄，但仍不能从夜间睡眠中醒来而发生无意识的排尿，也称夜遗尿症（nocturnal enuresis，NE）。本病发病年龄一般定义为5岁及5岁以上，频率为每周至少2次，并持续3个月以上。

遗尿症的发病率各地报道不一，国外报道大约有16%的5岁儿童、10%的7岁儿童和5%的11～12岁儿童患夜遗尿症，其中约2%可持续到成年，男童发病率略高于女童。遗尿症是一种常见疾病，每年自愈率约为15%，但长期未愈者大多自我评价低，可导致严重的心理异常和可能的精神异常，对患儿身心健康及家庭生活带来严重危害。

遗尿症属于中医学“遗尿”的范畴。

## 一、病因病理

### （一）中医病因病机

**1. 病因**　遗尿的发病有虚实二因。属虚者，因先天禀赋不足，素体虚弱，常表现为肾气不足、下元虚冷；亦因病后失调，致使肺脾气虚。属实者，多因湿热内蕴，郁于肝经。属虚实夹杂者，为心肾不交，水火不济，心火上炎或痰蒙心窍。

**2. 病机** 肾气不足，或肺脾气虚，或肝经湿热，或心肾不交，最终致膀胱气机失调而致遗尿。病位在膀胱，与心、肝、脾、肺、肾皆相关。

（1）下元虚寒证：肾为先天之本，藏真阴而寓元阳，肾主水液，调节人体的水液代谢。膀胱与肾相表里，有化气行水的功能。先天禀赋不足，肾气不充，下元虚寒，肾气不足，不能温化固摄，膀胱制约无权，闭藏失职不能制约水道，故发生遗尿。正如《素问・宣明五气》所言“膀胱不利为癃，不约为遗溺”。此类患儿无论春夏秋冬皆可发病，而冬寒季节为甚，为临床上最常见的证型。

（2）肺脾气虚证：肺主通调水道，脾主运化水湿，此两脏共同维护水液的正常代谢。病后失调，肺脾两虚，不能约束水道而致遗尿，所谓“上虚不能制下”。本证与上述下元虚寒证的区别在于：本证病情较轻，肾虚之证不明显。若长期不愈，也可发展成下元虚寒证。

（3）肝经湿热证：本证为实证，多因素体内蕴湿热，郁于肝经，而使肝之疏泄失常，热迫膀胱而致遗尿。诚如《证治汇补・遗尿》所言：“遗尿……又有挟热者，因膀胱火邪妄动，水不得宁，故不禁而频来。”

（4）心肾不交证：心气不足至虚热内扰，心肾不交，水火不济，心火上炎或痰蒙心窍。心志不能下达于肾，肾水失于闭藏，而致遗尿。此类患儿多有睡眠深沉，不易唤醒，即使唤醒也神志朦胧，常梦中遗尿。

### （二）西医发病机制

目前遗尿症的西医发病机制尚不十分明确，认为是多病因所致，可能与遗传因素、睡眠觉醒障碍、夜间抗利尿激素分泌缺陷及膀胱功能紊乱等因素有关。

**1. 遗传因素** 大部分遗尿患者有家族史。如双亲中有一个遗尿，则44%的小儿遗尿；双亲都有遗尿，则77%的小儿遗尿。双胞胎有更高的一致性。小儿和双亲的遗尿缓解年龄相似。遗尿症基因定位于13号染色体的长臂上，是常染色体显性遗传。遗尿基因可能在膀胱平滑肌收缩中发生作用，并且可能引起肾小管重吸收机制异常。

**2. 睡眠觉醒障碍** 大部分患儿夜间睡眠过深，难以唤醒。这种觉醒反应是随年龄的增长而逐渐完善的，遗尿症是这种发育过程的延迟或障碍所致。当夜间膀胱充盈时，脑电图改变由深睡眠转入浅睡眠状态，位于脑桥的LC神经元被认为是觉醒中心之一，LC神经元的功能障碍或膀胱到LC神经元的传导通路障碍可导致遗尿症。

**3. 夜间抗利尿激素分泌缺陷** 约70%的遗尿症患儿存在夜间抗利尿激素分泌不足现象。正常人夜间抗利尿激素分泌增多，在凌晨12点达到峰值，使夜间尿量控制在一定范围内。而遗尿症患儿，夜间抗利尿激素分泌不足，导致夜间尿量增多，尿渗透压降低，不能适应膀胱容量而导致遗尿。此类患儿对去氨加压素的治疗有很好的疗效。

**4. 膀胱功能紊乱** 主要指功能性膀胱容量（FBC）减少、逼尿肌不稳定和尿道梗阻致逼尿肌过度收缩。FBC是指白天膀胱充盈至最大耐受程度时的膀胱充盈量。相当一部分患儿FBC较正常儿童减少。逼尿肌不稳定是指在膀胱充盈过程中发生无抑制性收缩，逼尿肌不稳定本身可导致FBC减少。此类患者常伴有白天尿频、尿急症状，甚至有湿裤现象。

**5. 其他发病机制** 少数遗尿症患儿是由于器质性病变或继发于其他疾病，如泌尿系感染、包茎、蛲虫病等局部刺激所致，或是由于糖尿病、尿崩症因尿量增多所致，或是由于尿道畸形、隐性脊柱裂、脊髓炎、脊髓损伤后遗症、癫痫、大脑发育不全等所致。

## 二、临床表现

经常夜间遗尿，轻者数夜一次，重者可一夜数次，睡眠较深，不易叫醒，患儿遗尿后并不觉醒，遗尿的时间大多发生在上半夜，当处在第3、4深睡眠阶段（非快动眼期）时，小儿醒时不觉有排尿的梦境。少数可在后半夜的第1、2浅睡眠阶段（快动眼期）发生遗尿，小儿醒时有排尿的梦境记忆。遗尿可持续数月，有时消失后又出现，还有持续数年到性成熟前自然消失者。临床上没有排尿困难等泌尿系统症状，尿常规正常。X线摄片检查部分患儿可发现隐性脊柱裂，或泌尿道造影可见畸形。小儿常有心理负担而不愿意与同学交往，睡前担忧。一些家长对患儿不做耐心诱导甚至施加压力，加重患儿精神负担，可产生恶性循环，形成顽固性遗尿及精神行为异常。

## 三、辅助检查

**1. 尿常规** 尿常规及尿培养多无异常发现。

**2. 影像学检查** 影像学检查部分患儿可发现隐性脊柱裂，或泌尿道造影可见结构异常。

## 四、诊断

### （一）诊断标准

（1）反复不自主地或有意地排尿在床上或衣服上。

（2）这种行为具有临床意义，表现为每周至少2夜，至少持续3个月，或存在具有临床意义的哭闹或者社交、学业（或职业）或其他重要功能的损害。

（3）年龄至少5岁（或相当的发育水平）。

（4）这种行为不是由于物质的直接生理作用（如利尿药）或躯体情况（如糖尿病、隐性脊柱裂、癫痫发作）所导致。

### （二）临床分型诊断

现在医学认为遗尿症可分为原发性遗尿症（PNE）和继发性遗尿症（SNE）、单纯性遗尿症（MNE）和复杂性遗尿症（CNE）。

（1）PNE是指尿床从婴儿期延续而来，从未有过6个月以上不尿床。

（2）SNE是指有过6个月以上的不尿床期后又出现尿床。

（3）MNE是指仅有夜间尿床，白天无症状，不伴泌尿系统和神经系统解剖或功能异常。

（4）CNE是指除夜间尿床外，白天伴有下泌尿系统症状，常继发于泌尿系统或神经系统疾病。

## 五、鉴别诊断

**1. 泌尿系统疾病** 本病需鉴别的泌尿系统疾病包括包茎、包皮过长、泌尿系感染等。除病史、体检外应做尿常规或尿培养，必要时做静脉肾盂造影。

**2. 神经系统疾病** 本病需鉴别的神经系统疾病包括隐性脊柱裂、脊髓损伤、癫痫、大脑发育不全等，这些疾病各有其特点及神经系统症状、体征，一般诊断不难。隐性脊柱裂者可做局部X线确定。

**3. 尿失禁** 本病与尿失禁的鉴别点在于，尿失禁是尿液自遗而不分是否睡眠状态、不分昼夜，多为先天发育不全或脑病后遗症。

**4. 神经性尿频** 遗尿症与神经性尿频的鉴别点在于后者是患儿白昼尿频尿急，入睡后尿频消失。

**5. 其他** 其他需与本病鉴别的疾病：糖尿病、尿崩症，由于多尿而遗尿；蛲虫病有局部刺激、便秘等要注意。

## 六、治疗

### （一）辨证论治

中医辨证重在辨虚实寒热。虚寒者治宜温肾固涩，补肺健脾；心肾不交者治宜清心安神，交通心肾；实热者多肝经湿热，治宜清热利湿。

**1. 下元虚寒证**

*证候* 睡中遗尿，尿量多，尿色清，熟睡，不易叫醒，面色淡白，精神不振，形寒肢冷，舌质淡，苔白，脉沉迟无力。

*治法* 温补肾阳，固涩膀胱。

*方药* 菟丝子散（《太平圣惠方》）加减。

常用菟丝子、巴戟天、杜仲、肉桂以温补肾阳；桑螵蛸、牡蛎、五味子滋肾敛阴以缩尿。伴有深睡不易唤醒者加炙麻黄以醒神。

**2. 脾肺气虚证**

*证候* 睡中遗尿，尿频而量多，面色无华，神疲乏力，食欲不振，大便溏薄，舌偏淡，脉缓细。

*治法* 补肺益脾，固涩膀胱。

*方药* 补中益气汤（《脾胃论》）合缩泉丸（《妇人大全良方》）加减。

常用党参、黄芪、白术以补气；升麻、柴胡提升中气；益智仁、山药以温脾固涩。深睡不易唤醒者加炙麻黄、石菖蒲以醒神；纳呆加焦三仙以开胃消食。

**3. 心肾失交证**

*证候* 梦中遗尿，寐不安宁，烦躁时扰，白天多动少静，或五心烦热，形体较瘦，舌质红，苔薄少津，脉沉细而数。

*治法* 清心滋肾，安神固脬。

*方药* 导赤散（《小儿药证直诀》）合交泰丸（《韩氏医通》）加减。

常用生地黄、竹叶清心火；黄连、肉桂交通心肾。若嗜寐难醒者，加石菖蒲、远志以交通心肾；若系阴阳失调而梦中遗尿，可合用桂枝加龙骨牡蛎汤以调和阴阳，镇阴潜阳。

**4. 肝经郁热证**

*证候* 睡中遗尿，尿频量少，性情急躁，手足心热，唇红而干，舌质红，苔黄，脉弦滑。

*治法* 清热利湿，泻肝止遗。

*方药* 龙胆泻肝汤（《医方集解》）加减。

常用龙胆草、黄芩、栀子、生地黄泻肝清热；车前子、泽泻利湿泄热。若夜卧不宁，磨牙梦呓较著，加黄连、连翘、茯神以清心安神；若湿热化火，上扰心神，下迫小肠，合用黄连温胆汤；若久病不愈，耗伤阴液而见消瘦、盗汗、低热、舌红脉细数，用知柏地黄丸。

### （二）西医治疗

**1. 去氨加压素** 抗利尿激素分泌不足是临床应用去氨加压素（DDAVP）的理论依据。临床观察发现，DDAVP 除了有抗利尿作用外，还有改善睡眠障碍，促进觉醒的作用。口服用药 0.1～0.2mg，每晚 1 次，3 个月为 1 个疗程，有效率为 70%～90%，但停药后复发率较高，用药时须限水以防水中毒等不良反应。

**2. 奥昔布宁（尿多灵）** 为抗胆碱能药物，有抗痉挛作用，可解除膀胱逼尿肌无抑制收缩，对有尿频、尿急症状的膀胱功能障碍患者有明显疗效，可直接作用于膀胱平滑肌，减少膀胱不自主收缩，恢复逼尿肌功能，减轻尿频、尿急症状，同时增加膀胱容量，延长排尿间隔时间，可与DDAVP联合应用。口服用药，5岁以上儿童每日2次，每次2.5～5mg。

**3. 甲氯芬酯（氯酯醒，遗尿丁）** 为中枢兴奋剂，可兴奋大脑有利于唤醒，近年的研究认为其有促进脑代谢，改善记忆的作用。用法：0.1g，每日2～3次。本药作用出现缓慢，服药至少1周以上。不良反应是易兴奋，长期使用产生疲乏，现已少用。

**4. 氯丙咪嗪（盐酸丙咪嗪）** 丙咪嗪通过抗抑郁、改变睡眠机制和觉醒方式、抗胆碱能及调整ADH的分泌而发挥作用，同时它也作用于膀胱交感神经系统而起作用，丙咪嗪用量为6～8岁每晚25mg，>8岁者每晚50～75mg。虽然用药后即起效，但需1～2周的用药时间来观察其有效性和调整用量。疗程为3～6个月，停药前渐减量。丙咪嗪治疗夜间遗尿症的治愈率为10%～50%，年龄大者效果较好，其不良反应不常见，可有焦虑、失眠、口干、恶心和个性改变，过量则有潜在的致命性，如心律失常、高血压、呼吸道并发症和痉挛。

### （三）行为疗法

（1）设置逐日监测遗尿的记录表，记录每日的遗尿情况，遗尿的多少及遗尿加重或减轻的因素等。

（2）饮食控制，每日下午4点以后少饮水，晚饭最好少吃流质，宜偏淡偏干些，睡前3～5小时限制饮水，睡前不要喝水，以减少夜里膀胱的储尿量。

（3）自主排尿功能训练：尿潴留和括约肌控制锻炼。嘱患儿白天多喝水，但要克制排尿，一直到万不得已时才排尿，逐渐增大膀胱容量，这样可增加膀胱排尿阈值。在排尿过程中要尿尿停停，一次排尿要停3～4次，每次停顿的时间为从1数至10，目的是训练膀胱括约肌功能。

（4）建立排尿生物钟：要求家长每日在既往经常发生尿床的时间，提前半小时唤醒患儿。要求患儿在清醒状态下，起床把尿液排尽，较大儿童（8岁以上）可设闹钟唤醒。

（5）报警器：就是将报警的铃与尿垫连接成一电路，当小儿遗尿于尿垫上时，因尿液的导电缘故，激发报警的铃而发出铃声，直至唤醒患儿关闭铃声上厕所排尿。现今较新型的报警器，其尿垫如信用卡一般大，直接置于患儿内裤。报警器的作用是教会患儿在必需排尿时产生警觉，该方法使许多儿童因避免讨厌的铃声而学会夜间尿的控制而不遗尿，治疗中父母和医生对患儿的进步应给予积极的关注。

### （四）其他疗法

**1. 针灸疗法**

（1）毫针针刺法

适应证：遗尿症虚证。

操作方法：需患儿配合。取肾俞、命门、关元、足三里或独阴穴双侧（奇穴，位于足第2趾远端趾间关节横纹的中点处）。采用针刺治疗，手法用补法，常与灸法联合运用。

（2）灸法

适应证：遗尿症虚证。

操作方法：肾气不足型取关元、气海，肾俞、膀胱俞双，每日各10分钟；肺脾气虚型取百会、中极，膀胱俞、肺俞、脾俞双，每日各10分钟。

**2. 耳穴压豆法**

适应证：各种证型。

操作方法：肾气不足取耳中、肾、膀胱、肾上腺、皮质下；脾肺不足取肺、脾、膀胱、皮质下、耳中、内分泌；肝经湿热取肝、脾、膀胱、三焦、耳中、肾上腺、尿道。双耳交替，每耳3日，疗程为4周。

**3. 推拿法**

适应证：各种证型。

操作方法：①捏脊5遍；②揉少腹（关元、气海、中极）15分钟，按揉百会20次，按揉三阴交10次；③神阙穴拔罐治疗。肾气虚证加补肾经100次，擦腰骶部2分钟，揉肾俞10次，揉命门10次；脾气虚证加补脾土400次，摩中脘5分钟，按揉足三里10次，运板门50次；肺气虚证加补肺经400次，推三关300次；肝经湿热证加补肾水100次，清肝经100次。推拿10次为1个疗程，一般约需治疗3个疗程。

**4. 中药穴位贴敷法**

适应证：遗尿症虚证。

操作方法：可先用丁香、肉桂、五倍子、五味子、补骨脂等调和贴敷脐部和双足涌泉穴。每晚1次，晨起取下。1周为1个疗程，休息2日，再开始第2个疗程，共2个疗程。

## 七、中西医临床诊疗思路

遗尿一证，临床发病率虽然不高，但其造成的后果堪虞，应引起高度重视。若因精神因素，应当着重教育、解释，消除精神负担和引起情绪不安的因素，并建立合理的生活制度，避免过度疲劳。绝大多数小儿遗尿是功能性的，中医治疗具有较大的优势，在治疗上虚证以扶正培本为主，采用温肾阳、健脾运、补肺气、醒心神等法；肝经郁热之实证宜疏肝清热为主。除内服药物治疗外，针灸、推拿及其他外法治亦有较好的效果。对于顽固性遗尿和反复难愈的遗尿，宜采用综合疗法和中西医结合疗法。西药具有一定的不良反应，而中西医结合可增强疗效，取长补短，缩短疗程。若遗尿由于器质性病变所致，必须进行原发病的相应治疗。

## 八、预防与调护

应自幼培养小儿按时、睡前排尿的良好习惯。白天勿使过度疲劳，傍晚前开始控制饮水量，汤药尽量在白天服完，睡前排空小便。护理时注意排除遗尿对小儿情绪的影响，给予信心和支持，切忌打骂、责罚。夜间在易发生遗尿的时间前，及时唤醒患儿排尿。

### 古籍精选

《灵枢·本输》曰："三焦者……入络膀胱，约下焦，实则闭隆，虚则遗溺，遗溺则补之，闭隆则泻之。"

《素问·宣明五气》曰："膀胱不利为癃，不约为遗溺。"

《诸病源候论·小儿杂病诸候》曰："膀胱为津液之府，既冷气衰弱，不能约水，故遗尿也。"

《仁斋直指小儿附遗方论·大小便诸病》曰："小便者，津液之余也。肾主水，膀胱为津液之腑，肾与膀胱俱虚，而冷气乘之，故不能约制。其水出而不禁，谓之遗尿。睡里自出，谓之尿床。此皆肾与膀胱俱虚而挟冷所致也。"

《杂病源流犀烛·遗尿》曰："肺主气以下降生水，输于膀胱，肺虚则不能为气化之主，故溺不禁也。"

《景岳全书·遗尿》曰："盖小水虽利于肾，而肾上连于肺，若肺气无权，则肾水终不能摄，故治水者，必须治肺。"

## 病案思考

患儿，周某，男，8岁，2009年7月15日初诊。患儿患遗尿症多年，多方求治不愈，前来我处就诊。

刻下症见：虽炎炎夏日，患儿仍穿长衬衣裳，畏寒肢冷，面色㿠白，纳差，夜间遗尿，每夜2～3次，遗尿后仍不知醒，小便清长，少气懒言。舌淡苔白，脉沉细。

患儿平素喜食生冷，家属诉患儿易“热气”及咽喉发炎，常予“七星茶”等药以清热解毒。

查体：面色㿠白，山根青筋隐隐，气池紫暗，咽部充血（-），双侧扁桃体Ⅰ度肿大，心肺无异常。全腹软，无压痛、反跳痛，肠鸣音正常。四肢脊柱无异常，活动无受限。神经系统检查阴性。前后二阴检查无异常。舌淡苔白，脉沉细。

外院辅助检查：尿常规未见异常，腰骶椎X线检查未见异常。

根据上述资料，请提出你的诊断思路。

（许楷斯　黄清明　许尤佳　陈汉华）

# 第十三章　小儿血液系统疾病

## 第一节　小儿血液系统疾病的中西医概述

### 一、小儿造血特点

小儿造血可分为胚胎期造血和生后造血。

（一）胚胎期造血

胎儿期造血是一个动态过程，首先在卵黄囊开始，继而在肝脏，最后在骨髓呈现稳定的造血。根据造血组织发育和造血部位发生的先后，可将此期分为三个不同的阶段。

**1. 中胚叶造血期**　胚胎第10～14天开始在卵黄囊形成许多“血岛”，“血岛”即原始血细胞，主要成分是不含血红蛋白的红细胞，经分化后成为含血红蛋白的初级原始红细胞，卵黄囊是孕3～6周红细胞生成的主要部位，以维持胚胎的活性直至肝脏开始造血。胚胎第8周后，血岛开始减退，原始的红细胞逐渐减少，至胚胎第12～15周消失。

**2. 肝脾造血期**　孕6～8周时，肝出现活动的造血组织，并成为孕6～22周主要的胎儿期造血部位。肝造血主要产生定型的原红细胞，它可分为无核的红细胞，经血窦壁进入血流，也可产生少量粒细胞和巨核细胞。至6个月后，肝造血逐渐减退。肝脏约于出生时停止造血。

孕7周左右，继肝脏造血后脾脏开始造血，稍后粒系造血也相当活跃，至12周时出现淋巴细胞和单核细胞。胎儿5个月之后，脾脏造红细胞和粒细胞的活动减少，并逐渐消失，而制造淋巴细胞的功能可维持终身。但在贫血时，脾脏可以恢复胎儿期才有的造血功能。

胸腺是中枢淋巴器官，6～7周人胚胎已出现胸腺，7～9周产生造血组织，可见到各种造血细胞：淋巴细胞、浆细胞、红细胞和粒细胞（中性粒细胞和嗜酸粒细胞）、有抗原递呈作用的树突状细胞和肥大细胞。来源于卵黄囊、肝脏或骨髓的淋巴干细胞，在胸腺中经包括胸腺素在内的微环境中诱导分化为具有细胞免疫功能的前T细胞和成熟的T淋巴细胞，并迁移至周围淋巴组织，在相应的微环境中分化为不同的亚群，这种功能维持终生。青春期后胸腺开始萎缩，造血功能逐渐消失，但T细胞已在周围淋巴组织中定居，自己能繁殖。

自胚胎第11周，淋巴结开始生成淋巴细胞，从此，淋巴结成为终生造淋巴细胞和浆细胞的器官。胎儿期淋巴结亦有短暂的红系造血功能。

**3. 骨髓造血期**　孕11周开始出现骨髓，但至胎儿4个月时才开始造血活动，孕22周后成为主要的造血器官，至胎儿32周，骨髓中粒、红及巨核细胞等系统的增生都已很活跃。出生时所有的骨髓都充满造血组织。直至出生2～5周后成为唯一的造血场所。骨髓终生保留造血功能。

（二）生后造血

胎儿出生后主要造血场所是骨髓，产生各种血细胞。在特殊情况下，产生淋巴细胞为主的淋巴组织亦可出现髓外造血。

**1. 骨髓造血**　胎儿出生后骨髓是生成红细胞、粒细胞和巨核细胞的唯一器官，同时也生成淋巴细胞和单核细胞。婴幼儿期所有骨髓均为红骨髓，全部参与造血，以满足生长发育的需要。5～7岁开始，黄髓（脂肪组织）逐渐代替长骨中的造血组织， 到了 18 岁以后红骨髓仅限于肋骨、胸骨、脊椎、骨盆、颅骨、锁骨和肩胛骨，但黄髓仍有潜在的造血功能，当需要增加造血时，它可转变为红髓而恢复造血功能。小儿在出生后头几年缺少黄髓，故造血代偿潜力小，如果需要增加造血，就会出现髓外造血。

**2. 骨髓外造血** 在正常情况下，胎儿出生 2 个月以后骨髓外造血停止（淋巴细胞与吞噬细胞除外）。胎儿出生后，尤其在婴儿期，当发生感染性贫血或溶血性贫血等需要增加造血时，因骨髓造血储备力小，肝、脾和淋巴结可随时适应需要，恢复到胎儿造血状态，出现肝、脾、淋巴结肿大。外周血中可出现有核红细胞和（或）幼稚中性粒细胞。这是小儿造血器官的一种特殊反应，称为“骨髓外造血”，当病因除去后，又可恢复正常的骨髓造血。

## 二、小儿血象特点

### （一）红细胞数和血红蛋白量

红细胞的生成受红细胞生成素的特异性调节，组织缺氧可刺激红细胞生成素的生成。由于胎儿期组织氧含量低，故红细胞数和血红蛋白量较高，胎儿出生时红细胞数为（5～7）$\times10^{12}$/L，血红蛋白量约为 170g/L，未成熟儿可稍低。胎儿生后 6～12 小时因不显性失水，血液浓缩，红细胞数往往比出生时稍高。随着肺呼吸的建立，血氧含量增加，红细胞生成素合成明显减少，骨髓暂时性造血功能降低，另外胎儿期红细胞寿命较短，可于短时间内破坏，加之婴儿生长发育迅速，血循环量迅速增加等因素，红细胞数和血红蛋白量逐渐降低；至 2～3 个月时达最低水平，红细胞数降至 3.0$\times10^{12}$/L，血红蛋白量降至 110g/L 以下，出现轻度贫血，称为“生理性贫血”。至 12 岁红细胞与血红蛋白达成人水平。网织红细胞数在胎儿出生 3 天内为 4%～6%，出生后 5～7 天近于消失，出生后 3 个月以内维持在低水平，约为 0.3%，以后增加，婴儿期以后达成人水平（0.5%～1.5%）。

血红蛋白的种类：在胚胎、胎儿、儿童和成人的红细胞内，正常情况下有 6 种不同的血红蛋白分子，它们分别由不同肽链组成。胚胎期 4～8 周的血红蛋白主要是 Gower1、Gower2 和 Portland，在胚胎 8 周后主要是胎儿血红蛋白（HbF），随着成人血红蛋白 HbA（包括 HbA1、HbA2）的合成逐渐增加，出生后 HbF 迅速又为 HbA 所代替，出生后 6～12 个月 HbF 只占血红蛋白总量的 2%以下，而 HbA 达成人水平约 95%以上，其中 HbA1 与 HbA2 的比例保持在 30：1。

### （二）白细胞数与分类

初生时白细胞总数为（15～20）$\times10^9$/L，生后数小时增加，至 24 小时达高峰，然后逐渐下降，至 2 周左右达 12$\times10^9$/L；此数值一直持续整个婴儿期，学龄期后降至 8$\times10^9$/L 左右，以后达成人水平（7$\times10^9$/L）。婴儿时期血液白细胞计数因哭闹、进食、肌肉紧张、疼痛、缺氧等影响而发生波动。

白细胞主要分为粒细胞（包括中性粒细胞、嗜酸粒细胞、嗜碱粒细胞）与淋巴细胞（单核细胞）。胎儿出生时中性粒细胞占 60%～65%，淋巴细胞占 30%～35%。随着白细胞总数的下降，中性粒细胞比例也相应下降，生后 4～6 天时两者比例约相等；以后淋巴细胞约占 60%，中性粒细胞约占 30%；至 4～6 岁时两者又相等；6 岁后中性粒细胞继续增多，淋巴细胞减少，逐渐达成人值，中性粒细胞占 65%。初生儿外周血液中也可出现少量幼稚中性粒细胞，但在数日内即消失。嗜酸、嗜碱粒细胞和单核细胞在婴幼儿均较低，各年龄期差别不大，嗜酸粒细胞占 2%～3%，嗜碱粒细胞占 0.5%，单核细胞在婴儿与儿童期占 5%左右。

（三）血小板数

新生儿期血小板波动较大，出生后48小时内数量较低，约为150×$10^9$/L，2周后可达300×$10^9$/L。出生后血小板数减少可能与产伤有关。新生儿期常见体积较大的血小板，可能代表比较幼稚的血小板。胎儿出生后6个月血小板计数与成人相同，为（150～350）×$10^9$/L。

（四）骨髓象

骨髓造血组织在胎儿30周时增至顶点，以后一直维持至出生。在胎儿期，骨髓细胞增生程度基本为100%，脂肪细胞偶见。出生时，细胞比例为80%～100%。出生后第1天，骨髓有核红细胞较多，占30%～65%，出生后7天下降至12%～40%，2周后下降至8%～30%，3～4周后逐渐达正常儿童水平。

（五）血容量

小儿血容量相对较成人多，新生儿血容量约为85ml/kg（早产儿可达90～108ml/kg），婴儿及儿童为75～80ml/kg。

（六）血细胞比容

初生时脐血血细胞比容平均值为55%，于出生后数小时与血红蛋白一致地迅速上升，1周时又恢复至脐血数值水平。2个月婴儿的血细胞比容降至最低值，为30%，1岁时为35%，3岁时为38%，青春期达成人水平（男性47%，女性42%）。

## 三、小儿贫血

贫血（anemia）是指外周血中单位容积内的红细胞数、血红蛋白量和血细胞比容低于正常值，或者其中一项明显低于正常。临床多以红细胞和血红蛋白的数量作为衡量有无贫血的标准。但由于红细胞和血红蛋白数量与血容量有关，当临床表现存在脱水或水潴留的影响时，此时就不能单凭红细胞与血红蛋白的数量来衡量有无贫血或贫血的程度。

（一）贫血的分类

**1. 按贫血程度分类** 根据外周血血红蛋白含量或红细胞数可将贫血分为四度，具体见表13-1。

**表13-1 贫血按程度分类**

| 贫血程度 | 儿童 | | 新生儿 |
|---|---|---|---|
| | 血红蛋白 | 红细胞 | 血红蛋白 |
| 轻度 | 90～110g/L（6岁以下）<br>90～120g/L（6岁以上） | （3～4）×$10^{12}$/L | 120～144g/L |
| 中度 | 60～90g/L | （2～3）×$10^{12}$/L | 90～120g/L |
| 重度 | 30～60g/L | （1～2）×$10^{12}$/L | 60～90g/L |
| 极重度 | ＜30g/L | ＜1×$10^{12}$/L | ＜60g/L |

**2. 按形态分类** 根据红细胞平均容积（MCV）、红细胞平均血红蛋白含量（MCH）和红细胞平均血红蛋白浓度（MCHC）将贫血分为四类，具体见表13-2。

表 13-2　贫血按形态分类

| 红细胞形态学 | MCV（fl） | MCH（pg） | MCHC（%） |
| --- | --- | --- | --- |
| 正常值 | 80～94 | 28～32 | 32～38 |
| 大细胞 | ＞94 | ＞32 | 32～38 |
| 正细胞性 | 80～94 | 28～32 | 32～38 |
| 单纯小细胞性 | ＜80 | ＜28 | 32～38 |
| 小细胞低色素性 | ＜80 | ＜28 | ＜32 |

**3. 按病因分类**　造成贫血的主要原因是红细胞的生成与破坏两者失去平衡，故大体可分为三类，具体见表 13-3。

表 13-3　贫血按病因分类

| 病因 | 分类 | 病种 |
| --- | --- | --- |
| 红细胞生成障碍性贫血 | 生理性贫血 | 生理性贫血 |
| | 造血物质缺乏 | 缺铁、维生素 $B_{12}$、叶酸、维生素 C、维生素 $B_6$、甲状腺素 |
| | 骨髓生血低下 | 单纯红细胞再生障碍、再生障碍性贫血、慢性感染、慢性肾衰竭、骨髓浸润伴发的贫血、先天性红细胞生成异常性贫血、铅中毒 |
| 溶血性贫血 | 红细胞内在缺陷 | 红细胞膜遗传性缺陷、红细胞内酶缺乏、血红蛋白异常、阵发性睡眠性血红蛋白尿 |
| 失血性贫血 | 红细胞外的异常 | 免疫性溶血、非免疫性溶血 |
| | 急性失血 | 出血性疾病、外伤性失血 |
| | 慢性失血 | 肠道畸形、鲜牛乳过敏、寄生虫病、特发性肺含铁血黄素沉着症 |

（二）贫血的临床表现

**1. 一般表现**　血红蛋白降至 80g/L 以下时，以皮肤、黏膜苍白为突出表现。慢性溶血、巨幼红细胞性贫血患儿皮肤呈苍黄色或蜡黄色。病程长者可出现疲倦乏力、生长发育迟缓和营养低下、毛发干燥。

**2. 造血器官反应**　当发生骨髓外造血时，肝脾、淋巴结可呈不同程度肿大，部分外周血可出现有核红细胞和幼稚粒细胞。

**3. 其他器官症状**　呼吸系统可出现呼吸增快或缺氧表现；循环系统可出现心率增快、心脏杂音、心电图异常等；消化系统可出现食欲减退、腹泻、恶心呕吐、舌乳头萎缩等；神经系统可出现精神不振、烦躁、注意力不集中、精神发育迟缓、智力减退、头晕，甚至震颤、腱反射亢进、踝阵挛等。

（三）诊断要点

**1. 查明贫血的病因**

（1）详细询问病史：发病年龄、性别、籍贯、饮食情况、服药史、其他疾病史、家族史和周围环境、居住环境等。

（2）体检：注意患儿一般状况。如贫血很重而症状不多，或有生长发育障碍，多为慢性贫血；有明显烦躁、心功能不全，多为急性贫血；出现黄疸、肝脾明显肿大，多为溶血性贫血；特殊面容多见于地中海贫血；出现智力倒退，伴震颤、腱反射等，多为维生素 $B_{12}$ 缺乏所致的巨幼红细胞贫血。

**2. 了解贫血的类型及程度**　实验室检查：根据血红蛋白、红细胞数量确定贫血程度，红细胞平均容积（MCV）、红细胞平均血红蛋白含量（MCH）和红细胞平均血红蛋白浓度（MCHC）确定贫血的类型，根据具体病因确定检查项目，必要时完善骨髓细胞学检查。

## 四、中医学对血的功能及生成的认识

### （一）中医学对血的生理功能的认识

血的生理功能包括两个方面，其一是濡养、滋润全身脏腑组织，《难经·二十二难》将血的这一作用概括为“血主濡之”。全身各部分（内脏、五官、九窍、四肢、百骸）无一不是在血的濡养作用下发挥其生理功能的。《素问·五藏生成》曰：“肝受血而能视，足受血而能步，掌受血而能握，指受血而能摄。”其二是神志活动的主要物质基础，《灵枢·平人绝谷》曰：“血脉和利，精神乃居。”《灵枢·营卫生会》曰：“血者，神气也。”血液供给充足，神志活动正常。

### （二）血的生成、循行与脏腑的关系

**1. 肾藏精，精血同源**　《素问·生气通天论》曰：“骨髓坚固，气血皆从”，说明血的生成来源于骨髓。又“肾主骨，生髓”，肾在血的生成中主要有两方面的作用：一是肾中精气化生元气，促进脾胃化生水谷精微，进而奉心化赤为血；二是肾藏精，精与血可以互化，即血可养精，精可化血，即古之所谓“精血同源”之说。

**2. 肝主藏血**　肝具有储藏血液和调节血量的功能。根据人体动静的不同情况，调节脉管中的血液流量，使脉中循环血量维持在一个恒定水平上。此外，通过肝的疏泄功能调畅气机，对血液通畅的循行起作用。《素问·调经论》曰：“肝者，其充在筋，以生血气”，所以肝脏也有造血功能。

**3. 脾为气血生化之源**　《灵枢·决气》曰：“中焦受气取汁，变化而赤，是谓血”，脾胃为气血生化之源。若中焦脾胃虚弱，不能运化水谷精微，化源不足，往往导致血虚。脾主统血，五脏六腑之血全赖脾气统摄，脾气健旺，气血旺盛，则气之固摄作用健全，而血液不会溢出脉外。

**4. 心主血脉**　《素问·阴阳应象大论》曰：“心主血”“在体为脉，在脏为心”。全身的血液，依赖心气的推动，通过经脉而输送到全身，发挥其濡养作用。心气的推动是否正常，在血液循环中起着十分重要的作用。

**5. 肺朝百脉**　心气的推动是血液运行的基本动力，而血的运行，依赖气的推动，随着气的升降而运行至全身。肺主一身之气而司呼吸，调节着全身的气机，辅助心脏推动和调节血液的运行。

血液的正常循行需要两种力量：即推动力和固摄力。推动力是血液循行的动力，体现在心的主血脉功能、肺的助心行血功能及肝的疏泄功能方面；固摄力是保障血液不致外溢的因素，体现在脾统血和肝藏血的功能方面，这两种力量的协调平衡维持着血液的正常循行。若推动力量不足，则可出现血液流速缓慢，出现滞涩、血瘀等改变；若固摄力量不足，则可出现血液外溢，导致出血。综上所述，血液循行是在心、肺、肝、脾等脏腑相互配合下进行的，因此，其中任何一个脏腑生理功能失调，都会引起血行失常。

（郑燕霞　陈　茵　温晓莹）

# 第二节　缺铁性贫血

缺铁性贫血（iron deficiency anemia，IDA）是由于体内储存铁缺乏，影响了血红蛋白的合成所引起的贫血，其特点是骨髓、肝、脾等器官组织中缺乏可染色铁，血清铁浓度、转铁蛋白饱和度和血清铁蛋白降低，典型者呈小细胞低色素性贫血，铁剂治疗效果良好。本病主要发生在6个月至3岁的婴幼儿。随着经济发展及营养卫生的改善，各种营养缺乏症都已明显减少，但IDA仍是常见的威胁小儿健康的营养缺乏症。20世纪80年代初我国16个省市流行病学调查表明，6个月至7岁儿童贫血总患病率高达43%，其中多数为IDA。2001年“中国儿童铁缺乏症流行病学的调查研究”发现，我国7

个月至7岁儿童铁缺乏（ID）总患病率为40.3%，IDA患病率为7.8%。在美国，1～2岁儿童ID和IDA患病率分别为7%和2%。据WHO资料，发展中国家5岁以下和5～14岁儿童贫血患病率分别为39%和48%，其中半数以上为IDA，而ID患病率至少为IDA的2倍。预计全世界人口中有10%～30%是缺铁的。IDA对人体的智能体格发育、免疫功能、消化吸收功能、劳动能力等均有较大影响。

本病属于中医学“血虚”“萎黄”“疳证”等范畴。

## 一、病因病机

### （一）中医病因病机

血液是维持人体生命活动的重要物质，其生化与脾、肾、心、肝功能密切相关。脾胃为后天之本，气血生化之源；心主血，既行血以维持全身各脏腑的正常功能活动，又参与血的生成；肝藏血，与肾同源，血充精足，则肾有所主，肝有所藏，精血可以相互转化。故脾、肾、心、肝功能正常，则血液化生充盈，皮肉筋骨、五脏六腑得以濡养。若先天禀赋不足，后天喂养不当或罹患他病而损伤上述脏腑功能，影响血液化生时，则可导致本病的发生。

**1. 心脾两虚**　脾主生血，心主血脉，心血由脾气转输水谷精微化生而来。脾气不足，气血生化乏源，致心血亏虚，血不养心，心神失养，病久不愈，心脾两虚，血源匮乏而致贫血。

**2. 脾胃虚弱**　脾为后天之本，胃乃水谷之海，脾胃为气血生化之源。小儿脾常不足，因饮食失节、喂养不当、脏腑虚损、虫积致损等损伤脾胃，脾胃虚弱，气血生化无源，造成贫血。

**3. 肝肾阴虚**　精血同源，肾精充足，则可化为肝血以充实血液，若孕母体弱或孕期调护失宜，小儿先天所禀的肾精不足，影响生长发育，使气血匮乏而发为贫血。

**4. 脾肾阳虚**　肾为先天之本，若禀赋不足，脾肾阳虚，温煦滋养无权，精血不生亦致贫血。

### （二）西医病因及发病机制

**1. 铁代谢**

（1）人体铁元素的分布和功能：总铁量中约2/3用于合成血红蛋白，约30%的铁以铁蛋白和含铁血黄素的形式储存于骨髓、肝和脾内，约3%用于合成肌红蛋白，极少量的铁构成人体内必需酶（如多种细胞色素酶、过氧化氢酶、单胺氧化酶、核糖核苷酸还原酶、琥珀酸脱氢酶等）和以运铁形式存在于血浆中（表13-4）。

**表13-4　儿童体内铁的分布**

| | 血红蛋白 | 铁蛋白和含铁血黄素 | 肌红蛋白 | 酶 | 铁转运（血浆铁） | 总量 |
|---|---|---|---|---|---|---|
| 铁（mg/kg） | 40 | 20 | 2 | 0.3 | 0.3 | 62.6 |
| 占体内铁的含量（%） | 64 | 32 | 3.2 | 0.4 | 0.4 | 100 |

（2）铁的来源：主要有两条途径：①从食物中摄取铁；②体内红细胞衰老或被破坏所释放的血红蛋白铁，几乎全部被再利用。食物中的铁分为血红素铁和非血红素铁。动物性食物为血红素铁，且铁生物利用度较高，如瘦肉的铁吸收率约为22%，鸡、鸭、鱼次之。植物性食物为非血红素铁，且铁生物利用度低，大豆铁吸收率约为7%，蔬菜、大米仅为1%。如肉类和鱼类与植物食物同时摄入，可使植物食物中的铁吸收率增加。维生素C、果糖、氨基酸、柠檬等可使$Fe^{3+}$变成$Fe^{2+}$，促进铁的吸收。植物酸、茶、咖啡、蛋类、鞣酸、植物纤维等可抑制铁的吸收。

（3）铁的吸收和运转：食物铁的吸收部位主要在十二指肠和空肠上段黏膜，并以$Fe^{2+}$的形式被吸收。肠黏膜对铁的吸收起调节作用，吸收至肠黏膜细胞的$Fe^{2+}$被氧化成$Fe^{3+}$，一部分$Fe^{3+}$与去铁蛋白结合，形成铁蛋白，在肠黏膜细胞中暂时保存；另一部分$Fe^{3+}$与细胞浆中的转铁蛋白结合，随血液循环将铁运送至利用和储存场所。

血浆中与转铁蛋白结合的铁称为血清铁。正常情况下，仅有 1/3 的转铁蛋白与铁结合；2/3 的转铁蛋白未与铁结合，未与铁结合的转铁蛋白称为未饱和铁结合力。血清铁与未饱和铁结合力之和称为血清总铁结合力，即总铁结合力=血清铁+未饱和铁结合力。血清铁与转铁蛋白结合能力的比值称为转铁蛋白饱和度，即血清铁占总铁结合力的百分比。

（4）铁的利用、储存与排泄：铁到达骨髓造血组织后，进入幼红细胞，在线粒体中与原卟啉结合形成血红素，血红素与珠蛋白结合形成血红蛋白（图 13-1）。此外，铁还参与合成肌红蛋白和合成含铁酶。而未被利用的铁以铁蛋白及含铁血黄素的形式储存。在机体需要铁时，铁蛋白中的 $Fe^{3+}$ 在酶的还原作用下转化成 $Fe^{2+}$ 释放，再通过氧化酶的作用氧化成 $Fe^{3+}$，与转铁蛋白结合后，转运到需铁组织（图13-2）。正常人每日仅有少量铁排出，约 2/3 随脱落的肠黏膜细胞、红细胞和胆汁由肠道排出，其他经肾脏、汗腺和表皮细胞脱落丢失。

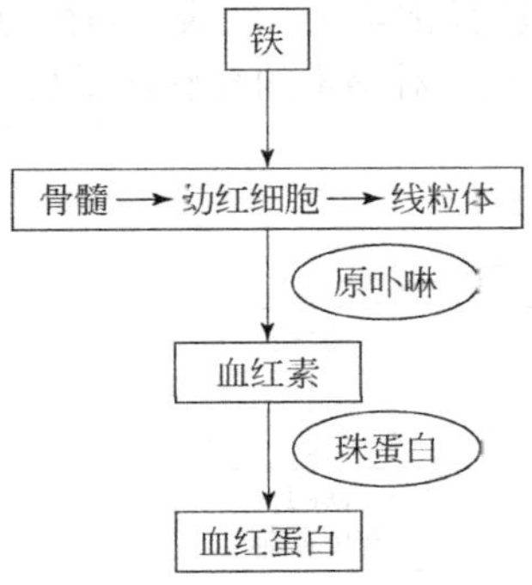


图 13-1　血红蛋白的合成

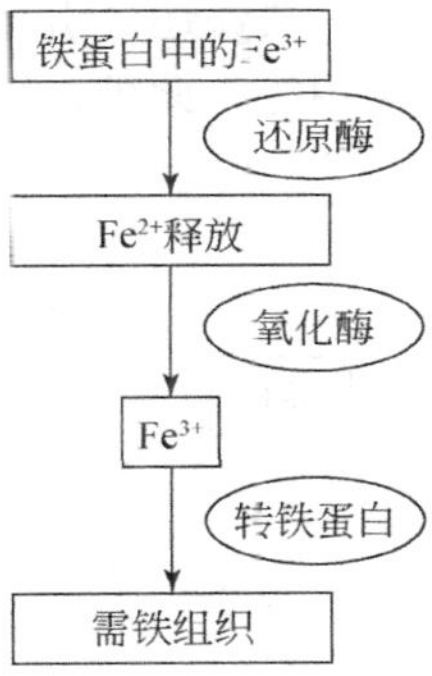


图 13-2　贮存铁再利用

（5）胎儿和儿童期铁代谢特点：胎儿通过胎盘从母体获得铁，以孕后期 3 个月获铁量最多，故足月儿从母体所获得的铁足够其生后 4～5 个月之需。早产儿从母体所获的铁较少，且生长发育更迅速，容易发生缺铁。孕母严重缺铁，可影响胎儿获取铁量。另外，由于生后的“生理性溶血”释放的铁增多，“生理性贫血”需铁相对减少，使婴儿早期不易发生缺铁。6 个月至 2 岁，由于生长发育快，乳制品中铁含量较低，此期小儿 IDA 的发生率较高。

**2. 病因**　导致儿童 ID 的原因主要包括以下几方面。

（1）先天储铁不足：如围产期出现孕母铁缺乏可使胎儿从母体获得的铁减少，早产、双胎或多胎、双胎输血综合征、其他围产期出血事件等可增加出生后头 3～6 个月发生 IDA 的风险。

（2）铁摄入不足：母乳、牛乳、谷物中含铁量均较低，如不及时添加含铁食物，或未及时使用铁强化配方乳，则容易导致缺铁。

（3）肠道铁吸收障碍：不合理的膳食搭配或胃肠道疾病均可影响铁的吸收。整个肠道都吸收膳食中的铁，但主要是在十二指肠。胃肠道铁吸收不良发生于累及该段肠道的疾病和病因，包括活动期乳糜泻、克罗恩病、贾第虫病或近端小肠切除术。可引起胃肠道失血的疾病，如牛奶蛋白诱导性结肠炎、炎性肠病或者长期应用阿司匹林或非甾体类抗炎药，也可导致 ID。

（4）生长发育旺盛：婴儿和青少年生长发育快，对铁的需求量增加，如未及时添加含铁食物，容易发生 ID。

（5）铁丢失过多：慢性疾病、疾病消耗、长期慢性失血、青春期女孩经血丢失过多（每月＞80ml）。

（6）其他：体重低下、营养不良儿童、高强度耐力训练、偏食均容易出现铁缺乏。此外，相较于体重正常的同龄人，肥胖的男孩或女孩出现 ID 的可能性更大。

**3. 发病机制**　铁在人体内以含铁化合物，尤其是含铁蛋白质在各种细胞及组织中参与重要的生理过程。其主要功能有：合成血红蛋白，合成肌红蛋白，构成人体内必需的酶，运转（转铁蛋白、乳铁蛋白)，储存（铁蛋白、含铁血红素）等。因此，缺铁时对机体多系统造成影响。

（1）缺铁对血液系统的影响：铁是合成血红蛋白的原料，缺铁时血红素形成不足，进而血红蛋白合成也减少，导致新生的红细胞内血红蛋白含量不足，细胞浆不足，细胞变小；而缺铁对细胞的分裂、增殖影响较小，故红细胞数量减少程度不如血红蛋白减少明显，从而形成小细胞低色素性贫血。

缺铁分为三期：①铁减少期（ID），此阶段体内储存铁已减少，但供红细胞合成血红蛋白的铁尚未减少；②红细胞生成缺铁期（IDE），此期储存铁进一步耗竭，红细胞生成所需的铁亦不足，但循环中血红蛋白量尚未减少；③缺铁性贫血期（IDA），此期出现小细胞低色素性贫血，还有一些非造血系统的症状。

（2）缺铁对其他系统的影响：缺铁可影响肌红蛋白的合成，含铁酶的活性减低，造成细胞功能紊乱，产生一些非造血系统的表现；如体力减弱、易疲劳、表情淡漠、注意力难以集中、注意力减退和智力降低等。缺铁还可引起组织器官的异常，如口腔黏膜异常角化、舌炎、胃酸分泌减少、脂肪吸收不良和反甲等。此外，缺铁还可引起细胞免疫功能降低，对感染的易感性提高（图 13-3）。

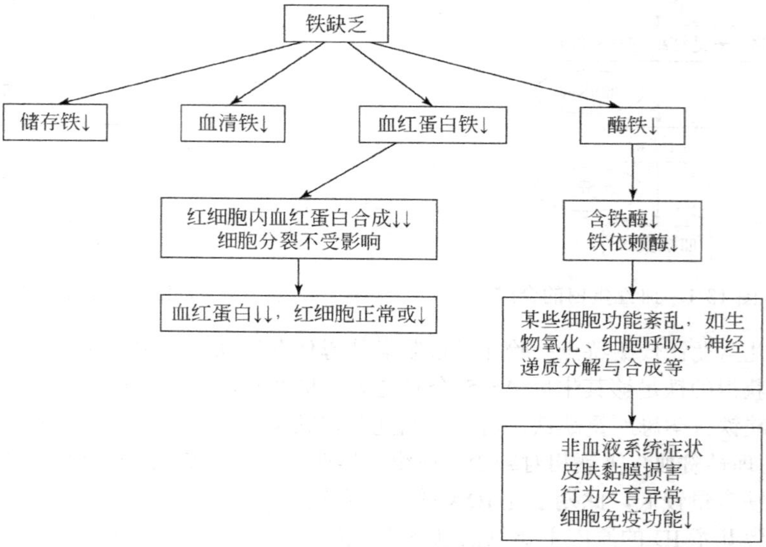


图 13-3　铁缺乏的发病机制

## 二、临床表现

IDA 大都起病缓慢，症状的轻重取决于贫血的程度和贫血发生、发展的速度。

### （一）症状

**1. 轻中度贫血症状**　轻者除贫血外可无其他不适。随着贫血的加重开始出现烦躁不安、精神不振、不爱活动、食欲减退、皮肤黏膜变得苍白，以口唇、口腔黏膜、甲床和手掌最为明显。学龄前和学龄儿童此时可自述头晕、乏力、易倦、耳鸣、眼花等。

**2. 重度贫血症状**　重者可见疲乏无力，心悸气短，头晕或眩晕，甚至晕厥，面色萎黄或苍白，月经不调等。由于代谢障碍，可出现食欲不振、体重增长减慢、口腔炎、舌炎、舌乳头萎缩、胃酸分泌减低及小肠功能紊乱。外胚叶营养障碍，可见皮肤干燥、发皱和萎缩，毛发干枯无泽和脱落，指（趾）甲扁平不光整、脆薄易裂或反甲。少数有异食癖（喜食生米、糨糊、泥土、炉灰、粉笔等）。患儿注意力不集中，理解力低，反应慢。婴幼儿可出现呼吸暂停现象。学龄儿童在课堂上常表现行为异常如乱闹、不停的小动作等。

（二）体征

轻度贫血可无特殊体征。中、重度贫血由于骨髓外造血反应，肝、脾和淋巴结常轻度增大。年龄越小，贫血越重，病程越久，则肝脾大越明显，但增大很少超过中度。当血红蛋白降低至 70g/L 以下时，可出现心脏扩大和杂音。

（三）常见并发症

IDA 患儿较易发生感染，重度及极重度贫血可并发心功能不全，合并感染后，心脏负担加重，可并发心力衰竭。

## 三、辅助检查

（一）血象

红细胞及血红蛋白均降低，血红蛋白降低尤甚，呈典型的小细胞低色素性贫血，血细胞比容相应减少，红细胞平均容积（MCV）＜80fl，红细胞平均血红蛋白含量（MCH）＜27pg，红细胞平均血红蛋白浓度（MCHC）＜310g/L；成熟红细胞苍白区扩大、大小不一，网织红细胞百分数正常，但其绝对值低于正常。白细胞及血小板形态、计数正常，但严重病例可能减低。

（二）骨髓象

幼红细胞增生，中幼红细胞增生更明显。幼红细胞核染质致密，胞质减少，血红蛋白形成不良，边缘不整齐。骨髓铁染色显示骨髓小粒可染铁消失，铁粒幼红细胞＜15%。

（三）大便潜血

若有慢性肠道失血，则大便潜血阳性。

（四）有关铁代谢检查

**1. 血清铁蛋白**（serum ferritin，SF） 值可较敏感地反映体内缺铁的情况。在缺铁的 ID 期即已降低，IDE 和 IDA 更明显。应用放射免疫法测定，＜5 岁患儿 SF＜12μg/L，5 岁以上患儿 SF＜15μg/L，提示缺铁。

**2. 血清铁**（SI）、**总铁结合力**（TIBC）**和转铁蛋白饱和度**（TS） 这三项检查反映血浆中铁含量，通常在缺铁后期（表现明显小细胞低色素性贫血）才出现异常，表现为 SI 降低，＜9.0～10.7μmol/L（50～60μg/dl）；TIBC 增加，＞62.7μmol/L（350μg/dl）有意义；TS 明显下降，＜15%有诊断意义。

**3. 红细胞游离原卟啉** 缺铁时，红细胞游离原卟啉（free erythrocyte protoporphyrin，FEP）不能完全与铁结合成血红素，血红素减少，又反馈性地使 FEP 合成增多，当 FEP＞0.9μmol/L（500μg/dl）时，提示细胞内缺铁。

**4. 骨髓可染铁** 骨髓涂片观察红细胞内的铁粒细胞数，如＜15%，提示储存铁减少，细胞外铁也减少。这是一项反映体内储铁的敏感而可靠的指标。

## 四、诊断

（一）确定贫血为小细胞低色素性贫血

红细胞形态有明显低色素小细胞的表现，MCHC＜310g/L，MCV＜80fl，MCH＜27pg；血红蛋白 6 个月至不足 6 岁＜110g/L，6～14 岁＜120g/L。

（二）仔细询问病史，明确缺铁病因

如铁供给不足、吸收障碍、需要量增高、慢性失血、寄生虫病等，青春期女童应注意月经情况。

（三）铁代谢指标满足下述四项中的两项，并排除其他小细胞低色素性贫血

（1）SF＜15μg/L，尽可能排除感染和炎症对 SF 的影响。
（2）SI＜10.7μmol/L（60μg/dl）。
（3）TIBC＞62.7μmol/L（350μg/dl）。
（4）TS＜15%。

（四）铁剂治疗有效

铁剂治疗 4 周后血红蛋白应上升 20g/L 以上。

（五）必要时行骨髓检查

对于诊断困难或诊断后铁剂治疗效果不理想的患儿，必要时完善骨髓检查。

## 五、鉴别诊断

（一）地中海贫血

地中海贫血有家族史，地区性比较明显。特殊面容，肝脾明显大。血涂片中可见靶形细胞及有核红细胞，血红蛋白电泳 A2 及 F 增高，或出现血红蛋白 H 或 Barts 等。血清铁增高，骨髓中铁粒幼细胞增多。

（二）特发性肺含铁血黄素沉着症

特发性肺含铁血黄素沉着症表现为发作性苍白、无力，咳嗽，痰中可找到含铁血黄素细胞，网织红细胞增高，X 线胸片肺野可见网点状阴影。

（三）铁粒幼细胞性贫血

铁粒幼细胞性贫血骨髓涂片中细胞外铁明显增加，中、晚幼红细胞的核周围可见铁颗粒呈环状排列，血清铁增高，用铁剂治疗无效。

（四）慢性感染性贫血

慢性感染性贫血多呈小细胞正色素性贫血，血清铁和总铁结合力皆降低，骨髓中铁粒幼细胞增多，铁治疗无反应。

（五）铅中毒

铅中毒红细胞中可见嗜碱性点彩，血清中铅含量增加，红细胞和尿中原卟啉明显增加。FEP/Hb 可高至 17.5μg/g 以上。

## 六、治疗

（一）辨证论治

中医治疗为调理脾胃，补益气血。轻度贫血时，应以合理喂养为主；中度以上贫血时，采用补

充铁剂治疗，同时配合中医辨证施治，既可以减轻铁剂的不良反应，又能促进铁的吸收。

中医认为本病属慢性虚损性疾病，病位主要在脾、肾，基本病机在于脏腑气血功能失调。对其治疗主要应查明原因，按脏腑气血进行辨证施治。按“形不足者，温之以气；精不足者，补之以味”的原则，补其不足，培其根本，尤以健运脾胃、扶助正气为要。根据所累及脏腑不同，分别予以健脾益气、补益心脾、滋补肝肾、健脾补肾等不同治法。

**1. 心脾两虚证**

*证候* 面色萎黄或苍白，唇口黏膜爪甲淡白，发黄枯燥，容易脱落，心悸气短，头晕目眩，语声低弱，夜寐不安，精神委靡，注意力不集中，食欲不振，舌质淡，苔薄白，脉细弱，指纹淡红。

*治法* 补脾养心，益气生血。

*方药* 归脾汤（《正体类要》）加减。

若伴心慌、便秘者，为心血不足，肠失润泽，加柏子仁、酸枣仁以宁心润肠。中成药用归脾丸、复方阿胶浆或新血宝。

**2. 脾胃虚弱证**

*证候* 面色萎黄无华，长期食欲不振，食后腹胀，体倦乏力，大便不调，唇舌色淡，苔薄白，脉弱。

*治法* 健脾益气。

*方药* 异功散（《小儿药证直诀》）。

若伴便溏、食物不化者，为脾胃虚寒、温煦无力，加干姜、扁豆、山药以温中止泻。中成药用六君子丸或新血宝。

**3. 肝肾阴虚证**

*证候* 面色苍白，两颧潮红，头晕目眩，两目干涩，健忘失眠，耳鸣耳聋，腰膝酸软，潮热盗汗，口舌干燥，毛发焦枯，爪甲易脆，发育迟缓，或见皮肤瘀斑，鼻衄齿衄，舌红少苔，脉细数。

*治法* 滋养肝肾，补益精血。

*方药* 左归丸（《景岳全书》）合二至丸（《扶寿精方》）。

若伴四肢震颤者，为肝阴不足，阴虚风动，加沙苑子、蒺藜、白芍、钩藤、地龙以养肝息风。中成药用杞菊地黄丸或新血宝。

**4. 脾肾阳虚证**

*证候* 面色白或苍白如腊，口唇、黏膜淡白，畏寒肢冷，食少便溏，肢倦乏力，精神委靡不振，消瘦或浮肿，少气懒言，自汗，发育迟缓，囟门迟闭，方颅发稀，舌淡胖，苔白，脉沉细，指纹淡。

*治法* 温补脾肾，益气养血。

*方药* 右归丸（《景岳全书》）。

若伴下肢浮肿者，为阳虚致水化失司，加茯苓、猪苓以利湿消肿。中成药用益血生或新血宝。

### （二）西医治疗

本病西医治疗主要是去除病因和补充铁剂。

**1. 一般治疗** 对重症患儿应加强护理，避免感染，注意休息，保护心脏功能。

**2. 去因治疗** 对饮食不当者应合理安排饮食，纠正不合理的饮食习惯和食物组成。此外，如驱除钩虫、手术治疗肠道畸形、控制慢性失血。

**3. 铁剂治疗** 铁剂是治疗 IDA 的特效药，其种类很多，一般口服无机铁盐是最经济、方便和有效的方法，二价铁比三价铁容易吸收，故多采用。口服剂量以元素铁计算，一般为每次 1.5～2mg/kg，每日 2～3 次。最好于两餐之间服药，既可减少对胃黏膜的刺激，又利于吸收。同时口服维生素 C 能促进铁的吸收。常用的制剂如下。

（1）硫酸亚铁片：0.03g/（kg·d），分 3 次服。

（2）2.5%硫酸亚铁合剂：1.2ml/（kg·d），分3次服。

（3）富马酸亚铁：0.02g/（kg·d），分3次服。

（4）福乃得维铁缓释片：每次1片，每日1次。

（5）多糖铁复合物：每粒含铁150mg，小儿每日5mg/kg，分2次口服。

对于不能耐受口服铁剂、腹泻严重而贫血又较重的患儿，方考虑用铁剂注射。常用的铁注射剂有右旋糖酐铁和含糖氧化铁。

铁剂治疗有效者于2～3天后网织红细胞即见升高，5～7天达高峰，2～3周后下降至正常；治疗约2周后，血红蛋白相应增加，临床症状亦随之好转。血红蛋白达正常水平后应继续服用铁剂2个月左右再停药，以补充铁的储存量。如3周内血红蛋白上升不足20g/L，应注意寻找原因。

**4. 输血** 一般不需要输血，重度贫血或合并严重感染或急需外科手术者，才是输血的适应证。血红蛋白在30g/L以下的极重度贫血，应立即进行少量多次输入浓缩红细胞，每次2～3ml/kg。贫血越重每次输血量应越少，以免加重心脏负担。

### （三）其他疗法

**1. 针灸** 选膈俞、足三里、三阴交、气海、天枢、中脘、隐白、命门、阳陵泉、肾俞、脾俞等穴位，采用补法。

**2. 推拿、按摩** 常用的手法：捏脊，揉压脾俞、肾俞、大肠俞，补脾经，推三关，补心经，分推阴阳，运内八卦，揉血海，摩腹（顺时针），按压足三里等。每日1次，10次为1个疗程，每疗程后休息3～5天继续治疗。本法具有健脾补肾、益气生血的作用。

## 七、中西医临床诊疗思路

### （一）发挥中医治未病优势

IDA是一个慢性发展的过程。在ID时期往往缺乏典型临床症状，若能早期诊断、早期治疗，可避免病情进一步发展。中医治未病强调“防胜于治”，根据小儿脾常不足的生理特点，容易罹患各种脾胃病，如厌食、积滞、疳证等，婴幼儿阶段通过及时指导家长树立合理喂养观念，从辅食添加、日常膳食等方面着手进行指导，可及时防治小儿常见的脾胃病；对小儿泄泻、各种疾病后脾胃受损的患儿亦可给予膳食指导，可防脾胃失健，消化功能受损，从而防止出现造血营养物质匮乏导致贫血。

### （二）详查病史，辨证求因

小儿IDA原因复杂，弄清发病原因，辨证论治、选方遣药才能收到良好的治疗效果。如喂养不当引起的贫血，病史中可能有喂养太过或不足的情况。喂养太过，饮食过量，损伤脾胃，易发生饮食积滞；喂养不足者，后天生化乏源。喂养太过可出现虚中夹实，虚实互见的情况，治疗可采取先攻后补或攻补兼施的方法，可予保和丸消食导滞，继以健脾和胃的方药扶正善后，或于健脾益气方中加入陈皮、法半夏、麦芽、山楂、莱菔子等理气化积之品；喂养不足以虚证为主，多采用补虚的治疗方法。如因虫积导致的贫血，除了有贫血的表现外，还可出现腹痛、面有虫斑、异食癖、或大便中有虫卵排出，再结合实验室检查，不难做出诊断。若不进行驱虫治疗，则贫血难愈。在治疗IDA的过程中，除了补铁治疗，还需详察病因，辨证治疗。

### （三）发挥中医药优势，减轻铁剂的不良反应

铁剂是治疗IDA的有效药物，但其肠道吸收利用率低，铁剂最常见的不良反应主要包括牙齿着色、恶心、便秘、腹泻和腹痛等胃肠道不适。部分患儿往往因强烈的胃肠道反应而终止治疗。若只

以血红蛋白含量为指标而长期使用铁剂，可导致体内铁过高。如何恰当使用铁剂，既能治疗 IDA，又能将不良反应降至最小，且能避免补铁过量，是目前治疗的棘手问题。而中医中药可发挥其优势，ID、IDE 及轻度 IDA 不需服用铁剂，可辨证给予中医药治疗及恰当的膳食指导、饮食调理。中重度以上 IDA 可予中医药治疗配合铁剂治疗；若患儿厌食纳差、腹胀便溏等脾胃症状比较明显，则先以中医药健运脾胃，鼓舞胃气，待胃纳好转后再给予小剂量铁剂，切不可立即给予足量铁剂，否则可能导致强烈的不良反应损伤脾胃，反而加重病情。

（四）传统中医药疗法有助于提高临床疗效

中成药制剂、推拿捏脊、药膳食疗等方法在小儿营养性缺铁性贫血的治疗中提供了多种治疗途径，提高了中医疗效，发挥了中医特色和优势。

## 八、预防与调护

广泛开展健康教育知识宣传工作，做好喂养指导，提倡母乳喂养，孕妇和乳母应补充富含铁的食物或铁剂，婴幼儿及时添加含铁丰富的辅食，如肝、瘦肉、鱼等，使用强化铁配方奶。养成良好的饮食习惯，合理配置饮食结构，纠正偏食、挑食等不良习惯。根据小儿脾常不足的特点，预防 IDA 主要应注意保护中焦脾胃，以维持脾胃正常的运化功能，合理喂养、饮食调理是防治小儿 IDA 的重要环节。贫血患儿应注意预防感冒，避免剧烈运动，注意休息，摄入易于消化、营养丰富的饮食，多吃含铁丰富且铁生物利用度高的食品。

## 九、预后与转归

本病预后良好。经恰当治疗，一般皆可痊愈，若能改善饮食，去除病因，可较少复发。但有部分患儿铁剂治疗后，相隔一段时间可能复发，其原因可能是患儿未能坚持服药，或喂养不当，部分患儿则因病再发。对于极重症患者，有时抢救不及时，可能造成死亡。合并严重感染及消化不良常为致命的原因。经检查发现贫血与佝偻病易并存。对于治疗较晚的患儿，贫血虽然完全恢复，但形体发育、智力发育都将受到影响。

### 古籍精选

《灵枢·决气》曰："中焦受气取汁，变化而赤，是谓血。"

《素问·脉要精微论》曰："脾脉搏坚而长，其色黄，当病少气；其软而散，色不泽者，当病足肿，若水状也。"

《金匮要略·血痹虚劳病脉证并治》曰："男子面色薄者主渴及亡血，卒喘悸，脉浮者，里虚也。"

《备急千金要方·少小婴孺方》曰："凡妇人先有小儿未能行，而母更有妊，使儿饮此乳，亦作魃病。令儿黄瘦，骨立，发落，壮热是其证也。"

《婴童百问·卷一·脾脏·第十问》曰："脾胃虚冷，面白，瘦弱腹痛，不思食，当补脾，益黄散。"

《幼幼集成·卷之三·诸血证治》曰："盖心者，血之主；肺者，气之主。气主煦之，血主濡之，荣养百骸，溉灌筋脉，升降有常，自然顺适……血虚者……以四物汤加参、术补气即所以生血也。"

### 病案思考

患儿，女，12岁。因“发现面色苍白1年余”于2014年7月入院。

现病史：患儿于11岁月经初潮后开始出现面色苍白，月经周期规则，月经量多，经期7～8天，血色暗红，夹有血块，月经期间无腹痛，无腰酸，无乳房胀痛，未予治疗。2014年3月患儿月经量开始减少，末次月经日期（LMP）：6月18日，4天干净，色质如常。患儿逐渐出现活动后乏力，面色苍白无华，唇甲发白，活动后易心悸、头晕，上课注意力难以集中，无发热咳嗽，全身无皮疹。

入院时症见：精神疲倦，面色苍白无华，活动后乏力，唇甲发白，时有心悸、头晕，无发热，无胸闷痛，无腹痛，无腰酸腰痛，纳差，睡眠不安，二便调。

体格检查：精神疲倦，贫血貌，面色苍白，口唇、爪甲色白；全身浅表淋巴结未触及肿大。胸骨无压痛，心界不大，心率102次/分，律齐，各瓣膜听诊区未闻及病理性杂音。肝脾肋下未及。舌淡红，苔薄白，脉细数。

辅助检查：血常规示WBC $5.8\times10^9$/L，RBC $4.16\times10^{12}$/L，Hb 73g/L，MCV 62.7fl，MCHC 20%，PLT $315\times10^9$/L。血清铁2.16μmol/L，转铁蛋白饱和度2.3%，血清铁蛋白3.7pmol/L，总铁结合力93μmol/L。

根据上述资料，请思考中西医诊断思路及治疗方案。

（郑燕霞　温晓莹　陈　茵）

## 第三节　免疫性血小板减少症

免疫性血小板减少症（immune thrombocytopenia，ITP）是与免疫有关的出血性疾病，其特点是皮肤、黏膜自发性出血，血小板减少，骨髓中巨核细胞数增多或正常，巨核细胞的发育受到抑制，出血时间延长和血块收缩不良，束臂试验阳性。ITP分为原发性ITP和继发性ITP两类：原发性ITP是指暂未找到特殊致病原因的单纯性血小板减少；继发性ITP是指除了原发性ITP以外的所有形式的免疫介导的血小板减少症。

本节内容主要讨论原发性ITP。原发性ITP发病率为（4～5）/10万，常见于感染或疫苗接种后数天或数周内起病，80%的病例在诊断后12个月内血小板计数可恢复正常。该病病死率为0.5%～1%，主要致死原因为颅内出血。

本病属于中医学“血证”“虚劳”“肌衄”“葡萄疫”等范畴。

### 一、病因病机

#### （一）中医病因病机

中医学认为本病病因有外感、内伤之分，两者均可导致血不循经，溢于肌肤，出现紫斑。外感者多由热毒内扰营血，灼伤血络，迫血妄行；内伤者多由脏腑气血虚损，气不摄血，或阴虚火旺，血渗于络脉之外。故其病机转归主要有虚实两端：外感风、热、燥、火、疫毒诸邪，迫血妄行，是为实证；内伤脾肾、气血不足是为虚证。两证在发生、发展过程中又常由实转虚或虚实夹杂。

（1）血热妄行：火盛气逆，迫血妄行，溢于脉外，渗于皮下，发为紫癜。邪重者，还可伤阴络，出现便血、尿血等。

（2）阴虚火旺：小儿先天禀赋不足，或疾病迁延日久，耗气伤阴，阴虚上炎，血随火动，渗于脉外，可致紫癜反复发作。

（3）气不摄血：气对于血，具有推动、温煦、化生和统摄的作用；血对于气，则具有濡养和运载等作用。气虚不足，统摄血液的生理功能减弱，血不循经，逸出脉外，而导致出血。

（4）脾肾阳虚：血的生成与脾、肾两脏关系最为密切。《灵枢·决气》说："中焦受气取汁，变化而赤，是谓血。"脾胃主摄纳运化水谷精微，为生血之源。脾统血，脾气旺则统摄约束周身血液在脉内正常运行，而不致溢渗于脉外；肾主骨生髓，《素问·生气通天论》说："骨髓坚固，气血皆从"，可见脾肾亏损乃是本病之根源。脾肾阳虚，不能统血，血行脉外而致出血。

（5）瘀血留络：久病必瘀，瘀血阻络，气血运行不畅，血溢脉外而致出血。

### （二）西医病因及发病机制

**1. 病因** 在儿童 ITP 中，约 80%在发病前 2～3 周有明确的病毒感染史或疫苗接种史。与 ITP 有关的病毒有 EB 病毒、巨细胞病毒、水痘-带状疱疹病毒、人类细小病毒 B19、乙型肝炎病毒、腺病毒、风疹病毒等。病毒感染、免疫接种诱发了一过性免疫异常反应，即当机体接触到外来病原后，机体对针对这些病原微生物（细菌或病毒）抗原产生的抗体与血小板产生交叉反应，引起血小板一过性的免疫破坏；随着病原体的清除，ITP 病情获得缓解。因此，儿童患者多表现为在短期获得自发缓解的急性疾病过程。而慢性、难治性 ITP 机制与成人起病基本相同，呈现出持续自身免疫异常状态。

**2. 发病机制** 本病血小板减少是由于：

（1）单核吞噬细胞系统（主要是脾，其次是肝、骨髓）吞噬破坏附着血小板相关免疫球蛋白（PAIg）的血小板（抗原、抗体和吞噬细胞结合）。

（2）抗原-抗体复合物（CIC）：感染时，病毒或细菌抗原吸附于血小板膜表面，使其抗原性异化，导致机体产生相应抗体，形成的 CIC 与血小板结合；或者 C3、C4 可与血小板表面 PAIg 结合，使血小板相关补体 3（PAC3）、PAC4 增加，激活补体系统，从而介导血管内血小板破坏。

（3）T 细胞增加可直接或分泌淋巴因子杀伤血小板。

（4）抗血小板抗体致巨核细胞损伤或血小板髓内破坏，循环血小板减少，以及附着 PAIg 的血小板不同程度的功能异常及抗体损伤血管内皮等导致出血现象。

## 二、临床表现

本病见于小儿各年龄时期，3～6 岁为高发年龄，7 岁以后明显减少，春季发病数较高。既往无出血史，发病突然，出血前不久或出血的同时往往患上呼吸道感染。慢性病例无明显年龄高峰，但多见于学龄期，多数发病潜隐，出血症状较轻，约 10%的患者是由急性转为慢性。

### （一）症状及体征

ITP 出血的特点是皮肤、黏膜广泛出血，多为散在性针尖大小的皮内或皮下出血点，形成瘀点或瘀斑；四肢较多，但也可为全身性出血斑或血肿；黏膜出血多见于鼻腔、齿龈和球结膜；严重者还可有内脏出血，如泌尿道、阴道等，甚至发生致命性颅内出血，少数尚有视网膜出血。体格检查一般无肝脾肿大。

### （二）并发症

特发性血小板减少性紫癜常见并发症主要有失血性贫血、颅内出血等。

### （三）疾病分型

**1. 根据病情持续时间分型**

（1）新诊断 ITP：是指血小板减少持续时间＜3 个月。

（2）持续性 ITP：是指血小板减少持续时间在 3～12 个月，包括没有自发缓解的患者或停止治疗后不能维持完全缓解的患者。

（3）慢性 ITP：是指血小板减少持续时间＞12 个月，包括没有自发缓解的患者或停止治疗后不能维持完全缓解的患者。

**2. 重型 ITP** 指血小板＜$10\times10^9$/L，且就诊时存在需要治疗的出血症状或常规治疗中发生了新的出血症状，需要用其他提高血小板的药物治疗或增加现有治疗的药物剂量。

**3. 难治性 ITP** 指满足以下所有三个条件的患者。

（1）脾切除后无效或者复发。

（2）仍需要（包括但不限于）小剂量肾上腺皮质激素及其他治疗以降低出血的风险。

（3）除外其他血小板减少的原因，确诊为原发性 ITP。

## 三、辅助检查

**1. 血液检查** 血常规提示血小板计数＜$100\times10^9$/L（至少 2 次），血小板形态可轻度增大。除少数患者因明显出血而引起贫血外，血红蛋白和白细胞大多正常。

**2. 骨髓象** 新诊断 ITP、持续性 ITP 骨髓巨核细胞正常或增多；慢性 ITP 骨髓巨核细胞显著增多，伴成熟障碍；核浆发育不平衡；包浆出现空泡变性；产血小板巨核细胞明显减少。骨髓检查的目的主要是排除其他造血系统疾病。建议在应用糖皮质激素进行治疗前进行该项检查。

**3. 血小板相关抗体测定** PAIgG 明显增多，PAIgM、PAIgA、PAC3 增多，特异性自身抗血小板膜糖蛋白抗体阳性。

**4. 凝血功能** 凝血时间正常，出血时间延长，束臂试验阳性。

**5. 免疫因素** T 淋巴亚群比例失调。

## 四、诊断

（1）至少 2 次化验血小板计数＜$100\times10^9$/L，血细胞形态无异常。

（2）骨髓巨核细胞增多或正常，有成熟障碍。成熟障碍主要表现为幼稚型和（或）成熟型无血小板释放的巨核细胞比例增加，巨核细胞颗粒缺乏，胞质少。

（3）有皮肤出血点、瘀斑和（或）黏膜出血等临床表现。

（4）脾脏一般无肿大。

（5）诊断 ITP 的特殊实验室检查

1）单克隆抗体特异性俘获血小板抗原（MAIPA）：检测抗原特异性自身抗体的特异性高，可以鉴别免疫性与非免疫性血小板减少。有助于 ITP 的诊断，但实验方法尚待标准化。

2）促血小板生成素（TPO）：可以鉴别血小板生成减少（TPO 水平升高）和血小板破坏增加（TPO 水平正常），从而有助于鉴别 ITP 与不典型再生障碍性贫血或低增生性骨髓增生异常综合征（MDS）。

3）幽门螺旋杆菌（Hp）、人类免疫缺陷病毒（HIV）、丙型肝炎病毒（HCV）检测。

（6）排除其他可引起血小板减少的疾病，如再生障碍性贫血、白血病、MDS、其他免疫性疾病及药物性因素等。

## 五、鉴别诊断

（一）再生障碍性贫血

再生障碍性贫血表现为发热、贫血、出血三大症状，肝、脾、淋巴结不大，但一般贫血较重，白细胞总数及中性粒细胞多减少，网织红细胞不高，骨髓红、粒系统生血功能减低，巨核细胞减少或极难查见。

（二）急性白血病

急性白血病有白细胞异常和与出血量不平行的贫血，常有白血病细胞浸润引起的胸骨压痛和不同程度的肝脾及淋巴结大，骨髓中白血病细胞＞30%。

（三）过敏性紫癜

过敏性紫癜为对称性出血性斑丘疹，以下肢为多见，血小板不少，一般易于鉴别。

（四）红斑性狼疮

红斑性狼疮早期可表现为血小板减少性紫癜，有怀疑时查抗核抗体及狼疮细胞（LEC）可助鉴别。

（五）Evans 综合征

Evans 综合征的特点是同时发生自身免疫性血小板减少和溶血性贫血，Cocmb 试验阳性，病情多严重，多数患者经激素或脾切除治疗有效。

（六）血栓性血小板减少性紫癜

血栓性血小板减少性紫癜（TTP）有血管内溶血指征，患者以贫血、肾脏损害、发热、精神异常和血小板减少为特点。

## 六、治疗

（一）辨证论治

中医治疗，重在辨其虚实，一般新诊断 ITP 多为邪毒伤络、血热妄行之实证；慢性 ITP 多为气阴两虚、血失生化统摄之虚证。治疗要针对血热、出血、血虚、血瘀诸证，实热者宜清热凉血止血；虚损者宜补气摄血，滋阴凉血。新诊断 ITP 主要在于廓清邪毒，使血络安宁；慢性 ITP 治宜补益脾肾，使血有所化，髓有所生。瘀血不去，新血不生，出血不止，故活血化瘀不可少。当权衡轻重，各司其属。

**1. 血热妄行证**

**证候**　发病前 1～3 周常有外感风热病史，起病多急骤，可有发热，紫癜红润鲜明，常密布成片，伴有鼻衄、齿衄，偶有尿血，面目红赤，心烦口渴，便秘尿赤，舌红苔黄，脉数浮滑。

**治法**　清热解毒，凉血止血。

**方药**　犀角地黄汤（《备急千金要方》）。

若伴尿血者，为邪重伤其阴络，加大蓟、小蓟凉血止血。

**2. 阴虚火旺证**

**证候**　皮肤、黏膜散在瘀点、瘀斑，下肢尤甚，时发时止，齿鼻衄血，血色深红，低热盗汗，手足心热，心烦颧红，口干咽燥，舌红，苔少乏津，脉细数。

治法　滋阴降火，凉血宁络。

方药　茜根散（《景岳全书》）。

若伴鼻衄、齿衄者，为虚火内炽，灼伤血络，加牡丹皮、白茅根以凉血止血。中成药用知柏地黄丸。

**3. 气不摄血证**

证候　皮肤散发瘀点、瘀斑，斑色淡红，下肢尤甚，时发时止，伴有鼻衄、齿衄，面色萎黄或苍白无华，爪甲淡白，神疲乏力，食欲不振，大便溏泄，头晕心悸，舌淡白，苔薄，脉细弱，指纹淡红。

治法　补气摄血。

方药　归脾汤（《正体类要》）。

若伴出血不止者，为气虚统血失摄，加云南白药（冲服）、蒲黄炭、仙鹤草、阿胶以和血止血养血。中成药用归脾丸或补中益气丸。

**4. 脾肾阳虚证**

证候　皮肤紫癜色暗，以下肢为多，鼻衄或齿衄或肌衄，形寒肢冷，面色白或少华，头晕气短，精神困倦，纳少便溏，舌淡或有瘀点，苔薄白，脉沉或细弱。

治法　温补脾肾，养血生髓。

方药　右归丸（《景岳全书》）。

**5. 瘀血留络证**

证候　紫癜色紫暗，有瘀块，或血肿严重，经久不消，或有腰痛，痛处固定，齿龈及眼周紫黑，舌紫暗或有瘀点、瘀斑，苔薄，脉细涩。

治法　活血化瘀，祛瘀生新。

方药　桃红四物汤（《玉机微义》）。

若伴瘀斑久不消者，为血溢脉外，阻滞血络，加三七粉或云南白药以活血止血。中成药用川芎嗪注射液静脉滴注。

### （二）西医治疗

**1. 治疗目的**　本病西医治疗的目的主要是控制出血、减少血小板破坏，使血小板数量满足机体止血需要，而不是使血小板达到正常数量，即维持 ITP 患儿安全、不发生大出血是治疗的主要目的。

**2. 治疗原则**　血小板$\geqslant 30\times10^9$/L，无出血表现，且不从事增加患者出血风险的活动，发生出血的危险性较小，可不予治疗，仅观察和随访。若患者有出血症状，无论此时血小板减少程度如何，都应该积极治疗。

**3. 一般疗法**

（1）适当限制活动，避免外伤。

（2）有或疑有感染者，酌情使用抗生素。

（3）避免应用影响血小板功能的药物，如阿司匹林等。

**4. 一线治疗**

（1）糖皮质激素：为 ITP 一线治疗药物。国内外学者推荐的指征为血小板计数$<30\times10^9$/L，或伴有明显出血症状或体征患者。一般采用泼尼松，剂量为 1～2mg/（kg·d），最大量 60mg/（$m^2$·d）。初始可选择静脉用药，待出血倾向改善、血小板有上升可口服给药（等剂量换算）；血小板正常后缓慢减量至停药观察。若糖皮质激素治疗 2～4 周仍无反应者应尽快减量和停用，并寻找原因。糖皮质激素的不良反应有高血压、胰岛素依赖性糖尿病、库欣综合征等。用药期间应密切观察，发现以上不良反应应及时减量，对症处理。

（2）输大量丙种球蛋白：适用于重度出血患者又合并感染或激素治疗无效者，按 0.4g/（kg·d）×3～5 天，或 1g/（kg·d）×2 天，目前国际推崇用法：0.8～1g/（kg·d）×1～2 天。

**5. 二线治疗** 目前本病主要的二线治疗方法有脾切除、利妥昔单抗（每周 375mg/$m^2$，持续 4 周）、TPO 及其受体激动剂。

**6. 三线治疗** 一些免疫抑制剂单用或联合使用也会有一定效果，这些药物包括硫唑嘌呤、环磷酰胺、霉酚酸酯和环孢素，由于缺乏充分的安全性分析，仅适用于对一线、二线治疗无效或不能应用的患者。

**7. 严重型 ITP 的紧急治疗** 血小板＜$10\times10^9$/L，有严重出血或有危及生命的出血需紧急处理者，可输注血小板，每次 0.2～0.25U/kg，隔日 1 次，至出血减轻，血小板达到安全水平（＞$30\times10^9$/L）。同时给予激素或静脉注射免疫球蛋白（IVIG），可以提高疗效。对于急性失血的贫血者可输注浓缩红细胞。

**8. 疗效判断**

（1）安全反应（complete response，CR）：指治疗后血小板数≥$100\times10^9$/L 且没有出血。

（2）有效（response，R）：指治疗后血小板数（30～100）$\times10^9$/L，并且至少比基础血小板数增加 2 倍，且没有出血。

（3）无效（no response，NR）：指治疗后血小板计数＜$30\times10^9$/L 或低于血小板最低值的 2 倍，或存在相关的临床出血，依赖于激素或其他治疗的患者也归为无反应。

（4）复发（relapse）：指有以下情况之一者，①若患者原来为 CR，当血小板数＜$100\times10^9$/L 或者出血；②若患者原来为 PR，当血小板数＜$30\times10^9$/L 或者血小板数增加不到基础值的 2 倍或者有出血。

（5）糖皮质激素依赖（glucocorticoid dependent）：指患者需要或反复给予糖皮质激素至少 2 个月，以维持血小板数在 $30\times10^9$/L 以上和（或）以避免出血。

### （三）其他疗法

**1. 艾灸** 取穴：八髎、腰阳关。艾炷隔姜灸。每穴灸 45 分钟，每日 1 次，半个月为 1 个疗程，用于气不摄血、阴虚火旺证。

**2. 针灸** 主穴：曲池、足三里。配穴：合谷、血海。先刺主穴，效果不好加刺配穴。

## 七、中西医临床诊疗思路

ITP 已有全国统一的诊断标准和疗效标准，中医临床只有严格按此标准研究才能使结果具有横向可比性，使中医的临床疗效得到医学界的公认。

中医辨证分型应尽量统一，并具有现代免疫学公认的指标，使标准客观化，以便对中医治疗 ITP 的确切疗效做出判断。

中医对 ITP 的升血小板及止血功能不及西医迅速，但对于病情属轻、中度的疗效较好，对于慢性 ITP，中医治疗较西医有明显优势，有调理脾肾、减少复发、改善预后等疗效，故应科学地进行中西医结合治疗，发挥中医药综合治疗本病的优势，使之既能迅速控制病情，提高疗效，又能缩短疗程，稳定疗效，还可降低西药的不良反应。

## 八、预防与调护

参加锻炼，增强体质，提高抗病能力。积极寻找引起本病的各种原因，防治各种感染性疾病。新诊断 ITP 或出血量多时，卧床休息，限制患儿活动，消除紧张情绪。避免外伤和跌扑碰撞，防止创伤和颅内出血。

## 九、预后与转归

本病预后良好，经恰当治疗，一般皆可痊愈。部分可发展为慢性病程。慢性者病情易复发，迁绵难愈，部分对激素耐药，形成难治性 TTP，需加用细胞毒性药物如环磷酰胺（CTX）治疗，但疗效仍欠佳，彻底痊愈者少。极少数患者因并发颅内出血而死亡。

### 古籍精选

《医宗金鉴·外科心法要旨》曰："此证多因婴孩感受瘟疫之气，郁于皮肤，凝结而成，大小青紫斑点，色状若葡萄，发于遍身，唯以腿胫居多。"

《医学入门·肌衄》曰："血从汗孔出者，谓之肌衄。"

《丹溪心法·斑疮》曰："阴证发斑，亦出胸背，又出手足，亦稀少微红。"

《金匮要略方论·惊悸吐衄下血胸满瘀血病》曰："衄家不可汗，汗出必额上陷脉紧急，直视不能，不得眠。"

《婴童类萃·失血论》曰："凡治此症，视何经受病，先以顺气为主，降火次之，气顺则血归于经，火降则血自止。"

《丹溪心法·卷二·斑疹》曰："内伤斑者，胃气极虚，一身火游行于外所致，宜补以降。"

《景岳全书·血证》曰："凡治血证，须知其要，而血动之由，惟火惟气耳！故察火者，但察其有火、无火，察气者，但察其气虚、气实。知此四者而得其所以，则治血之法无余义矣……火盛逼血妄行者，或上或下，必有火脉火证可据，乃可以清火为先，火清而血自安矣。宜芩、连、知、元参、栀子、童便、犀角、天花粉、生地、芍药、龙胆草之属。择而用之，如阳明火盛者，须加大黄，如热堕于上，火不能降者，于清火药中须加泽泻、木通、栀子之属导之泻之，则火可降，血可清也""凡诸口鼻见血，多由阳盛、阴虚，二火逼血而妄行诸窍也……盖血随气上，则有升无降，故惟补阴抑阳，则火清气降，而血自静矣"。

### 病案思考

患儿，男，7 岁。以"全身出现皮下瘀斑 1 周"为主诉住院。

入院时症见全身散在皮下出血斑，压之不退色，色泽较鲜红，不高出皮肤；精神较疲倦，无发热、咳嗽、咽痛、腹痛等，纳眠可，二便调。发病前 1 周曾有发热。体格检查：全身散在皮下出血斑，压之不退色，心肺无异常。腹软，无压痛及反跳痛，肝脾未扪及。四肢关节无疼痛、畸形。舌质尖边红，苔黄，脉滑。入院急查血常规：WBC $5.8\times10^9$/L，RBC $3.89\times10^{12}$/L，PLT $8\times10^9$/L。大小便常规无异常。

根据上述资料，请思考中西医诊断及治疗方案。

（郑燕霞　温晓莹　陈　茵）

# 第十四章 心血管系统疾病

## 第一节 小儿心血管系统中西医概述

小儿循环系统由心脏、动脉、静脉及毛细血管组成，是一个完整、封闭的循环管道，以心脏为中心，通过血管与全身各器官、组织相连，血液在其中循环流动。

### 一、心血管系统的解剖生理特点

（一）解剖特点

**1. 心脏位置** 新生儿心脏位置较高并呈横位，心尖搏动在第4肋间隙锁骨中线外，心尖部分主要为右心室。2岁以后，横位心逐渐变成斜位，心尖搏动下移至第5肋间隙，心尖部分主要为左心室。

**2. 心脏重量** 新生儿心脏相对比成人大，其重量为20～25g，占体重的0.8%，而成人只占0.5%。出生后6周内心脏增长很少，此后心脏重量呈既持续又有跃进的增长。1岁时心脏重量为出生时的2倍；5岁时为出生时的4倍；9岁时为6倍；青春期后增长到出生时的12～14倍，达到成人水平。可见，在整个小儿时期，心脏重量的增长速度并非均等。除青春期初期外，男孩的心脏重量均比女孩重。

**3. 心腔容积** 四个心腔的容积初生时为20～22ml，出生后第1年增长最快，1岁时达到初生时的2倍；2.5岁时达到3倍；近7岁时增至5倍，为100～120ml；其后增长缓慢，至青春期开始，其容积仅约140ml；青春期后增长又渐迅速，至18～20岁时达240～250ml，为初生时的12倍。

**4. 房室发育** 婴儿时期心房相对较大。心室增长除婴儿时期较慢外，以后逐渐赶上并超过心房的增长速度。胎儿时期，右心室负荷大，左心室负荷小，故新生儿期两心室厚度几乎相等，约为5mm。出生以后，左心室负荷明显增加，而肺循环的阻力在出生后明显下降，故左心室壁显然较右心室壁增长为快，6岁时达10mm，而此时右心室壁尚不及6mm。15岁时右心室壁厚度增长到初生时的2.5倍，而右心室壁厚度仅增长初生时厚度的1/3；左室壁的厚度可超过右室壁的1倍。

**5. 血管特点** 成人的静脉内径较动脉大1倍，而小儿的动、静脉内径相差较小。在大血管方面，10岁以前肺动脉内径较主动脉宽；至青春期主动脉的直径开始超过肺动脉。血管壁的弹力纤维较少，至12岁时才达到成人水平。在婴儿期，心、肺、肾及皮肤供血较好，主要是因为该时期这些器官的微血管较粗。

**6. 心脏传导系统** 新生儿期窦房结起搏细胞原始，过渡细胞较少。房室结区相对较大。心房、心室之间可残留心肌细胞的连续。大约至1岁以后始发育成熟。

（二）生理特点

心脏通过其有节律的收缩和舒张，静脉血回到右心房，经右心室泵入肺动脉，在肺循环进行气体交换转化为氧合血之后，通过肺静脉回流入左心房，经左心室泵入主动脉，供应全身组织器官。一般来说，年龄越小，代谢水平相对较高，故心率越快，血流速度也越快。但新生儿期迷走神经张力较高，吸吮、恶心、呕吐等兴奋迷走神经的动作均可引起心动过缓，故新生儿期窦性心律的频率极不稳定。年龄越小，血液循环时间越短，婴儿血液循环时间平均需12秒，年长儿则需18～20秒。小儿每分钟心输出量相对较成人大，新生儿为400～500ml/（kg·min），婴儿为180～240ml/（kg·min）。

## 二、出生后血循环的改变

### （一）肺泡充气导致肺循环的建立

胎儿出生后脐血管被阻断，呼吸建立，肺泡扩张，肺小动脉管壁肌层逐渐退化，管壁变薄并扩张，肺循环压力下降；从右心经肺动脉流入肺脏的血液增多，使肺静脉回流至左心房的血量也增多，左心房压力增高。

### （二）卵圆孔关闭

当左心房压力超过右心房时，卵圆孔瓣膜先在功能上关闭，到出生后5～7个月，解剖上大多闭合。

### （三）动脉导管关闭

自主呼吸使血氧增高，动脉导管壁平滑肌受到刺激后收缩，同时，低阻力的胎盘循环由于脐带结扎而终止，体循环阻力增高，动脉导管处逆转为左向右分流，高动脉氧分压加上出生后体内前列腺素的减少，使导管逐渐收缩、闭塞，最后血流停止，成为动脉韧带。足月儿约80%在生后24小时形成功能性关闭。约80%的婴儿于生后3个月、95%的婴儿于生后1年内形成解剖上关闭。若动脉导管持续未闭，可认为有畸形存在。脐血管则在血流停止后6～8周完全闭锁，形成韧带。

### （四）脐-胎循环终止、静脉导管关闭

脐带结扎后，来自胎盘的血流消失，静脉导管关闭，脐血管于生后6～8周完全闭锁形成韧带。

## 三、儿童心血管病检查方法

### （一）病史和体格检查

**1. 病史询问（表14-1）。**

**表14-1　病史询问中的重要问题**

| |
|---|
| 孕母史与新生儿病史 |
| 感染史、用药史、在孕期吸烟史和饮酒史、生后体重 |
| 既往史： |
| 体重增长情况、发育情况、喂养方式 |
| 有无发绀、缺氧发作或蹲踞现象 |
| 有无呼吸急促或呼吸困难，有无眼睑水肿 |
| 呼吸道感染频率 |
| 运动耐受情况 |
| 心脏杂音 |
| 胸痛 |
| 关节症状 |
| 神经系统症状 |
| 用药情况 |
| 家族史： |
| 遗传性疾病史 |
| 先天性心脏病史 |
| 结缔组织疾病病史，尤其是风湿热病史 |
| 猝死史 |
| 糖尿病史、动脉粥样硬化性心脏病史、高血压病史等 |

**2. 体格检查**

（1）全身检查：评价生长发育，注意特殊面容及全身合并畸形、精神状态、体位和呼吸频率。检查口唇、鼻尖、指（趾）端等毛细血管丰富部位有无发绀。青紫6个月至1年后，可以出现杵状指（趾）。皮肤黏膜瘀点是感染性心内膜炎血管栓塞的表现；皮下小结、环形红斑是风湿热的主要表现之一。注意颈动脉搏动，肝颈静脉回流征，肝脾大小、质地及有无触痛，下肢有无浮肿。

（2）心脏检查

1）望诊：心前区有无隆起，心尖搏动的位置、强弱及范围。心前区隆起者多示有心脏扩大，应注意与佝偻病引起的鸡胸相鉴别。正常<2岁的小儿，心尖搏动见于左第4肋间，其左侧最远点可达锁骨中线外1cm，5～6岁时在

左第 5 肋间，锁骨中线上。正常的心尖搏动范围不超过 2～3cm$^2$，若心尖搏动强烈、范围扩大提示心室肥大。左心室肥大时，心尖搏动最强点向左下偏移；右心室肥大时，心尖搏动弥散，有时扩散至剑突下。心尖搏动减弱见于心包积液和心肌收缩力减弱。右位心的心尖搏动则见于右侧。消瘦者心尖搏动易见，而肥胖者相反。

2）触诊：进一步确定心尖搏动的位置、强弱及范围，心前区有无抬举冲动感及震颤。左第 5～6 肋间锁骨中线外的抬举感为左心室肥大的佐证。胸骨左缘第 3～4 肋间和剑突下的抬举感提示右心室肥大。震颤的位置有助于判断杂音的来源。

3）叩诊：可粗略估计心脏的位置及大小。

4）听诊：注意心率的快慢、节律是否整齐；第一、二心音的强弱，是亢进、减弱还是消失，有无分裂，特别是肺动脉瓣区第二心音（$P_2$）意义更大。$P_2$ 亢进提示肺动脉高压，而减弱则支持肺动脉狭窄的诊断；正常儿童在吸气时可有生理性 $P_2$ 分裂，$P_2$ 固定性分裂是房间隔缺损的独特体征。杂音对鉴别先天性心脏病的类型有重要意义，需注意其位置、性质、响度、时相及传导方向。

（3）周围血管征：比较四肢脉搏及血压，如股动脉搏动减弱或消失。下肢血压低于上肢，提示主动脉缩窄。脉压增宽，伴有毛细血管搏动和股动脉枪击音，提示动脉导管未闭或主动脉瓣关闭不全等。

## （二）理化检查

**1. 普通 X 线检查** 可观察心脏和大血管的搏动、位置、形态，以及肺血管的粗细、分布，必要时辅以心脏三位片。

**2. 心电图** 对各种心律失常，心电图是确诊的手段，对心室肥厚、心房扩大、心脏位置及心肌病变有重要参考价值，24 小时动态心电图可提供更多的信息。在分析心电图时应注意年龄的影响：①年龄越小，心率越快，各间期及各波时限较短，有些指标的正常值与成人有差别；②QRS 综合波以右室占优势，尤其在新生儿及婴幼儿，随着年龄增长逐渐转为左室占优势；③右胸前导联的 T 波在不同年龄有一定改变。

**3. 超声心动图**

（1）M 型超声心动图：能显示心脏各层结构，特别是瓣膜的活动，常用于测量心腔、血管内径，结合同步记录的心电图和心音图可计算多种心功能指标。

（2）二维超声心动图：是目前各种超声心动图的基础，可实时地显示心脏和大血管各解剖结构的活动情况，以及它们的空间毗邻关系。

（3）多普勒超声：用于评估瓣膜、血管的狭窄程度，估算分流量及肺动脉压力，评价心功能等。

（4）三维超声心动图：成像直观、立体感强、易于识别，还可对图像进行任意切割，充分显示感兴趣区，为外科医师模拟手术进程与切口途径选择提供了丰富的信息。

（5）胎儿超声心动图：常规胎儿产前超声检查，有利于对胎儿心血管系统的结构和功能发育过程进行全面可靠的动态观察和评价，有助于了解胎儿心血管系统的发育生长过程和进行准确的围产期防治决策。尤其对先天性心脏病的排查、预防具有极为重要的意义。最佳胎儿超声心动图检查时机是妊娠 18～22 周。

**4. 心导管检查** 是先天性心脏病进一步明确诊断和决定手术的一项重要检查方法，根据检查部位不同分为右心导管、左心导管检查两种。

**5. 心血管造影** 可明确心血管的解剖畸形，尤其对复杂性先天性心脏病及血管畸形的诊断意义重大。

**6. 放射性核素心血管造影** 常用的心脏造影有初次循环心脏造影及平衡心脏血池造影，主要用于左向右分流及心功能检查。

**7. 磁共振成像** 用于诊断主动脉弓等血管病变，可很好地显示肺血管发育情况。

**8. 计算机断层扫描** 计算机断层扫描对大血管及其分支的病变；心脏瓣膜、心包和血管壁钙化，心腔内血栓和肿块；心包缩窄、心肌病等有较高的诊断价值。

## 四、中医概述

### （一）“心”的功能

心为五脏之一，位于胸中，两肺之间，膈膜之上，外有心包卫护。其形圆而下尖。生理功能是主血脉，主藏神，为“君主之官”“心者、生之本、神之变也”“五脏六腑之大主”。其特性是为阳脏而主通明。心在体合脉，其华在面，开窍于舌，在志为喜，在液为汗。手少阴心经与手太阳小肠经相互属络于心与小肠，相为表里。心在五行属火，为阳中之阳，与自然界夏气相通应，其外有包膜，称心包络，具有保护心脏、代心受邪的作用。

**1. 心主血脉** 指心主持全身血液和脉管，推动血液循环于脉管中的功能。心主血脉的机制：主要从系统结构、必要条件、循环形式体现。

（1）血液循环的系统结构：心、血、脉三者构成血液循环的系统结构，这一系统可称为心血脉系统，或血液循环系统。其中，心为心脏；血即血液，是运行于脉中而周流全身的具有营养滋润作用的红色液体，是构成人体和维持生命活动的基本物质；脉，即脉管，《素问·脉要精微论》言：“脉者，血之府也”，是气血运行的通道。在这个系统结构中，心和脉紧密相连，共同构成密闭的管道系统，内有血液周而复始地循环流动，如《医学入门·五脏》说：“人心动则血运行于诸经，是心主血也”，指心为心血脉系统的动力结构、血液循环的枢纽。

（2）血液循环的必要条件

1）心气充沛：心气，即心藏之气，与心血对称，是指心脏生理活动的物质基础及其动力来源。心气充沛，意味着维持心脏生理活动的精微物质充盈，其推动血液循环的动力充足。

2）脉道通利：《灵枢·经脉》言：“脉道以通，血气乃行”，脉道通利，则血液流行，脏腑百骸，无不贯通，脉道不同，则血凝为害。

3）血液充盈：血液总归于心，而注于脉，少则脉虚，充则脉实。

（3）血液循环的具体方式：周流不止，如环无端，是血液循环的基本形式。其有两大特点，一是环周性，永恒的循环式流动；二是节律性，与呼吸密切相关，《素问·平人气象论》言：“人一呼脉再动，一吸脉亦动，呼吸定息脉五动，闰以太息，命曰平人。”

**2. 心主藏神** 指心主宰人体生命活动和进行精神意识思维活动的功能。其生理作用有二：其一，“主任务”，即主思维、意识、精神。任，是接受、担任、负载之意；物，是外界客观事物；在正常情况下，神明之心接受和反映客观外界事物，进行精神、意识、思维活动，从而对外界事物做出判断和处理，故曰“所以任务者谓之心”。其二，主宰生命活动，五脏六腑必须在心的统一指挥下，才能进行统一协调的正常生命活动，心为君主而脏腑百骸皆听命于心。所以《灵枢·邪客》说：“心者，五脏六腑之大主也，精神之所舍也。”

### （二）“心”病分析

**1. 心脏自病** 由于心“主血脉”，一身气血运行有赖心气、心阳推动，故心阳气的功能至为重要，《内经》谓：“心为阳中之太阳。”心属火，但也不可无阴血之濡养，故心血、心阴为心之体，心阳、心气为心之用，“体用”之间相互滋生、互根互用。且心与其他四脏是一个有机整体，《内经》谓：“五脏相通”，通过经络、气血相互关联，功能上“生克制化”。外感六淫邪毒，或七情刺激、饮食不节，或劳逸过度，均可致人体气血运行失常，脏腑功能失于调和，从而影响于心，导致心之气血阴阳亏虚，阳气虚衰，推动无力，则主心脉之功能失职，血行不畅，滞而为瘀，阻于血脉，则发为胸痹心痛；瘀血内阻，心失所养，则为心悸；瘀阻于内，升降窒塞，发为气促、唇青，即“瘀血冲心”。“气主温煦”，心中阳气不足，除心之“用”无力，心之体亦失于温煦，也可发为心悸、胸痛心痛，此为虚证。热毒之邪外袭或劳心太过耗伤心血，心血不足，心体失于濡养，亦为心悸；心之脉络受寒失养，出现心络挛缩绌急，则发为胸痹心痛。阳虚则失于温化，气虚则水津失布，均可导致瘀饮内停，稠浊为痰、清稀为饮，痰浊阻于血脉，则痰瘀互结；水饮、瘀血可相互转化，故有“痰瘀相关”“血不利则为水”之说。阳气不能固敛，加之痰、水、瘀阻结，故日久导致心体胀大，形成“心力衰竭”之结局。

总之，心之病，虚为气、血、阴、阳亏少；实为瘀血、痰浊、寒凝、热毒、气滞、水饮。虚实错杂，诸邪相兼，皆可导致心悸怔忡、胸痹心痛、心力衰竭、心痹、眩晕等病证。

**2.他脏及心** 中医学之“心”不局限于西医之循环系统，反之，西医之循环系统疾病也不能仅从中医之“心”来认识。如眩晕、心悸、胸痹心痛等病证，和其他脏腑亦密切相关。早在《内经》就有“厥心痛”之名，将心痛与胃、脾、肺、肾等脏腑联系起来。

（廖若莎　赵毅涛　陈乃清　许尤佳）

## 第二节　病毒性心肌炎

病毒性心肌炎（viral myocarditis，VMC）是病毒侵犯心脏所致的一种心肌局灶性或弥漫性炎性病变。最常见的病理特征是心肌细胞的变性或坏死，部分伴有心包或心内膜炎症改变。临床以神疲乏力、面色苍白、心悸气短、肢冷多汗为特征，严重者出现心力衰竭、心源性休克或心脑综合征。

本病好发于春秋季，以3～10岁小儿多见。临床表现轻重不一，预后大多良好，一般半年至1年可恢复，部分因治疗不及时（免疫功能紊乱）而转成慢性，少数重症患儿可危及生命。

中医学无特定的病名与本病相对应，若系急性感染起病者，可以“温病”论治；若以心律失常为主者，则归属“心悸”“怔忡”；若以胸闷、胸痛为主者，则可按“胸痹”论治；若合并心功能不全时，又与“心水”相仿。此外，本病还与“汗证”“虚劳”“猝死”等病证相关。

### 一、病因病理

#### （一）中医病因病机

**1.病因** 本病的内因是正气不足、脏腑功能失调；外因是邪毒侵心。

（1）外感因素：小儿脏腑娇嫩、形气未充，卫外功能不固，最易感受外邪。若是温热邪毒由口鼻而入，首先犯肺，由于心肺同居于上焦，继而侵犯心脉；若为湿热邪毒则侵犯脾胃，阻碍气机运行，继而心脉瘀阻。两者皆可导致本病的发生与发展。

（2）正虚因素：若小儿先天禀赋不足，或后天失于调养，或大病、热病后气阴两虚、心脉虚损，均为小儿发病的内在因素。一旦感受邪毒，入侵血脉，先损心体，继损心用，导致本病发生与发展。

**2.病机** 本病病变脏腑主要在心，涉及肺、脾，无论外感，还是正虚，其共同的病理变化都是心主血脉功能异常。邪毒侵犯心脉，留滞不去，损及心气、心血；邪毒留伏、痰湿瘀阻是其病理变化；正气与邪毒的消长变化，产生了虚实、寒热错综复杂的变化。

（1）感受外邪：风热之邪外侵，经鼻咽上受，首先犯肺，继则侵犯心营；湿热之邪从口而入，先犯胃肠，经由血脉，内传于心；邪毒内舍于心，则损伤心之气阴。

（2）气阴不足：心气不足，血行不畅，导致气血瘀滞，肺失宣达。

（3）痰瘀互结：热毒外侵灼津，痰湿内生，痰瘀互结，阻塞心脉，气血运行更加不畅。

（4）阴阳虚损：脏腑功能失调，诸脏气化失司，水湿内停，波及他脏，上凌心肺则见心阳虚衰诸证。

（5）变证：病甚邪陷心包，肝肾阴阳不得维系，或阳气暴脱，或阴精枯竭，或闭塞心窍，或引动肝风，则可出现昏厥、抽搐、心阳暴脱等凶险危象。

### （二）西医病因病理

**1. 病因** 本病继发于上呼吸道感染或消化道感染。

（1）病毒：以肠道病毒最为常见，尤其是柯萨奇病毒（A 组和 B 组）、埃可病毒、脊髓灰质炎病毒、腺病毒、合胞病毒、流感病毒、副流感病毒、EB 病毒、人类疱疹病毒 6 等。

（2）其他：麻疹病毒、风疹病毒、肝炎病毒（甲型肝炎病毒属于新型肠道病毒）、HIV 病毒等。

**2. 发病机制** 本病的发病机制目前尚不完全清楚，目前认为病毒性心肌炎的发病机制主要包括以下几方面。

（1）病毒直接损伤心肌。

（2）病毒触发人体免疫反应（细胞性和体液性免疫反应）而引起心肌损害。

（3）可能与遗传有关。

病毒性心肌炎急性期，柯萨奇病毒和腺病毒通过心肌细胞的相关受体侵入心肌细胞，在细胞内复制，直接损害心肌细胞，导致变性、坏死、溶解。机体受病毒刺激，激活细胞和体液免疫反应，产生抗心肌抗体、白细胞介素、肿瘤坏死因子、γ-干扰素等诱导产生细胞黏附因子，促使细胞毒性 T 细胞有选择性地向被损害心肌组织黏附、浸润和攻击。主要组织相容性复合物（MHC）Ⅱ多态性是心肌炎的重要遗传促发因素。不同研究发现，HLA-DR4、DR12、DR15 和 DQ8 阳性可能与心肌炎发生相关，并与种族、年龄、地域特征有关。

**3. 病理** 心脏可显示不同程度的扩大，心肌苍白松弛。心肌纤维之间和血管周围的结缔组织中有单核细胞、淋巴细胞等炎性细胞浸润。心肌纤维不同程度变性、横纹消失、肌浆溶解，呈小灶性、斑点性或大片状坏死，可伴浆液纤维素性心包炎和心内膜炎。慢性病例晚期除心肌纤维变性坏死外，可见纤维细胞增生，胶原纤维增多，瘢痕形成。

## 二、临床表现

### （一）前驱期

多数病例在心脏症状出现前数日或 2 周内有呼吸道或肠道感染，主要为发热、周身不适、咽痛、肌痛、腹泻及皮疹等。某些病毒感染疾患，如麻疹、流行性腮腺炎等，则有其特异性征象。

### （二）症状

症状、病情轻重悬殊是本病重要的临床特征之一。轻者可无症状或症状轻不易引起注意，重者引起心源性休克或阿斯综合征，甚至猝死。

（1）心脏受累的表现

1）轻证：可无自觉症状，仅表现心电图异常。典型症状为心悸、气短、胸闷、乏力、头晕、面色苍白、多汗、心前区痛等。

2）重证：出现心力衰竭、急性心源性休克或严重心律失常。表现为呼吸急促或呼吸困难、烦躁不安、面色灰白、皮肤发亮、四肢冷湿及末梢发绀等，可在数小时或数日内病死。

（2）如反复发作，呈慢性过程，演变为扩张型心肌病，临床表现为心脏扩大、心力衰竭、心功能减低等。

（三）体征

本病体征主要为心脏有轻度扩大，并有心尖区第一音减弱、低钝，部分有奔马律，可导致心力衰竭及晕厥等。伴心包炎者可听到心包摩擦音，心界明显扩大，有心动过速、过缓、期前收缩、房室传导阻滞等心律失常。

## 三、辅助检查

（一）心电图检查

本病心电图检查具有多变性、多样性及易变性特点，缺乏特异性改变，故强调动态观察。

**1. ST-T 改变** 多数表现为 ST 段偏移和 T 波低平、双向或倒置。

**2. 传导阻滞** 窦房、房室或室内传导阻滞颇为常见，其中以Ⅰ度房室传导阻滞最多见。

**3. 期前收缩和心动过速** 各种期前收缩中以室性期前收缩最常见；部分呈多源性；可有阵发性心动过速、心房扑动或颤动，甚至心室颤动。

**4. 其他** 可见 QRS 波群低电压（新生儿除外），Q－T 间期延长及异常 Q 波。

以上改变虽非特异性，但极为常见，是临床诊断的重要依据。

（二）X 线检查

轻证心影正常，重者心脏不同程度扩大、搏动减弱，严重病例伴肺淤血或肺水肿，偶有心包、胸腔积液。

（三）超声心动图

轻者可正常，重者心脏不同程度增大，以左心室为主，搏动减弱。严重者有心功能不全，左室舒张末期和收缩末期内径增大，缩短分数、射血分数减低，左室游离壁运动不协调。

（四）病毒学诊断

疾病早期可从咽拭子、咽冲洗液、粪便、血液中分离出病毒；病毒血清抗体恢复期滴度比急性期有 4 倍以上增高。

（五）心肌细胞活检

心肌细胞活检是诊断的金标准，但阳性率不高。

（六）一般化验

急性期白细胞总数多增高，以中性粒细胞为主，血沉略增快。

（七）心肌损伤的血清生化指标测定

**1. 心肌酶谱** 血清天冬氨酸转氨酶（AST）、肌酸磷酸激酶（CK）、肌酸磷酸激酶同工酶（CK-MB）及乳酸脱氢酶（LDH）在急性期 3～6 小时就可出现升高，2～5 日达高峰。其中，CK-MB 是心肌特异性胞质同工酶，故其水平升高（＞6%）可作为心肌炎的早期诊断依据。LDH 在体内分布较广泛，特异性较差，而 LDH 同工酶血清谱分析价值较大，正常为 $LDH_2＞LDH_1＞LDH_3＞LDH_4＞LDH_5$，如 $LDH_1＞LDH_2$ 或 $LDH_1$＞40%则对心肌炎的诊断较有意义。

**2. 心肌肌钙蛋白（cTn）** 由三种亚单位组成（cTnT、cTnI、cTnC），早期出现，明显升高，持续时间长（一般持续 1 周左右），对病情早期评价心肌损伤具有高度特异性和敏感性。

## 四、诊断

### （一）临床诊断依据

（1）心功能不全、心源性休克或心脑综合征。

（2）心脏扩大（X线、超声心动图检查具有表现之一）。

（3）心电图改变：以R波为主的两个或两个以上主要导联（Ⅰ、Ⅱ、aVF、$V_5$）的ST-T改变持续4天以上伴动态变化，窦房传导阻滞、房室传导阻滞，完全性右或左束支阻滞，成联律、多形、多源、成对或并行性期前收缩，非房室结及房室折返引起的异位性心动过速，低电压（新生儿除外）及异常Q波。

（4）CK-MB升高或心肌肌钙蛋白（cTnI或cTnT）阳性。

### （二）病原学诊断依据

**1. 确诊指标** 心内膜、心肌、心包或心包穿刺液中发现以下一者可确诊：分离到病毒；用病毒核酸探针查到病毒核酸；特异性病毒抗体阳性。

**2. 参考依据** 有以下之一者结合临床表现可考虑心肌炎系病毒引起。

（1）自患儿粪便、咽拭子或血液中分离到病毒，或恢复期血清同型抗体滴度较第一份血清升高4倍或降低4倍以上。

（2）病程早期患儿血中特异性IgM抗体阳性。

（3）用病毒核酸探针自患儿血中查到病毒核酸。

### （三）确诊依据

（1）具临床诊断依据两项，可临床诊断为心肌炎。发病同时或发病前1～3周有病毒感染的证据者支持诊断。

（2）同时具备病原学确诊依据之一，可确诊为病毒性心肌炎，具备病原学参考依据之一，可临床诊断为病毒性心肌炎。

（3）凡不具备确诊依据，应给予必要的治疗或随诊，根据病情变化，确诊或除外心肌炎。

（4）应除外风湿性心肌炎、中毒性心肌炎、先天性心脏病、结缔组织病及代谢性疾病的心肌损害、甲状腺功能亢进、原发性心肌病、原发性心内膜弹力纤维增生症、先天性房室传导阻滞、心脏自主神经功能异常、β受体功能亢进及药物引起的心电图改变。

### （四）分期

**1. 急性期** 新发病、症状及检查阳性发现明显且多变，一般病程在半年以内。

**2. 迁延期** 临床症状反复出现，客观检查指标迁延不愈，病程多在半年以上。

**3. 慢性期** 进行性心脏增大，反复心力衰竭或心律失常，病情时轻时重，病程在1年以上。

### （五）常见并发症

本病常见并发症主要有心源性休克、心力衰竭、心律失常和心脑综合征。

## 五、鉴别诊断

### （一）风湿性心脏炎

病前1～3周有链球菌感染史，有风湿活动症状，如发热、关节炎、环形红斑、皮下结节、心脏炎（几乎都有病理性杂音，多有心脏扩大），血沉增快，C反应蛋白阳性，抗链球菌溶血素“O”＞500IU/ml。心电图多表现为P－R间期延长。

（二）中毒性心肌炎

有细菌感染的原发病，中毒症状明显，高热、苍白、神萎，白细胞及中性粒细胞增高。

## 六、治疗

（一）辨证论治

中医辨证论治当以心阴心阳、心气心血作为基本点，同时辨证与辨病相结合，分急性期、恢复期、迁延期、慢性期进行辨证论治。急性期邪毒侵心，以邪实为主，但温邪最易耗气伤阴而见虚实错杂之证，并随时可能出现心阳虚衰之变化，治疗以驱邪与护心并用，补其不足，损其有余；恢复期以外邪渐解、正虚为主，气阴不足、心失所养多见，治宜益气养阴、补血温阳；迁延期由气及血，由心用累及心体，气阴两虚兼有余邪留伏，故标本兼顾、扶正祛邪是本期的治疗特点；慢性期阴阳两虚，累及他脏，并有瘀滞络阻之兼证，治疗当治心而不限心，调整脏腑气血阴阳，活血通脉。

**1. 急性期**

（1）风热犯心证

证候　发热，恶风寒、咳嗽、流涕、头痛，咽痛，全身不适。婴幼儿见哭闹不安，面色苍白，气短，乏力，多汗，拒食；年长儿诉心悸，胸闷，心前区痛。舌红苔薄黄，脉浮数无力或促、结、代。

治法　疏风清热，护心复脉。

方药　银翘散（《温病条辨》）加减。

邪毒炽盛加黄芩、生石膏、栀子清热泻火；胸闷胸痛加丹参、红花、郁金活血散瘀；心悸、脉结代加五味子、柏子仁养心安神；腹痛泄泻加木香、扁豆、车前子行气化湿止泻。中成药可用丹参注射液。

（2）湿热侵心证

证候　寒热起伏，全身酸痛，恶心，呕吐，腹痛，腹泻，伴有心悸、胸闷、憋气、乏力，苔腻，脉濡数或结代。

治法　清热利湿，解毒透邪。

方药　葛根黄芩黄连汤（《伤寒杂病论》）加减。

胸闷憋气加瓜蒌、薤白理气宽胸；肢体酸痛加独活、羌活、木瓜祛湿通络；心悸、脉结代加丹参、珍珠母、龙骨宁心安神。中成药可用丹参注射液。

（3）心阳虚脱证

证候　起病急，突然面色青灰，口唇青紫，心悸不安，心胸憋闷，呼吸困难，冷汗淋漓，四肢不温，脉微欲绝，舌紫黯，有瘀斑。

治法　温阳益气，强心复脉，救逆固脱。

方药　参附龙牡救逆汤（《中医儿科学》验方）加减。中成药可用参附注射液。

**2. 恢复期：气阴两虚证**

证候　心悸，怔忡，胸闷气短，疲倦乏力，盗汗自汗，面色苍白，手心灼热。舌红或淡红，少苔，脉细数无力或结代。

治法　补益气阴，养心复脉。

方药　生脉散（《内外伤辨惑论》）合炙甘草汤（《伤寒杂病论》）加减。

心脉不整，加磁石、珍珠母镇心安神；便秘重用麻仁，加瓜蒌仁、柏子仁、桑椹以养血润肠；

夜寐不宁加柏子仁、酸枣仁以宁心安神。中成药可用参麦注射液或生脉饮。

**3. 迁延期**

（1）气虚血滞证

证候　心悸，心前区刺痛，胸闷气短，胸痛掣背，头晕乏力。舌边尖瘀点、瘀斑，脉细涩或结、代。

治法　益气活血，调心复脉。

方药　血府逐瘀汤（《医林改错》）合生脉散（《内外伤辨惑论》）加减。中成药可用丹参注射液。

（2）痰热痹阻证

证候　低热起伏，咳嗽，气粗，痰稠难咳，胸中烦闷，心悸，反复感冒，迁延不愈，舌红，苔黄腻，脉滑数或结代。

治法　清肺化痰，通痹复脉。

方药　栀子豉汤合半夏泻心汤（《伤寒杂病论》）加减。

**4. 慢性期**

（1）心肾阳虚证

证候　心悸怔忡，神疲乏力，胸闷气短，四肢不温，甚则肢体浮肿，面色白，舌淡胖或紫暗，苔白腻，脉沉细无力或结代。

治法　温阳利水，益气宁心。

方药　桂枝甘草龙骨牡蛎汤（《伤寒杂病论》）加味。

神疲乏力者加黄芪、党参以补益元气；形寒肢冷者加熟附子、干姜以温阳散寒；头晕失眠者，加酸枣仁、五味子以养心安神。中成药可用黄芪注射液。

（2）心肾阴虚证

证候　心悸，胸闷，胸痛，烦躁易怒，失眠多梦，五心烦热，舌尖红，少苔，脉细数或结代。

治法　滋阴清热，益心补肾。

方药　知柏地黄丸（《医宗金鉴》）合天王补心丹（《摄生秘剖》）加减。中成药可用六味地黄丸（《小儿药证直诀》）。

（二）西药治疗

西医目前尚无特效治疗方法。一般多采取综合性治疗措施。关键在于早期注意抗病毒治疗，防止病毒持续存在；好转后调节免疫功能；慢性期以免疫失控为主，应用免疫抑制剂；晚期防止演变为心肌病，注意改善心功能。

（1）卧床休息，减轻心脏负荷及减少心肌耗氧量。

（2）抗病毒治疗：对于处于病毒血症阶段早期或心肌活检证实有病毒复制的患儿，可使用利巴韦林、干扰素或转移因子等抗病毒药物，但疗效不确切。

（3）大剂量丙种球蛋白：总剂量为2g/kg，于2～3天内静脉滴注，通过免疫调节减轻心肌细胞损害。

（4）肾上腺皮质激素和免疫抑制剂：适用于暴发型合并心源性休克或心力衰竭；急性期完全性房室传导阻滞；长期治疗效果不佳者；出现恶性心律失常（室性心动过速、心室颤动等长时间发作），一般不宜常规用于早期心肌炎。开始用氢化可的松 5～10mg/（kg·d），或地塞米松 0.25～0.5mg/（kg·d），静脉滴注，1～2周改用泼尼松1mg/（kg·d），口服，1个月后渐减量；对于危重病例可采用冲击疗法，甲泼尼龙 10～30mg/（kg·d），于1～2小时内静脉滴注，连用3天，然后逐渐减量，改为口服；可加用硫唑嘌呤2mg/（kg·d），口服，疗程在6个月以上。

（5）改善心肌营养与代谢的药物：1，6-二磷酸果糖可改善心肌代谢，每日静脉注射 100～

250mg/kg，连用 2～3 周，或三磷腺苷、辅酶 A 静脉滴注。应用高浓度大剂量维生素 C（100～200mg/kg）、辅酶 Q10、泛癸利酮、维生素 E 等均有一定辅助作用。

（6）对症治疗：并发心律失常、心源性休克、心力衰竭，则纠正心律失常，抗心源性休克，抗心力衰竭。

（7）防治继发感染：合理应用抗生素，积极预防和治疗继发感染。

（三）其他疗法

**1. 针灸治疗** 常用穴位有内关、列缺、合谷、心俞、神门、足三里、三阴交、阴陵泉等。上述穴位交替使用，平补平泻，留针 15 分钟，7 日为 1 个疗程，适用于配合较好的学龄儿童，出现脉结代不整者。

**2. 穴位注射** 取内关、神门、心俞、厥阴俞，用丹参针注射液注入，每次 2～3 穴，每穴注射 0.5～1ml，每日 1 次，10 日为 1 个疗程。

## 七、中西医临床诊疗思路

病毒性心肌炎是一个西医病名，临床多采用辨病与辨证相结合的方法，采用西医的诊断标准诊断本病，然后再采用中医思维进行辨证治疗。目前西医对本病尚无特效治疗方法，多以对症支持治疗为主，如卧床休息、减轻心脏负荷、抗病毒、免疫抑制剂、改善心肌营养与代谢等，但抗病毒药物疗效不肯定，一些患者急性期控制后，仍遗留有心悸、心律失常、心电图异常等情况，用西药治疗效果并不满意。近年来，在本病的早期积极运用中医药方法辨证论治，或在本病的重证、变证之中，合理地中西医结合治疗，明显地提高了临床疗效，也大大降低了本病的后遗症或变证发生率。中医辨证多以病证结合，分期论治为多，对本病的发生、发展及转归有一个全面的认识，有助于把握整体，预测疾病不同阶段的发展趋势，从急性期、恢复期、迁延期及慢性期等不同阶段辨证论治，早期以疏风清热、解毒化湿为法，后期以益气养阴、化痰活血为法治疗。随着现代中药药理研究，筛选出一些具有发展前景的单味中药治疗本病具有抗病毒、调节机体免疫力、抗缺氧等多靶点作用。中药如蚤休、苦参、万年青具有调节心律作用；丹参有清除氧自由基和钙拮抗等作用；黄芪、人参具有抗病毒及调节免疫功能的作用；赤芍、桃仁、麦冬、远志等为活血化瘀、化痰定志之品，对迁延期痰湿瘀阻引起的脉结代有较好疗效。而中药剂型改革步伐的加快，也为中医药治疗本病急证、重证提供了新的方法，如目前临床上广泛应用的中药针剂复方丹参注射液、黄芪注射液、参麦注射液等，均已经过临床与动物实验证明具有抗病毒、增强心肌抗病能力的作用。

值得一提的是，对于病毒性心肌炎的恢复期及慢性期的治疗，中医药已经显示出西医无可代替的作用，有大量研究证明，中药通过辨证论治，精选组方，治疗病毒性心肌炎恢复期患儿及慢性期的抗纤维化研究，疗效明显优于西药，具有一定优势。但是，目前中医药对本病的重证、危证临床应急、抢救能力尚存在一定不足，而病毒性心肌炎的中医辨证规范、中医疗效评价体系也亟待建立。

## 八、预防与调护

因为病情的轻重预后可有很大程度的差别。出现心律失常者，经治疗后可能痊愈，但遗留完全房室传导阻滞者应安装永久型人工心脏起搏器；对于心脏增大者，应密切观察心功能状态；对于恢复期的患儿，可适当运动，按照恢复期进行中医辨证治疗，促进心肌修复。

**1. 预防** 加强锻炼、避免感冒、腹泻、劳累等诱发因素，防止精神刺激。

**2. 调护** 急性期卧床休息，一般休息 3～6 周，重者宜卧床半年到 1 年；烦躁不安时，给予镇静剂，尽量保持安静，减少活动量，以减轻心肌负担；待体温稳定 3～4 周后，心力衰竭控制，心律失常好转，心电图异常纠正时，可逐渐增加活动量；饮食宜营养丰富而易消化，少量多餐。

**古籍精选**

《素问·痹论》曰："复感于邪，内舍于心。"

《伤寒论·辨太阳病脉证并治》曰："伤寒脉结代，心动悸，炙甘草汤主之。"

《小儿药证直诀·脉证治法》曰："心主惊，实则叫哭，发热，饮水而摇，虚则卧而悸动不安。"

《张氏医通·神志门》曰："夫悸之证状不齐，总不外于心伤而火动，火郁而生涎也。若夫虚实之分，气血之辨，痰与饮，寒与热，外感六淫，内伤七情，在临证辨之。"

《婴童百问·慢惊》曰："心藏神而恶热。小儿体性多热，若感风邪，则风热搏于脏腑，其气郁愤，内乘于心，令儿神志不宁，故发为惊。若惊甚不已，则悸动不宁，是为惊悸之病。"

**病案思考**

患儿，女，10岁。主诉：胸闷1周，加重伴呼吸困难半天。

患儿2周前曾发热、咽痛、咳嗽，当地医院诊断"上呼吸道感染"，治疗5天后痊愈。1周来觉胸闷，乏力，未予重视。今天上学途中突然觉心胸憋闷，心悸，呼吸困难，继而面色青灰，大汗淋漓，即呼"120"救护车接回。

查体：血压85/50mmHg，神志清楚，精神委靡，口唇青紫，呼吸急促，双肺底闻及湿啰音，心尖搏动弥散，心率160次/分，有奔马律，心音低钝，无杂音。肝肋下3cm，质地中等，边缘不清，脾肋下未及。舌紫暗，脉微细数。

辅助检查：心肌酶示肌酸磷酸激酶及其同工酶明显升高，肌钙蛋白阳性；心电图示窦性心动过速，T波低平。

根据上述资料，请提出你的诊治思路。

（廖若莎　赵毅涛　陈乃清　许尤佳）

## 第三节　充血性心力衰竭

心力衰竭（heart failure），简称心衰，是心室收缩和（或）舒张功能障碍导致心输出量不足，组织血液灌注减少，不能满足机体需要，造成神经-内分泌系统过度激活，导致一系列病理生理改变，是各种心脏病的严重阶段。心力衰竭是一个综合征，由四部分组成：心功能障碍，运动耐力减低，肺、体循环充血，以及后期出血心律失常。心功能障碍是构成心力衰竭的必备调节，其他三部分是心功能不全代偿机制的临床表现。本病属中医学"心悸""怔忡""喘证""痰饮""水肿"等范畴。小儿各年龄时期均可发病，尤好发于婴幼儿。

### 一、病因病理

#### （一）中医病因病机

**1. 病因**　中医学认为本病病因分为先天和后天两大因素。先天因素主要为胎禀不足，心体缺陷，阳气虚陷，即所谓先天性心脏病；后天因素主要为外感，风湿病邪、温热毒邪等各种原因所致气血亏虚、心失所养。

**2. 病机**　胎禀不足，心体缺陷，或外感邪毒入侵，内伤于心，并致气血亏虚，心失所养而发病。病性虚实夹杂，其中以气虚、阴虚、阳虚为主，邪气包括外感邪毒、夹水湿、瘀血为患。病位主要在心肺，常累及脾、肾、肝等。

（1）气阴两虚：先天胎禀不足，心体缺陷，或感受外邪所致气血亏虚，气虚不能敛阴，血虚心失所养，则心悸心慌，心烦寐差，心液失藏则盗汗。

（2）阳虚水泛：心脏虚衰，心不能推动血液运行，肝藏血功能失调，血瘀肝脏，故见肝体增大。心肾不交，肾阳不足，不能化气行水，水饮内停，泛滥肌肤为肿。

（3）阳虚气脱：肾不纳气，气浮于上，故见咳喘，动则尤甚；甚则心肾阳虚，痰饮瘀血内闭，阴阳不能维系，虚阳外越，故出现四肢厥冷、大汗淋漓、脉细欲绝等脱证。

### （二）西医病因病理

**1. 病因**　不同年龄期小儿心力衰竭原因不尽相同，常见如下：

（1）新生儿及婴幼儿期：先天性心血管畸形、心内膜弹力纤维增生症、脓毒症、川崎病、低血糖或低血钙、溶血性贫血、双胎的胎盘输血等。

（2）儿童期：感染性心肌炎、原发性心肌病、心内膜炎、风湿性心脏病、高血压、贫血、药物等。

心律失常、心肌炎及心肌病在不同年龄期均可导致心力衰竭。先天性心脏病及心肌病是儿科心力衰竭，特别是婴儿心力衰竭的主要病因。

**2. 病理生理**　基于上述病因，可知各类心肌炎或心肌病、心内膜炎、风湿性心脏病等常致心肌受损，心脏收缩力减弱；而房室间隔缺损、主动脉瓣关闭不全等常见先天性心脏病，常引起前负荷加重；主动脉狭窄、肺动脉狭窄、高血压心脏病等可使心脏后负荷加重。

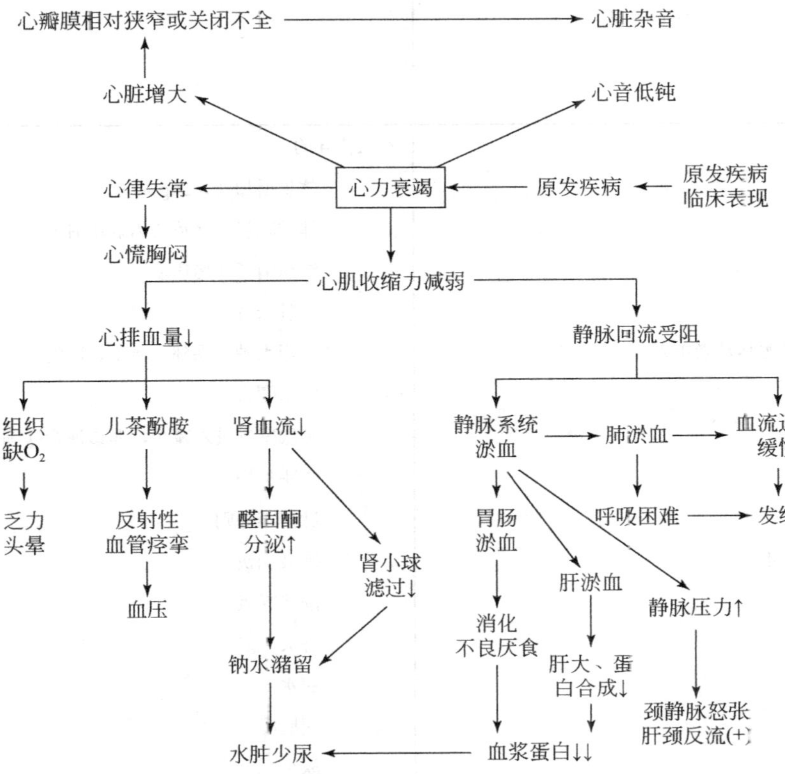

图 14-1　心力衰竭主要症状及其发病机理

一旦心脏长期负荷过重，心肌收缩会逐步减弱，早期可使心跳加快、心脏扩大及心肌肥厚，以增加和调整排血量满足机体需要，此时期为心功能代偿期。若病情进一步发展，心功能减退，代偿已不能维持足够心排血量，使静脉回流受阻，内脏淤血，心脏已失去代偿能力，而发生心力衰竭，此期为心功能失代偿期。

**3. 发病机制** 心力衰竭的病理生理变化十分复杂，目前认为是多种机制共同作用的结果，不仅有血流动力学障碍，也有神经体液因子参与，最主要与心肌收缩力减弱，心脏前、后负荷加重，心脏搏出量减少，以及体循环压力升高有关（图 14-1）。

## 二、临床表现

对心力衰竭的辨认，病史很重要：出生时是否有少动或者几乎不动，出生后是否有哭声很弱，皮肤色泽是否红润，是否有面色苍白或皮肤湿冷，精神是否萎顿嗜睡，呼吸是否急促有力，吸乳是否费劲，呼吸、吸乳是否有困难，体重增长如何，常见症状和体征（表 14-2）。

**表 14-2 心力衰竭的症状及体征**

| 症状 | 体征 |
|---|---|
| 典型的 | 较特异的 |
| 气促 | 颈静脉压升高 |
| 端坐呼吸 | 肝劲反流征 |
| 阵发性夜间呼吸困难 | 第三心音（奔马律） |
| 运动耐力降低 | 心尖拨动向左侧移位 |
| 乏力、疲倦、运动后恢复时间 | |
| 延长 | |
| 踝部水肿 | |
| 不太典型的 | 不太特异的 |
| 夜间咳嗽 | 体重增加（>2kg/周） |
| 喘息 | 体重减轻（严重心力衰竭时） |
| 肿胀感 | 组织消耗（恶病质） |
| 食欲不振 | 心脏杂音 |
| 精神不振（尤其是老年人） | 外周水肿（踝部、骶部、阴囊） |
| 抑郁 | 肺部啰音 |
| 心悸 | 肺底空气进入减少，叩诊浊音（胸腔积液） |
| 头晕 | 心跳加快 |
| 昏厥 | 脉搏不规则 |
| 俯身呼吸困难 | 呼吸加快 |
| | 潮式呼吸 |
| | 肝大 |
| | 腹水 |
| | 四肢冷 |
| | 尿少 |
| | 脉压小 |

## 三、辅助检查

**1. 胸部X线检查** 心影多呈普遍性扩大，搏动减弱，肺纹理增多，肺门或肺门附近阴影增加，肺部淤血。

**2. 心电图检查** 不能表明有无心力衰竭，但有助于病因诊断及指导洋地黄的应用。

**3. 超声心动图检查** 可见心室和心房腔扩大；M型超声心动图显示心室收缩间期（systolic time interval）延长，射血分数（ejection fraction）降低。心脏舒张功能不全时，二维超声心动图对诊断和判断引起心力衰竭的病因有帮助。

**4. 心脏生物标志物** 脑利钠肽（BNP）和氨基末端脑利钠肽前体（NT-pro BNP）作为诊断标志物较为敏感和可靠。BNP是心肌分泌的重要肽类激素，心力衰竭时BNP分泌和释放增加。

## 四、诊断与鉴别诊断

### （一）诊断

以下前四项为临床诊断的主要依据。尚可结合其他几项及辅助检查进行综合分析。

（1）安静时心率增快，婴儿＞180次/分，幼儿＞160次/分，不能用发热或缺氧解释者。

（2）呼吸困难，青紫突然加重，安静时呼吸达60次/分以上。

（3）肝大达肋下3cm，或在密切观察下短时间内较前增大，而不能以横膈下移等原因解释者。

（4）心音明显低钝，或出现奔马律。

（5）突然烦躁不安，面色苍白或发灰，而不能用原有疾病解释。

（6）尿少、下肢浮肿，以除外营养不良、肾炎、维生素$B_1$缺乏等原因所造成者。

### （二）鉴别诊断

在临床上，本病需要与感染、中毒性心肌炎、风湿性心肌炎或心瓣膜病、心包炎、哮喘、喘息性支气管炎、急性肾炎合并循环充血等病相鉴别。上述疾病病情加重也可发展为心力衰竭，可通过X线、心电图与超声心动图等特殊检查进一步确定诊断。

## 五、治疗

### （一）辨证论治

急性心功能不全多因实致虚，慢性心功能不全则多由虚致实。因此，辨证时应重点抓住虚实两纲，权衡虚实多少，分清标本缓急，随证施治。急性心力衰竭，以邪实为本，正虚为标，治法当祛邪扶正并举，标本同治。而慢性心力衰竭则以正虚为本，邪实为标，故以治本为主，或标本同治，常采用益气温阳、化瘀利水等法。根据不同的临床证候，分以下类型治之。

**1. 气阴两虚证**

证候　多见于慢性心力衰竭早期，病位在心肺，心悸心慌，气短，活动后加剧，头晕，颧红，盗汗，心烦寐差，舌红苔少，脉细数，指纹淡紫，纹达气关。

治法　益气养阴。

方药　生脉散（《内外伤辨惑论》）加减。

唇紫舌暗者，加丹参、川芎以活血养心；心烦热、盗汗者，加地骨皮、白薇以清虚热；心悸气短甚配合炙甘草汤以益心气，养心血，调脉律。中成药使用生脉饮或参麦注射液。口服中成药可使用生脉饮或黄芪生脉饮。

2. 阳虚水泛证

*证候* 多见于心力衰竭Ⅱ～Ⅲ级；心脏虚衰，累及脾、肾、肝等。心悸怔忡，气喘急，动则为剧，难以平卧，痰多泡沫状，肢体浮肿，小便量少，右胁下癖块，唇绀，舌暗，苔白腻而滑，脉沉细，指纹青紫，纹达气关。

*治法* 温阳益气，活血利水。

*方药* 真武汤（《伤寒论》）加减。

腹胀纳呆、恶心者，加苍术、厚朴、陈皮、大腹皮运脾燥湿行气；右胁下癖块者，加鳖甲、郁金、三棱、莪术活血化瘀消痞。本证经治疗后水肿消退，气喘心悸减轻后，继续以补益心阳法善后。中成药可用黄芪注射液或参附注射液。口服中成药可使用四逆汤。

3. 阳虚气脱证

*证候* 多见于心力衰竭继发心源性休克。心悸怔忡，呼吸喘促，稍动则剧，难以平卧，痰多泡沫状或兼夹粉红色泡沫样痰，肢体浮肿，小便量少，面色苍白，唇绀，大汗淋漓，四肢厥冷，烦躁不安，舌淡苔白，脉沉细欲绝，指纹深紫，纹进命关，甚则透关射甲。

*治法* 回阳益气固脱。

*方药* 参附龙牡救逆汤（经验方）加减。

中成药可用参附芪注射液。

### （二）西医治疗

本病西医治疗应重视病因治疗，积极治疗原发疾病，若小儿患有先天性心血管畸形，应于适当时机手术根治，避免发生心力衰竭及不可逆性肺动脉高压。若患有甲状腺功能亢进、重度贫血或维生素 $B_1$ 缺乏、病毒性或中毒性心肌炎等疾病，也应及时治疗，以防止其引起或加重心力衰竭。总的治疗原则主要是减轻心脏负荷，增加心排血量，控制体内钠和水潴留。

**1. 一般治疗** 充分的休息和睡眠可减轻心脏负担，平卧或取半卧位，尽力避免患儿烦躁、哭闹，必要时可适当应用苯巴比妥等镇静剂，吗啡（0.05mg/kg）皮下或肌内注射常能取得满意效果，但需警惕抑制呼吸。供氧往往是需要的。心力衰竭时，患者易发生酸中毒、低血糖和低血钙，新生儿时期更是如此。因此，一旦发生以上情况，应予及时纠正。应给予容易消化及富有营养的食品，一般饮食中钠盐应减少，很少需要严格的极度低钠饮食。

**2. 洋地黄类药物** 迄今为止洋地黄仍是儿科临床上广泛使用的强心药物之一。洋地黄对左心瓣膜反流、心内膜弹力纤维增生症、扩张型心肌病和某些先天性心脏病等所致的充血性心力衰竭均有效。尤其是合并心率增快、心房扑动、心房颤动者更有效。而对贫血、心肌炎引起者疗效较差。

小儿时期常用的洋地黄制剂为地高辛（digoxin），可口服和静脉注射，作用时间较快，排泄亦较迅速，因此剂量容易调节，药物中毒时处理也比较容易。地高辛口服吸收率更高。早产儿对洋地黄比足月儿敏感，后者又比婴儿敏感。婴儿的有效浓度为2～4ng/ml，大年龄儿童为1～2ng/ml。由于洋地黄的剂量和疗效的关系受多种因素影响，所以洋地黄的剂量要个体化（表 14-3）。

**表 14-3　洋地黄类药物的临床应用**

| 洋地黄制剂 | 给药途径 | 洋地黄化总量（mg/kg） | 每日平均维持量 | 起效时间 | 效力最大时间 | 中毒作用消失时间 | 效力完全消失时间 |
|---|---|---|---|---|---|---|---|
| 地高辛 | 口服 | ＜2岁 0.04～0.05；＞2岁 0.03～0.04；总量不超过1.5mg | 1/5洋地黄化量，分2次 | 2小时 | 4～8小时 | 1～2天 | 4～7天 |
| | 静脉 | 口服量的3/4～4/5 | | 10分钟 | 1～2小时 | | |

（1）洋地黄化法：如病情较重或不能口服者，可选用毛花苷丙或地高辛静脉注射，首次给洋地黄总量的1/2，余量分2次，每隔4～6小时给予，多数患儿可于8～12小时内达到洋地黄化。能口服的患者开始给予口服地高辛，首次给洋地黄化总量的1/3或1/2，余量分2次，每隔6～8小时给予。

（2）维持量：洋地黄化后12小时可开始给予维持量。维持量的疗程视病情而定：急性肾炎合并心力衰竭者往往不需用维持量或仅需短期应用；短期难以去除病因者如心内膜弹力纤维增生症或风湿性心瓣膜病等，则应注意随患儿体重增长及时调整剂量，以维持小儿血清地高辛的有效浓度。

（3）使用洋地黄注意事项：用药前应了解患儿在2～3周内的洋地黄使用情况，以防药物过量引起中毒。各种病因引起的心肌炎患儿对洋地黄耐受性差，一般按常规剂量减去1/3，且饱和时间不宜过快。未成熟儿和小于2周的新生儿因肝肾功能尚不完善，易引起中毒，洋地黄化剂量应偏小，可按婴儿剂量减少1/2～1/3。钙剂对洋地黄有协同作用，故用洋地黄类药物时应避免用钙剂。此外，低血钾可促使洋地黄中毒，应予注意。

（4）洋地黄毒性反应：心力衰竭越重、心功能越差者，其治疗量和中毒量越接近，故易发生中毒。肝肾功能障碍、电解质紊乱、低钾、高钙、心肌炎和大剂量利尿之后的患儿均易发生洋地黄中毒。小儿洋地黄中毒最常见的表现为心律失常，如房室传导阻滞、室性期前收缩和阵发性心动过速等，其次为恶心、呕吐等胃肠道症状，神经系统症状如嗜睡、头昏、色视等较少见。

洋地黄中毒时应立即停用洋地黄和利尿剂，同时补充钾。小剂量钾盐能控制洋地黄引起的室性期前收缩和阵发性心动过速。轻者每日用氯化钾0.075～0.1g/kg，分次口服；严重者每小时0.03～0.04g/kg静脉滴注，总量不超过0.15g/kg，滴注时用10%葡萄糖稀释成0.3%浓度。肾功能不全和合并房室传导阻滞时忌用静脉给钾。

**3. 利尿剂** 钠、水潴留为心力衰竭的一个重要病理生理改变，故合理应用利尿剂为治疗心力衰竭的一项重要措施。当使用洋地黄类药物而心力衰竭仍未完全控制，或伴有显著水肿者，宜加用利尿剂。对急性心力衰竭或肺水肿者可选用快速强效利尿剂如呋塞米或依他尼酸，其作用快而强，可排出较多的$Na^+$，而$K^+$的损失相对较少。慢性心力衰竭一般联合使用噻嗪类与保钾利尿剂，并采用间歇疗法维持治疗，防止电解质紊乱。

**4. 血管扩张剂** 近年来应用血管扩张剂治疗顽固性心力衰竭取得一定疗效。小动脉的扩张使心脏后负荷降低，从而可能增加心搏出量，同时静脉扩张使前负荷降低，心室充盈压下降，肺充血的症状亦可能得到缓解，对左室舒张压增高的患者更为适用。常用药物如硝普钠、血管紧张素转换酶抑制剂、酚妥拉明。

**5. 其他药物** 心力衰竭伴有血压下降时可使用多巴胺（每分钟5～10μg/kg）。必要时剂量可适当增加，一般不超过每分钟30μg/kg。如血压显著下降，给予肾上腺素（每分钟0.1～1.0μg/kg）静脉滴注，这有助于增加心搏出量、提高血压而心率不一定明显增快。心力衰竭时心肌缺氧，有明显的能量代谢异常，辅加改善心肌代谢药可能有益，如辅酶Q10、1，6二磷酸果糖等。

### （三）其他疗法

**1. 针灸疗法** 主穴选内关、间使、通里、少府、心俞、神门、足三里。辨证配穴：若水肿者，取水分、水道、阳陵泉，或三阴交、水泉、飞扬、复溜、肾俞，两组穴位可交替使用；咳嗽痰多者，加尺泽、丰隆；嗳气腹胀者，加中脘；心悸不眠者，加曲池；喘不能平卧者，加肺俞、合谷、膻中、天突。

**2. 灸法** 灸神阙、气海、关元，以回阳固脱。

**3. 穴位注射** 以当归注射液，取内关、间使、定喘、肺俞、心俞，每穴注入0.5ml，每日1次，10天为1个疗程。

**4. 耳穴** 取肾上腺、皮质下、心、肺、内分泌，两耳交替取穴，适当刺激后间歇留针，留针2～4小时。

## 六、中西医临床诊疗思路

本病病情复杂，病程长，严重影响患儿的身心健康，甚至危及患儿生命，对于本病的治疗，西医占主导地位，西医可针对问题靶点进行精确治疗，而中医更侧重于机体整体的调节，中医疗效不及西医。但中医也有自身优势，近年来在改善患儿临床症状及预后、减少复发率、提高患者生活质量等方面取得不错疗效。

近年来，西医认识和治疗本病均取得较大进步，不再局限于采用强心、利尿、扩血管等治疗措施，抑制心室重塑和应用神经内分泌抑制剂逐年受到临床重视。不仅注重改善患儿的短期血流动力学状态，更着眼于长期的修复性治疗策略。当然，本病患儿的病情重、生活质量差、病死率高仍是客观存在的问题，而且长期单纯西药治疗也存在药效抵抗、肝肾损害、不良反应多、复发率高等一些缺点。

中医学认为心力衰竭乃本虚标实之证，心气、心阳亏虚是病理基础，血脉瘀滞为其病理环节，瘀血、痰浊、水饮乃标实之候。心阴虚及心气虚证患者均存在不同程度的心功能减低，尤以心气虚明显。心力衰竭常用的治法如补心气、活血化瘀、温阳、养阴、利水等法目前能找到疗效客观的指标。补益心气能够增强心功能，升高心搏出量、心脏指数。活血化瘀法能明显改善血流变，降低心脏前后负荷，增加冠脉血流量。温阳药能够增强心肌收缩力。当然，中医也存在可重复性差、主观因素大及诊断标准、辨证分型缺乏统一标准等不足。

因此，中西结合优势互补是今后治疗本病的方向，急性期发挥西医立竿见影的疗效，缓解期体现中医“未病先防、已病防变”的优势和特色，此外，加强慢性心力衰竭慢病门诊管理也尤为重要，不仅可提高心力衰竭治疗的远期疗效，还可减少再次住院次数，降低死亡率。

## 七、预防与调护

减少各种心脏病的发生率；去除可能诱发心力衰竭的原因；对已患心脏病的患儿，应及时控制和去除心力衰竭的各种诱因。

加强精神护理，避免哭闹烦躁，情绪激动。

卧床休息，减轻心肌耗氧量。合理饮食，食易于消化、富有营养的食物，忌肥腻。

## 八、预后与转归

心力衰竭的预后取决于能否纠正病因、去除诱因及心力衰竭的严重程度。慢性心功能不全一旦发生，其预后较差。

### 古籍精选

《素问·逆调论》曰：“夫不得卧，卧则喘者，是水气客也。”

《华佗中藏经·论心脏虚实寒热生死逆顺脉证之法》曰：“心有水气则痹，气滞，身肿不得卧，烦而躁。”

《诸病源候论·伤寒悸候》曰：“伤寒病发汗以后，因又下之，内有虚热则渴，渴则饮水，水气乘心，必振寒而心下悸也。”

《伤寒名理论·悸》曰：“饮水过多，心饮不为宣布而留心下，甚者悸。”

《丹溪心法·惊悸怔忡》曰：“心虚而停水……惊者，与豁痰定惊之剂；悸者，与逐水消饮之剂；所谓夹虚，不过调养心血和平心气而已。”

《证治准绳·杂病·神志门·悸》曰：“若心气不足，肾水凌之，逆上而停心者，必折逆气，泻其次，补其阳。”

## 病案思考

患儿，男，2岁1个月，因“咳嗽伴发热3天，喘息1天”于2014年3月20日入院，患儿3天前洗澡着凉后出现咳嗽，伴有发热，体温最高达39.6℃，在当地治疗（具体不详），效果欠佳。1天前患儿咳嗽较前加剧，并出现喘息，活动后加重，严重时出现口唇青紫，时轻时重，尿量减少，无恶心、呕吐及腹泻，无抽搐，今日患儿口唇青紫较前加重，遂来我院。患儿自发病以来，反复发热，咳嗽和喘息逐渐加重，汗多，纳眠均差，舌淡胖稍暗，苔白腻，指纹青紫，纹达气关。

既往有先天性室间隔缺损病史。平素易发生上呼吸道感染，无遗传病史。

体格检查：体温38.3℃，心率178次/分，呼吸62次/分，体重10kg。神志清，精神差，发育欠佳，呼吸急促，全身皮肤未见皮疹及出血点，双眼睑轻度浮肿，鼻翼煽动，口周稍青紫，咽充血，胸廓对称，吸气三凹征阳性，双肺叩诊轻鼓音，呼吸音粗，呼气延长，可闻及弥散性喘鸣音及湿啰音。心前区隆起，心尖搏动位置在左第5肋间隙锁骨中线外1cm，心尖波动弥散且有抬举感，胸骨左缘第3～4肋间可触及收缩期震颤，心浊音界向左下扩大。胸骨左缘第3～4肋间闻及粗糙响亮Ⅲ级全收缩期杂音，杂音向心前区、腋下、颈根部及背部传导。心率178次/分，律齐，心音较低钝。腹稍胀，肝肋下3.5cm，质地中等，边缘钝，脾未触及。双足背浮肿。

根据上述资料，请提出你的中西医诊治思路。

（廖若莎　陈乃清　赵毅涛　许尤佳）

# 第十五章　风湿性疾病

## 第一节　风湿性疾病的中西医概述

### 一、西医概述

风湿病是指一大类以关节为主侵犯全身结缔组织系统的疾病。它是涉及所有骨关节和肌肉及其他结缔组织的（疼痛性）疾病。它是一门与多专业相关的边缘学科，涉及内科、儿科、骨科、皮肤、五官、神经、中医及病理、生理、生化、代谢、免疫和遗传等。现代风湿病学包括风湿病、自身免疫病、结缔组织病、代谢、遗传、内分泌及感染等多种疾病。

现代含义的风湿性疾病是泛指影响骨、软骨、关节及其周围软组织、肌肉、滑囊、肌腱、筋膜等的一组疾病。发病原因可以是感染性（如莱姆病）、免疫性（如类风湿关节炎）、内分泌性（如甲状旁腺功能亢进）、代谢性（如痛风）、遗传性（如黏多糖病）、肿瘤性（如多发性骨髓瘤）、退化性（如骨性关节炎）及地理环境（如大骨节病）等因素。

### 二、中医概述

（一）临床表现

风湿病根据临床表现复杂多样，多以温病、杂病辨证。风湿热、幼年类风湿病属中医学“痹证”范畴。《素问・痹论》曰：“风寒湿三气杂至，合而为痹也。其风气胜者为行痹，寒气胜者为痛痹，湿气胜者为著痹也。”皮肤黏膜淋巴结综合征属中医“温病”范畴，与“疫疹”“温毒”“阳毒发斑”等病证相类似。《温病条辨・上焦篇》曰：“温毒者，谓温夹毒，秽浊太甚也。”

（二）病因病机

《素问・刺法论》曰：“正气存内，邪不可干。”正气不足是发病的内因。外来邪气是发病的必要外在条件。但具体到不同的疾病，病机有所不同，侵犯的脏腑、筋络各异，加之机体寒热温凉迥异，故病证又有区别。如温病乃瘟疫时邪由口鼻而入，侵犯肺、胃，结于咽喉，内传脏腑，流注经络，伤及营血而发。热、毒、痰、瘀是其主要病理征象。而痹证则是素体不足，卫外不固，风寒湿热之邪入侵，初病邪在肌表、经络，进而侵入筋骨、肌肉，表现为发热、关节红肿热痛；进一步发展则耗伤气血、阴阳，表现为虚实夹杂。疾病后期则正虚邪恋明显。

## 第二节　风　湿　热

风湿热（rheumatic fever，RF）是继发于A组乙型溶血性链球菌性咽峡炎的一种自身免疫性疾病，病变主要累及心脏、关节、皮肤及皮下组织，偶可累及中枢神经系统、血管、浆膜及肺、肾等内脏，以心脏的非化脓性炎症最为常见和严重。

本病多发于冬春阴雨季节，寒冷和潮湿是重要的诱因。发病年龄多在5～15岁，3岁以下较少见。在发展中国家，风湿热和风湿性心脏病仍常见和严重。我国各地发病情况不一，近年来风湿热发病率有回升趋势，值得重视。

风湿热的预后主要决定于是否发展为风湿性心脏病和初发心脏炎的严重程度、是否复发和复发次数。复发两次以上者风湿性心脏病的发病率可高达90%。一旦出现慢性风湿性心脏病，预后较差，尤以严重心脏炎伴充血性心力衰竭的患儿为甚。多发性关节炎预后良好，不遗留畸形。舞蹈病经抗风湿治疗及抗链球菌预防治疗后，预后良好。

祖国医学早在秦汉时期已准确记载风湿热的症状，并称之为“风水”“痹证”“白虎”“历节”。目前，本病属中医“温病”“湿病”“痹证”等范畴，因易并发心脏炎，故又隶属于“心痹”范畴。

## 一、病因病理

### （一）中医病因病机

中医学认为本病是因为小儿阳气未充，或素体阳虚，腠理空疏，卫阳不固，感受风、寒、湿邪。邪从热化，热邪内着，阻于经络，气血失于流通，以致反复发热。关节是全身筋骨集合及全身气血往来聚会之处，是人身之枢纽要会。若邪气乘虚而入，气血受伤，经络受阻，骨节失利，则关节红肿热痛。

痹证迁延，正虚邪恋，五脏气血衰少，经脉凝滞，气血不畅，波及脏腑，导致心脉痹阻，以致血不养心而心悸、舌紫；风邪留于肌肤腠理之间，营卫不和，皮肤可见环形红斑；湿邪蕴郁，凝结于肌肉、筋脉之间，可见皮下小结；湿热久羁，郁火伤阴，引动肝风，或湿痰中阻，筋脉失养，以致手足舞蹈、挤眉眨眼、噘嘴吐舌等；甚则脾肾阳虚，水液调节失司而出现水凌心肺的证候。

风为阳邪，善行而数变；湿为阴邪，停滞而留恋；故起病缓慢，病情缠绵，且易复发。

总之，本病病因病机在于风寒湿热之邪入侵，初病邪在肌表、经络，进而侵入筋骨、肌肉，表现为发热、关节红肿热痛、皮肤红斑、皮下结节；进一步发展则内舍于心与心包，耗伤心的气血、阴阳，表现为心悸气短、脉虚数或脉律不整。疾病后期出现虚风内动，表现为手舞足蹈、挤眉眨眼等。极个别因心气心阴损伤严重，导致阴阳离决而死亡。

### （二）西医病因病理

**1. 病因和发病机制** 风湿热是A组乙型溶血性链球菌感染后的晚期并发症。目前对风湿热发病机制的研究有很多新进展，但尚未十分明确。目前认为其与以下三个因素相互作用有关。

（1）A族溶血性链球菌及其产物的抗原性。

（2）易感组织器官的免疫反应。

（3）宿主的免疫遗传易感性。

**2. 病理** 本病基本病理组织改变是“风湿小体”（Aschoff小体）形成，病理过程可分为急性渗出期、增生期和硬化期。

（1）急性渗出期：受累部位，如心脏、关节、皮肤等结缔组织变性和水肿，淋巴细胞和浆细胞浸润；心包膜纤维素性渗出，关节腔内浆液性渗出。本期持续约1个月。

（2）增生期：主要发生于心肌和心肌膜（包括心瓣膜），特点为形成风湿小体，风湿小体中央为胶原纤维素样坏死物质，外周有淋巴细胞、浆细胞和巨大的多核细胞（风湿细胞）。此外，风湿小体还好发于关节处皮下组织和腱鞘，形成皮下结节，是诊断风湿热的病理依据，表示风湿活动。本期持续3～4个月。

（3）硬化期：风湿小体中央变性和坏死物质被吸收，炎症细胞减少，纤维组织增生和瘢痕形成。心瓣膜边缘可有嗜伊红性疣状物，瓣膜增厚，形成瘢痕。此期持续2～3个月。

## 二、临床表现

发病前 1～5 周常有咽炎、扁桃体炎或猩红热等链球菌感染病史。本病起病缓，初起有不规则发热、面色苍白、多汗、神疲、鼻出血，有时可有腹痛，继而出现典型症状。临床表现主要为多关节炎、心脏炎、环形红斑、皮下结节和舞蹈病。具体分述如下：

### （一）关节炎

关节炎是最常见的临床症状，以游走性和多发性为特点，主要累及膝、踝、肩、肘、腕等大关节，局部红、肿、热、痛，活动受限。病程很少超过 4 周，不留畸形。有典型关节炎者，多数不发生心脏炎及舞蹈病，而关节痛者常发生心脏炎。

### （二）心脏炎

以心脏炎起病者占 40%～50%，年龄越小，心脏受累的机会越多，以心肌炎及心内膜炎多见，亦可发生全心炎。常见运动后心悸、气短、心前区不适。二尖瓣炎时可有心尖区高调、收缩期吹风样杂音或短促低调舒张中期杂音（Carey Coombs 杂音）。主动脉瓣炎时在心底部可听到舒张中期柔和吹风样杂音。窦性心动过速（入睡后心率仍＞100 次/分）常是心肌炎的早期表现。重症患儿可出现心包炎，患儿有心前区疼痛，积液量多时可出现呼吸困难，查体见心脏压塞征，超声心动图可测出心包积液。心脏炎严重时可出现充血性心力衰竭。轻证患者可仅有无任何其他病理或生理原因可解释的进行性心悸、气促加重（心功能减退的表现），或仅有头晕、疲乏、软弱无力的亚临床型心脏炎表现。心脏炎可以单独出现，也可与其他症状同时出现。

### （三）舞蹈病

舞蹈病多见于女孩，为一种无目的、不自主的躯干或肢体动作，面部可表现为挤眉眨眼、摇头转颈、噘嘴伸舌，肢体表现为伸直和屈曲、内收和外展、旋前和旋后等无节律的交替动作，兴奋或注意力集中时加重，睡眠时消失，情绪常不稳定。病程呈自限性，平均 3 个月消失，偶尔持续半年至 1 年。

### （四）皮肤病变

**1. 皮下结节** 结节常在起病数周后才出现，经 2～4 周自然消失；呈圆形，质硬，可活动而无压痛，从粟米到豌豆大小，主要分布于肘、腕、膝、踝等关节伸侧骨质隆起或肌腱附着处，常伴发严重心脏炎。皮下结节提示急性期严重心脏炎和恢复期将留有瓣膜病变。

**2. 环形红斑** 发生率约为 5%，分布在四肢近端和躯干，为淡红色环状红斑、中央苍白，边缘可轻度隆起，环内肤色正常。时隐时现，骤起，数小时或 1～2 天内消退，不留痕迹，可反复出现。

## 三、辅助检查

**1. 血象** 风湿热活动期白细胞计数增高伴核左移现象。

**2. 急性炎症反应指标** 血沉（ESR）增快、C 反应蛋白（CRP）阳性。

**3. 链球菌感染指标** 咽拭子培养阳性，抗链球菌溶血素“O”（ASO）升高，或链球菌激酶（ASK）或抗脱氧核糖核酸（DNA）酶 B 升高。

**4. 免疫球蛋白及补体测定** IgG、IgA 升高，C3 可升高。

**5. 心电图** 本病心电图检查可见 PR 间期延长、Ⅱ度Ⅰ型房室传导阻滞、ST-T 变化、非阵发性结性心动过速、房室肥大等。

**6. X 线胸片** 本病 X 线胸片检查肺纹理可增加，心影正常或增大。

**7. 超声波检查**　本病超声波检查可确诊有无心包积液和心内膜炎心脏瓣膜损害，并可判断房室肥大、左室收缩和舒张功能。

## 四、诊断

### （一）风湿热的诊断

临床上沿用1992年修订的Jones诊断标准（表15-1），主要依靠临床表现和实验室检查结果综合分析、诊断。

**表15-1　风湿热的诊断指标**

| 主要表现 | 次要表现 | 前驱链球菌感染证据 |
|---|---|---|
| 心脏炎<br>游走性多关节炎<br>舞蹈病<br>皮下结节<br>环形红斑 | 关节痛<br>发热<br>急性期反应物（ESR、CRP）增高<br>PR间期延长 | 咽拭子培养阳性<br>快速链球菌抗原试验阳性<br>链球菌抗体效价升高 |

### （二）风湿热的诊断重点思考的问题

**1. 是否为风湿热**　任何两个主要表现或一个主要表现加两个次要表现并有近期链球菌感染依据者，排除与风湿热类似的其他疾病后方能诊断为风湿热。

**2. 是否伴有心脏炎**　这对于估计预后和选择治疗方法具有重要意义。

**3. 是否处于风湿活动**　以下三种情况提示风湿活动持续存在：

（1）发热，体重不增或下降，易疲劳。

（2）心律不正常、多变，心率快。

（3）血沉快，CRP不能降至正常，抗链球菌抗体滴定度或白细胞增高。

**4. 常见误诊**　关节痛误诊为关节炎；PR间期延长或情绪激动的心率快误诊为心脏炎；生理性杂音误诊为病理性。许多其他疾病亦符合诊断规则，如类风湿性关节炎、细菌性心内膜炎、红斑狼疮等，故应强调病前有链球菌感染。

## 五、鉴别诊断

### （一）幼年特发性关节炎

不规则高热常呈弛张型，多侵犯小关节，很少呈游走性，可致关节畸形，心脏损害以心包积液多见，可见虹膜睫状体炎，类风湿因子可为阳性。

### （二）病毒性心肌炎

有明显的病毒性呼吸道感染史，心脏杂音不明显，少见心内膜炎，多见心律失常，ASO不增高，实验室检查可发现病毒感染证据。

### （三）其他

本病发热应与结核病、系统性红斑狼疮、链球菌感染后状态（链球菌感染后综合征）鉴别。

**1. 结核病**　少数结核病患者有低热、关节痛、ESR增快等类似风湿热的临床表现，但结核病患者有结核中毒症状，体内有结核灶，结核菌素试验强阳性，可资鉴别。

2. **系统性红斑狼疮** 多见于年长女孩及青年女性，面部有蝶形红斑，肾脏易受累，可有贫血、白细胞减少、蛋白尿、管形尿。血抗核抗体及抗双链 DNA 阳性更有鉴别意义。

3. **链球菌感染后状态（链球菌感染后综合征）** 急性链球菌感染同时或以后的 2～3 周内，出现发热、乏力、关节痛并可伴有关节轻度红肿，心脏无明显改变，无环形红斑和皮下结节，ESR 可增快，但经抗生素控制感染后，症状即可消失，实验室检查亦恢复正常。

## 六、治疗

### （一）辨证论治

中医辨证论治首先应从整体上动态地考察全病程各个阶段的不同病情，辨证与辨病相结合，连续用药。

病初感受风热病邪，温毒上受，属中医学“温病”范畴；游走性身痛、关节痛属“行痹”范畴；急性风湿性关节炎多属“风湿热痹”范畴；慢性风湿性关节炎多属“风寒湿痹”或“瘀血痹”范畴；心脏炎则属“心痹”范畴。

本病多有发热症状，但发热不一定是热邪，湿热相合虽然多见，而寒湿郁而化热或阴虚内热者也不少。因此在临床辨证治疗中，勿执一端。根据“热者寒之，寒者温之”的治疗原则，再根据病程中不同时期的不同病机分别论治，或以祛风、散寒、化湿为法，或以清热、解毒为法，或以凉血、行瘀为法，或以益气养阴、养血为法，或多法合而治之。

**1. 风湿伤表，肺气失宣证**

证候 不规则发热，伴有畏寒，无汗，头痛，身重，关节酸痛或肿痛、屈伸不利，不能行走，或咽红而痛，或微咳。苔白腻，脉浮数或滑数。

治法 祛风渗湿，解表通阳。

方药 麻杏薏甘汤（《金匮要略》）加减。

湿重者，加苍术、秦艽、防己、桑枝祛风除湿，通络止痛。

**2. 风湿留注，邪郁化热证**

证候 发热或轻或重，无明显恶寒，头眩身重，常自汗出，早轻暮重，胸闷，口不渴，肢体酸痛，小便短赤，大便微溏或不畅。苔白腻，脉濡数。

治法 祛风渗湿，宣痹解热。

方药 宣痹汤（《温病条辨》）加减。

热重加生石膏、知母、黄芩以清热解毒；湿重者加苍术、五加皮祛湿通络；关节疼痛加延胡索、乳香、没药行气活血止痛；关节肿胀、活动不利，加威灵仙、牛膝、丝瓜络祛风通络舒筋。

**3. 湿热郁蒸，气营两虚证**

证候 病程较长，发热弛张或不规则，体温达 39℃以上，每于夜半汗出而热轻，次日复热，骨节烦痛，尤以下肢酸痛为著，躯干或四肢内侧隐现淡红色环形红斑。舌红降或光薄，苔黄糙，脉细数。

治法 养阴益气，清热解毒。

方药 青蒿鳖甲汤（《温病条辨》）加减。

汗多者，加地骨皮以凉血除蒸；低热不退，湿热留恋不去者，加银柴胡、白薇、秦艽以清热益阴；大便秘结者，加全瓜蒌、制大黄以清热润肠通便。

**4. 寒湿留恋，阳郁不伸证**

证候 感受寒湿，或阳气素馁，或病久迁延不愈，阳气耗损，肢体关节疼痛或酸胀，伸屈不利，痛有定处，遇冷或阴雨则加重，痛处不红肿不发热，四肢不温，面色苍白。舌淡，苔薄白腻，脉浮缓。

治法　温经散寒，利湿通络。

方药　羌活胜湿汤（《脾胃论》）加减。

有内热者，加黄芩以清解热毒；血虚者，加当归以养血；气虚者，加黄芪益气扶正；头痛者，加蔓荆子祛风通络止痛。

**5. 湿热内侵，心脉受累证**

证候　心悸怔忡，动则气短，难以平卧，面色无华，浮肿尿少，手足不温。舌质淡胖，舌苔薄白，脉细数或结代。

治法　益气通脉，养心安神。

方药　炙甘草汤（《伤寒论》）。

气短乏力甚，加黄芪以大补元气；心悸少寐者，加远志、酸枣仁以养心安神；汗多加牡蛎、浮小麦养阴敛汗；若有心阳虚衰，可用参附龙牡救逆汤以回阳益气、救逆固脱。

**6. 邪犯筋脉，引动肝风证**

证候　在本病后期出现，躯干或肢体出现不自主的舞动，动作不协调，或挤眉弄眼，哆嘴伸舌，发作时生活不能自理，神情不安。舌偏红，苔薄黄，脉细弦。

治法　滋阴潜阳，柔肝息风。

方药　定振丸（汤）（《证治准绳》）加减。

烦躁不安者，加珍珠母、远志、石决明以镇惊安神。

### （二）西医治疗

本病西药治疗包括及时有效地控制链球菌感染，积极地抗风湿治疗，消除心脏炎症，防止心瓣膜病的形成，预防风湿热的再度复发。由于临床病型的多样化，病情的严重程度常有较大的差异，故在治疗上应实行个体化处理。

**1. 控制链球菌感染**

（1）肌内注射青霉素 40 万 U，每日 2 次，疗程 10～14 天。

（2）或 1 次肌内注射长效青霉素 120 万 U。

（3）青霉素过敏者，选用非广谱头孢菌素或克林霉素，青霉素严重过敏者首选克林霉素。

**2. 抗风湿治疗**

（1）以关节炎或发热为主，最常用水杨酸制剂阿司匹林，剂量为每日 80～100mg/kg，最大量≤3g/d，分 4 次服。症状控制后，剂量可减半，疗程 6～8 周，有轻度心肌炎者宜用 12 周。

（2）有中度至重度心脏炎患者，使用肾上腺皮质激素，迅速控制心脏炎症，减轻瓣膜损害，防止瓣膜病形成。泼尼松口服量为每日 2mg/kg，剂量持续 2～3 周，缓慢减量，至 12 周完全停药。停药前 1 周加服阿司匹林可防止反跳现象，激素停用 2～3 周停用阿司匹林。严重心脏炎需早期大剂量激素治疗，以迅速抑制心脏炎的发展，挽救心功能。

**3. 舞蹈病的治疗**　轻者无需治疗，中重度可使用镇静剂，如苯巴比妥、地西泮。

**4. 休息**　发热、关节肿痛者，卧床休息至急性症状消失，无心脏炎者大约 1 个月，合并心脏炎者需至少 2～3 个月。心脏炎伴心力衰竭者应绝对卧床休息至少 6 个月后逐渐恢复正常活动。

**5. 心力衰竭的治疗**

（1）一般治疗：镇静、吸氧、卧床休息、限盐、限液量及输液速度。

（2）强心治疗：使用地高辛负荷剂量后给予维持量疗效较好，动态监测地高辛浓度，谷浓度：1.5～2ng/ml 有治疗效果。

（3）利尿：可采用呋塞米和螺内酯以降低心脏前负荷，缓解心力衰竭症状。

（4）扩血管：当二尖瓣及主动脉瓣关闭不全时，可口服肾素-血管紧张素转换酶抑制剂以降低心脏后负荷，有助于提高心脏输出量、降低心肌耗氧。

### （三）其他疗法

（1）推拿：发热重，清天河水、开天门、推坎宫；下肢关节痛，按揉足三里、拿委中、揉昆仑、掐鬼眼、揉前承山、揉解溪；上肢关节痛，揉一窝风、推三关、揉肩井；心悸，揉小天心、清心经、揉肾顶、推三关。每日 1 次，10 次为 1 个疗程。

（2）体针：关节痛常用穴位为曲池、合谷、肩髃、外关、后溪、养老、环跳、阳陵泉、绝骨、风市、足三里、膝眼等，每日 1 次，每次取 3～5 穴，中强刺激，以泻法为主。心脏炎常用穴位为内关、间使、神门、郄门、心俞、膻中。

（3）灸法：采用温和灸法，可用于寒湿型关节疼痛。

（4）四黄水蜜调敷：大黄、黄连、黄芩、黄柏等份研末，每次约用 30g，加温开水及少许蜜糖调成糊状，外敷患处，每日更换 1 次，适用于本病关节红、肿、热、痛者。

（5）生地、金银花、紫花地丁各 15g，牡丹皮、赤芍、黄柏、丝瓜络各 9g，木通 6g，煎汤，浸泡足踝，每日 2～3 次，用于关节红肿疼痛者。

## 七、中西医临床诊疗思路

中医学认为本病乃风湿热外袭所致，此时若能及时清热解表、解毒利咽，则疾病可因此告愈；若外邪潜伏，由表入里，先及肌肤、经络、关节，继而内舍于心，损伤心脏。西医与中医认识一致，本病为溶血性链球菌感染引起的变态反应性疾病，故在早期控制感染，使用青霉素廓清病灶。此时，中药可选用清热解毒之品如金银花、连翘、大青叶、板蓝根、夏枯草、野菊花等对溶血性链球菌有抑制作用。中西医结合，以期能尽快控制感染，减轻对心脏、关节的损害。

在治疗风湿性心脏炎及关节炎方面，中西医结合治疗常获良效。西药选用抗风湿药，如阿司匹林及肾上腺皮质激素等，中药治疗心脏炎可以生脉饮、复脉汤加减，益气、清热、养阴，对关节炎则以清热、利湿、活血为大法，常选用二妙丸、白虎加桂枝汤等方剂治疗，对缓解症状、缩短疗程、减少病情反复有明显效果。

风湿热复发率较高，为防止复发，在疾病后期可予益气健脾中药，增强机体抵抗力，以减少链球菌的感染。对发生感染者，应在西药抗生素治疗的同时，予中药清热解毒之品，以迅速截断病势，防止病邪深入。

总之，对本病的治疗，中医优势在于早期防治、关节炎的治疗、预防复发和提高风湿性心脏病患儿的生活质量诸方面。

## 八、预防与调护

预防包括初次发作和复发的预防两种。

### （一）初次发作的预防（一级预防）

初次发作的预防（一级预防）包括注意饮食及居室卫生，加强锻炼，防止上呼吸道感染。积极治疗急性扁桃体炎、咽炎、中耳炎、淋巴结炎、猩红热，首选苯氧甲基青霉素，儿童每次 250mg，每日 2 次；青春期每次 500mg，每日 2～3 次，疗程 10 天。如青霉素过敏，可选用口服头孢菌素、克林霉素或大环内酯类药物：克林霉素 20mg/（kg·d），分 3 次口服，共用 10 天；或红霉素 30mg/（kg·d），每日不超过 1g，共用 10 天。

### （二）复发的预防（二级预防）

风湿热患者，如发生上呼吸道链球菌感染，则风湿热复发的危险性很大，初发年龄越小，复发机会越多。第一次发病后 5 年之内，复发机会较多。预防药物首选长效青霉素，方法为每 3～4 周肌内注射 1 次，剂量为 120 万 U，或每隔 2 周注射 60 万 U。

（三）风湿热或风湿性心脏病

风湿热或风湿性心脏病患儿，当拔牙或行其他手术时，术前、术后应用抗生素以预防感染性心内膜炎的发生。

## 古籍精选

《素问·痹论》曰："风寒湿三气杂至，合而为痹也。其风气胜者为行痹，寒气胜者为痛痹，湿气胜者为著痹也……以冬遇此者为骨痹，以春遇此者为筋痹，以夏遇此者为脉痹，以至阴遇此者为肌痹，以秋遇此者为皮痹。"

《素问·痹论》曰："痹……或寒，或热，或燥，或湿，其故何也……其寒者，阳气少，阴气多，与病相益，故寒也；其热者，阳气多，阴气少，病气胜，阳遭阴，故多痹热。"

《素问·痹论》曰："骨痹不已，复感于邪，内舍于肾；筋痹不已，复感于邪，内舍于肝；脉痹不已，复感于邪，内舍于心。"

《景岳全书·杂证·风痹》曰："风痹一症，即今人所谓痛风也。盖痹者闭也，以血气为邪所闭，不得通行而病也。如痹论曰：风气胜者为行痹，盖风者善行数变，故其为痹则走注历节，无有定所是为行痹，此阳邪也。曰寒气胜者为痛痹，以血气受寒则凝而留聚，聚者为痛，是为痛痹，此阴邪也。曰湿气胜者为著痹，以血气受湿则濡滞，濡滞则肢体沉重而疼痛，顽木留著不移，是为著痹，亦阴邪也。凡此三者，即痹之大则也。此外，如五脏六腑之痹，虽以饮食居处皆能致之，然必重感于邪，而内连脏气，则合而为痹矣。若欲辨其轻重，则在皮肤者轻，在筋骨者甚，在脏腑者更甚。若欲辨其寒热，则多热者方是阳证，无热者便是阴证。然痹本是阴邪，故惟寒则多而热者少，此者不可不察。"

## 病案思考

患儿，女，12 岁，广州市人。主诉：反复游走性关节疼痛 40 余天，发热 5 天，胸闷 1 天。

患儿于 40 多天前出现左踝关节肿胀疼痛，局部不红不热，活动无受限。在私人诊所诊治，予中药外洗，症状缓解。其后出现双膝关节、右踝关节肿痛，仍按上述治疗，症状缓解，但中间有反复。5 天前开始发热，体温 38.8℃，自行服用感冒药，疗效欠佳，仍发热不退。昨天起觉胸闷，故今天至广东省中医院就诊。

入院症见：发热，体温 38.8℃，无恶寒，时有汗出，双踝、双膝关节肿胀疼痛，局部不红，肤温稍高，行走活动正常，无皮疹，胸闷，无心悸气促，纳呆，小便黄，大便烂。

体格检查：体温 38.8℃，心率 100 次/分，呼吸 28 次/分，血压 100/80mmHg，体重 35kg。神志清楚，急性热病面容，皮肤无皮下结节及皮疹。咽部充血，扁桃体Ⅱ度大，未见脓性分泌物，两肺呼吸音清晰，心界不大，心律齐，二尖瓣听诊区闻及Ⅰ～Ⅱ级收缩期吹风样杂音，无舒张期奔马律。腹软，肝脾肋下未及。双踝、双膝关节轻度肿胀，不红，肤温稍高，行走活动正常。舌红，苔黄白腻，脉滑数。

辅助检查：血常规示 WBC 12.8×$10^9$/L，N 0.743，L 0.174，RBC 3.97×$10^{12}$/L，PLT 375×$10^9$/L；尿、粪常规无异常；心酶谱示 ALT178.6U/L，AST108.9U/L，CK71.1U/L，CK-MB31U/L，LDH333.6U/L，γ-HBD227.4U；ASO900U；CRP 阳性；ESR35mm/h；心电图示 ST-T 改变，心肌劳损；超声心动图示二尖瓣、三尖瓣轻度关闭不全，右室稍大。

根据上述资料，请提出西医诊断思路及中医辨证、处方。

（杜淑娟　吴伟霞　谢　羿　刘卓勋）

# 第三节　幼年特发性关节炎

幼年特发性关节炎（juvenile idiopathic arthritis，JIA）是指16岁以下儿童的持续6周以上的不明原因的关节炎，除外其他疾病称为幼年特发性关节炎。JIA 是儿童时期常见的结缔组织病，以慢性关节炎为其特征，除关节炎症和畸形外，常有不规则发热、皮疹、肝脾及淋巴结肿大、胸膜炎及心包炎等全身症状和内脏损害。本病多数预后良好，少数可导致关节永久损害和慢性虹膜睫状体炎，是造成小儿致残的首要原因。本病多见于学龄儿童，女孩多于男孩。本病属中医学“痹证”范畴。

## 一、病因病理

### （一）中医病因病机

**1. 病因**　中医学认为，本病内因主要为胎禀不足、脏腑虚损、气血亏虚、营卫不和、腠理不固，外因乃感受风、寒、湿、热之邪。内因、外因相互作用导致经络气血运行不畅，气滞血瘀，肢体失养。湿浊、痰火、瘀血互结，日久内舍肝、肾、筋骨，终致关节失养挛缩。风、寒、湿、热之邪，由表入里，郁而化热，或寒邪、湿邪从阳化热，正邪交争，可致反复发热。日久阳浮阴弱，以致低热持续，汗出而热不解。寒湿凝聚，着于经络、关节，或化瘀化热，气血痹阻，津液滞于络内，渗于络外，发为关节肿痛。邪恋日久，耗伤阴津，出现眼干口燥、关节不利诸症。营卫不和，阴盛阳弱，阳气难达四末，则晨起关节僵硬。津血内伤，复感外邪，湿浊、痰火、瘀血久蕴而成皮下小结、淋巴结肿大、关节活动受限。脾为气血生化之源，主四肢、肌肉，脾虚生化不足，精微不荣肌肉，日久致肌肉瘦削萎缩、面色萎黄、心悸神疲。肝藏血、主筋，肾藏精、主骨，肝肾同源，以养筋骨。若肝肾精血不足，邪气侵袭筋骨，痹阻经络，流注关节，渐致筋挛骨松、关节变形，终成残疾。由上可见，本病属本虚标实，本虚为气血、阴阳、脏腑亏损，标实有外邪、瘀血、痰浊之不同。

**2. 主要病机特点**　本病主要病机特点为经络阻滞，气血运行不畅。病位主要在关节、筋骨、肌肉。一般病初以邪实为主，久病则多属正虚邪恋或虚实夹杂。

### （二）西医病因病理

**1. 病因**　现代医学认为本病病因尚不明确，可能与感染、免疫及遗传有关。

（1）感染因素：已有许多关于病毒（细小病毒B19、风疹病毒、EB病毒等）、细菌（分枝杆菌、链球菌等）和支原体感染与本病发病相关的报道。但尚未能在流行病学上证实这些感染是诱发本病的直接原因。

（2）免疫因素：在部分患儿血清中能检测到类风湿因子（RF）和抗核抗体（ANA），关节滑膜液中总补体下降，提示本病属自身免疫性疾病。

（3）遗传因素：很多资料证实 JIA 具有遗传学背景，研究最多的是人类白细胞抗原（HLA），具有 HLA-DR4、DR8 和 DR5 位点者是 JIA 的易发病人群。

**2. 发病机制**　目前可能的发病机制为：各种感染性微生物的特殊成分作为外来抗原，作用于具有遗传学背景的人群，激活免疫细胞，通过直接损伤或分泌细胞因子、自身抗体触发异常免疫反应，引起自身组织损害和变性。

**3. 病理**　主要病理改变为关节的慢性非化脓性滑膜炎。早期关节滑膜充血、水肿，白细胞、浆细胞浸润，继之滑膜增厚，肉芽组织增生，侵及软骨、关节面引起粘连，最后关节强直、畸形或半脱位。胸膜、心包膜、腹膜可发生非特异性纤维素性浆膜炎。其他如皮下结节、虹膜睫状体炎、浆膜炎、小动脉炎和脏器淀粉样变等病理改变。

## 二、临床表现

本病发病年龄可早发于2～4岁，也可晚发于8～10岁，临床起病可分为下述六型，临床表现包括关节与关节外症状。

### （一）全身型

全身型又称急性发病型（Still型），多见于2～4岁幼儿，占儿童类风湿病的1/5～1/4。以全身症状起病，弛张发热，常高达40℃以上，可以自然缓解，但易复发。发热期常伴有一过性多形性皮疹，随体温的升降而时隐时现。胸膜、心包或心肌可受损，淋巴结、肝、脾常有不同程度大。白细胞计数升高（$>15\times10^9$/L）和贫血；类风湿因子（RF）阴性。发热几乎都先于关节症状，从而使临床诊断成为棘手问题。部分本型患儿可在6个月内发展成为慢性关节炎。

### （二）多关节型

本型多见于学龄儿童，以多个关节受累起病，有RF阴性和RF阳性两类。临床表现与成人患者基本相似，尤以RF阳性多关节型更接近成人型。本病起病缓慢，临床见低热、纳呆、消瘦。特征是进行性的多发性关节炎，随后伴以明显的X线改变与关节破坏。关节病变可由一侧发展到对侧，由指、趾等小关节发展到膝、踝、肘等大关节。先呈游走性，然后固定于对称性的多关节，产生肿痛和活动受限。手指呈梭形改变，膝、腕、踝关节腔可有渗液，关节晨僵程度和持续时间与疾病活动度相一致。慢性炎症可持续数周或数月，关节病变大部分呈反复发作，且病情递次加重，多次受侵关节的周围组织发炎变厚，皮肤、肌肉萎缩，终至病变关节发生畸形和强直，并常固定于屈曲位置。50%以上RF阳性的多关节型JIA患者可发生这种严重的关节炎，且多伴ANA阳性。

### （三）少关节型

本型是较多见的JIA。全身症状轻微，有低热或无热，往往只出现单个关节症状，一般至多不超过4个关节，且主要累及膝、踝、肘等大关节，无严重的关节活动障碍，RF阴性。本型可并发虹膜睫状体炎，尤其多见于女性患儿。虽然此型患者的关节炎可能不严重，但虹膜睫状体炎却能持续活动，以致严重损害视力，其中约2/3患者抗核抗体（ANA）阳性。本型患者有的可出现髋、腰及骶髂关节受累，甚至发展为强直性脊椎炎，后者与HLA-B27相关。

### （四）与附着点炎症相关的关节炎

本型以男孩多见，多于8岁以上起病。四肢关节炎常为首发症状，但以下肢大关节如髋关节、膝关节、踝关节受累为多见，表现为肿、痛和活动受限。HLA-B27多为阳性。

### （五）银屑病性关节炎

本型儿童时期罕见，发病以女性占多数，表现为一个或几个关节受累，常为不对称性，大约有半数以上患儿有远端指间关节受累及指甲凹陷。关节炎可发生于银屑病发病之前或数月、数年后。40%的患者有银屑病家族史。发生骶髂关节炎或强直性脊柱炎者，HLA-B27多为阳性。

### （六）未定类型的JIA

不符合上述任何一项或符合上述两项以上类别的关节炎即未定类型的JIA。

## 三、辅助检查

JIA 缺乏特异性的实验室检查。

（一）血液检查

急性期可有贫血；全身型 JIA 的患者常有白细胞增多，以中性粒细胞为主，血小板也增多，少数呈类白血病反应；ESR 加快。

（二）自身抗体

1. RF　RF 阳性可以作为诊断根据，提示严重关节病变及有类风湿结节，其阳性率为 10%～30%，阴性者不能否定 JIA 诊断。

2. ANA　ANA40%的患儿出现低中滴度 ANA。

（三）X 线检查

早期 X 线示关节附近软组织肿胀，骨质疏松，关节间隙变窄，关节面模糊；后期关节面骨质破坏、融合、纤维化、畸形，关节强直。

（四）其他

血清白蛋白降低；γ-球蛋白及 IgG、IgM、IgA 均可增高；CRP 多呈阳性；30%患儿 ASO 可增高。

## 四、诊断

JIA 的诊断可参考 2001 年国际风湿病学联盟（the International League of Associations for Rheumatology，ILAR）关于 JIA 的诊断分类标准，将 JIA 分为 7 个亚型（表 15-2）。

**表 15-2　JIA 的国际风湿病联盟分类标准**（ILAR，Edmonton，2001）

| 分类 | 定义 | 需要排除的情况 |
| --- | --- | --- |
| 全身型 JIA | 关节炎≥1 个关节，发热至少 2 周（弛张高热[a]），至少持续 3 天，伴有以下一项或以上的症状：<br>1. 间断出现的（非固定性的）红斑样皮疹<br>2. 全身淋巴结肿大<br>3. 肝和（或）脾增大<br>4. 浆膜炎[b] | A. 银屑病或患者或一级亲属有银屑病病史<br>B. 大于 6 岁、HLA-B27 阳性的男性关节炎患者<br>C. 患强直性脊柱炎、附着点炎症相关的关节炎、伴炎症性肠病的骶髂关节炎、瑞特综合征或急性前葡萄膜炎，或一级亲属有上述疾病之一<br>D. 至少两次类风湿因子 IgM 阳性，两次间隔至少 3 个月 |
| 少关节性 JIA | 发病最初 6 个月 1～4 个关节受累。分两个亚型：<br>1. 持续性少关节型：整个疾病过程中受累关节数≤4 个<br>2. 扩展性少关节型：病程 6 个月以后受累关节数>4 个 | 上述 A、B、C、D、+E<br>E.有全身性 JIA 的表现 |
| 多关节型 JIA（RF 阴性） | 发病最初 6 个月，受累关节≥5 个，RF 阴性 | A、B、C、D、E |
| 多关节型 JIA（RF 阳性） | 发病最初 6 个月受累关节≥5 个；在疾病的前 6 个月 RF 阳性≥2 次，两次间隔至少 3 个月 | A、B、C、E |
| 银屑病关节炎 | 关节炎合并银屑病，或关节炎合并以下至少 2 项<br>1. 指（趾）炎[c]<br>2. 指甲凹陷或指甲脱离[d]<br>3. 一级亲属患银屑病 | B、C、D、E |

续表

| 分类 | 定义 | 需要排除的情况 |
| --- | --- | --- |
| 与附着点炎症相关的关节炎 | 关节炎和附着点炎症[e]，或关节炎或附着点炎症伴以下至少2项<br>1. 骶髂关节压痛或炎症性腰骶部疼痛[f]或既往有上述疾病<br>2. HLA-B27阳性<br>3. 6岁以后发病的男性关节炎患者<br>4. 急性（症状性）前葡萄膜炎<br>5. 一级亲属中有强直性脊柱炎、与附着点炎症相关的关节炎、伴炎症性肠病的骶髂关节炎、瑞特综合征或急性前葡萄膜炎病史 | A、D、E |
| 未分化关节炎 | 不符合上述任何一项或符合上述两类以上的关节炎 | |

注：a 弛张热定义为一天中体温峰值可达39℃，两个峰值之间体温可下降至37℃。

b 浆膜炎包括心包炎、胸膜炎、腹膜炎或同时具备三者。

c 指（趾）炎指至少1个指（趾）肿胀，常呈非对称性分布，并可延伸至指（趾）端。

d 任何时候出现一个或一个以上指甲至少两处凹陷。

e 附着点炎症指肌腱、韧带、关节囊或骨筋膜附着处压痛。

f 炎症性腰骶部疼痛指腰骶部疼痛伴有晨僵，活动后减轻。

RF：类风湿因子。

引自 International League of Associations for Rheumatology Classification of Juvenile Idicpathic Arthritis：second revision. Edmonton，2001

## 五、鉴别诊断

JIA须与以下疾病相鉴别。

### （一）风湿热

风湿热关节症状以大关节为主，多呈游走性和多发性，急性期过后功能可完全恢复，不遗留畸形，X线无骨质损害。风湿热时多有心脏炎，ASO滴度增高。

### （二）结核性关节炎

结核性关节炎有结核病史，多为单个关节受累，常见于髋、腰椎、颈椎。关节以骨破坏为主，有时伴寒性脓疡。

### （三）化脓性关节炎

化脓性关节炎为单个关节受累，局部红肿热痛，有明显的全身感染中毒症状，白细胞总数及中性粒细胞比例明显升高。

### （四）败血症

败血症有全身感染中毒症状，血培养可获致病菌，白细胞总数及中性粒细胞比例升高。

### （五）系统性红斑狼疮

系统性红斑狼疮见面部蝶形红斑，肾脏受累率高，关节畸形少见，抗SM抗体、抗双链DNA抗体、抗核抗体阳性率高。

### （六）强直性脊柱炎

强直性脊柱炎多见于8岁以上儿童，很少侵犯腕和指关节。HLA-B27阳性，RF和ANA均阴性。肯定诊断依据为X线的典型骶髂关节炎的改变。当骶髂关节还没有发现病变时，较难与少关节炎型JIA鉴别。

（七）血液病

小儿急性白血病由于病变侵犯长骨骨骺端红髓，延及骨膜和关节囊，亦可出现关节肿胀及骨痛。恶性组织细胞病时可出现高热、皮疹和全身关节疼痛。镰状细胞贫血由于骨膜受累和骨微梗塞可出现关节周围炎和指趾炎。血液及骨髓检查能明确诊断。

（八）免疫缺陷病

特别是选择性IgA缺乏症、伴性遗传的先天性无丙种球蛋白血症和杂合子C3成分缺乏症等均可出现关节炎，临床上不易与JIA区别。因此，有必要对每个慢性关节炎患儿进行血清免疫球蛋白和补体测定。

## 六、治疗

本病多采用中西医结合治疗，西医主张早期采用综合疗法，包括抗炎、物理疗法、体育疗法及心理疗法。

（一）辨证论治

中医根据本病临床表现，分为发作期与稳定期两个阶段进行辨证论治。辨证论治要抓住标本缓急及寒热虚实之大纲。风寒、湿热之邪是本病之标，气血亏损、肝肾不足是本病之本。初起病情实多虚少，宜治标为主；反复不已，虚象毕露，宜扶正为主。病程中往往寒热虚实错综出现，或相互转化。因此，随证施治中应结合化湿、散风、活血、壮筋骨、利关节等治则；后期尤应注意久病多瘀、久病多虚、久病及肾的原则，注重化瘀、补虚、温肾，使变形的关节得以恢复。

**1. 湿热入侵，流注经络证**

证候　起病较急，多伴发热，手足小关节红肿灼痛，关节屈伸不利，自汗烦渴，大便干结。舌红，苔薄黄，脉细数或滑数。

治法　清热解毒，祛瘀通络。

方药　白虎加桂枝汤（《金匮要略》）合宣痹汤（《温病条辨》）加减。

热势较重加石膏、黄芩；关节肿痛较剧加秦艽、威灵仙、延胡索；舌质暗淡加全蝎、桃仁。

**2. 邪热内传，气营两燔证**

证候　高热弛张，斑疹显现，面红目赤，汗多渴饮，烦躁谵语，关节疼痛。舌质红绛，舌苔黄，脉洪数。

治法　清气泄热，凉营化斑。

方药　清瘟败毒饮（《疫疹一得》）加减。

热重加金银花、连翘、龙胆草、栀子；便干加大黄、芒硝。

**3. 寒湿入侵，气血郁滞证**

证候　起病稍缓，体温正常或低热，形寒肢冷，关节拘紧疼痛，患处不红不热，得温痛减，遇寒加重，晨僵。舌淡，苔白滑，脉沉细。

治法　温经散寒，活血通络。

方药　乌头汤（《金匮要略》）加减。

风盛者加海风藤、乌梢蛇；寒盛者加细辛；湿盛者加苡米、苍术、羌活。

**4. 阴血不足，肝肾亏损证**

证候　反复发作关节疼痛，拘挛不利，局部轻度灼热红肿，关节变形，伴头晕目眩、面色无华、口干舌燥、手足心热、腰膝酸软。舌光红，脉细数。

治法　滋补肝肾，养阴活血通络。

方药　独活寄生汤（《备急千金要方》）加减。

上肢不利加姜黄、羌活；下肢不利加独活；气血不足加黄芪；关节不利加桑枝、地龙干。

（二）西药治疗

JIA 的治疗原则是：控制病变的活动度，减轻或消除关节疼痛和肿胀；预防感染和关节炎症的加重；预防关节功能不全和残疾；恢复关节功能及生活与劳动能力。

**1. 一般治疗**　急性期伴发热症状时应卧床休息，适当营养支持，采取有利于关节功能的姿势。慢性期应鼓励患儿参加适当的运动，尽可能像正常儿童一样生活。定期进行裂隙灯检查以发现虹膜睫状体炎。过程中应注意心理疏导，克服患儿因慢性疾病或残疾造成的自卑心理，使患儿的身心健康成长。

**2. 药物治疗**　治疗 JIA 主要是应用抗炎药物，根据药物作用长短分为快作用（非甾体类抗炎药）类、慢作用（缓解病情抗风湿药）类、肾上腺皮质激素、免疫抑制剂和生物制剂等。

（1）非甾体类抗炎药物（NSAIDs）：为治疗 JIA 的一线药物。①阿司匹林肠溶片（ASP），推荐剂量为每日 60～90mg/kg，分 4～6 次口服。有效血浓度为 20～30mg/dl，1～4 周内见效，病情缓解后逐渐减量，最后以最低临床有效剂量维持，可持续数月至数年。不良反应包括胃肠道反应，肝、肾功能损害，过敏反应等。②萘普生：为高效低毒抗炎剂，长期服用耐受良好，剂量为每日 10～15mg/kg，分 2 次口服，不良反应为出血时间延长和胃肠道反应。③布洛芬：对各种类型 JIA 都有效，剂量为每日 50mg/kg，分 2～3 次口服，常有胃肠道反应等不良反应。④其他尚有双氯芬酸钠、尼美舒利等。

（2）缓解病情抗风湿药（DMARDs）：如 NSAIDs 类治疗 3～6 个月无效，应加用该类二线药物，又称慢作用抗风湿药。这些药物需用 2～3 个月才显效，常与 NSAIDs 合用：①羟氯喹，每日 5～6mg/kg，不超过 0.25g/d，分次服用，疗程 3 个月至 1 年，不良反应可有视网膜炎、白细胞减少、肌无力和肝功能损害。②柳氮磺吡啶，每日 50mg/kg，服用 1～2 个月即可起效。不良反应包括恶心、呕吐、皮疹、哮喘、贫血、溶血、骨髓抑制、中毒性肝炎和不育症。③其他：青霉胺、金制剂等。

（3）肾上腺皮质激素

1）多关节型：对 NSAIDs 和 DMARDs 未能控制的严重患儿，加用小剂量泼尼松隔日顿服，可使原来不能起床或被迫坐轮椅者症状减轻，过着基本正常的生活。

2）全身型：对 NSAIDs 或其他治疗无效的全身型可加服 0.5～1mg/（kg·d）（≤40mg/d），一次顿服或分次服用。

3）局部激素治疗：①与扩瞳药并用滴眼治疗虹膜睫状体炎；②关节内注射，特别用于单关节炎型者。

（4）免疫抑制剂：适用于上述药物均无效或有严重反应者，或伴有严重合并症的重证 JIA。常用的有：

1）甲氨蝶呤（MTX）：10mg/$m^2$，每周一次顿服，服用药物 3～12 周即可起效。MTX 不良反应较轻，有不同程度胃肠道反应、一过性转氨酶升高、胃炎和口腔溃疡、贫血和粒细胞减少。对多关节型安全有效。

2）其他免疫抑制剂：可选用环孢素 A、环磷酰胺、来氟米特和硫唑嘌呤等。

（5）生物制剂：指一组靶向抑制促炎细胞因子或细胞表面抗原，从而有治疗作用的特殊蛋白，包括单克隆抗体及基因工程合成的融合蛋白。生物制剂通过几乎完全清除或中和靶向细胞因子，从而有力地阻止其功能。肿瘤坏死因子-α（TNF-α）抑制剂是应用最多的生物制剂，其通过阻断或减弱 TNF-α与其受体的结合、抑制信号通路的激活而发挥作用，主要有依那西普、英夫利昔单抗、阿达木单抗等。

（三）其他疗法

（1）川乌 10g，生草乌 10g，生附子 10g，生半夏 10g，洋金花 3g，冰片 3g。煎汤熏洗，每次 20～30 分钟，每日 2 次；或研末，水调或黄酒调或醋调成薄饼，外敷肿痛关节处，每日 1 次，治疗 JIA 寒湿偏胜者。

（2）当归、青风藤、宣木瓜、炒赤芍、透骨草各 15g，防风 10g，水煎熏洗，用于湿热痹证。

（3）针灸：取曲池、合谷、外关、大椎为主穴，采用泻法，不留针，每日 1 次，用于本病初期；发热较甚者，取足三里、阳陵泉、环跳、昆仑为主穴，采用平补平泻法，每日 1 次，用于本病下肢关节肿痛者；取肩髃、曲池、外关、合谷、腕骨为主穴，采用平补平泻法，每日 1 次，用于本病上肢关节肿痛者。

（4）推拿：清肺经、清天河水、清肝经、推坎宫、运太阳，每日 1 次，用于本病初起、热在气营之证；推三关、退六腑、开天门、按揉足三里、拿委中、揉昆仑，每日 1 次，用于本病缓解期，关节屈伸不利者。

（5）穴位注射：依针灸所取穴位，木瓜注射液或红花注射液或复方当归注射液，每次 0.2～0.5ml，穴位注射，每日 1 次，以疏经通络止痛。

## 七、中西医临床诊疗思路

中西医结合治疗，目的在于取中西医之所长而避其所短，两者相互为用，以达到治疗目的，并最大限度地减少药物的不良反应。中西医结合的重点应在病因治疗、尽快控制症状、调节免疫功能三个方面，并选用各具优势的中西药物结合治疗。

现代医学对 JIA 的病因至今尚未明确，因而缺乏针对本病发病“启动因子”的有效治疗方法。现有的一线、二线及免疫抑制剂治疗仅仅为治疗疾病病理过程中某一环节的临床表现，减少患者的痛苦及治疗并发症，而不能控制整个病情的既定进展，且都不可避免地存在着一定的、有时甚至是严重的不良反应。由于中医学的治疗以“辨证论治”为原则，有是证便用是方，并注重整体观点，因而在减轻痛苦、减少病情的反复发作、延长缓解期、增强防病御病的能力方面起到积极的作用，这是目前中医治疗的优越之处。除采用内服药外，还可据证选用中药外敷、熏洗、药浴、膏贴、物理治疗及针灸等多种治疗综合应用，以达尽快控制病情之效。

## 八、预防与调护

患者应进行适当的户外活动及体育锻炼，增强体质，预防感冒。注意自身功能锻炼，循序渐进，持之以恒，使肢体活动，筋骨强健。

### 古籍精选

《素问·痹论》曰：“风寒湿三气杂至，合而为痹也。其风气胜者为行痹，寒气胜者为痛痹，湿气胜者为著痹也。”

《素问·长刺论》曰：“病有筋，筋挛节痛，不可以行，名曰筋痹……病在肌肤，肌肤尽痛，名曰肌痹……病在骨，骨重不可举，骨髓酸痛，寒气至，名曰骨痹。”

《金匮要略·中风历节病脉证并治》曰：“营气不通，卫不独行，营卫俱微，三焦无所御，四属断绝，身体羸瘦，独足肿大，黄汗出，胫冷。假令发热，便为历节也”“病历节不可屈伸疼痛，乌头汤主之”。

《仁斋小儿方论·杂证》曰："小儿禀受不足，气血不充，故肌肉瘦薄，骨节呈露如鹤之膝。抑亦肾虚得之，肾虚则精髓内耗，皮革不荣，易为邪气所袭，日就枯悴，其殆鹤脚之节乎？前项钱氏地黄丸，本方加鹿茸（酥炙）、川牛膝各二钱，修合服饵一丸，三岁以下与十丸，三岁以上为十五丸。"

**病案思考**

患儿，王某，男，6岁6个月。以"反复发热，全身关节疼痛1年"为主诉入院。

病初以发热为主，热甚时全身关节疼痛，并见皮肤出疹，热退疹消，以双侧膝关节、踝关节、双手指关节、双足趾关节肿痛为甚，活动受限，热甚时关节痛加剧，疼痛得冷稍舒。曾先后在广州两所大医院就诊，第一次在某医院疑诊为"败血症；化脓性心包炎；结核性心包炎待排"。经用抗感染及激素、抗结核病等治疗，病情无好转。2008年11月转另一所医院诊治，诊断为"幼年型类风湿病"。经用萘普生、甲泼尼龙、甲氨蝶呤等治疗1个月，病情好转，自动出院。病情仍反复不愈。

查体：体温38℃，呼吸20次/分，心率120次/分，血压135/95mmHg，体重24kg；全身皮肤可见散在红斑样皮疹，全身浅表淋巴结可触及。咽部充血（+），双侧扁桃体Ⅰ度肿大，双肺听诊无异常。心律齐，未闻及异常杂音。全腹软，无压痛、反跳痛，肠鸣音正常。双侧膝、踝关节及腕关节压痛，伴肿胀、局部皮肤温度升高、活动受限，脊柱无异常。肌力、肌张力正常，神经系统检查阴性。舌质红绛，舌苔黄，脉洪数。

入院后辅助检查：血常规示WBC $40.4\times10^9$/L，N 0.941，RBC $2.98\times10^{12}$/L，PLT $260\times10^9$/L；抗DNP抗体阴性；抗"O"滴度正常；类风湿乳胶试验弱阳性；ESR 80mm/h；骨髓常规示中性粒细胞反应性增生。

根据上述资料，请提出你的中西医诊断思路。

（杜淑娟　刘卓勋　吴伟霞　谢　羿）

# 第四节　过敏性紫癜

过敏性紫癜（anaphylactoid purpura），又称亨-舒综合征（Henoch-Schonlein syndrome，Henoch-Schonlein purpura，HSP），是一种以全身小血管炎症为主要病变的血管炎综合征，为儿童常见的出血性疾病之一。临床表现为血小板不减少性紫癜，常伴关节肿痛、腹痛、便血及血尿、蛋白尿，少数伴血管神经性水肿。

本病多发于学龄前及学龄期儿童，男孩发病率高于女孩。本病一年四季均可发病，以春秋季居多。本病为自限性疾病，预后一般良好。少数重证患儿可死于肠出血、肠套叠、肠坏死或急性肾衰竭。部分患儿可复发，复发间隔时间数周至数月不等。肾脏受损程度是决定预后的关键因素。

本病属中医学"血证""紫癜""肌衄""葡萄疫"等范畴。

## 一、病因病理

### （一）中医病因病机

过敏性紫癜的发生，与外感风热湿热伤络、饮食失节蕴生内热有关，热灼络脉迫血妄行则紫癜散布、便血尿血，病久者又因气不摄血、阴虚内热，反复发作。其病总在血分，又因离经之血不能速散，则形成瘀血。本病急性期多为阳证、实证，病机重在血热、血瘀；病久者则转阴证、虚证，病机不离气虚、阴虚。

**1. 风热伤络** 外感风热邪毒，自口鼻而入，郁蒸于肌肤，与气血相搏，灼伤络脉，血不循经，渗于脉外，溢于肌肤，积于皮下，形成紫癜。

**2. 湿热痹阻** 湿热邪毒，浸淫腠理，郁于肌肤，阻滞四肢经络，关节痹阻，肿痛屈伸不利。湿热邪毒损伤络脉，血溢脉外而成紫癜，多分布于关节周围。

**3. 血热妄行** 邪热由表入里，或饮食内生蕴热，热入血分，迫血妄行。血液渗于肌肤，则紫癜布发；内伤胃肠血络，则便血呕血；下伤膀胱血络，则尿血。

**4. 气不摄血** 小儿禀赋不足，或疾病反复发作，脏腑虚损，脾气虚弱，血液失摄，溢于脉外，形成紫癜。其病程经久，瘀点瘀斑色淡。

**5. 肝肾阴虚** 素体精血不足患儿，或紫癜出血屡作不止，阴血耗损，肝肾亏虚。阴虚滋生内热，虚火灼伤血络，病程迁延，紫癜时发时止。

#### （二）西医病因及发病机制

**1. 病因** 本病病因尚未明确，一般认为可能的诱发因素有微生物（细菌、病毒、寄生虫等）感染、药物（抗生素、磺胺类、解热镇痛剂等）、食物过敏（牛奶、鱼、虾、鸡蛋）、疫苗接种、花粉及蚊虫叮咬等，但均无确切证据。近年很多报道指出链球菌感染与本病的发生密切相关。

**2. 发病机制** 目前认为过敏性紫癜发病的机制可能为：各种刺激因素，包括感染原或过敏原作用于具有遗传背景的个体，引起机体异常免疫应答，激发B淋巴细胞克隆增殖，导致IgA介导的系统性免疫性血管炎。B淋巴细胞多克隆活化为本病特征。

**3. 病理** 本病主要的病理变化为广泛的白细胞碎裂性小血管炎，以毛细血管炎为主，也可累及小动脉和小静脉。常见病变部位（皮肤、胃肠道、关节及肾脏）均可见毛细血管、小动脉、小静脉周围见中性粒细胞和嗜酸粒细胞浸润、浆液及红细胞外渗以致间质水肿；血管壁可有纤维素样坏死；内皮细胞肿胀，可有血栓形成。肾脏改变主要累及肾小球，呈局灶性或弥漫性损伤，荧光显微镜下可见IgA及颗粒纤维蛋白沉积。

## 二、临床表现

发病前1～3周常有上呼吸道感染史，可伴有发热、乏力、纳差等全身症状。病变范围广泛，除皮肤、关节、胃肠道、肾脏外，心脏、胸膜、肺脏、中枢神经系统、胰腺、睾丸等脏器亦可受累。

#### （一）皮肤症状

皮疹是本病的主要表现，多见于下肢及臀部，对称分布，关节伸侧较多，分批出现，少数累及面部和躯干；特征性皮疹为高出皮肤、大小不等，皮损初起瘙痒，初为小型荨麻疹或粉红色斑丘疹，继而色泽增深，呈紫红色，压之不褪色，即为紫癜（purpura）。紫癜可融合成片，最后变为棕色而消退，不留痕迹。皮损重者可形成出血性水疱，甚至坏死，出现溃疡。部分在发病早期可伴有荨麻疹、血管神经性水肿。临床称皮肤型（单纯型）。

#### （二）关节症状

约1/3病例可有单个或多发性、游走性关节肿痛或关节炎，有时局部有压痛，多发生在膝、踝、肘、腕等大关节，活动受限，关节腔可有渗液，但不留后遗症，临床称关节型。

（三）消化道症状

约 2/3 患儿可出现消化道症状，以腹部阵发性绞痛或持续性钝痛为主，同时可伴有呕吐、呕血或便血，严重者出现血水样大便，临床称腹型。

（四）肾脏症状

一般于紫癜后 2～4 周左右出现肉眼血尿或镜下血尿、蛋白尿和管型尿，也可出现于皮疹消退后或疾病静止期。病情轻重不一，临床表现各异，轻者数周内恢复. 重证可出现肾功能减退、氮质血症和高血压脑病，临床称紫癜性肾炎。

（五）并发症

本病常见并发症有肠套叠、肠梗阻、肠穿孔、出血坏死性肠炎、颅内出血、多发性神经炎、心肌炎、急性胰腺炎、睾丸炎及肺出血等。

## 三、辅助检查

本病无特异性实验室检查。白细胞轻至中度增高，出凝血时间、血小板计数、血块收缩时间均正常。部分患儿血清 IgA 可升高，毛细血管脆性试验阳性。消化道出血时大便潜血阳性。肾脏受累者尿中可出现蛋白、红细胞或管型，肾功能不全者血尿素氮及肌酐升高。肾组织活检有助于了解肾脏病理改变，对治疗和判断预后有指导意义。

## 四、诊断

皮肤症状典型者，如在大腿伸侧和臀部分批出现，对称分布，大小不一，诊断并不困难。

（一）诊断标准

目前儿童 HSP 的诊断参照 2010 年欧洲风湿病联盟（EULAR）、儿童风湿病国际研究组织（PRINTO）及儿童风湿病联盟（PRES）共同制订的标准见表 15-3：

**表 15-3　过敏性紫癜诊断标准**（EULAR/ PRINTO/ PRES，2010）

| |
|---|
| 1. 皮肤紫癜：分批出现的可触性紫癜，或下肢明显的瘀点，无血小板减小 |
| 2. 腹痛：争性弥漫性腹痛，可出现场套叠或胃肠道出血 |
| 3. 组织学检查：以 lgA 免疫复合物沉积为主的白细胞碎裂性血管炎，或 lgA 沉积为主的增值性肾小球肾炎 |
| 4. 关节炎或关节痛： |
| （1）关节炎：急性关节肿胀或疼痛伴有活动受限 |
| （2）关节痛：急性关节疼痛不伴有关节肿胀或活动受限 |
| 5. 肾脏受累 |
| （1）蛋白尿：>0.3g/24 小时，或晨尿样本蛋白肌酐比>30mmol/mg |
| （2）血尿，红细胞管型：每 倍视野红细胞>5 个，或尿潜血≥2+，或尿沉渣见戏细胞管型 |

注：其中第 1 条为必要条件，加上 2～5 中的至少一条即可诊断为 HSP；非典型病例，尤其在皮疹出现之前已出现其他系统症状明易误诊，需注意鉴别诊断。

（二）紫癜性肾炎的诊断标准

紫癜性肾炎的诊断标准：过敏性紫癜病程中（多数在 6 个月内），出现血尿和（或）蛋白尿（2001 年中华儿科学会肾脏病学组制订）。

1. 血尿和蛋白尿的诊断标准

（1）血尿：肉眼血尿或镜下血尿。

（2）蛋白尿：满足以下任一项者，①1 周内 3 次尿常规蛋白阳性；②24 小时尿蛋白定量＞150mg；③1 周内 3 次尿微量白蛋白高于正常值。

2. 临床分型

（1）孤立性血尿。

（2）孤立性蛋白尿。

（3）血尿和蛋白尿。

（4）急性肾炎型。

（5）肾病综合征型。

（6）急进性肾炎型。

（7）慢性肾炎型。

3. 病理分级

（1）Ⅰ级：肾小球轻微异常。

（2）Ⅱ级：单纯系膜增生，分为①局灶 / 节段；②弥漫性。

（3）Ⅲ级：系膜增生，伴有＜50%肾小球新月体形成 / 节段性病变（硬化、粘连、血栓、坏死）。系膜增生可为①局灶 / 节段；②弥漫性。

（4）Ⅳ级：病变同Ⅲ级，50%～75%的肾小球伴有上述病变，分为①局灶/节段；②弥漫性。

（5）Ⅴ级：病变同Ⅲ级，＞75%的肾小球伴有上述病变，分为①局灶/节段；②弥漫性。

（6）Ⅵ级：膜增生性肾小球肾炎。

## 五、鉴别诊断

临床表现以皮疹为主者应与特发性血小板减少性紫癜、感染性皮疹鉴别；以关节肿痛为主者应与风湿热鉴别；以腹痛为主者注意与急腹症鉴别；肾脏受累时应与原发性肾小球肾炎鉴别。

**1. 特发性血小板减少性紫癜** 皮肤、黏膜可见出血点及瘀斑，大多不高出皮面，分布不对称，以四肢和易于碰撞部位多见，血液检查可见血小板减少。

**2. 细菌感染脑膜炎球菌菌血症、亚急性细菌性心内膜炎及其他败血症** 三者均可出现紫癜，有时需要鉴别。该类紫癜由于血栓形成，故其中心有坏死。患儿多急骤起病，一般情况危重，且血培养常阳性。

**3. 急腹症**

（1）在皮疹出现前如有急性腹痛者，应与阑尾炎相鉴别。后者的腹痛为麦氏点持续疼痛，进行性加剧，局部有肌紧张、压痛及反跳痛，外周血白细胞及中性粒细胞明显增高。

（2）出现血便时，需与肠套叠相鉴别。肠套叠患儿阵阵哭叫，腹部检查可扪及包块，必要时做钡剂灌肠 X 线检查可以鉴别。

**4. 风湿热关节肿痛发生在紫癜之前，需与风湿热相鉴别** 风湿热常有环状红斑或皮下结节、心脏炎、ESR 增快、抗“O”多为阳性。

**5. 原发性肾小球肾炎** 无过敏性紫癜病史。若以肾脏损害为首发症状的患儿，容易误诊，往往至皮肤出现紫癜才能确诊。

## 六、治疗

### （一）辨证论治

初期多以清热凉血为主，久则治宜滋阴清热，若合并肾脏病变，多加以活血化瘀法治疗；恢复期常用扶正祛邪，以防复发。皮肤型、关节型、腹型治疗以中医为主，可配合西药抗过敏。但若合并肠套叠、肾衰竭、颅内出血等严重并发症，则应以西医抢救为主。紫癜性肾炎应按照临床及病理分级选择不同的治疗方案。

**1. 风热伤络证**

**证候** 紫癜以下肢和臀部多见，颜色鲜红，形状大小不一，伴瘙痒，发热，微恶风寒，咳嗽，咽痛，或伴关节肿痛、腹痛、便血等症，舌红，苔薄黄，脉浮数。

**治法** 清热解毒，凉血祛风。

**方药** 银翘散（《温病条辨》）加减。

若关节肿痛为风热夹湿，瘀阻关节，加秦艽、防风、牛膝祛风化湿；若皮肤瘙痒，加地肤子、浮萍、蝉蜕祛风止痒；若腹痛为瘀血、湿热阻络，加广木香、延胡索行气止痛。中成药用防风通圣丸。

**2. 血热妄行证**

**证候** 起病急骤，出血较重，皮肤瘀斑成片，色深紫，多伴鼻出血、齿衄、便血、尿血等，壮热烦渴，关节肿痛，或见腹痛，大便干结，小便短赤，舌红绛，苔黄，脉滑数。

**治法** 清热解毒，凉血止血。

**方药** 犀角地黄汤（《外台秘要》）加减。

若尿血为湿热下注膀胱，加大蓟、小蓟、侧柏叶以凉血止血；若出血过多，出现面色苍白，汗出肢冷，为气阳欲脱，急用参附汤或独参汤以回阳救逆；若烦躁不宁，加青黛、栀子以清热凉血除烦。中成药用复方丹参片或荷叶丸。

**3. 湿热痹阻证**

**证候** 病程较长，反复发作，紫癜多见于关节周围，关节疼痛，或伴腹痛，尿血，舌质红，苔黄腻，脉滑数或弦数。

**治法** 清热利湿，通络止痛。

**方药** 四妙散（《丹溪心法》）加减。

若便血，加防风炭、地榆炭、木香以行气止血。中成药用复方丹参片、田七胶囊。

**4. 胃肠瘀热证**

**证候** 下肢皮肤满布瘀斑、紫斑，腹部阵痛，口臭、纳呆、腹胀，或齿龈出血，大便溏，色暗或褐紫，或便下蛔虫，舌红，苔黄，脉滑数，常有饮食不当病史。

**治法** 清肠泄热，破瘀化斑。

**方药** 大黄牡丹汤（《金匮要略》）加减。

若便血，加槐花炭、地榆炭以收涩止血；若腹痛，加白芍、延胡索以缓急止痛。中成药用大黄片。

**5. 气不摄血证**

**证候** 病程较长，紫癜反复发作，迁延不愈，瘀点、瘀斑隐约散在，色较淡，面色少华，神疲气短，食欲不振，头晕心悸，舌淡，苔薄，脉细无力。

**治法** 健脾益气，养血活血。

**方药** 归脾汤（《正体类要》）加减。

若纳差，加炒谷芽、苍术、神曲健脾助运；若反复上呼吸道感染，汗多，加黄芪、防风益气固表止汗。中成药用归脾丸。

**6. 肝肾阴虚证**

**证候** 皮肤瘀斑色暗红，时发时隐，或紫癜已消失，但仍伴腰膝酸软，五心烦热，潮热盗汗，头晕耳鸣，口燥咽干，大便干燥，血尿较长时间不消失，尿检红细胞管型及蛋白尿，舌红少津，脉细数。

**治法** 滋阴降火，凉血止血。

方药　大补阴丸（《丹溪心法》合二至丸《医方集解》）加减。

若血尿持续，加琥珀末、田七粉活血化瘀。中成药用维血宁冲剂、知柏地黄丸或大补阴丸。

### （二）西医治疗

目前尚无特效疗法，主要采取支持和对症处理。

**1. 一般疗法**　急性期应卧床休息。积极寻找并去除致病因素，控制感染。

**2. 对症疗法**　有荨麻疹或血管神经性水肿时，应用抗组胺药物和钙剂。腹痛时应用解痉剂（如阿托品、山莨菪碱），有消化道出血者，如腹痛轻、大便潜血阳性者可用流质；腹痛重、有肉眼血便者，应禁食，可静脉滴注西咪替丁每日20～40mg/kg，必要时输血。可用大剂量维生素C 2～5g/d，以改善血管通透性。浮肿、尿少者可用利尿剂及脱水剂，颅内压增高者可选用甘露醇等脱水剂；肾衰竭者可用血浆置换及透析治疗。

**3. 肾上腺皮质激素**　单独皮肤病变时无需使用激素治疗，若患儿合并严重血管神经性水肿、关节肿痛、胃肠道出血等情况可酌情应用。可用泼尼松每日1～2mg/kg，分次口服，或用地塞米松、甲泼尼龙静脉滴注，症状缓解后即可停用。对严重肾脏损害者可用甲泼尼龙冲击或加用免疫抑制剂。

**4. 免疫抑制剂**　对紫癜性肾炎采用其他方法无效时可使用免疫抑制剂，该药与肾上腺糖皮质激素合用常能提高疗效。常用药物：环磷酰胺、硫唑嘌呤、雷公藤多苷，治疗过程中要注意监测该类药物的毒副作用。

**5. 抗凝治疗**　阿司匹林每日3～5mg/kg，分次口服；双嘧达莫（潘生丁）每日2～3mg/kg，分次服用；以过敏性紫癜性肾炎为主要表现时，可选用肝素钠100U/kg加入10%葡萄糖溶液100ml中静脉滴注，每日1次，连续5天。

**6. 紫癜性肾炎的治疗**　孤立性血尿或病理Ⅰ级应以中医治疗为主。孤立性蛋白尿、血尿和蛋白尿或病理Ⅱ级、Ⅲa级可选用雷公藤多苷片口服。肾病综合征型或病理Ⅲb、Ⅳ级应予泼尼松合并雷公藤多苷片或环磷酰胺冲击治疗。急进性肾炎型或病理Ⅴ级当选用甲泼尼龙冲击+环磷酰胺+肝素+双嘧达莫四联疗法。

### （三）其他疗法

**1. 外敷法**　黄芩30g，黄连20g，黄柏30g，大黄30g研粉，加蜂蜜，调成糊状，外敷关节。用于本病关节红肿热痛者。

**2. 针灸**　取曲池、足三里、合谷、血海穴位，用泻法，适用于血热妄行证。腹痛者，取足三里、三阴交、太冲、内关穴位，用泻法。

## 七、中西医临床诊疗思路

中西医结合治疗本病有独特的优势。大量的临床报道表明，中医药治疗本病，不良反应少，且能迅速改善症状，缩短病程，减少并发症。根据辨证与辨病相结合的原则，在辨证施治的基础上，加用一些有针对性的药物，可提高疗效。如中药祛风之品有明显抗过敏效果，凉血止血之剂能够减少血管通透性，故主方中常加用蝉蜕、荆芥、紫草、牡丹皮等药物。部分紫癜性肾炎患儿需要长期使用激素、免疫抑制剂治疗，若配合中药，能明显减少西药的毒副作用，提高疗效，减少本病的复发。

## 八、预防与调护

（1）寻找本病诱因，避免接触过敏原，减少感染。

（2）注意清除慢性感染灶，积极治疗上呼吸道感染，控制扁桃体炎、龋齿、鼻窦炎及治疗肠道寄生虫。

（3）注意饮食，避免引起过敏的食物、药物摄入。

（4）急性期或出血明显时，应卧床休息，减少活动。腹痛明显时注意观察病情变化，排除急腹症。大出血时，需监测血压，做好输血准备。

## 古籍精选

《灵枢·百病始生》曰："阳络伤则血外溢，血外溢则衄血；阴络伤则血内溢，血内溢则后血……肠胃之络伤则血溢于肠外。"

《诸病源候论·斑毒》曰："斑毒之病，乃热气入胃，而胃主肌肉，其热夹毒，蕴积于胃，毒气熏发于肌肉，而赤斑起，周匝遍体。"

《小儿卫生总微论方·血溢论》曰："小儿诸血溢者，由热乘于血气也。血得热则流溢，随气而上，从鼻出血者为鼽衄；从口出血者多为吐血，少则为唾血；若流溢渗入大肠而下者，则为便血；渗入小肠而下者，则为溺血。"

《外科正宗·葡萄疫》曰："葡萄疫，其患生于小儿，感受四时不正之气，郁于皮肤不散，结成大小青紫斑点，色若葡萄，发在遍体头面。乃为腑证，自无表里。邪毒传胃，牙龈出血，久则虚人，斑渐方退。"

《证治准绳·疡医》曰："夫紫癜风者，由皮肤生紫点，搔之皮起，而不痒疼者是也。此皆风湿邪气客于腠理，与气血相搏，致荣卫否涩，风冷在肌肉之间，故令色紫也。"

《医宗金鉴·杂病心法要诀·失血总括门》曰："九窍一齐出血，名曰大衄；鼻出血，曰鼻衄……皮肤出血，曰肌衄。"

## 病案思考

患儿，女，9岁。因"双下肢紫癜4天"入院。

患儿1周前出现发热，当时至某儿童医院就诊，诊断为"急性扁桃体炎"，予阿莫西林胶囊、板蓝根冲剂口服后热退。4天前患儿双下肢出现对称性紫癜，近关节处分布明显，压之不退色，少许瘙痒，家长未注意，未特殊治疗。近2天皮疹增多，双上肢亦出现少许紫癜，遂收住院治疗。

入院症见：四肢对称性紫癜，下肢密布，近关节处明显，大小不一，少许瘙痒，鼻塞流涕，轻咳嗽，无腹痛，无关节肿痛，尿清，无尿频、尿急、尿痛，纳可，大便正常。

体格检查：体温36.8℃，心率80次/分，呼吸18次/分，血压100/65mmHg，神志清，四肢见大小不等鲜红色紫癜，下肢密布，近关节处明显，分布略呈对称性，紫癜高出皮面，压之不退色。全身淋巴结无肿大。眼睑无水肿，咽部充血，扁桃体Ⅱ度肿大，心、肺听诊无异常。腹平软，无压痛，肝脾肋下未触及。四肢关节无肿胀、压痛。舌红，苔薄黄，脉浮滑。

辅助检查：血常规示 WBC $7.1\times10^9$/L，N 0.696，L 21.5，Hb 123g/L，PLT $233\times10^9$/L。尿常规、大便常规正常。肝肾功能、凝血功能正常。

根据上述资料，请提出你的西医诊断思路及中医辨证、处方。

（杜淑娟　吴伟霞　谢　羿　刘卓勋）

# 第五节　皮肤黏膜淋巴结综合征

皮肤黏膜淋巴结综合征（mucocutaneous lymph node syndrome，MCLS），又称川崎病，是一种免疫介导的全身血管炎性病变，其血管炎性病变以心血管危害最大。临床表现为发热、皮疹、皮肤黏膜充血、非化脓性淋巴结肿大、杨梅舌、手足硬肿等。

本病日本和我国发病率高，是小儿后天性心脏病的主要病因之一。高发年龄为 5 岁以下婴幼儿，男女比例约为 2∶1，成人及 3 个月以下小儿罕见。15%～25%未经治疗的患儿可出现冠状动脉瘤或冠状动脉扩张，并可能引起缺血性心脏病或猝死，病死率约为 0.5%，5%～10%的患儿遗留缺血性心脏病，但大多数预后良好。

本病属中医“温病”范畴，与“疫疹”“温毒”“阳毒发斑”较接近。

## 一、病因病机

### （一）中医病因病机

**1. 病因** 中医学认为本病的外因是温热时邪蕴于肌腠，侵犯营血所致；内因是小儿形气未充，易为温热邪毒侵袭。

**2. 病机** 本病初起表现为外感风热表证，但迅速入里，化火化热，阳热亢盛，卫气同病或气营两燔。正邪相争，郁蒸肌表则持续发热；邪毒化火，燔灼血络则遍发红疹；热毒内迫营血，流注络脉，故手足底潮红；温邪上攻，则两目红赤、咽喉肿痛；温毒郁遏经脉，血脉瘀滞则手足肿胀、关节痛；温热邪毒搏结，痰阻脉络，故见臀核肿大；温毒之邪，伤津耗液，故舌色深绛，状如杨梅，唇红皲裂；热甚伤津，气血枯竭，肢末失养，故见蜕皮脱甲。壮火伤津耗气，后期热退则正虚邪恋，气阴两伤。由于“肺朝百脉”“宗气司呼吸、贯心脉”，故气阴两伤之候以心之气阴亏损、心脉瘀滞为主。因此，本病病位主要在肺、胃，然常侵及五脏，尤多侵犯营血。

### （二）西医发病机制及病理

**1. 病因病机** 现代医学认为本病病因与感染因素密切相关，有研究表明机体对感染原的变态反应参与了本病的发病。其他因素如遗传、环境污染、药物、化学刺激等也与本病发病有相关性。本病的发病机制与免疫调节紊乱、免疫损伤有关。一方面，急性期受细胞因子瀑布的刺激，内皮细胞激活，T 细胞亚群失衡，免疫系统处于活化状态，CD4/CD8 上升，CD4 分泌淋巴因子增多，促使 B 细胞多克隆活化、增生和分化为浆细胞，导致免疫球蛋白升高；另一方面，B 细胞分泌自身抗体，产生溶细胞毒作用；同时存在循环免疫复合物，补体升高，以上均提示本病是易患宿主因多种感染原或过敏原所触发的一种免疫介导的全身性血管炎。

**2. 病理** 本病主要病变为全身血管炎，累及多脏器血管，涉及动脉、静脉和毛细血管，血管炎症分为四期。

Ⅰ期：1～2 周，其特点为：①小静脉和微血管、小动脉全层及其周围的炎症；②中等和大动脉及其周围的炎症；③淋巴细胞和其他白细胞的浸润及局部水肿。

Ⅱ期：2～4 周，其特点为：①小血管的炎症减轻；②以中等动脉全层的炎症改变为主，多见冠状动脉瘤及血栓；③单核细胞浸润或坏死。

Ⅲ期：4～7 周，其特点为：①小血管及微血管炎消退；②中等动脉发生肉芽肿。

Ⅳ期：7 周以上，血管的急性炎症改变消退，代之以中等动脉的内膜瘢痕形成。

故Ⅱ、Ⅲ期病变常见缺血性心脏病，心肌梗死、动脉瘤破裂及心肌炎是本病患者病死的重要原因。

## 二、临床表现

本病为自限性，病程多为 1～5 周，2～3 周进入恢复期。无严重冠状动脉炎者，大多痊愈；有心血管症状时可持续数月至数年。

（一）发热

持续发热，呈稽留热或弛张热，为最早的症状，可达40℃以上，可持续1～2周。抗生素治疗无效。

（二）皮疹

发病2～3天出现皮疹，呈向心性、多形性，分布于躯干部，呈荨麻疹样、麻疹样、猩红热样，1周左右消退。

（三）黏膜

双侧球结膜、口咽黏膜弥散性充血；唇皲裂、潮红，时有血痂；舌乳头充血突起，呈杨梅样舌。

（四）四肢末端

急性期手足广泛指趾关节梭形肿胀，并疼痛、强直，继之掌、脚底弥散性红斑，2周左右手足硬性水肿和皮疹亦随之消退，同时出现膜状脱皮，即在甲床与指趾交界处的大片膜状脱皮，甚至出现脱甲，此为本病的特征。

（五）淋巴结肿大

发热3天内常有颈部一过性淋巴结肿大，呈非化脓性，多在单侧，稍有压痛，热退后消散。

（六）心血管系统

心血管系统包括心包、心肌、心内膜、瓣膜和冠状动脉均可受累，可因冠状动脉炎伴动脉瘤和血栓梗塞引起猝死。常于1～6周出现，也可迟至数月或数年。发生冠状动脉瘤的高危因素包括年龄＜6月，＞3岁，男性；发热超过14天；贫血；白细胞＞$30\times10^9$/L；ESR＞100mm/h；CRP强阳性；发生体动脉瘤；复发病例。急性发热期如心尖部出现收缩期杂音、心音遥远、心律不齐、心脏扩大提示冠状动脉损害。同时，可有心包炎、全心炎。

（七）其他症状

神经系统表现，如烦躁易激惹、意识丧失、抽搐等，偶见脓尿、尿道炎、关节肿痛或吐泻、腹痛、肝大、黄疸等。

## 三、辅助检查

本病实验室检查特异性较低，常规检查如下。

（一）血常规

外周血提示轻到中度贫血，白细胞计数升高，以中性粒细胞为主，核左移；第2周起血小板增多，此为恢复期的特征，2～3周达峰值。

（二）炎症指标

ESR明显增快，但需要注意大剂量IVIG的影响，CRP阳性。

（三）蛋白质电泳

蛋白质电泳显示球蛋白明显增高，以$\alpha_2$球蛋白显著。

（四）心电图

少数患儿有心电图改变，表现为多样性，主要为 ST 段和 T 波改变、P—R 间期和 Q—T 间期延长、低电压、心律失常等。ST 段抬高、T 波下降是预测冠状动脉病变的主要线索。

（五）二维超声心动图

二维超声心动图适用于心脏和冠状动脉检查及长期随访，是诊断冠状动脉扩张最可靠的无创伤方法。本病主要累及冠状动脉主干近端，左前降支最多，其次是左冠状动脉主干、右冠状动脉。

## 四、诊断及鉴别诊断

（一）诊断标准

本病诊断主要依据临床表现和排除其他类似的出疹性疾病。目前仍沿用日本 MCLS 研究委员会修订的诊断标准（1984，日本）。

（1）不明原因发热，持续发热 5 天以上，抗生素治疗无效。

（2）双侧结膜充血。

（3）发病初期手足硬肿和掌跖发红，恢复期指趾端膜状脱皮。

（4）口腔及咽部黏膜弥漫充血，唇充血、皲裂，杨梅舌。

（5）躯干多形性红斑。

（6）急性非化脓性颈淋巴结肿大，其直径达 1.5cm 或更大。

同时具备第（1）项，以及（2）～（6）项中的四项或以上可确诊，但如存在冠状动脉瘤或扩张，并具备第（1）项，则（2）～（6）项中符合少于四项亦可确诊。故有疑似病例应行超声心动图检查。

（二）鉴别诊断

**1. 猩红热**　猩红热病例有猩红热接触史；3～8 岁高发；皮疹于发热当天出现，为弥散性猩红色丘疹；咽拭子或鼻咽拭子培养 A 组β溶血性链球菌生长；青霉素治疗有明显疗效。

**2. 幼年型类风湿病**　幼年型类风湿病反复发热，同时伴有皮疹；手足关节肿痛，无潮红及脱皮；肝、脾、淋巴结肿大。

**3. 败血症**　败血症有原发感染灶，全身感染中毒表现；血培养阳性，抗生素治疗有效。

**4. 病毒性心肌炎**　病毒性心肌炎无特征性手足改变；无明显冠状动脉病变。

## 五、治疗

（一）辨证论治

中医辨证以卫气营血为纲，以清热解毒凉血为总的治疗原则，同时根据病程长短、是否有邪盛正衰、血脉瘀滞等辨病位之深浅与病邪之轻重。早期为卫分证，治疗宜辛凉透达；迅速入里化热，气营两燔，治宜苦寒清透；后期多为气阴两伤，治宜甘寒柔润。由于本病易形成瘀血阻络，故活血化瘀法应贯穿本病治疗始末。温毒之邪多从火化，最易伤阴，“存得一分津液，便有一分生机”，故病程中应注意滋养胃津，顾护心阴，切忌大苦大寒、辛温发散，而后期扶正避免过于滋腻，闭门留寇。

**1. 卫气同病证**

**证候**　起病急骤，持续高热，微恶风寒，口渴喜饮，咳嗽，目赤咽红，掌跖潮红，面部、躯干初现皮疹，颈部臖核肿大，舌红，苔薄白或黄，脉浮数。

治法　疏风解表，清热解毒。

方药　银翘散（《温病条辨》）加减。

咽红肿痛加山豆根、木蝴蝶；皮疹鲜红加大青叶、赤芍、玄参；呕吐加姜竹茹、法夏。

**2. 气营两燔证**

证候　壮热不退，烦躁不宁，或嗜睡，肌肤斑疹，咽红目赤，唇干赤裂，颈部或鼠蹊部臖核肿大，手足硬肿脱皮。舌质红绛如杨梅，苔少，脉细数。

治法　清气凉营，解毒护阴。

方药　清营汤（《温病条辨》）加减。

口舌糜烂加栀子；口干舌燥加石斛、花粉；淋巴结肿大加夏枯草、海藻、柴胡。

**3. 阴虚热恋证**

证候　低热留恋，咽干口燥，唇焦干裂，指趾端脱皮，或潮红脱屑，纳食不香，舌红少津，脉细数。

治法　清涤余热，养阴生津。

方药　竹叶石膏汤（《伤寒论》）加减。

纳差加麦芽、山楂。

**4. 气阴两伤证**

证候　身热已退，疲乏少力，口渴少饮，自汗盗汗，斑疹消退，掌跖脱皮，心悸，舌红少津，少苔或无苔，脉细弱或不整。

治法　益气养阴。

方药　生脉散（《内外伤辨惑论》）加味。

心悸重加生龙骨、生牡蛎；盗汗明显加地骨皮。

（二）西医治疗

**1. 阿司匹林**　阿司匹林为首选药物，具有抗炎、抗凝作用，但不能降低冠状动脉瘤的发生率。每日剂量 30～100mg/kg，分 3～4 次口服，连用 14 天，热退后减至每日 3～5mg/kg，一次顿服，持续用药到症状消失，血小板、血沉正常。无冠状动脉异常者，6～8 周停药，有冠状动脉扩张（CAD）者，宜长期服用至恢复正常。定期随访，复查超声心动图。

**2. 静脉用丙种球蛋白**　静脉用丙种球蛋白（IVIG）可提供抗体，调节免疫，抑制炎症反应，并阻止血小板黏附，防止血栓形成。急性期（病程 1 周以内）与阿司匹林肠溶片（ASP）联合应用可明显减少冠状动脉病变的发生率，尤其适用于具有发生冠状动脉瘤高危因素者。用法为单剂 2g/kg。初始 IVIG 治疗 36 小时后仍持续高热或再次发热者，定义为对初始治疗无反应，发生概率约≥10%。大部分专家建议再次应用 IVIG（2g/kg）治疗，依据来源于公认的 IVIG 治疗本病的剂量依赖效应。

**3. 肾上腺皮质激素**　肾上腺皮质激素（ACH）有较强的抗炎、抗过敏、抑制免疫反应作用，可以治疗其他类型的血管炎，但易致血栓形成，影响冠状动脉修复，不宜单独用于本病，仅限用于≥2 次 IVIG 治疗仍无效，且伴有持续高热及明显炎症反应者，常见用法为甲泼尼龙 30mg/kg，2～3 小时静脉注入，每日 1 次，使用 1～3 天。

**4. 双嘧达莫**　双嘧达莫（潘生丁）每日 3～6mg/kg，分 2～3 次服，用于阿司匹林不耐受者或与其联用。

**5. 其他治疗**

（1）溶栓治疗：使用尿激酶、链激酶，此法适用于心肌梗死或血栓形成患儿。

（2）介入、手术治疗：本病可行冠状动脉成形术或冠状动脉搭桥术。

适应证：①左主干高度闭塞；②多支高度闭塞；③左前降支近端高度闭塞；④严重二尖瓣关闭不全行瓣膜成形术或瓣膜置换术。

（三）其他疗法

（1）取大椎、曲池、合谷、委中、关冲、外关、十宣，快针强刺激，泻法，不留针，每日1次，5天为1个疗程，用于气营两燔证。

（2）开天门、运太阳、推坎宫、清天河水、清肺经，治疗气营两燔证之高热，每日1次，5天为1个疗程。

## 六、中西医临床诊疗思路

本病的临床诊断目前仍沿用经典诊断标准，近年来，超声诊断技术的发展及广泛临床应用，使本病能够在起病早期发现冠脉改变，并监测冠脉病变的发展，对本病的早期诊断及预后判断有重要的临床应用价值。治疗上，西医主要采用对症、支持和抗凝治疗。阿司匹林对本病疗效确切，但不能预防该病致命性的冠脉病变，目前IVIG已证实能迅速控制症状，预防冠脉病变，对本病有确切的治疗作用。近年来，中西医结合治疗本病病例日趋增多，在缩短病程，缓解症状，减少西药不良反应，防治、减轻本病的心血管并发症方面取得确切疗效，尤其是活血化瘀法为冠脉病变的治疗开辟了新的途径。然而，中医药在本病治疗中只起辅助作用，纯中药疗效不确切，且中药疗法仅处于经验积累阶段，无规范的辨证分型分期、疗程及疗效评价标准，缺乏大样本对照研究及统计学、循证医学数据，因而，有必要进一步深入研究，结合传统疗法及现代医学研究数据，提高中医对本病的疗效。

## 七、预防与调护

合理饮食，适量运动，增强体质。治疗期间补充适当的水分，清淡易消化的饮食，保证足够的休息，避免情志波动。恢复期患儿于出院后第1、2、3、6、12个月复查心脏彩超，有冠脉改变者应每月复查随访。

## 八、预后与转归

本病大多数预后良好，部分患儿冠脉病变严重，预后欠佳。

### 古籍精选

《诸病源候论·小儿杂病诸候·患斑毒病候》曰：“斑毒之病，是热气入胃。而胃主肌肉，其热夹毒蕴积于胃，毒气熏发于肌肉，状如蚊蚤所啮，赤斑起，周匝遍体。此病或是伤寒、或时气、或温病，皆由热不时歇，故热入胃，变成毒，乃发斑者，十生一死，黑者，十死一生。”

《诸病源候论·小儿杂病诸候·壮热候》曰：“小儿壮热者，是小儿气血盛，五脏生热熏发于外，故令身体壮热。”

《痘疹心法·斑疹论》曰：“疹为心者，语其本业；谓疹为脾者，语其标也。语心脾而肺在其中矣。”

《医学入门》卷三曰：“伤寒阳症发斑谓之阳毒，春温发斑谓之温毒，夏季发斑谓之热毒，时行于暴温发斑谓之时毒。”

《温病条辨·上焦篇》曰：“温毒者，谓温夹毒，秽浊太甚也。”

### 病案分析

患儿，陈某，男，2岁3个月。主诉：发热7天，皮疹5天，手足肿胀3天。

患儿1周前出现发热，体温高达40℃，于广州市某医院就诊，考虑“急性上呼吸道感染”，予抗病毒口服液、阿莫西林等口服。2天后发热不退，躯干、四肢出现红色斑丘疹，再次就诊，疑诊为“药物过敏”，肌内注射苯海拉明，口服氯苯那敏，皮疹无明显减少，仍持续高热。3天前出现手足肿胀，今日转至我院诊治，收入儿科住院。

体格检查：体温39.2℃，神志清楚，急性热病面容，全身皮肤散见红色斑丘疹，双眼结膜充血（++），唇皲裂，咽充血（++），双扁桃Ⅱ度肿大，未见脓性分泌物，口腔黏膜充血，杨梅舌。颈部、双腹股沟扪及3～4个肿大淋巴结，最大约1.5cm×0.5cm，质地中等，活动可，无触痛、波动感。心率160次/分，心律齐，无杂音。腹软，肝肋下1cm，脾肋下未及，四肢末端指趾肿胀，掌跖潮红。舌红绛少苔，状如杨梅，指纹紫滞于风关内。

即查血常规白细胞总数及血小板明显升高，CRP稍高，ESR增快。心电图示：肢导联低电压。超声心动图：右冠状动脉轻度扩张，心功能未见异常。

根据上述资料，请提出需要补充的病史、西医诊断思路及中医辨证处方。

（杜淑娟　谢　弄　刘卓勋　吴伟霞）

# 第十六章　神经系统疾病

## 第一节　小儿神经系统中西医概述

### 一、小儿神经系统解剖和生理特点

小儿神经系统发育最早，发育亦迅速。出生时脑总量平均为370g，占体重的1/9～1/8，已达成人脑重（约1500g）的25%；6个月时脑重400～700g；1岁时为出生时的2倍，达成人脑重的50%，2岁时达900～1000g；7岁时已接近成人脑重。在解剖学上，出生时小儿大脑外观已具备了成人脑所具备的沟和回，但比成人的浅，在组织学上也已具备了大脑皮质的六层基本结构，但大脑皮质较成人薄，细胞分化较差。大脑的神经细胞在出生时已与成人相同，但轴突与树突形成不足，以后神经细胞体积增大，树突增多加长，细胞功能随着年龄的增长和发育日益复杂化，3岁时皮质细胞大致分化完成；8岁时已与成人无多大区别。由于婴儿时期皮质发育尚不完善，皮质下中枢的兴奋性较高，神经髓鞘形成不全，当外界刺激通过神经传入大脑时，在皮质不易形成一个明确的兴奋灶，兴奋与刺激容易扩散。6岁左右，大脑半球的一切神经传导通路几乎都已髓鞘化，身体在接受刺激后，可以很快地、准确地由感官沿着神经通路传到大脑皮质高级中枢。

小儿出生时脊髓已较成熟，重2～6g，其下端达第3腰椎水平（成人在第1腰椎水平上），4岁时达第1～2腰椎水平，因此做腰椎穿刺时应注意。2岁是髓鞘形成阶段，4岁时已相当成熟，以后仍在缓慢进行直至成年。

### 二、体格检查

小儿神经系统检查方法与成人比较，原则上是一致的。但由于小儿在不断生长发育的过程中，各年龄阶段有其自身的特点，临床上应综合分析，灵活运用。

（一）一般检查

（1）意识和精神行为状态：意识障碍可根据小儿对外界的刺激反应状态来判断，其轻重程度可分为嗜睡、意识模糊、昏睡、昏迷等。精神状态要注意有无烦躁不安、激惹、谵妄、抑郁、迟钝、幻觉，对人、地、时间的定向力有无障碍等；小儿行为主要表现在与他人的接触能力，检查过程中对检查是否合作，是否表现多动、冲动、精神不能集中等。

（2）头部检查：是小儿神经系统检查的一个重要项目。

首先要观察头颅外形、大小和对称性。还要观察头皮静脉是否怒张，头部有无外伤、肿物及瘢痕。头颅触诊要了解囟门大小、紧张程度及颅缝情况。叩诊头颅是否听到“破壶音”（Macewen征阳性），听诊颅内血管杂音的变化。面部检查则要注意五官的位置、大小及形状。许多神经系统疾病常合并有眼的发育畸形。同时要注意判断内眦距离是否增宽。

（3）皮肤的检查：许多先天性神经系统疾病常合并有皮肤异常。如脑面血管瘤病在一侧面部可见红色血管瘤；结节性硬化症面部可见到血管纤维瘤，四肢或躯干皮肤可见到白色的色素脱失斑；神经纤维瘤病常在四肢和躯干的皮肤见到浅棕色的“咖啡牛奶斑”；皮肤和毛发颜色浅淡可见于苯丙酮尿症；皮肤和黏膜广泛性色素增多可见于肾上腺脑白质营养不良。

（4）脊柱的检查：注意有无畸形、强直、异常弯曲，有无叩击痛，有无脊柱裂、脊膜膨出等。

（二）颅神经检查

**1. 嗅神经** 新生儿时期一般很少做此项检查，对母亲患糖尿病的新生儿，要做此项检查。因为这种小儿患先天性嗅球缺陷的机会较正常儿为多。检查时利用牙膏、香精、橘子等的香味，不可用刺激性强的如稀氨溶液、浓酒精、胡椒、樟脑等。婴儿可通过其表情观察有无反应。

**2. 视神经** 主要检查视觉、视力、视野和眼底。

（1）视觉：1 个月的婴儿仰卧位时眼球可随摆动的红色圆环（直径＞8cm）转动 90°（左右各 45°），3 个月婴儿可达 180°（左右各 90°）。可用视觉运动带在小儿眼前拉动，观察有无视动性眼震，如有则说明皮质视觉存在。

（2）视力：年龄较大儿无明显智力低下者可用视力表检查。年幼儿可用图画视力表或小的实物放在不同距离进行检查。

（3）视野：5～6 个月以上小儿可做此检查，但很粗略。学龄儿童可直接用视野计检查。视野缺损或缩小见于视网膜、视神经和大脑枕叶视觉中枢的病变。

（4）眼底：主要检查视神经乳头、视网膜血管、黄斑部和视网膜周边部。正常婴儿的视乳头由于小血管发育不完善，以致颜色稍苍白，不可误诊为视神经萎缩。有严重屈光不正（远视）时，视乳头边缘可稍模糊，易与视盘水肿相混。慢性颅内高压时可见视盘水肿和视网膜静脉淤血。

**3. 动眼、滑车、展神经** 此三对颅神经支配眼球运动及瞳孔反射。检查时注意眼球位置，有无外突或内陷，眼睑有无下垂，有无眼球震颤、眼球异常运动，瞳孔大小、形状，对光反应是否对称和调节反应。

**4. 三叉神经** 运动纤维支配咀嚼肌。当瘫痪时，做咀嚼运动时扪不到咀嚼肌收缩；三叉神经运动纤维受刺激时，咀嚼肌强直，发生牙关紧闭。感觉纤维司面部感觉，分别由三叉神经眼支、上颌支、下颌支传入。检查面部感觉有无异常比较困难，只能粗略估计，检查角膜反射可了解三叉神经感觉支是否受损。

**5. 面神经** 支配除提上睑肌以外的所有面部肌肉。上部肌肉受双侧大脑皮质支配，下部肌肉仅受对侧支配。检查时主要观察鼻唇沟深浅、随意运动或表情运动（如哭或笑）中双侧面部是否对称。周围性面神经麻痹时，患侧上、下面肌同时受累，表现为病变侧皱额不能、眼睑不能闭合、鼻唇沟变浅和口角向健侧歪斜。中枢性面瘫时，病变对侧鼻唇沟变浅和口角向病变侧歪斜但无皱额和眼睑闭合功能的丧失。

**6. 听神经和前庭神经** 检查时观察小儿对突然声响、语声和耳语的反应以了解有无听力损害。突然响声可引发新生儿惊跳或哭叫。3 个月起婴儿可将头转向声源方向。较大的儿童可使用音叉测试。对可疑患者，应安排特殊听力测验。前庭功能检查可选用旋转或外耳道冷水试验测定，正常时出现眼震，前庭神经或脑干病变时则不能引出；前庭器官或前庭神经兴奋增强时，眼震持续时间延长。

**7. 舌咽、迷走神经** 检查咽部和软腭的运动。舌咽神经及迷走神经损害时可表现为吞咽困难、声音嘶哑、鼻音、咽反射减弱或消失。

**8. 副神经** 主要支配胸锁乳突肌及斜方肌上部。可通过耸肩、转头运动检查胸锁乳突肌和斜方肌的功能。斜方肌瘫痪时，患侧耸肩无力，举手不能过头；一侧胸锁乳突肌瘫痪时，头不能向对侧转动；双侧胸锁乳突肌无力时，头不能保持直立。

**9. 舌下神经** 检查时观察舌静止状态时的位置、有无萎缩、肌纤维震颤、伸舌是否居中等。瘫痪时舌面多皱纹，肌肉萎缩，伸舌时舌尖推向瘫侧，两侧舌下神经损害时，舌不能伸出。

（三）运动功能检查

**1. 躯体姿势** 正常足月新生儿仰卧位时，颈部肌肉放松，脊柱与床面之间没有空隙，当颈部肌肉紧张时脊柱与床面之间有一较大空隙。但早产儿由于后枕部较突出，也有一较大空隙，不要误认为颈肌紧张。正常足月新生儿屈肌张力稍强，仰卧位时上肢屈曲内收、握拳、拇指内收。髋关节屈曲轻度外展，膝关节屈曲。俯卧位时，髋屈曲，膝屈曲在腹下方，臀部高起。

**2. 肌容积** 观察并按捏肢体有无肌萎缩或肥大，小婴儿皮下脂肪较丰满，检查时需注意。

**3. 肌力** 是指肌肉做主动收缩时的力量。上、下运动神经元麻痹均可有肌力减弱。检查肌力时，关节置于中间位，令患儿对抗阻力向各个可能的方向运动。运动方向为屈、伸、内收、外展、内旋、外旋、旋前、旋后。一般测肩、肘、腕、指、筋、膝、踝及趾各关节。肌力可分为0～5级。

（1）0级：完全瘫痪，无任何肌收缩活动。

（2）1级：可见到或触到轻微肌收缩，但未见肢体移动。

（3）2级：在消除地心引力影响时，肢体可有主动运动。

（4）3级：能抵抗地心引力而运动，但不能对抗人为阻力。

（5）4级：能抵抗中度阻力而运动。

（6）5级：正常肌力。

**4. 肌张力** 是指安静情况下的肌肉紧张度。检查时触扪肌肉硬度并做被动运动以体会肌紧张度与肌肉阻力（表16-1）。阻力增强或肌肉较硬，紧张度高，为肌张力增高；反之，为肌张力减低。肌张力增高多见于上运动神经元性损害和锥体外系病变，但注意半岁内正常婴儿肌张力也可稍增高。下运动神经元或肌肉疾病时肌张力降低，肌肉松软，甚至关节可以过伸。

**表16-1 不同月龄小儿下肢肌张力的正常范围**

| 检查项目 | 1～3个月 | 4～6个月 | 7～9个月 | 10～12个月 |
|---|---|---|---|---|
| 内收肌角 | 40～80 | 80～110 | 100～140 | 130～150 |
| 腘窝角 | 80～100 | 90～120 | 110～160 | 150～170 |
| 足跟碰耳试验 | 80～100 | 90～130 | 120～150 | 140～170 |
| 足背屈角 | 60～70 | 60～70 | 60～70 | 60～70 |

注：表内数字为“角度”数。

还可以通过“牵拉试验”了解小儿的肌张力。检查时，小儿呈仰卧位，检查者握住小儿双手，沿小儿前上方的方向牵拉小儿，新生儿时期当牵拉小儿向前时，头向后垂，当躯干呈直立位时，头向前倾。5个月时小儿肘部能屈曲，主动用力。注意左右两侧力量是否对称。

**5. 共济运动**

（1）鼻-指鼻试验：患儿与检查者对坐，令患儿用示指尖触自己鼻尖再指检查者手指，再指自己鼻尖，睁眼、闭眼皆试，观察有无震颤。

（2）指鼻试验：患儿可采取任何体位，伸直前臂，再用示指触鼻尖，先练习两三次，再让患儿闭眼重复同样的动作，观察动作是否稳准。

（3）跟膝胫试验：患儿仰卧，抬高一腿，然后屈膝，将足跟放在另一侧膝部，沿胫骨前缘下滑，观察动作是否准确。

（4）闭目直立试验：患儿闭目并足直立，如摇摆欲倒，即Romberg征阳性，为共济失调的表现。

生后几个月内小婴儿无法查共济运动，对较大婴儿可通过观察伸手拿玩具或玩弄物品时有无意向震颤。或将小儿拇指放入其口中，小儿会出现吸吮手指的动作，此时将其手指从口中拔出，小儿会将手指再次放入口中继续吸吮，观察手指能否准确放入口中，有无震颤。

**6. 姿势和步态** 与肌力、肌张力、深感觉、小脑及前庭功能都有密切关系。观察小儿各种运动中姿势有何异常。常见的异常步态包括双下肢的剪刀式或偏瘫性痉挛性步态，足间距增宽的小脑共济失调步态，高举腿、落足重的感觉性共济失调步态，髋带肌无力的髋部左右摇摆“鸭步”等。

**7. 不自主运动** 主要见于锥体外系疾病，常表现为舞蹈样运动、扭转痉挛、手足徐动症或一组肌群的抽动等。每遇情绪紧张或进行主动运动时加剧，入睡后消失。

### （四）感觉功能检查

新生儿已经具有痛、触觉，但对于刺激的定位能力很差，随着小儿发育成熟，感觉功能逐渐变得精确，温度觉一般可省略不做，用痛觉检查代替。深感觉在年龄较小的小儿检查比较困难，较大小儿可做此项检查。

（1）浅感觉：包括痛觉、触觉和温度觉。痛觉正常者可免去温度觉测试。

（2）深感觉：包括位置觉、音叉震动觉。

（3）皮层感觉：闭目状态下测试两点鉴别觉，或闭目中用手辨别常用物体的大小、形态或轻重等。皮肤出现感觉障碍注意是按周围神经分布还是按脊髓节段分布。

### （五）神经反射检查

（1）生理反射：正常小儿的反射有两种，一种是终生存在的反射，包括浅反射与腱反射；另一种为小儿时期暂时性反射，或称原始反射。暂时性反射随着小儿年龄增大，在一定的年龄期消失。当它们在应出现的时间内不出现，或该消失的时间不消失，或两侧不对称都提示神经系统异常。表 16-2 列出了临床经常观察的暂时性反射出现与消失的年龄。

**表 16-2 小儿时期暂时性反射出现与消失的年龄**

| 反射 | 出现年龄 | 消失年龄 |
|---|---|---|
| 拥抱反射 | 初生 | 3～6 个月 |
| 吸吮反射和觅食反射 | 初生 | 4～7 个月 |
| 握持反射 | 初生 | 3～4 个月 |
| 颈肢反射 | 2 个月 | 6 个月 |
| 支撑反射 | 初生 | 2～3 个月 |
| 迈步反射 | 初生 | 2 个月 |
| 颈拨正反射 | 初生 | 6 个月 |
| 降落伞反射 | 9～10 个月 | 终生 |

（2）病理反射：巴宾斯基征，简称巴氏征，检查时平卧，全身放松，踝、膝关节伸直，足跟放在床上，若坐位时膝关节应适当伸直，检查者用手握住其踝关节。用大头针钝端划足底外侧缘，由跟部向前划，阳性反射为趾背屈，其余各趾散开。2 岁以内出现巴宾斯基征意义不大，2 岁以后巴宾斯基征阳性是锥体束损害的重要体征之一，但也可出现于深昏迷或熟睡时。

还有查多克（Chaddock）征、戈登（Gordon）征和奥本海姆（Oppenheim）征等，检查和判断方法同成人。

### （六）脑膜刺激征

脑膜刺激征见于脑膜炎、脑炎、蛛网膜下腔出血及各种原因引起的颅内压增高等，包括颈强直、屈髋伸膝试验（Kernig 征）和抬颈试验（Brudzinski 征）。婴儿囟门及颅骨缝未闭，可以缓解颅内压，脑膜刺激征可不明显或出现较晚。

## 三、神经系统辅助检查

### （一）脑脊液检查

通过腰椎穿刺取得脑脊液标本，可进行多种项目的检测，主要包括外观、颅内压力、脑脊液常规、生化和病原学检查等，对神经系统疾病特别是神经系统感染有重要的诊断和鉴别诊断意义。但对严重颅内压增高的患儿，在未有效降低颅内压之前，腰椎穿刺易诱发经小脑幕裂孔或枕大孔的脑疝，应特别谨慎。

### （二）脑电图和主要神经电生理检查

（1）脑电图（electroencephalography，EEG）：是对大脑皮质神经元电生理功能的检查。常用于惊厥、意识障碍、智力低下、精神行为异常、睡眠障碍的鉴别诊断及颅内病灶的发现和定位等。对于诊断癫痫、判定癫痫发作类型及观察治疗效果，脑电图是最敏感、最有价值的辅助检查。

（2）诱发电位：分别经听觉、视觉和躯体感觉通路，刺激中枢神经诱发相应传导通路的反应电位，临床上用于视神经炎和球后视神经炎、多发性硬化和视神经脊髓炎、前视路压迫性病变、后视路病变、皮质盲等及幼儿视敏度、视野、弱视的测定。

（3）周围神经传导功能：习称神经传导速度（NCV），可帮助弄清被测周围神经有无损害、损害性质（髓鞘或轴索损害）和严重程度。

（4）肌电图（electromygram，EMG）：对神经肌肉疾病的诊断有一定帮助，特别有助于鉴别神经源性肌病或原发性肌病。

### （三）神经影像学检查

（1）X线检查：包括颅骨X线摄影、脑血管造影检查。前者注意观察颅外形、外板与内板的轮廓、构造、密度、颅骨缝、血管沟、鼻窦、蝶鞍、异常钙化等；后者主要用于颅内占位病变或脑血管畸形的诊断。

（2）电子计算机断层扫描术（computed tomography，CT）：常可用于癫痫、精神运动发育障碍、脑积水、脑脓肿、脑和脊髓先天畸形及围生期脑疾病等的诊断。

（3）磁共振成像（magnetic resonance imaging，MRI）：检查MRI能三维立体观察脑的结构，分辨不同组织结构之间的细微变化和早期的病理改变，但对脑内钙化性疾病不敏感，能观察儿童脑白质正常发育过程。其他如磁共振血管显影（MRA）、数字减影血管显影（DSA）用于脑血管疾病的诊断。

（4）颅脑B超（cranial ultrasonography）：可无创性实时观察颅内结构性病变，在儿科常用于新生儿及婴儿（前囟未闭）的头围异常增大、惊厥、先天性畸形、缺氧缺血性脑病、对治疗无反应的脑膜炎等的诊断。

## 四、中医概述

中医学认为小儿神经系统病变与五脏相关，但多归属于心、肝二脏。小儿脏腑娇嫩、形气未充，神气怯弱，筋脉未盛，“心常有余”“肝常有余”，为“纯阳之体”，心主神明属火，肝体阴用阳主风，若目触异物，耳闻巨声，暴受惊恐，能使神明受扰，肝风内动，发生抽搐昏迷、惊叫惊跳诸证；外感风邪，郁而化热，热扰肝经、热灼筋脉，也可见一过性昏迷抽痉；小儿为纯阳之体，感邪后易化热化火，入营入血，内陷厥阴，引动肝风，而致高热神昏抽风。小儿“脾常不足”，饮食不节，损伤脾胃，致脾虚生痰，土虚木旺生风，肝风夹痰上扰走窜，可致神昏、抽动等。所以小儿易患惊风、癫痫、夜惊等疾病。

（杨丽新　谭雅婷）

# 第二节 儿童的发育与行为学概述

## 一、发育与行为儿科学

发育与行为儿科学（developmental-behavioral pediatrics，DBP）是顺应生物-心理-社会医学模式发展起来的一门科学，属于临床医学范畴，是与其他相关专业广泛合作和协作为主的临床学科；是旨在促进儿童发展、保障儿童生命质量，提高儿童生存质量的一门颇具特色的学科。

## 二、发育与行为儿科学的研究内容

发育与行为儿科学研究的是儿童及青少年从出生到 18 岁的发育与行为规律和发育行为异常。具体包括以下方面。

（1）关注发展中的儿童青少年的发育与行为、儿童教养环境、早期教养及影响因素，诸如生物因素方面的神经系统障碍、染色体疾病、遗传综合征、代谢缺陷、营养问题、毒素毒物等；疾病因素方面的慢性疾病、住院、手术、医疗、临终前儿童等；环境因素方面的家庭功能和家庭应激、家庭结构、学校、邻里、社区、媒介、灾难等，所有这些对儿童青少年的发育和行为的影响。

（2）关注儿童青少年发育与行为问题/障碍的综合性评估、神经系统检查、体格检查、临床访谈等，基于评估后做出正确的诊断以后治疗或干预过程的疗效评估。

（3）关注儿童青少年发育与行为问题/障碍的合理化诊断，从过去是与否的分类诊断，至目前结合年龄、智力、心理生理功能、疾病、环境等的多维度诊断，而且在诊断中要逐步从个体诊断走向团队诊断。

## 三、发育与行为儿科学的理论基础

**1. 行为遗传学** 行为的物质基础是神经系统，特别是中枢神经系统，而神经元及神经系统的分化、发育和最终形成的生理生化性能与行为功能都受基因调控。所以基因通过表达来间接影响行为。

**2. 发育与环境** 环境因素有许多，包括家庭因素、同胞因素、领养收养及看护、重大的家庭事件、同伴因素、学校、邻居和社区、媒体等。各种环境因素从不同的维度影响着儿童发育的过程。如家庭的赞扬不足、过度批评，会使儿童自我评价过低，倾向于内化自己的感受，表现为广泛焦虑、依赖、抑郁等，增加出现精神障碍的风险；被过度纵容的儿童，则易受挫、不易满足、遇难事易放弃、不切实际、自高自大等。邻居、社区及媒体，则从产生的环境氛围与风气受影响，儿童会学习邻居、社区及媒体中的人或事而改变行为。

**3. 发展心理病理学** 发展心理病理学探寻的是发育过程中行为的演变特征及结局，因此可以用来解释、预测和干预多种发育行为儿科学所涉及的问题，如哪些表现提示行为不良，哪些表现提示严重心理疾病，从而提供干预措施。

## 四、发育与行为儿科学的基本观点

（1）生物因素和环境因素的相互作用决定了儿童的行为发展。

（2）发展中的儿童正常行为的多样性、人类受生物、遗传、环境等影响，在儿童青少年时会发展出各自不同的个性、能力、情绪、行为。

（3）发展中的儿童行为的易损性和可塑性：儿童的正常行为是多样的，异常行为也是客观存在的，在外界因素的影响下，儿童的神经系统容易受到损伤，从而影响行为。而儿童的神经系统又是可塑的，一方面未成熟的脑的区域会产生一些新的神经母细胞；另一方面神经连接又存在可塑性。

（4）以发展的眼光看待儿童的行为问题：儿童的行为是发展的，不是一成不变的，其发展有许多方向，可能向好，也可能向坏。需要用发展的眼光来采取适当的教育与治疗。

## 五、诊断分类系统

**1. 诊断原则** 在精神医学中，绝大多数疾病的病因和病理不明确，所以其主要分类依据是症状表现，而诊断必须依赖几个具有特征性意义的症状，我们称之为症状群。此外，诊断还需要对症状出现的年龄、频率、持续时间、严重程度进行限定。

**2. 诊断标准** 需要符合四个方面的评价：症状标准、严重程度标准、时间标准、排除标准。

**3. 诊断系统**

（1）精神与行为障碍的国际疾病分类：WHO 制订的《国际疾病分类（ICD）精神与行为障碍分类》，目前正在使用的是第 11 版（ICD-11），这是 WHO 于 2015 年颁布的。ICD-11 中关于儿童及少年疾病分类包括心理发育障碍，以及通常起病于童年和少年期的行为与情感障碍。

（2）美国精神障碍分类：是由美国精神协会制订的诊断统计手册，简称 DSM，目前使用的是 DSM-5，是在 2013 年颁布的。

（3）中国精神障碍分类与诊断：由中华医学会精神科分会制订的《中国精神障碍分类与诊断标准》（CCMD），目前使用的是第 3 版。

**4. 诊断表述**

（1）明确的诊断：根据精神障碍诊断标准，如果患儿情况充分符合某疾病诊断标准的四个评价，则可明确地做出诊断。

（2）过渡性诊断：在临床中，很多时候患儿有疾病症状，但因就诊时可能处于疾病早期，症状数目及时间不符合诊断标准，需要观察随访以做出明确诊断的，则可以给予过渡性诊断。如疾病状态：“××状态”；疾病样发作：“××发作”。

（3）不符合疾病学诊断，也不符合过渡性诊断：若患儿问题行为程度轻，不符合上述两类诊断的条件，则可以给予“××问题”的表述。

## 六、常见的儿童发育与行为障碍

**1. 运动障碍** 是因各种原因造成神经系统和（或）肌肉骨骼系统发育缓慢或成熟障碍的疾病，如脑性瘫痪。

**2. 语音、语言障碍** 包括语言障碍、语音障碍及流利障碍。语言障碍指理解与（或）实用口语、书面语言或其他符号时有困难。语音障碍指语音能力受损，包括构音障碍、音调及语调问题等。

**3. 睡眠障碍** 儿童期的睡眠障碍大多是自限性的，但一些内外因素的影响，可转化为慢性睡眠障碍。儿童期比较典型的睡眠障碍包括夜惊、梦魇、阻塞性睡眠呼吸暂停综合征、失眠、发作性睡病。

**4. 注意缺陷多动障碍** 是儿童最常见的神经行为障碍之一，主要表现为注意力不集中、容易分心、活动过度、情绪不稳、冲动任性、学习困难。具体详见独立章节。

**5. 情绪、情感和应激相关障碍** 包括焦虑障碍、强迫性障碍、分离障碍、心境障碍等。

**6. 抽动障碍** 包括短暂性抽动障碍、慢性抽动障碍、多发性抽动症。

**7. 孤独症谱系障碍** 是以社会交往障碍、沟通障碍、兴趣狭窄与刻板行为为主要特征的发育障碍疾病，包括孤独症（自闭症）、阿斯伯格综合征等。

（杨丽新　曾维嘉）

# 第三节　小儿惊厥

惊厥（convulsion）是神经元功能紊乱引起脑细胞突然异常放电所致的全身或局部肌肉的不自

主抽搐，多数伴有意识障碍。其发病率较成人高。5岁以下尤为多见。

本病中医称惊风或抽风，是古代儿科四大要证之一。惊风的证候可概括为四证八候，四证指惊、风、痰、热，八候指搐、搦、掣、颤、反、引、窜、视。惊指昏谵惊叫，恐惧不安；风指牙关紧闭，口角牵引，窜视搐搦，项背反张；痰指痰涎壅盛，深度昏迷，或痰鸣如锯；热指高热谵妄，唇颊红，二便秘涩，烦渴饮冷。惊风分急惊风和慢惊风两大类。急惊风起病急暴、实象毕具，病位在心、肝；慢惊风病势缓慢、虚象明显，病位在脾、肾、肝。本节仅叙述急惊风。

## 一、病因病理

### （一）中医病因病机

**1. 病因** 本病主要病因为外感六淫、暴受惊恐，六淫以风邪、温邪、湿热疫疠之气为主。

**2. 病机** 感受外邪或暴受惊恐，诱发肝风，神明受扰，而致神昏抽搐。

（1）外感风邪：风为百病之长，容易兼寒夹热。小儿肌薄神怯，气血未充。若外感风邪，束于肌表出现畏寒发热，热灼筋脉，上扰神明，可见神志昏迷、抽痉动风。此多见于一过性热性惊厥。

（2）外感温邪：温邪致病，如风温、春温、暑温及四时温邪，侵犯人体，易化热化火，入营入血，内陷厥阴，引动肝风，出现高热神昏抽风、发斑吐衄，或见正不胜邪，内闭外脱。

（3）感受湿热疫毒：湿热疫毒，蕴阻脾胃，下趋大肠，内陷心肝，而致痢下秽臭，高热昏厥，抽风不止，甚则肢冷脉伏，口鼻气凉，皮肤湿冷发花。

（4）暴受惊恐：小儿筋脉柔嫩，神气怯弱，不耐意外刺激，若目触异物，耳闻巨声，跌仆振荡，暴受惊恐，能使神明受扰，肝风内动，产生抽搐昏迷、惊叫惊跳诸证。

### （二）西医病因病理

**1. 病因** 现代医学认为，本病病因可分感染性及非感染性疾病。感染性疾病多为有热惊厥，包括颅内感染和颅外感染。颅内感染主要病原为细菌、病毒、寄生虫、原虫。细菌感染如化脓性脑膜炎、结核性脑膜炎；病毒感染如病毒性脑炎、乙型脑炎等；寄生虫感染如脑型肺吸虫、脑囊虫；原虫感染如脑型疟疾等。颅外感染包括热性惊厥（febrile seizures），以重症肺炎、中毒性痢疾等为原发病的中毒性脑病、破伤风等。非感染性疾病多为无热惊厥，包括颅内疾病和颅外疾病，颅内疾病主要有癫痫、颅脑损伤、脑积水、脑肿瘤等。颅外疾病常见水、电解质紊乱（低血钙、低血糖、低血镁、高血钠、低血钠）；维生素 $B_1$ 缺乏症或维生素 $B_6$ 依赖症；遗传代谢性疾病（苯丙酮尿症、肝豆状核变性）；全身性疾病如高血压脑病、心律不齐、严重贫血；其他如药物及农药中毒。

**2. 发病机制** 本病的发病机制主要由于婴幼儿大脑皮质神经细胞分化不全，神经元的树突发育不全，轴突髓鞘未完全形成，神经兴奋易于泛化。除解剖生理因素外，生化因素亦参与本病发病。血中 $Ca^{2+}$ 浓度降低时，神经与肌膜对 $Na^+$ 通透性增高，加速除极化过程，导致惊厥发作。维生素 $B_6$ 缺乏时，神经抑制性介质酪氨酸（GABA）合成减少，脑内 GABA 浓度降低，亦可致惊。缺氧、低血糖均可使脑神经细胞发生能量代谢障碍，产生惊厥。此外，细胞内外 $Na^+$ 的相对浓度亦可影响大脑的功能与惊厥阈值。血清低钠致神经细胞水肿，颅内压增高，重者可致惊厥。钠的浓度与神经肌肉应激性成正比，故血清钠超过一定浓度亦可导致惊厥。

## 二、临床表现

### （一）症状

**1. 典型表现** 突然起病，意识丧失，双手握拳，头向后仰，眼球固定，两目发直，眼露白睛，口吐白沫，牙关紧闭，抽动不已。严重者可有颈项强直，角弓反张，呼吸不整，口唇青紫，二便失禁。持续数秒至数分钟或更长。

**2. 惊厥持续状态** 惊厥发作持续 30 分钟以上或两次发作间隙期意识不能完全恢复者，称惊厥持续状态。持续抽搐 20～30 分钟以上时可致脑损伤。

（二）全面体格检查

全面体格检查包括意识状况、生命体征（体温、脉搏、呼吸、血压、瞳孔）、囟门、颅缝、神经系统体征、脑膜刺激征、颅内高压征、眼底改变、腹部检查、皮肤异常色素或皮疹、感染灶（皮肤疖肿、外耳道分泌物、乳突压痛、肝脾肿大、肺部病灶等）。抽搐部位局限且恒定者常有定位意义。

## 三、辅助检查

患儿应立即行血、尿、大便常规及血糖、血钙、血镁、血钠、血钾、尿素氮等生化检查。根据病史线索或病情需要做脑电图、颅脑 MRI、胸部 X 线、头颅 CT 等检查。疑颅内感染时应行脑脊液检测。

## 四、诊断

惊厥是一个症状，主要是病因诊断。详细的病史采集是诊断的基础，应详细了解儿童在发作前后及期间的行为。惊厥的病因依年龄而异，详细询问病史、年龄可资鉴别。新生儿惊厥首先考虑产伤、颅内出血、缺氧缺血性脑病、低血糖等。婴幼儿以热性惊厥、低钙血症、中毒性脑病、颅内感染多见。学龄前儿童及学龄儿童以颅内感染、中毒性脑病、癫痫、脑寄生虫病、高血压脑病等多见。同时可以结合季节不同，协助明确病因，冬春季以流脑、手足搐搦症、热性惊厥多见，夏秋季节以病毒性脑炎、中毒性菌痢多见。诊断过程中，还应当结合其他病史，如家族癫痫史、围产期病史、生长发育史、外伤史等。

## 五、鉴别诊断

（一）热性惊厥

初次发作在 6 个月至 5 岁，在“上呼吸道感染”或其他传染病的初期，当体温在 38℃以上时突然出现惊厥，排除颅内感染和其他导致惊厥的器质性或代谢性异常后，就可诊断为热性惊厥。按发作特点和预后，热性惊厥分为两类。

**1. 简单型热性惊厥** 发作为全身性；持续时间短，持续数秒至数分钟，一般不超过 15 分钟；起病于热程 24 小时内，同一疾病过程中 24 小时内惊厥极少发生 2 次以上；发作前后无神经系统异常；预后良好。

**2. 复杂型热性惊厥** 发作呈局部性；持续时间长，持续 15 分钟以上；同一病程 24 小时内有反复发作；热性惊厥反复 5 次以上；发作年龄可＜6 月或＞5 岁；发作后有暂时性麻痹等神经系统异常表现；转变为癫痫的风险增加。

（二）颅内感染

惊厥发生前后，除体温急骤升高外，多伴有意识障碍，且常出现呕吐、烦躁、谵妄。惊厥发作常反复多次，每次发作持续时间长，甚至呈惊厥持续状态，体检有神经系统阳性体征，脑脊液检查有压力、细胞、蛋白增高等改变。

（三）中毒性脑病

除惊厥外，有败血症、重症肺炎、中毒性痢疾或肠伤寒等原发病的症状和体征。脑脊液检查压力增高，蛋白可有轻度增高，细胞总数一般不增高。

## 六、治疗

### （一）辨证论治

急惊风的症状表现，大都有热、痰、惊、风四证，而热、痰、惊、风又是致病因素和病机转归，且互相影响，互为因果。因此，以清热豁痰、镇惊息风为治疗原则。临床当据辨证所得，痰盛者急先化痰，热盛者给予清热，风盛者应速祛风镇惊。西医治疗以去除病因、抗惊厥为治疗原则，同时要保持呼吸道通畅，纠正呼吸、循环衰竭，防止并发症。

**1. 风热致惊**

*证候* 发热，恶风，咳嗽，流涕，咽红，乳蛾肿大，甚则化脓，热甚抽搐神昏，舌红，苔薄黄，脉浮数。

*治法* 疏风清热，息风镇惊。

*方药* 银翘散（《温病条辨》）加减。

若抽搐为热极生风，可加羚羊角、钩藤、僵蚕以息风定惊；若高热、便秘、乳蛾红肿者为热毒炽盛，加青天葵、石膏、板蓝根以清热解毒。

**2. 邪陷心肝证**

*证候* 有原发温热疾病，症见壮热不退，突然肢体抽搐，颈项强直，两目上视，神昏谵语，面色发青，甚则四肢厥冷，舌红，苔黄，脉数。

*治法* 平肝息风，清心开窍。

*方药* 羚角钩藤汤（《通俗伤寒论》）加减。

高热不退者加青天葵、石膏以清热解毒；神昏谵语者为痰热壅盛，宜加石菖蒲、天竺黄、胆南星以化痰开窍；内闭外脱者，急投参附汤或参附龙牡救逆汤。

**3. 气营两燔证**

*证候* 病来急骤，高热抽搐昏迷，颈项强直，剧烈头痛，狂躁不安，皮肤发疹、发斑；或见深度昏迷，壮热无汗，呼吸不利，喉间痰鸣，二便俱闭，舌红，苔黄腻，脉数。

*治法* 清气凉营，息风开窍。

*方药* 清瘟败毒饮（《疫疹一得》）加减。

若抽搐频者，为热盛动风，宜选加羚羊角、钩藤、地龙、全蝎以息风止痉；若恶心呕吐、胸闷者为暑湿中阻，加藿香、佩兰、白蔻仁以芳香化湿。

**4. 湿热疫毒证**

*证候* 起病急骤，突发高热，迅即神昏，烦躁不安，反复抽搐，甚则面色苍白，四肢厥冷，或伴呕吐腹痛，大便脓血，腥臭异常，肛门灼热，舌红，苔黄腻，脉滑数。

*治法* 解毒清肠，息风开窍。

*方药* 黄连解毒汤（《肘后备急方》）合白头翁汤（《伤寒论》）加减。

苔厚腻、大便不爽者，加生大黄、厚朴以清肠导滞；抽风不止者加羚羊角、钩藤、石决明以息风止痉。

**5. 暴受惊恐**

*证候* 发病较急，暴受惊恐后突然抽搐、神志不清、惊跳惊叫、四肢厥冷，苔薄白，脉乱不齐。

*治法* 镇惊安神。

*方药* 琥珀抱龙丸（《活幼心书》）加减。

风痰入络者，加石菖蒲、远志、龙齿以化痰安神，镇惊息风；气虚血少者，加当归、白芍以养血安神。

### （二）西医治疗

**1. 一般处理** 患儿侧卧，解开衣领，清除口、鼻、咽分泌物和呕吐物，保持呼吸道通畅，防止窒息。上下磨牙间安放牙垫，防止舌被咬伤。根据病情给氧。

**2. 控制惊厥**

（1）首选苯二氮䓬类药物：地西泮每次 0.3～0.5mg/kg，最大剂量不超过 10mg，静脉注射，速度：每分钟 1mg，快速起效，必要时 5～10 分钟后重复 1 次。若无静脉通道，也可用地西泮灌肠。咪达唑仑，每次 0.15～0.3mg/kg，肌内注射或静脉注射，每次最大剂量不超 10mg。应注意本类药对呼吸有抑制作用。

（2）10%水合氯醛：每次 0.5ml/kg，保留灌肠或鼻饲。

（3）苯巴比妥：每次 5～10mg/kg，肌内注射。

**3. 降温** 可选用物理降温或药物降温。

**4. 脱水疗法** 有颅内高压或惊厥持续状态者选用 20%甘露醇脱水。

**5. 病因治疗** 包括选用抗生素控制感染和针对不同病因给予相应治疗。

**6. 惊厥持续状态的处理** 按上述方法立即止痉、脱水，并控制高热，密切观察患儿体温、呼吸、心率、血压、肤色、瞳孔大小和尿量。无严重体液丢失者，按每日 60～80ml/kg 补充液体，避免输液量过多，防止脑水肿。

### （三）其他疗法

**1. 针灸推拿治疗**

（1）体针疗法：惊厥发作时取人中、合谷、内关、中冲、十宣、太冲、涌泉、百会、印堂、会阴穴，用泻法。或用指甲掐人中、中冲、合谷。牙关紧闭取下关、颊车，用泻法。高热取曲池、大椎，用泻法；或十宣放血。痰鸣取天突、足三里、丰隆，用泻法。

（2）推拿治疗：急惊风可予掐人中、掐合谷、清肝经、清心经、揉捣小天心、掐揉五指节等；高热时，可给予退六腑、清天河水、推脊等。

**2. 外治疗法** 鲜地龙捣烂为泥，加适量蜂蜜摊于纱布上，盖贴囟门以解痉定惊，用于婴儿急惊风诸证。

## 七、中西医临床诊疗思路

小儿惊厥发作时以西药治疗为主，中医药治疗为辅。复杂型热性惊厥的患儿易发展为癫痫，目前部分学者认为在缓解期也应予抗癫痫药治疗，但因其不良反应较大，患儿家长一般难以接受，而用中医药治疗可调和阴阳，未病先防，增强体质，从而减少惊厥发作。

## 八、预防与调护

居室要空气流通，清洁卫生，夏季要采取降温措施，对传染病患儿注意隔离。保持环境安静，避免大声喧闹。

惊风发作时，患儿要侧卧，防止呕吐物吸入，衣服要宽松，减少不必要的刺激，及时清除咽喉部的分泌物如痰液等，保持呼吸道通畅，防止窒息。专人守护，防止患儿从病床翻跌受伤。

热性惊厥易反复发作，故有热性惊厥病史的患儿在开始发热时，当体温达 38.0℃即应积极采取退热措施，同时可口服抗惊厥药物，如苯巴比妥等预防惊厥发生。

## 九、预后与转归

有乙脑、流脑等脑部病变者，预后欠佳，死亡率较高，多数患儿遗留后遗症。热性惊厥患儿，预后良好，但部分复杂型热性惊厥患儿可发展成癫痫。

**古籍精选**

《幼科释迷·惊风》曰："小儿之病，最重惟惊。"

《活幼心书·中卷》曰："惊生于心，风生于肝，搐始于气，是为三证。"

《古今医鉴》曰："夫小儿有热，热盛生痰，痰盛生惊，惊盛发搐，搐盛则牙关紧闭而八候生焉，搐、搦、掣、颤、反、引、窜、视是也。搐者两手伸缩，搦者十指开合，掣者势如相扑，颤者头偏不正，反者身仰向后，引者臂若开弓，窜者目直似怒，视者露睛不活，是谓八候。"

《小儿药证直诀》曰："凡急慢惊，阴阳异证，切宜辨而治之。急惊合凉泻，慢惊合温补。"

**病案思考**

患儿，男，3岁，因"发热半天，神昏抽搐1次"由家长送至我院住院治疗。

既往热性惊厥病史。患儿入院时再次发热，忽然出现神志不清，呼之不应，牙关紧闭，口吐白沫，面色发绀，四肢强直痉挛，二便失禁，无呕吐，无角弓反张。即予指压人中，吸痰，持续低流量吸氧，肌内注射咪达唑仑，惊厥持续1～2分钟，患儿神志转清。

体格检查：体重14kg，体温40.5℃，脉搏150次/分，呼吸38次/分，双瞳孔等大等圆，对光反应灵敏，咽红（+），双扁桃体Ⅰ度，心肺听诊正常，各生理反射存在，病理反射未引出，脑膜刺激征阴性。舌红，苔黄，脉浮数。

辅助检查：血常规示WBC $15.2\times10^9/L$，N 0.746，L 0.162，Hb 112g/L；大小便常规及生化检查正常；头颅CT未见异常。

根据上述资料，请提出你的中西医诊断思路。

（杨丽新　陈秀梅）

## 第四节　化脓性脑膜炎

化脓性脑膜炎（purulent meningitis），简称化脑，亦称细菌性脑膜炎（bacterial meningitis），是由各种化脓菌引起的以脑膜炎症为主的中枢神经系统感染性疾病。临床表现为发热、头痛、呕吐、惊厥、脑膜刺激征及脑脊液改变。本病婴幼儿多见，2岁以内发病者约占本病的75%，高峰发病年龄为6～12个月。冬春季是化脑的好发季节。

本病属中医"温病""急惊风"范畴。"春温""风温"和"瘟疫"有类似的症状描述。

### 一、病因病理

#### （一）中医病因病机

中医学认为本病因感受风热时邪疫毒而发病。若先天禀赋不足或后天失调，致正气亏虚，无力御邪，则更易患本病。

风热时邪疫毒，自口鼻或皮肤入侵，一般按卫、气、营、血规律传变。但时邪疫毒传变迅速，往往卫分未解，已传气分，出现卫气同病，气分未解，又传营分，而致气营两燔，甚至热毒内闭，阳气外脱，其界限往往很难分清。犯"卫"则发热头痛无汗，头项强直。入"气"则高热口渴，有汗热不解，头痛剧烈，神倦或烦躁不安；胃火上逆则呕吐剧烈。入“营”则心肝俱病，神昏惊厥，重者热毒内闭，阳气外脱。

此外，热毒亦可循经上犯脑窍，而出现精神委靡、嗜睡或昏迷、剧烈头痛、呕吐、惊厥等症状。病至后期，正虚邪恋，表现为余热未尽，身热起伏。或阴虚风动，风痰入络，血不养筋而见抽风不止、肢体强直或瘫痪、吞咽困难；或痰阻心窍，见昏迷不醒或失语、失聪、失明、癫痫。

（二）西医病因病理

现代医学认为许多化脓菌都能引起脑膜炎。在我国脑膜炎双球菌、肺炎球菌和流感嗜血杆菌脑膜炎占小儿化脑的2/3以上。不同年龄小儿感染的致病菌也有很大差异。

新生儿及出生2～3个月以内的婴儿，常见的致病菌是大肠杆菌、B组溶血性链球菌和葡萄球菌。出生2～3个月后的小儿化脑多由B型流感嗜血杆菌、肺炎球菌和脑膜炎双球菌引起。

年长儿的主要致病菌是脑膜炎双球菌和肺炎球菌。同时由于小儿机体的免疫与解剖缺陷，导致小儿机体各部的防御、免疫力较弱，血脑屏障功能也较差，故小儿化脓性脑膜炎的患病率高。如果患有原发性免疫缺陷或长期应用肾上腺皮质激素或免疫抑制剂则更易感染，甚至平时少见的致病菌或条件致病菌也可引起化脓性脑膜炎，如表皮葡萄球菌、铜绿假单胞菌等。另外，颅脑外伤、手术、脑室引流等，均易继发感染而引起本病。

化脑多数是由于体内感染灶（如上呼吸道）的致病菌通过血行播散至脑膜。细菌来自局部感染灶如上呼吸道炎症、肺炎或皮肤疖肿等，经增生后入血发生菌血症或败血症，致病菌随血循环通过血脑屏障进入脑膜。上呼吸道炎症是脑最常见的前驱感染灶，多数病例局灶感染的症状轻微甚至缺如。少数脑炎可由于邻近组织感染扩散所致，如头面部软组织感染、中耳炎、乳突炎、鼻窦炎等直接蔓延至脑膜。

在病理上，患儿蛛网膜下腔增宽，蛛网膜和软脑膜普遍受累，血管充血，脑组织表面、基底部、脑沟、脑裂等处均有不同程度的炎性渗出物覆盖。感染扩散至脑室内膜则形成脑室膜炎，软脑膜下及脑室附近的脑实质有充血、水肿、出血、变性及坏死而形成脑膜脑炎。稠厚的脓块或粘连，可闭塞脑室孔，形成脑积水。颅神经受损时，可引起视、听等有关颅神经支配范围的功能障碍。

## 二、临床表现

（一）起病方式

化脑常见的起病方式是急性起病，病前数日可有上呼吸道或胃肠道感染症状；但是，也有急骤起病的病例，常见于脑膜炎双球菌脑膜炎的暴发型，发病突然，迅速出现进行性休克、皮肤紫癜或瘀斑及中枢神经系统症状，可在24小时内死亡。

（二）临床表现

**1. 非特异性表现**　即全身感染中毒症状，包括发热、头痛、呕吐、精神委靡、食欲下降、烦躁不安、关节酸痛、皮肤紫癜或瘀斑等。

**2. 中枢神经系统表现**

（1）颅内压增高：头痛和喷射性呕吐，可伴血压升高、心动过缓。婴儿可出现前囟紧张及隆起，颅缝增宽。重症患儿可出现去皮质强直、谵妄、昏迷，甚至出现瞳孔大小不等，呼吸节律不整等脑疝征象。

（2）惊厥：20%～30%的患儿可出现全身性或部分性惊厥，以B型流感嗜血杆菌及肺炎球菌脑膜炎多见。惊厥的发生与脑实质的炎症、脑梗死及电解质紊乱有关。

（3）意识障碍：颅内压增高、脑实质病变均可引起，表现为嗜睡、谵妄、迟钝和昏迷。

（4）脑膜刺激征：表现为颈项强直，克氏（Kernig）征和布氏（Brudzinski）征阳性。

（5）局灶体征：部分患儿可出现Ⅱ、Ⅲ、Ⅳ、Ⅵ、Ⅶ、Ⅷ颅神经受累或肢体瘫痪症状。

### （三）小婴儿化脑的临床特点

3个月以下婴儿化脑常缺乏典型的症状和体征，发热或有或无，甚至体温不升，主要表现为少动、反应差、目光呆滞、嗜睡、哭声小或尖叫、拒乳、呕吐、黄疸、惊厥（或仅有面肌抽动）、面色发绀、呼吸不规则、休克、昏迷等，查体前囟紧张及隆起，而少有脑膜刺激征。

### （四）并发症

**1. 硬膜下积液** 10%～30%的患儿出现硬膜下积液（subdural effusion），但其中85%～90%的患儿可无明显症状，1岁以内的婴儿及流感嗜血杆菌、肺炎球菌脑膜炎较多见。多在化脑起病后数日内发生，其临床特征是：化脑在积极的治疗过程中体温持续不退或热退数日后复升；病程中出现进行性前囟隆起、颅缝分离、头围增大、呕吐、惊厥等。必须做头颅CT检查，必要时做硬膜下穿刺。

**2. 脑室管膜炎（pyocephalus）** 临床多见于诊断治疗不及时的新生儿及小婴儿脑膜炎，表现为发热持续不退、频繁惊厥，甚至呼吸衰竭。查体前囟紧张及隆起，头颅CT扫描显示脑室扩大。

**3. 脑积水（hydrocephalus）** 表现为颅骨骨缝扩大，甚至裂开，额大面小，眼呈落日状，严重时产生颅高压，多见于未能早期正确治疗、<6个月的婴儿。

**4. 脑性低钠血症** 下丘脑或垂体受累使抗利尿激素分泌过多导致水潴留而引起低钠血症，可加重脑水肿。

**5. 其他** 颅神经受损时，可有耳聋、失明、斜视；脑实质受损时可继发癫痫、脑瘫、智力低下等。

## 三、辅助检查

### （一）血常规

白细胞总数明显增高，可达（20～40）$\times 10^9$/L，分类以中性粒细胞为主，可高达80%～90%。

### （二）脑脊液查

典型化脑脑脊液特点是外观混浊或呈脓样，压力增高；白细胞数增多，在（500～1000）$\times 10^6$/L以上，分类以中性粒细胞为主；蛋白定量显著增高，多在1g/L以上；糖定量明显降低，常在1.1mmol/L以下。脑脊液涂片可找到病原菌，细菌培养阳性。

### （三）特异性细菌抗原测定

用免疫学方法检查患儿脑脊液、血、尿等标本中的细菌抗原，是快速确定致病菌的特异性方法。常用方法：对流免疫电泳法（countercurrent immunoelectrophoresis，CIE）可快速确定脑脊液中的流感嗜血杆菌、肺炎球菌和脑膜炎双球菌等；乳胶凝集试验（latex agglutination）较CIE更敏感，可检测B组溶血性链球菌、流感嗜血杆菌和脑膜炎双球菌，对肺炎球菌敏感性较差；免疫荧光试验，可用于多种致病菌抗原检测，特异性及敏感性均较高，在已用抗生素的数天内，尽管细菌培养可能阴性，但其抗原检测仍可得到阳性结果。

### （四）其他检查

**1. 血培养** 早期未用抗生素者血培养有可能获阳性结果，新生儿化脑阳性率高。

**2. 局部病灶分泌物培养**　包括咽培养、皮肤脓疱液或新生儿脐炎分泌物培养等。

**3. 皮肤瘀点涂片**　是脑膜炎双球菌脑膜炎诊断的重要方法，阳性率可达 50%以上。

**4. 脑脊液乳酸脱氢酶、乳酸、CRP 测定**　化脑脑脊液乳酸脱氢酶、乳酸、CRP 测定多明显增高，但缺乏特异性。

**5. 影像学检查**　必要时做头颅 CT 以早期诊断局限性脑脓肿、硬膜下积液、脑积水等。

## 四、诊断与鉴别诊断

### （一）诊断

本病根据病史、典型临床表现及脑脊液改变，即可诊断。强调及早对发热和有神经系统症状和体征的患儿进行脑脊液检查。有时在疾病早期脑脊液常规检查可无明显异常，此时若高度怀疑化脑，可在 24 小时后复查脑脊液。颅内压明显增高者，使用甘露醇降低颅内压后再谨慎做腰椎穿刺。

### （二）鉴别诊断

注意与其他感染所致的脑膜炎相鉴别，脑脊液是鉴别各种感染病原的重要参考依据（表 16-3），常见的有以下几种。

**1. 病毒性脑膜炎**（viral meningitis）　感染中毒症状不重，脑脊液外观清亮或微混，细胞数多在（0～300）$\times 10^6$/L 以下，以淋巴细胞为主，蛋白定量正常或略高，糖及氯化物含量正常。细菌学检查阴性。

**2. 结核性脑膜炎**（tuberculous meningitis）　常有结核病接触史，起病较慢。结核菌素试验阳性，可伴有肺部或其他部位结核病灶。脑脊液外观呈毛玻璃样混浊，细胞数多在 $500\times 10^6$/L 以下，以淋巴细胞为主，蛋白含量增高，糖及氯化物含量减少，静置 24 小时可见薄膜，将薄膜涂片可查到抗酸杆菌。

**3. 隐球菌性脑膜炎**（cryptococcus meningitis）　起病较慢，以进行性颅内压增高而致剧烈头痛为主要表现，脑脊液改变与结核性脑膜炎相似，确诊靠墨汁染色见到厚荚膜的发亮圆形菌体。

**表 16-3　中枢神经系统常见感染性疾病的脑脊液改变**

| | 压力（$mmH_2O$） | 外观 | 潘氏试验 | 白细胞数（$\times 10^6$/L） | 蛋白质（g/L） | 糖（mmol/L） | 氯化物（mmol/L） | 其他 |
|---|---|---|---|---|---|---|---|---|
| 正常人 | 80～180 | 清亮 | 阴性 | 0～10 | 0.2～0.4 | 2.8～4.5 | 117～127 | |
| 化脑 | 升高 | 浑浊 | ++～+++ | 数百至数万，多核为主 | 明显增加 | 减低 | 正常或减低 | 涂片可见致病菌 |
| 结核性脑膜炎 | 升高，阻塞时降低 | 不太清，毛玻璃样 | +～+++ | 数十至数百，淋巴细胞为主 | 增高，阻塞时明显增高 | 降低 | 降低 | 涂片可见抗酸杆菌 |
| 病毒性脑炎 | 正常或升高 | 多数清亮 | 阴性～++ | 正常至数百，淋巴细胞为主 | 正常或稍增高 | 正常 | 正常 | 病毒分离有时阳性 |
| 真菌性脑膜炎 | 高 | 不太清 | +～+++ | 数十至数百，单核为主 | 增高 | 降低 | 降低 | 墨汁染色查病原 |
| 脑脓肿 | 常升高 | 清或不清 | 阴性至++ | 正常至数百 | 正常或稍高 | 正常 | 正常 | |

## 五、治疗

本病坚持中西医结合治疗。中医治疗急性期属实热证，故应以实则泻之、虚者补之为原则，根据不同阶段分别治以疏表祛邪、清气解毒、清营凉血、开窍息风；疾病后期，正气耗伤或余邪留恋，则有气阴亏虚或虚实夹杂之证，治以益气养阴、清解余邪。西医治疗应尽快控制感染、有效控制和解除神经系统症状，保持呼吸道通畅，纠正呼吸、循环衰竭，防止并发症。

（一）辨证论治

**1. 卫气同病证**

证候　发热畏寒，头痛项强，恶心呕吐，精神不振或烦躁嗜睡，口渴喜饮，舌质红，苔薄白或薄黄，脉数。

治法　清热解毒，疏表祛邪。

方药　银翘散（《温病条辨》）合白虎汤（《伤寒论》）加减。

若伴筋脉拘急、胸脘痞闷者，为湿热入络，宜加地龙、丝瓜络、威灵仙以和络柔筋。中成药可用双黄连注射剂。

**2. 气营两燔证**

证候　头痛剧烈，壮热烦躁，颈项强直，频繁呕吐，口渴唇干，神昏谵语，前囟凸起，四肢抽搐，大便干结，小便黄赤，舌红绛，苔黄燥，脉弦数。

治法　清气凉营，泄热解毒。

方药　清瘟败毒饮（《疫疹一得》）加减。

若频作抽搐者，为热盛动风致惊，宜选加石决明、钩藤、地龙、全蝎、僵蚕息风止痉。大便秘结，腹满而痛为阳明腑实证，宜加大黄、芒硝、枳实以通腑泄热。中成药用安宫牛黄丸以清心泄热，醒神开窍。中成药可用清开灵注射液。

**3. 毒邪内闭证**

证候　突然高热，剧烈头痛，反复呕吐，神昏谵语，抽搐频繁，面红气粗，喉间痰鸣，手足厥冷，舌红绛，苔黄干，脉弦有力。

治法　清热解毒，开窍息风。

方药　清瘟败毒饮（《疫疹一得》）合羚角钩藤汤（《通俗伤寒论》）加减。

若喉间痰鸣、神昏谵语为痰热涌盛，宜加胆南星、天竺黄、石菖蒲等以清热化痰开窍。中成药用安宫牛黄丸以清心泄热，醒神开窍。中成药可用醒脑静注射液。

**4. 气阴两虚证**

证候　身热不退或低热起伏，神疲气弱，肌肉酸痛，甚则口干舌燥，纳食不香，多汗自汗。舌红少津，或光剥无苔，脉细数。

治法　益气养阴，清解余热。

方药　生脉散（《内外伤辨惑论》）合大补阴丸（《丹溪心法》）。

阴伤虚热者，加鳖甲、知母、地骨皮、牡丹皮；气虚脾弱者，加茯苓、白术、陈皮、神曲。

**5. 风痰阻络证**

证候　肢体震颤或瘫痪，吞咽困难，失语，失聪，癫痫样发作，神识失清，舌淡红，苔厚腻，脉濡涩。

治法　化痰息风，活血通络。

方药　导痰汤（《校注妇人良方》）合牵正散（《杨氏家藏方》）加减。

颈项强、呕恶频者，可加葛根、白芷、竹茹；瘫痪者，可加地龙、赤芍、蚕沙、桑枝活血通络。

（二）西医治疗

**1. 病因治疗**

（1）抗生素治疗

1）用药原则：早期、足量、静脉用药，所选药物应对病原菌敏感，又能透过血脑屏障，在脑脊液中达到有效的血药浓度。疗程要适当，联合用药时注意药物之间的相互作用，注意药物毒副作用。

2）药物选择

A. 病原菌未明者：可选用头孢曲松钠（ceftriaxone sodium）；或头孢噻肟钠（cefotaxime sodium）；或青霉素加氨苄西林。对β内酰胺类过敏者可选用氯霉素。

B. 病原菌已明者：应参照药物敏感试验选药。

C. 流感杆菌脑膜炎：选用氨苄西林、氯霉素、头孢曲松钠。

D. 肺炎球菌脑膜炎：对青霉素敏感可继续应用大剂量青霉素，青霉素耐药者可选用头孢曲松钠、头孢噻肟钠、氯霉素、万古霉素。

E. 大肠杆菌脑膜炎：对氨苄西林敏感可继续应用。耐药者可换用头孢曲松钠。

F. 金黄色葡萄球菌脑膜炎：头孢噻肟钠、万古霉素等。

G. 脑膜炎双球菌脑膜炎：对青霉素敏感可继续应用大剂量青霉素，青霉素耐药者可选用头孢曲松钠、头孢噻肟钠。

3）疗程：流感杆菌脑膜炎和肺炎链球菌脑膜炎治疗不少于 2～3 周，大肠杆菌脑膜炎和金黄色葡萄球菌脑膜炎疗程应达 3～4 周以上。如出现并发症或耐药，要酌情更换抗生素和延长疗程。

**2. 对症支持治疗**

（1）保证足够热量和水分供给：发病早期液体应限制在每日 40～50ml/kg，生理盐水占 1/4，以后逐渐增至每日 60～70ml/kg。注意维持水、电解质平衡。病重者输新鲜血浆或静脉注射人血免疫球蛋白。

（2）应用肾上腺皮质激素：静脉滴注地塞米松可减轻脑水肿和脑膜粘连。

（3）及时使用脱水剂减轻颅内高压，如 20%甘露醇静脉快速滴注。

（4）及时处理高热、惊厥，纠正呼吸、循环衰竭。

（5）治疗并发症

1）硬膜下积液：少量液体不需处理，积液量多出现颅内高压时，可行穿刺放液，每日或隔日 1 次，每次每侧不超过 20～30ml。

2）脑室管膜炎：可做侧脑室穿刺引流，并注入抗生素，但一定要严格掌握剂量，如阿米卡星每次 5～20mg，青霉素 5000～10 000U，氨苄西林 50～100mg 等。

### （三）其他疗法

**1. 针灸疗法**　惊厥针刺人中、合谷、内关、太冲、涌泉、百会、印堂，用泻法；高热针刺曲池、大椎，用泻法；呕吐针刺内关、气海、足三里，用泻法；昏迷针刺人中、涌泉、太冲、十宣，用泻法；上肢瘫痪取曲池、肩井、外关、大椎，用补法；下肢瘫痪取阳陵泉、血海、风市、足三里、绝骨、阴陵泉，用补法。

**2. 外治法**　鲜生地、大青叶、生石膏各 30g，石菖蒲 9g 煎至 100ml，加紫雪丹 2g，分 2 次保留灌肠，每日 1 剂。

**3. 中成药**　各型均可选用紫雪散（丹）、安宫牛黄丸、至宝丹。

## 六、中西医临床诊疗思路

化脑急性期以西药治疗为主，中医药治疗为辅，而恢复期治疗中医药具有一定优势，对于恢复期出现瘫痪、痴呆等症状的治疗，中药、针灸、按摩推拿等已经显示出西医无可代替的作用。

## 七、预后与转归

与化脑预后有关的因素包括发病年龄、细菌种类、病情轻重、治疗早晚、有无并发症及细菌对抗生素的敏感性等。婴幼儿抵抗力差，早期诊断比较困难，故预后差。新生儿化脑病死率可达65%～75%，特别是宫内感染肠道细菌预后极差。金黄色葡萄球菌及肠道细菌引起者由于细菌耐药，治疗困难，病死率亦高。肺炎球菌特别是耐药菌株所致化脑病死率可达15%～25%，且易于复发、再发，甚至出现智力低下、耳聋及肢体瘫痪等后遗症。流感杆菌脑膜炎的病死率为10%～15%。若能早期明确诊断、及时正确治疗，多数化脑是能完全治愈的。

### 古籍精选

《素问·至真要大论》曰："诸风掉眩，皆属于肝，诸暴强直，皆属于风，诸躁狂越，皆属于火，诸热瞀瘛，皆属于火。"

《小儿药证直诀》曰："小儿热痰客于心胃，因闻声非常，则动而惊搐矣，若热极，虽不因闻声及惊，亦自发搐"。

《幼科释迷·惊风》曰："急惊之候，牙关紧急，壮热涎涌，窜视反张，搐搦颤动，口中气热，颊赤唇红，脉象洪数者，此肝经血虚，火动生风。"

《东医宝鉴·惊风》曰："凡乳儿欲发惊风者，先神志不定，恍惚惧人，扎眼上视，左顾右盼，伸手握拳，闷郁努气，情态不如寻常，皆惊风先见证也。"

《世医得效方》云：治"急惊之候，通关截风、定搐去痰，其热尚作则当下之，一泄之后又急须和胃镇心，不可过寒凉等剂"。

### 病案思考

患儿，女，2个月，因"发热5天，呕吐、拒食3天"入院。

患儿入院时高热，体温39.6℃。烦躁，易激惹。拒食，频繁喷射性呕吐。

体格检查：精神烦躁，前囟饱满，脉搏134次/分，呼吸46次/分，血压95/60mmHg，双瞳孔等大等圆，对光反射存在，双肺呼吸音粗糙，未及干湿啰音，心、腹部查体未见异常。神经系统查体：烦躁，易激惹，四肢腱反射亢进，踝阵挛阳性，双侧巴宾斯基征及其类征均阳性。脑膜刺激征阳性。舌红，苔黄，脉滑数。

辅助检查：血常规示WBC $19\times10^9$/L，N 0.8。脑脊液：压力290mm$H_2O$，颜色：浑浊，WBC 4000/$mm^3$，糖1.6mmol/l，蛋白900mg/dl。脑电图：全导联弥漫性慢波。头颅MRI检查：平扫未见异常，增强扫描：脑膜强化阳性。

试简述西医诊断思路。

（杨丽新　吴上彬　胡彬文）

## 第五节　病毒性脑炎

病毒性脑炎（viral encephalitis）是指各种病毒引起的脑实质炎症，如果脑膜同时受累则称为病毒性脑膜脑炎（viral meningoencephalitis）。本病是儿科临床比较常见的中枢神经系统感染性疾病。本病夏秋季发病率较高。常见的症状有发热、头痛、呕吐、嗜睡或惊厥昏迷及脑膜刺激征等。病情轻重差异很大，轻者预后良好，重者可留有后遗症甚至导致死亡。

病毒性脑炎临床主要分两类：以节足动物为媒介的病毒性脑炎，如乙型脑炎、东方马型脑炎、加州脑炎、森林脑炎等；以及不经节足动物传播的病毒性脑炎，如肠道病毒引起的脑炎、疱疹病毒脑炎、腮腺炎病毒脑炎、流感病毒脑炎等。本节主要叙述不经节足动物传播的病毒性脑炎。

本病古代中医文献没有专门的论述，大多可归属“惊风”“温病”范畴。

## 一、病因病理

### （一）中医病因病机

本病病因为外感温热邪毒。感受的途径不一，多从口鼻而入。邪毒侵袭，自鼻而入者，多先犯于肺卫，见畏寒、发热、鼻塞流涕等症；由口而入者，多先犯于脾胃，见恶心、呕吐、腹痛、腹泻等症。嗣后，因患儿正气不足，或素体痰湿内蕴，邪毒内陷心、肝、脑窍，发生本病。本病发生后，痰热相结，热炽生惊动风，痰涎蒙闭清窍，因而患儿除发热、头痛、项强外，随之心神失主，肝风妄动，轻则嗜睡、烦闹，重则昏愦不语、频频抽搐。其病机属性为痰热，病变脏腑在心、肝、脑窍。证如温病气营两燔，但多无疫邪一方受病的特点，也不一定按卫气营血传变，是本病特点。若热势不炽，证以痰浊为主，蒙闭心窍，阻滞脑络，以致神志迷乱，则可无以上热盛之象，反见精神异常，如抑郁呆滞、喃喃自语，或狂躁不宁、毁物哭喊等，也有如癫痫样发作者。痰阻经络，则血行不畅，肢体失用，可见肢麻无力，行走不稳，甚至瘫痪。总之，病机以热、痰为主。偏热者易致内陷心肝，导致昏迷抽风；偏痰者则无形之痰蒙心阻络，以致精神异常，肢体失用。

### （二）西医病因病理

现代医学认为，引起病毒性脑炎的病毒多为肠道病毒、单纯疱疹病毒、虫媒病毒、腺病毒及某些传染病病毒。但临床上仅约1/4的病例可查出确切的致病病毒。本病病毒自呼吸道、胃肠道侵入人体后，经在侵入局部的初期复制后释放入血，形成病毒血症产生发热等全身感染中毒症状，再经过血脑屏障入侵中枢神经系统。病毒性脑炎引起神经系统损伤，主要由于：①病毒对神经组织的直接侵袭，病毒大量繁殖，引起神经细胞变性坏死；②患者神经组织对病毒抗原的免疫反应，剧烈的组织反应导致神经纤维脱髓鞘病变和血管及血管周围的损伤，而血管病变又影响脑循环，加重脑组织损伤。病理检查可见脑膜充血，脑组织水肿、软化及坏死，脑膜及血管周围有单核、淋巴和浆细胞浸润；血管内皮细胞及周围组织坏死；神经髓鞘变性，以及神经元破坏。

## 二、临床表现

### （一）症状和体征

**1. 前驱症状** 发热、头痛、食欲减退、呕吐、腹泻、流涕、咽痛、肌痛或精神淡漠等。

**2. 神经精神症状** 起病以后，患儿头痛、呕吐加剧，易激惹、嗜睡或昏睡。常可出现全身性或局部的抽搐甚至呈惊厥持续状态。检查可发现颈项强直、脑膜刺激征阳性，可有不同程度及不同部位的肢体瘫痪或颅神经麻痹，肌张力增高，腱反射亢进并出现病理性反射。有些患儿以精神改变为主，兴奋多语、哭泣吵闹、烦躁不安、打人骂人或精神忧郁、表情呆滞，但缺乏明显神经系统异常体征。

**3. 其他系统症状** 如肠道病毒脑炎多发生在夏秋季，发病时多伴有麻疹样或水泡样皮疹，可伴有心肌炎。腮腺炎病毒脑炎多发生在冬春季，多发生于腮腺肿痛后3～10日内。单纯疱疹病毒脑炎病情多较重，且发展迅速，可伴有口唇或角膜疱疹。

### （二）实验室和其他检查

**1. 脑脊液检查** 多数压力增高，外观清亮，白细胞总数为（0～300）$\times 10^6$/L，以淋巴细胞为主（病初可以以中性粒细胞为主），蛋白质大多数正常或轻度增高，糖含量正常。脑脊液直接涂片无细菌发现，疱疹病毒脑炎脑脊液中可有红细胞。部分病例脑脊液常规正常。

**2. 病毒学检查** 发病早期可收集大便、咽分泌物和脑脊液等做病毒学诊断。临床上仅约 1/4 的病例可查出确切的致病病毒。血清学检查第一次应在病初取血，第二次在病程 2～3 周取血。恢复期血清的抗体效价比早期血清的抗体效价升高 4 倍才有诊断意义。

**3. 影像学检查** 头颅 CT 和 MRI 可发现脑水肿、脑软化灶等。

**4. 脑电图检查** 脑电图检查表现为弥散性慢波、阵发性高波幅慢波或弥散性高波幅慢波，与病情呈平行关系。

## 三、诊断与鉴别诊断

### （一）诊断

本病诊断主要根据病史、临床表现、脑脊液和病毒学检查，结合脑电图变化。

### （二）鉴别诊断

本病应注意与其他感染所致的脑膜炎相鉴别，常见的有以下几种

**1. 化脓性脑膜炎** 经过不规则治疗后的化脓性脑膜炎，可有类似病毒性脑膜炎的脑脊液改变，但脑脊液特殊抗原鉴定及细菌涂片仍可鉴别。

**2. 结核性脑膜炎** 婴幼儿结核性脑膜炎可以急性起病，且脑脊液细胞总数及分类与病毒性脑炎相似，有时容易混淆。但结核性脑膜炎脑脊液糖及氯化物含量减少，常有结核病接触史，结核菌素试验阳性，可伴有肺部或其他部位结核病灶。

**3. 脑肿瘤** 原发或继发性脑肿瘤有时可呈急性起病，可有类似病毒性脑膜炎的脑脊液改变，此时应做脑脊液细胞学和神经系统影像学检查。

**4. Mollaret 脑膜炎**（Mollaret meningitis） 主要表现是反复发作性的发热、头痛、疲劳及脑膜刺激征。急性期症状持续 4～5 天，然后迅速恢复，数周至数月后再发。反复发作可达 1 年以上。脑脊液表现与病毒性脑膜炎相似，但可见到内皮样细胞（Mollaret cell），其体积较大，在体外很快溶解消失，故怀疑本病时应取新鲜脑脊液送检。

## 四、治疗

坚持中西医结合治疗。本病急性期病机属性以热炽痰浊为主，中医治疗以清热、豁痰、开窍为原则。而恢复期、后遗症期应辨清虚、实，阴伤气耗为虚，痰阻经络为实。西医治疗以抗病毒治疗及抗惊厥、脱水、降温等对症治疗为主。

### （一）辨证论治

**1. 痰热壅盛证**

*证候* 起病急骤，热势较高，神识不清或谵语妄动，颈背强直，阵阵抽搐，唇干渴饮，喉中痰鸣，恶心呕吐，大便秘结或泄泻，舌红绛，苔黄或黄腻，脉数。

*治法* 清热解毒，涤痰开窍。

*方药* 清瘟败毒饮（《疫疹一得》）加减。

若抽搐频者，为热盛动风，宜选加羚羊角、钩藤、地龙、全蝎、僵蚕息风止痉；若神昏痰鸣者，为痰热壅盛，宜加郁金、天竺黄、石菖蒲等以清热化痰开窍。

**2. 痰气郁结证**

*证候* 缓慢起病，神志抑郁，表情淡漠，目光呆滞，喃喃自语，或肢体乏力，纳食不佳，小便自遗，苔白，脉弦滑。表现为狂躁者，症见神识昏乱，烦闹不安，善惊易怒，甚至毁物伤人，舌红，

苔黄腻，脉滑数。

治法　涤痰开窍。

方药　涤痰汤（《奇效良方》）加减。

若狂躁甚，宜加钩藤、葛根、牡蛎、石决明缓急平肝潜阳；伴抽搐者加钩藤、天麻、全蝎以息风止痉。

**3. 痰阻经络证**

证候　神识不明，肢体麻木，瘫痪，或见偏瘫，斜视，舌紫暗，脉弦滑。

治法　涤痰通络。

方药　指迷茯苓丸（《证治准绳》）合桃红四物汤（《医宗金鉴》）加减。

肢体强直者，加地龙、全蝎、鸡血藤以活血通络；肢软不用者，为气血两亏，宜加黄芪、党参以益气健脾。

### （二）西医治疗

**1. 一般处理**　患儿侧卧，解开衣领，清除口、鼻、咽分泌物和呕吐物，保持呼吸道通畅，防止窒息。上下磨牙间安放牙垫，防止舌被咬伤，根据病情给氧。

**2. 控制惊厥**　控制惊厥药用地西泮、苯巴比妥钠、10%水合氯醛等。

**3. 减轻颅内高压**　减轻颅内高压药用20%甘露醇静脉快速滴注，4～8小时可重复。

**4. 控制高热**　控制高热法物理降温或药物降温，若高热不退、惊厥持续状态可予人工冬眠疗法。

**5. 抗病毒治疗**　疑似疱疹病毒脑炎时，应尽早应用阿昔洛韦（acyclovir）治疗，疗程1～2周。其他病毒感染可酌情选用干扰素、阿昔洛韦、利巴韦林，静脉注射免疫球蛋白等。

**6. 肾上腺皮质激素的应用**　急性期短期使用肾上腺皮质激素可抑制炎症反应，减轻脑水肿，降低颅内压，有一定疗效，但意见尚不一致。

**7. 抗生素治疗**　在未完全除外细菌感染前，应常规给予青霉素等抗生素治疗。

**8. 支持疗法**　保证足够热量和水分供给，注意维持水、电解质平衡。病重者可输新鲜血浆。

### （三）其他疗法

**1. 针灸疗法**　痰涎壅盛，针刺丰隆、中脘、膻中，用泻法。吞咽困难，针刺天突、内庭，用平补平泻法。失语，针刺哑门、廉泉、通里、合谷、涌泉，用泻法。

**2. 外治法**　板蓝根、大青叶、生石膏各30g，紫草15g，石菖蒲9g，煎至100ml，加紫雪丹2g，分2次保留灌肠，每日1剂。

**3. 中成药**　中药传统制剂可选用紫雪散（丹）、安宫牛黄丸、至宝丹。

## 五、中西医临床诊疗思路

现代医学在本病急性期能发挥控制病情、减少后遗症等作用，但对本病恢复期的治疗，中医药有一定优势，可以发挥内服、外用结合针灸、推拿等综合疗法，提高临床疗效，减轻后遗症，提高生存质量。

## 六、预后与转归

大部分病毒性脑炎的病程在2周左右。预后与病变的范围及病情的轻重有关，病情较轻时，其预后往往良好。如昏迷持续的时间较长，或有频繁的惊厥时，加重脑部缺氧及病理变化，容易留下神经、精神的后遗症，包括肢体瘫痪、颅神经麻痹、失语、痴呆、继发性癫痫等。危重者呈急进性过程可导致死亡。单纯疱疹病毒脑炎的病死率可达30%以上，约半数的存活者中有程度不等的后遗症。肠道病毒脑炎、腮腺炎病毒脑炎预后多较好，大多数患者能逐渐痊愈。

## 古籍精选

《小儿药证直诀·急惊证治》曰："小儿急惊者，本因热生于心，身热面赤引饮，口中气热，大小便黄赤，剧则发搐也。"

《三三医书》曰："小儿阳常有余，阴常不足，最易生热，热邪留而不去，则生痰、生风、生惊，是热、痰、风、惊四字则常有也。"

## 病案思考

患儿，男，5岁3个月，因"发热5天，反复抽搐1天"于5月26日由某区人民医院转入我院。

患儿入院时高热，处于中度昏迷状态，频繁抽搐，喉中痰鸣，大便秘结。

体格检查：昏送，体温38.5℃，脉搏106次/分，呼吸23次/分，血压105/56mmHg，双瞳孔直径变化较大，1～5mm不等，两侧尚对称，对光反应迟钝，腱反射亢进，踝阵挛阳性，双侧巴氏征、查多克征阳性，脑膜刺激征阴性，双眼视乳头轻度水肿。舌红绛，苔黄腻，脉数。

辅助检查：脑脊液常规正常，脑电图检查表现为阵发性高波幅慢波。

试简述西医诊断思路及中医辨证论治。

（杨丽新　吴上彬　胡彬文）

# 第六节　小儿癫痫

癫痫（epilepsy）是以持续存在的反复癫痫发作的易感性和由此引起的神经生物学、认知、心理学及社会方面后果的一种脑部疾病。癫痫发作（seizures）是指大脑神经元过度异常同步化放电引起的突然的、短暂的症状或体征，因累及的脑功能区不同，临床可有多种发作表现，包括意识、运动、感觉异常，精神及自主神经功能障碍。癫痫和癫痫发作是两个不同的概念，前者指反复发作的临床疾病过程，后者仅指发作性皮层功能异常所引起的一组临床症状。癫痫表现形式虽复杂而多样化，但在同一患儿身上其发作形式常常是固定的。我国癫痫的患病率为4‰～7‰，其中约60%起源于小儿时期。癫痫患儿大部分能正常生活和学习，但长期、频繁或严重的发作会导致进一步脑损伤。

本病属中医学"癫痫"或"痫证"范畴。

## 一、病因病理

### （一）中医病因病机

中医学认为顽痰内伏、暴受惊恐、惊风频发、颅脑外伤等是癫痫的病因。外感发热、情绪紧张、过度疲劳、声光刺激等可诱发本病。

**1. 顽痰内伏**　先天禀赋不足，元阴亏乏，后天调摄失宜，脾失运化，均可造成气机不利，津液运行不畅，日久可使痰浊内生，痰随气逆，上蒙清窍，横阻经络而作痫。

**2. 暴受惊恐**　小儿受惊有先后天之分，先天之惊多指胎中受惊，小儿神气怯弱，暴受惊恐造成脏腑功能失调，气机逆乱，痰浊内生，痰阻经络，上蒙清窍而作痫。

**3. 惊风频发**　小儿惊风，反复发作，风痰未清，内伏于里，阻塞心窍，横窜经络，以致发生癫痫。

**4. 颅脑外伤** 由于难产、手术，脑部损伤，血络受损，瘀血停积，滞于心窍，心窍不通，神明失守则昏乱不省人事；阻于经络，致脉络不通，经脉失养，出现抽搐而发病。

痫证的病因病机颇为复杂，在历代医家的论述中，较为一致的看法是痫与痰的关系最为密切，如朱震亨《丹溪心法·痫》曰："痫证有五……无非痰涎壅塞，迷闷孔窍"；沈金鳌《幼科释谜·痫证》曰："然诸痫证，莫不有痰"；等等，有"无痰不作痫"之说。

本病的病位在于脑窍，心、肝、脾、肾四脏，病性为正虚邪实。发作期病机为风痰上涌，蒙心阻窍，内乱神明，外闭经络，为邪实证。休止期病机为素体内亏，或反复发作，致使心、肝、脾、肾虚损，痰浊内生而不化，伏痰内隐，为正虚邪实证。

反复发作和自行缓解是癫痫的临床特征。这种特征的形成乃因痰有聚散、气有顺逆、风有动静，发作之后，逆气泄，痰浊散，则抽风暂息。又因其痰浊不能自消，深伏于内，且病久不愈，脾肾内亏，气血耗散，病因又未能消除，故而不定时再发，休作无常。

（二）西医病因

现代医学认为癫痫的病因可分特发性、症状性和隐源性三种。

**1. 特发性（原发性）癫痫（ideopathic epilepsy）** 指根据目前的知识和诊断技术未能找到脑结构上的异常和生化的原因，但很多与遗传因素有关的癫痫。

**2. 症状性（继发性）癫痫（symptomatic epilepsy）** 即具有明确脑部病变的癫痫。如中枢神经系统感染、畸形、外伤、肿瘤、缺氧、中毒和代谢紊乱。

**3. 隐源性癫痫（cryptogenic epilepsy）** 指虽疑为症状性，但尚未能找到脑结构或生化方面的原因的癫痫。

## 二、临床表现

（一）癫痫发作的临床分类

对癫痫和癫痫综合征进行临床分类能够指导治疗用药、分析病因、评估病情与预后，故具有十分重要的临床意义。

癫痫的临床表现极为复杂，根据发作的临床表现和相应的脑电图特点分为部分性发作和全身性发作两大类。部分性发作神经元过度放电起源于脑的某一部位，临床发作和脑电图异常均从局部开始，无意识丧失；局部的异常放电可向脑的其他部位扩散，甚至波及全脑，即继发全身性发作。全身性发作神经元过度放电一开始就累及两侧大脑半球，发作伴意识丧失，脑电图有双侧异常，肌肉抽搐亦呈双侧性。全国小儿神经病协作组于1983年根据国际分类法提出小儿癫痫发作的分类，见表16-4。

**表16-4 癫痫发作的分类**

| 部分性（局灶性）发作 | 全面性发作 | 分类不明的发作 |
|---|---|---|
| 1. 简单部分性发作 | 1. 强直-阵挛发作 | 痉挛发作等 |
| （1）运动性发作 | 2. 强直性发作 | |
| （2）感觉性发作 | 3. 阵挛性发作 | |
| （3）自主神经性发作 | 4. 失神发作 | |
| （4）精神症状性发作 | 5. 失张力发作 | |
| 2. 复杂部分性发作 | 6. 肌阵挛发作 | |
| 3. 部分性发作继发为全面性发作 | | |

（二）癫痫和癫痫综合征的临床特点

**1. 癫痫发作的临床表现**

（1）部分（限局、局灶）性发作［partial（focal，local）seizures］：部分性发作神经元过度放电起源于脑的某一部位，发作开始呈部分性，但也可泛化成全身性发作。

1）简单部分性发作：小儿时期以部分运动性发作为多见。多表现为一侧某部位的抽动，如肢体、手、足、指、趾、口角、眼睑等处。也可表现为旋转性发作、杰克森发作（Jachsonian seizures）。杰克森发作是指异常放电沿着大脑皮质运动区扩展，其所支配的肌肉按顺序抽动，如发作自一侧口角开始，依次波及手、臂、肩、躯干、下肢等。部分运动性发作后，抽动部位可出现暂时性（24小时内）瘫痪，称 Todd 麻痹。部分感觉性或自主神经性发作在小儿时期较少见，前者表现为躯体感觉异常或有特殊感觉证候；后者可有阵发性呕吐、腹痛等。

2）复杂部分性发作：即精神运动性发作，发作时脑电图为单侧或双侧放电，弥散性或局限于颞叶或额颞，与简单部分发作的根本区别是伴有不同程度的意识障碍，一般都有精神症状和反复刻板的自动症（automatism），如恐怖、幻觉、错觉、记忆障碍、认知障碍、咀嚼、吞咽、拍手、摸索、奔跑或自言自语等表现。

3）部分性发作演变为全身性发作：由简单或复杂部分性发作演变而成。

（2）全面性发作（generalized seizures）：全面性发作神经元异常放电开始于两侧半球网络并迅速扩布，常伴有意识障碍，运动障碍呈双侧性。

1）强直-阵挛发作（tonic-clonic seizures）：又称大发作（grand mal），是小儿癫痫中常见的发作类型，包括强直期、阵挛期和发作后状态。发作时突然意识丧失，全身肌肉强直收缩，眼睁大，双眼上斜，呼吸暂停，面色发绀，瞳孔散大；继之以全身节律性抽动，可伴有尿失禁；发作后昏睡，醒后常感到疲倦、头痛等发作后状态。脑电图强直期全导联 10Hz 以上快活动，频率渐慢，波幅增高，然后进入阵挛期的棘慢波，继之可出现电压低平及慢波。

2）强直性发作：表现为强烈的肌肉收缩，使身体固定于特殊体位，如头眼偏斜、双臂外旋、呼吸暂停、角弓反张等。发作时脑电图为低波幅快活动，或 9～10Hz 以上的快节律，频率渐减而波幅渐高。

3）阵挛性发作：肢体及躯干呈节律性反复抽动。发作时脑电图为 10Hz 或 10Hz 以上的快活动及慢波，有时为棘慢波。

4）失神发作：没有先兆，突然发作的短暂意识丧失，持续 2～10 秒，很少超过 30 秒。发作时语言中断，活动停止，但不跌倒，固定于某一体位，两眼茫然凝视，有时两手、口唇或头部可有细小的微微颤抖。意识恢复后继续正常活动，对发作不能记忆，每天发作数次或数十次，常在 3～10 岁发病，青春期后自然减少，智力发育正常。脑电图示对称、同步、弥漫性双侧 3Hz 的棘慢复合波。

5）失张力发作：全身或躯体某部分的肌肉张力突然短暂性丧失而引起姿势的改变，表现为头下垂、肩膀或肢体的突然下垂，屈髋屈膝或跌倒。脑电图发作期为多棘慢波或低波幅快活动，肌电图可见电静息，且与脑电图有锁时关系。

6）肌阵挛发作：为突发的全身或部分骨骼肌触电样快速收缩，常表现为突然点头、后仰、两臂快速抬起，家属感觉患儿“抖”了一下，脑电图表现为全导棘-慢波或多棘-慢波暴发。

7）痉挛发作：最常见于婴儿痉挛症，典型表现为“点头拥抱样动作”，点头、伸臂、弯腰、踢腿或过伸样动作，其肌肉收缩持续 1～3 秒，持续时间比肌阵挛长，但比强直性发作短。

**2. 常见的小儿癫痫和癫痫综合征** 癫痫中的某些类型可根据其患病年龄、病因、发作类型、脑电图特征、预后等特点确定为独立的疾病类型，即为癫痫综合征。癫痫综合征分类对指导治疗和评估预后有重要意义。

（1）伴中央-颞区棘波的小儿良性癫痫（benign children epilepsy with central temporal spikes,

BECTS）：是小儿癫痫中最常见的类型之一，约占小儿癫痫的 20%。发病年龄：2～14 岁，5～10 岁多见，男孩多于女孩。本病与遗传有关，常有癫痫家族史，发作与睡眠关系密切，约 75%的患儿只在睡眠中发作，而且入睡后不久或清晨要醒时发作多见。发作时症状开始多局限于口面部，表现为一侧咽部、舌及颊部感觉异常、疼痛或麻木，舌强直收缩，喉头异常发声，唾液不能吞咽而外流。患儿意识清楚，但不能言语。同侧面部可有抽动，也可扩展到同侧上下肢阵挛性抽动。不少患儿泛化为全身性发作、意识丧失。大多患儿发作持续时间较短。发作频率不一，发作间期脑电图背景波正常，在中央-颞区出现负性、双向或多向的棘波或尖波，入睡后增加。本病神经系统影像学检查正常，不影响智力发育，预后良好，16 岁前大多停止，发作频繁者，可给予抗癫痫药物治疗，易于控制。

（2）内侧颞叶癫痫（mesial temporal lobe epilepsy，MTLE）：患儿常有新生儿惊厥或高热惊厥病史，多表现为复杂部分性发作。发作时常有明显的精神症状、自主神经症状及感觉异常，如幻觉、错觉、情绪异常、上肢不适等，该类型症状出现在意识障碍前称为先兆（aura）。运动症状主要表现在意识障碍时的运动中断、呆滞不动或者在意识朦胧状态下的自动症，如咀嚼、吞咽、拍手、摇晃身体、摸索衣服被褥等，发作持续 1 至数分钟，发作后嗜睡或暂时的精神错乱。发作时脑电图在双侧颞、额区可有痫样放电。

（3）儿童失神癫痫（childhood absence epilepsy）：3～13 岁起病，5～9 岁多见，女孩多于男孩，与遗传有关。特征是频繁发作的短暂失神，不跌倒，仅持续数秒钟，一般不超过 30 秒。失神发作可有六种情况：①单纯失神；②失神伴失张力；③失神伴有轻微的阵挛动作；④失神伴肌强直；⑤失神伴自动症；⑥失神伴自主神经症状。不论哪种情况均以典型失神为主，其他症状轻微。脑电图在发作时表现为两侧对称同步的 3Hz 棘慢波或多棘慢波。本病易于控制，预后一般良好。

（4）婴儿痉挛症（infantile spasms，West 综合征）：主要特点为婴儿期起病、成串的强直痉挛发作、高峰失律（hypsarrhythmia）脑电图和智力发育障碍。4～7 个月小儿发病者最多，发作时表现为两臂前举，头和躯干前屈，似点头状；少数患儿可呈头背后屈。其可分为屈曲型、伸展型和混合型三种，其中以混合型最多见，单纯伸展型少见。患儿强直痉挛常成串发作，连续几次至几十次，入睡不久或刚醒时容易发生，发作时有时伴吼叫或发笑，脑电图示持续不对称、不同步的高幅慢波，杂以尖波、棘波或多棘波，即高峰失律脑电图。本病约 20%患儿是隐原性的，余者大多可找到病因，如遗传代谢病、脑发育异常、神经皮肤综合征或其他原因引起的脑损伤。常合并严重的智力和运动发育落后，易转为 Lennox-Gastaut 综合征或其他形式的发作。

（5）Lennox-Gastaut 综合征：起病年龄 1～7 岁，3～5 岁为高峰，男孩略多。常见发作形式为强直性、不典型失神、肌阵挛和失张力发作，也可以有全身强直-阵挛发作，患儿可同时具有两种以上发作形式，也可以由一种形式转变为另一种形式。发作间脑电图背景波不正常，且有 1.5～2.5Hz 的慢棘慢波。本病预后欠佳，不仅治疗困难，而且精神、运动发育落后。60%在以前有过脑病变，约 40%找不到病因。

（6）全面性癫痫伴热性惊厥附加症（generalized epilepsy with febrile seizures plus，GEFS+）：医学界多建议不再把热性惊厥（febrile seizure，FS）诊断为癫痫，但认定存在一种早期与热性惊厥有类似临床表现的儿童期常见癫痫综合征，即 GEFS+。有热性惊厥病史的儿童，如果 6 岁之后仍有热性惊厥，或者出现了不伴有发热的全面性强直阵挛发作，称为热性惊厥附加症（febrile seizures，FS+）。如果在一个 FS 家系中，既有典型的 FS，还有 FS+，而且还出现了 FS+伴失神、FS+伴肌阵挛、FS+伴失张力等，这样一个家族群体称为 GEFS+。该综合征属于常染色体显性遗传，预后一般较好。

**3. 癫痫持续状态**（status epilepticus，SE） 指一次癫痫发作持续 30 分钟以上，或反复多次发作 30 分钟以上、发作间期意识不恢复者。惊厥性癫痫持续状态最常见，占小儿全部癫痫持续状态的 75%以上，主要表现为持续性阵挛，易发生脑损伤。各种类型的癫痫只要频繁持续发作，均可形成持续状态。如持续自动症、感情行为异常等。癫痫患儿出现癫痫持续状态常可找到诱因，如突然停药、更换药物不当、感染、高热等。

## 三、辅助检查

### （一）脑电图

脑电图记录到痫样放电如棘波、棘慢波、尖波、尖慢波、多棘慢波，突出于正常背景的阵发性高波幅慢波对癫痫的诊断有重要意义。脑电记录时间距发作时间越近脑电图异常的可能性越大，发作间歇期脑电图的异常率为 45%～70%，诱发试验可提高阳性率。诱发试验中较有效的有过度换气、闪光刺激、剥夺睡眠及睡眠诱发。儿童癫痫波的检出率高于成人，少数患者脑电图有癫痫波发放而临床无癫痫发作症状，此种病例为亚临床发作，此类患者是否是癫痫要结合临床，需追踪仔细观察来确定。

### （二）神经影像学检查

凡癫痫为部分性发作，神经系统检查有局灶性体征，脑电图有局限性异常慢波，抗痫药物疗效不佳等情况，均应进行神经影像学检查以明确病因。CT 及 MRI 可明确肯定颅内钙化、畸形、占位病变、血管异常及脑发育异常，如灰质异位和脑回异常等。单光子发射断层扫描（SPECT）和正电子发射断层扫描（PET）更具检测脑血流量和脑代谢率的功能，有利于确定癫痫灶。小婴儿在必要时可先做颅脑 B 型超声检查。

## 四、诊断

### （一）病史

应详细询问病史（产伤、窒息、头颅外伤、颅内感染、高热惊厥史、癫痫家族史）及生长发育史。

### （二）临床表现

详细询问发作年龄、诱因、发作全过程、持续时间、发作后表现和发作频率等。

### （三）体格检查

体格检查包括全身和神经系统检查。注意发现与癫痫有关的特异性体征。如皮肤异常色素、智力及行为异常等。

### （四）脑电图

每例患者都要做脑电图，如经过多次描记或多种诱发试验，阳性率可提高到 80%～90%。脑电图阳性对癫痫诊断有较大特异性。

### （五）其他相关检查项目

根据患儿具体情况选择有关的检查项目，如遗传代谢病筛查、基因分析、染色体检查、血电解质检查、脑脊液检查、颅脑超声波检查、头颅 CT 及 MRI 检查、脑血管造影、SPECT，对小儿癫痫的病灶定位诊断有重要价值，用于 MRI 等检查未获肯定结论及某些癫痫术前定位检查。

## 五、鉴别诊断

### (一)癔症性发作

癔症性发作，又称假性发作，是一种精神性疾病，以青少年女性多见，小儿也可有之，假性发作的表现多似全身性大发作或强直发作，假性发作不同于真性癫痫之处，发作时常慢慢倒下，常自动避免受到伤害，躲开疼痛刺激，无大小便失禁，发作一终止，反应几乎立刻恢复，没有发作后状态，假性发作不在睡眠中发生，单独只他一人时也罕有发生。假性发作时脑电图示大量肌肉伪迹、背景节律正常，也没有暴发性痫样放电。

### (二)晕厥

晕厥（syncope）是不同原因引起的急性广泛性、暂时性脑供血不足而突然发生的短暂的意识丧失状态，常见于较大儿童，久站后易发。发作时先有出汗、苍白、视物模糊，继而意识丧失，持续数分钟。脑电图正常。

### (三)屏气发作

屏气发作（breath holding spells），又称呼吸暂停症，婴幼儿常见，首次发作年龄大多在6～18个月，1～2岁发作最频，5岁以后85%停止发作。常由于害怕、疼痛失意或生气情况下先短暂大哭，然后大口呼气并屏气于呼气状态，迅速出现青紫与意识丧失。严重者伴反复抽动或角弓反张。持续1～3分钟。发作期间脑电图正常。

### (四)睡眠障碍

睡眠障碍（sleep disorders），如夜惊（night terrors）、夜游（night walking）等均需与癫痫鉴别。小儿夜惊多发生在入睡后不久，突然坐起、恐怖、呼喊，也可与“夜游”并存，发作后立即入睡，次日不能回忆，脑电图正常。

### (五)多发性抽动症

多发性抽动症，又称抽动-秽语综合征，主要表现为不自主的、反复的、快速的、无目的的一个部位或多部位运动性抽动或发声性抽动，运动抽动常表现为眨眼、缩鼻、噘嘴、摇头、耸肩，以及做怪脸、抖腿、伸臂、步态异常等，发声抽动一般表现为清嗓、咳嗽、吸鼻、哼声、吠叫声、啊叫声等，精神紧张时加剧，睡眠时消失。脑电图正常。

## 六、治疗

癫痫第一次发作和发作不频繁者（1年2～3次）以中医治疗为主，首先应分清标本。发作时宜先治其标，治疗原则为涤痰息风、镇惊开窍。休止期治其本，以健脾化痰、调补气血、养心益肾为治则。发作时视其证候轻重缓急，也可标本同治。频繁发作者应中西医结合治疗。

### (一)辨证论治

**1. 发作期治疗**

(1)痰痫

**证候** 发作时痰涎壅盛，喉间痰鸣，口角流涎，瞪目直视，神志模糊，犹如痴呆，或见失神，面色欠华，手足抽搐不甚，苔白腻，脉弦滑。

**治法** 涤痰开窍。

方药　涤痰汤（《奇效良方》）加减。

若纳呆者为食积内滞，加神曲、山楂消食导滞；惊惕不宁、时有惊叫者加龙齿、琥珀末镇惊安神。

（2）惊痫

证候　发作时吐舌，惊叫，急啼，面色时红时白，惊惕不安，如人将捕之状，苔薄白，脉弦滑。

治法　镇惊安神。

方药　镇惊丸（《证治准绳》）加减。

肢体抽搐者，为肝风内动，宜选加石决明、白芍、全蝎、僵蚕息风止痉。

（3）风痫

证候　发作时神志昏迷，两目窜视或斜视，面色红赤，手指抽动，屈伸如数物状，颈项强直，苔白腻，脉弦滑。

治法　息风定痫。

方药　定痫丸（《医学心悟》）加减。

烦躁痰多者为痰热扰心，宜加淡竹叶、天竺黄清心化痰。

（4）瘀血痫

证候　有外伤史或产伤史，发作时头晕眩仆，神昏窍闭，四肢抽搐，大便坚如羊矢，形体消瘦，肌肤枯燥色紫，面色泛青，舌红少津，可见瘀斑，脉细涩。

治法　活血化瘀，通窍定痫。

方药　通窍活血汤（《医林改错》）加减。

抽搐频者，为血虚风动，宜选加生地黄、白芍、丹参、全蝎、僵蚕以养血息风止痉。

**2. 休止期治疗**

（1）脾虚痰盛证

证候　病程日久，越发越重，神疲乏力，面色无华，时作眩晕，食欲欠佳，大便稀薄，舌淡，苔薄白，脉细软。

治法　健脾化痰。

方药　六君子汤（《医学正传》）加减。

痰多胸闷加郁金、胆南星、石菖蒲等以化痰解郁。眩晕加丹参、天麻养血息风；食欲不振、大便稀薄为脾虚湿滞，加扁豆、藿香、山楂以健脾化湿消滞。

（2）脾肾两虚证

证候　发病年久，屡发不止，时有眩晕，智力迟钝，腰膝疲软，神疲乏力，少食懒言，四肢不温，睡眠不宁，大便稀溏，舌淡红，苔白，脉沉细无力。

治法　补益脾肾。

方药　河车八味丸（《幼幼集成》）加减。

智力迟钝为肾不生髓，脑髓失养，加益智仁、石菖蒲补肾开窍。

### （二）西医治疗

**1. 一般治疗**　要使患儿家庭、学校和社会正确认识癫痫，帮助患儿树立信心，坚持正规治疗。合理安排患儿生活与学习，避免一切诱发因素，注意安全。

**2. 病因治疗**　对症状性癫痫的某些可治性病因，如颅内占位性病变等应及时治疗。

**3. 药物治疗**

（1）抗癫痫药物的使用原则：①确诊为癫痫后应尽量及早开始药物治疗；②根据发作类型选药，给出治疗方案；③给药间隔根据药物的半衰期而定，服药5个半衰期后才能达稳态血浓度；

④用药剂量要个体化，当控制不良时应监测药物的血浓度；⑤尽量采用单药治疗；⑥疗程要长，减药过程要慢，一般在停止发作以后继续服药2～4年，然后经过1～2年的减药过程，最后停药；⑦定期复查，注意观察疗效和药物毒副作用，特别是用药初期，应定期查血常规、尿常规、肝肾功能等。

（2）常用的抗癫痫药物：儿科常用抗癫痫药物的选择和用法，见表16-5、表16-6。

**表16-5　根据发作类型选药**

| 发作类型 | 选用药物 |
|---|---|
| 简单部分性发作 | CBZ/VPA/PB/PHT/TPM/OXC/PRI |
| 复杂部分性发作 | CBZ/OXC/PB/PHT/PRI/TPM/LEV |
| 强直阵挛发作 | VPA/PB/CBZ/PHT/TPM/LTG/LEV/OXC |
| 失神发作 | VPA/LTG/ESM/CZP |
| 肌阵挛、失张力发作 | VPA/CZP/TPM/LTG/ESM/LEV |
| 强直发作 | CBZ/PB/VPA/LTG/TPM/LEV/PHT |
| 婴儿痉挛 | ACTH/NZP/CZP/VPA/VGB/TPM/WitB6 |

注：CBZ，卡马西平；VPA，丙戊酸；PB，苯巴比妥；PHT，苯妥英；TPM，托吡酯；OXC，奥卡西平；PRI，扑痫酮；LEV，左乙拉西坦；LTG，拉莫三嗪；ESM，乙琥胺；CZP，氯硝安定；NZP硝西泮。

**表16-6　常用抗癫痫药物的药代动力学特点及用法**

| 药物 | 剂量（每日mg/kg） | 半衰期（小时） | 参考血药浓度（μg/ml） | 不良反应 |
|---|---|---|---|---|
| 丙戊酸（VPA） | 15～40 | 8～15 | 50～100 | 肥胖、肝功能损害 |
| 苯巴比妥（PB） | 3～5 | 50～160 | 20～40 | 嗜睡、多动、兴奋、皮疹 |
| 卡马西平（CBZ） | 10～30 | 8～20 | 4～12 | 皮疹、白细胞减少、肝功能损害 |
| 苯妥英（PHT） | 3～6 | 12～30 | 10～20 | 牙龈增生、毛发增多、共济失调、皮疹、白细胞减少、肝功能损害 |
| 扑痫酮（PRI） | 10～25 | 10～15 | 6～15 | 同苯巴比妥 |
| 氯硝西泮（CZP） | 0.02～0.2 | 20～40 | 0.013～0.09 | 嗜睡、呼吸道分泌物增多、肌肉松弛 |
| 乙琥胺（ESM） | 10～40 | 20～50 | 40～100 | 胃肠道症状 |
| 托吡酯（TPM） | 3～6 | 20～30 | 10～15 | 少汗、低热、食欲减退、思维慢、找词困难 |
| 拉莫三嗪（LTG） | 5～15或1～5 | 15～35 | 2.5～15 | 皮疹、困倦、共济失调、胃肠道反应 |
| 氨己烯酸（VGB） | | | | 视野缺失、嗜睡、精神不振 |
| 奥卡西平（OXC） | 10～40 | 8～15 | 3～35 | 皮疹、低钠血症 |
| 左乙拉西坦（LEV） | 20～50 | | | 易激惹、乏力 |

**4. 外科/手术治疗**　主要适用于系统药物治疗无效或效果不佳、频繁发作影响患儿的日常生活且适于手术者。主要手术方法有癫痫灶切除、胼胝体部分切开、立体定向手术等。部分性癫痫，定位明确，切除癫痫灶不引起神经功能缺陷者手术效果较好，如颞叶癫痫。

### （三）其他疗法

**1. 针灸治疗**

（1）体针：发作时取人中、合谷、十宣、内关、涌泉，快速进针，用泻法。发作后取大椎、合谷、神门、心俞、丰隆，平补平泻手法，隔日1次，并灸百会、足三里、手三里，隔日1次。

（2）耳针：发作时取脑、心、缘中三穴，强刺激，发作停止起针。发作后，取脑、缘中、神门、心、枕、胃、肝等。每次2～3穴，中等刺激，每日1次。

**2. 推拿疗法** 频繁发作时掐内关、人中、少商、十宣及足趾、中趾、小趾弯侧的过敏点，最后掐二扇门、承浆。休止期，分阴阳，推三关，退六腑，推补脾土，推肺经天门入虎口，运八卦，赤凤摇头，揉中清，捏总筋，捏揉行间，掐揉昆仑。

## 七、中西医临床诊疗思路

中医药治疗癫痫有一定优势，具体表现在治疗方法多，诸如中药、针灸、穴位埋线、敷贴及中药提取物制剂等，这些方法都有不同程度的疗效，且一般无毒副作用，比西药因长期服用易产生各种不良反应具有明显的优越性。但是，应该承认，近年来中医对本病的治疗研究多数为临床疗效观察，缺乏科学的实验设计，如双盲交叉设计，客观性差，可信度不足，临床疗效标准不统一，也影响了疗效的评价。许多方法虽有一定疗效，但往往重复性差。目前癫痫的治疗仍以西药为主，中药为辅，中西医结合治疗能提高疗效，减少西药的不良反应，提高患儿的免疫力。对一些难治性癫痫，加用中药后病情往往能得到控制。

## 八、预防与调护

孕妇应注意营养，减少疾病，避免精神刺激，确保胎儿正常生长。重视围产期保健，保护胎儿免受产伤、缺氧、窒息等损害。对婴幼儿时期的高热惊厥应及时用药控制以防发展为癫痫。患儿要注意保证充分的睡眠，饮食饥饱适中，注意预防感冒，预防外伤。部分癫痫患者对光线敏感，亮光刺激可引起脑电图异常而致癫痫发作。因此，癫痫患者最好少看电视、电影以避免光声刺激。

癫痫的预后与病因、治疗开始的早晚、对药物治疗的反应等有关，特发性癫痫、早期治疗、单药治疗有效者预后较好；反之则预后较差，有癫痫持续状态的发生也是预后差的影响因素。

### 古籍精选

《素问·奇病论》曰："帝曰：人生而有病癫疾者，病名曰何？安所得之？岐伯曰：病名为胎病，此得之在母腹中时，其母有所大惊，气上而不下，精气并居，故令子发为癫疾也。"

《三因极一病证方论·癫痫》曰："夫癫痫病，皆由惊动，使脏气不平，郁而生涎，闭塞诸经，厥而乃成。或在母胎中受惊，或少小感风寒暑湿，或饮食不节，逆于脏气，详而推之，三因备具。"

《丹溪心法·痫》曰："痫证有五……无非痰涎壅塞，迷闷孔窍。"

《医宗金鉴·幼科心法》曰："小儿痫证类痉惊，发时昏倒搐涎声，食顷即苏如无病，阴阳惊热痰食风。"

《景岳全书·癫狂痴呆》曰："治小儿之惊痫，必须先审正气，然后察其病邪酌宜治之。不得谓癫痫尽属实邪，而概禁补剂也。"

《证治准绳·幼科》曰："痫小儿之恶候也……大概血滞心窍，邪气在心，积惊成痫。通行心经，调平血脉，顺气豁痰乃其要也。"

### 病案思考

患儿，王某，男，9岁，因"反复发作性抽搐3年"就诊。

患儿于3年前出现抽搐，发作时患儿自觉口咽部感觉异常、唾液增多，喉头咕咕作响，口不能张开，舌头僵硬，不能说话，但意识清楚，能听到周围人说话，随后出现面部肌肉抽搐，表现为左侧面部眼及口角抽动，逐渐扩展到同侧上肢，持续数分钟后自行缓解，一如常人。多为夜间发作。既往生长发育正常，既往外院头颅MR未见异常。脑电图：中央、顶、中后颞导联可见棘波、棘慢波发放。刻下：神清，精神尚可，面色欠华，大便烂，食纳欠佳，睡眠尚可。苔白腻，脉弦滑。

根据上述资料，请提出你的中西医诊断思路。

（杨丽新　胡彬文　杜淑娟　李彦昕）

## 第七节　脑性瘫痪

脑性瘫痪（cerebral palsy，CP），简称脑瘫，是指出生前到出生后脑发育的早期，因各种原因所引起的非进行性脑损害所致的运动发育落后及姿势异常，可伴有智力低下、癫痫、感觉异常及精神行为异常。本病并不少见，发达国家脑瘫发病率为1.5‰～5‰，在我国为2‰左右。

根据脑瘫临床症状和体征的描述，属于中医“五迟”“五软”“五硬”和“痿证”的范畴。

### 一、病因病理

#### （一）中医病因病机

中医学认为本病主要由于患儿先天禀赋不足，“脑为髓之海”，脑髓充实，方能司神明。产前孕母将养失宜，损及胎儿，导致小儿先天肾精不充，脑髓失养；或者产时及产后因素导致瘀血、痰浊阻于脑络，而致脑髓失其所用。

**1. 肝肾亏虚**　肾藏精，肝藏血，精血同源，共滋脑髓。若肝血不足，则脑髓空虚，出现痴呆、失语、失聪、失明、智力发育迟缓等症状。肝主筋，肾主骨生髓，肝肾亏虚，筋骨失养，则出现肢体不自主运动、关节活动不灵、手足徐动或震颤、动作不协调等症状。

**2. 脾肾两亏**　肾主发育与生殖，为先天之本；脾主运化升清，气血生化之源，为后天之本，主四肢肌肉。若胎儿先天禀赋不足，肾精亏虚，后天脾胃运化失司，则筋骨、肌肉失养，则可出现头颈软弱不能抬举、口软唇弛、咀嚼困难、肌肉松软无力等症状。

**3. 脾虚肝旺**　肝主筋，脾主四肢肌肉，脾胃虚弱，土虚木亢，肝木亢盛，则出现肢体强直拘挛，肢体强硬失用，烦躁易怒。木旺又乘土，致使脾土更虚，导致肌肉瘦削等症状，病情缠绵难愈，形成恶性循环。

**4. 痰瘀阻滞**　痰湿内盛，蒙蔽清窍，则见智力低下；病程迁延，脉络不通，瘀阻脑络，气血运行不畅，脑失所养，则见毛发枯槁、肢体运动不灵、关节僵硬等。

综上所述，脑瘫的发病与肝、脾、肾关系密切，三脏功能失调则损伤脑髓，导致本病发生，故本病多属于虚证；若出现血瘀痰阻，脑窍闭塞，亦可见实证。

#### （二）西医病因病理

现代医学认为本病的发病常与以下因素有关：①母体因素，如宫内感染、多胎、习惯性流产、缺氧、中毒、接触射线、高龄、妊娠高血压等；②分娩因素，产程长、宫内缺氧（脐带绕颈、羊水异常）、难产、因钳产、吸引器助产造成颅脑外伤，以及重症窒息继发的新生儿缺氧缺血性脑病；③新生儿因素，低体重儿、早产儿、未成熟小样儿、过期产、Apgar评分<4分、新生儿惊厥、黄疸、呼吸暂停、畸形、电解质紊乱、低血糖、贫血、出血等；④家族因素，家属或直系亲属有先天遗传病，如精神障

碍、智力障碍、家族先天性畸形等。最常见病理为不同程度脑白质发育不良、皮质萎缩和脑室扩大。

## 二、临床表现

脑瘫基本的临床表现是运动发育异常、肌张力异常、姿势异常和反射异常，常用的分类如下。

### （一）按运动障碍性质分类

**1. 痉挛型**（spasticity） 是临床上最常见的脑瘫类型，占脑瘫儿的60%～70%，主要病变部位在锥体系。伸张反射亢进是本型的特征。表现为肌张力增高、肌力差，腱反射亢进，病理反射阳性，肘关节、膝关节、髋关节屈曲，腕关节掌屈，拇指内收，扶站时足尖着地，膝反张，步行时呈剪刀步态等异常姿势。

**2. 手足徐动型**（athetosis） 病损部位在大脑深部基底节，锥体外系部分。以难以用意志控制的肢体不自主运动为主要表现，颜面肌肉、发声、构音器官多受累，故常伴有语言障碍。

**3. 肌张力低下型**（atonia） 以缺乏抗重力的能力而造成自主性能力低下为特征，肢体松软但腱反射可存在。

**4. 强直型**（rigidity） 全身肌张力显著增高僵硬，伴锥体外系受损症状。

**5. 共济失调型**（ataxia） 的主要原因是由于小脑的器质性病变，还有锥体系、锥体外系和深部感觉系统的病变。表现为动作不协调，手和头部震颤，醉酒步态，语言缺乏声调、徐缓，感觉异常。

**6. 震颤型**（tremor） 多为锥体外系相关的静止性震颤。

**7. 混合型** 略。

### （二）按瘫痪累及部位分类

按瘫痪累及部位可将脑瘫分为四肢瘫（四肢和躯干均受累）、双瘫（也是四肢瘫，但双下肢相对较重）、截瘫（双下肢受累，上肢躯干正常）、偏瘫（半侧肢体受累）、三肢瘫（三个肢体受累）、单瘫（单侧肢体受累）。

### （三）伴随症状和疾病

脑瘫患儿除运动异常外，常合并其他功能异常。

**1. 智力低下** 是运动障碍以外最常见的症状。

**2. 癫痫** 以偏瘫、痉挛性四肢瘫痪患儿多见。

**3. 眼部疾患** 包括斜视、屈光不正、视野缺损、眼震等。

**4. 其他** 伴随症状包括听力障碍、语言障碍。痉挛型患儿还可出现关节脱臼、脊柱侧弯等异常。

## 三、诊断

脑瘫的诊断主要依靠病史及体格检查，神经影像学和神经电生理如脑电图对病因寻找及治疗亦有帮助，可根据需要选用。

### （一）诊断的基本步骤

（1）首先确定病史和体格检查不提示中枢神经系统进行性或退行性疾病。
（2）对脑性瘫痪进行分类。
（3）最后对伴随症状和疾病做出判断，以方便下一步诊疗方案的建立。

### （二）诊断要点

（1）引起脑性瘫痪的脑损伤为非进行性。

（2）引起运动障碍的病变部位在脑部。
（3）症状在婴儿期出现。
（4）有时合并智力障碍、癫痫、感知觉障碍及其他异常。

## 四、鉴别诊断

脑瘫的鉴别诊断主要是与神经系统各种进行性和退行性疾病（如各种代谢性疾病或神经变性病）所致的中枢性瘫痪，以及正常小儿一过性发育落后疾病相鉴别。

### （一）婴儿脊髓性进行性肌萎缩

婴儿脊髓性进行性肌萎缩为常染色体隐性遗传病，出生时一般情况尚可，婴儿智力正常，大多数患儿在 3～6 个月后出现，对称性肌无力，肌张力低下，腱反射减低或消失等。本病为进行性，无力情况逐渐加重，脊髓 MRI 和肌电图可协助诊断。

### （二）脑白质营养不良

脑白质营养不良为常染色体隐性遗传病，1～2 岁发病，发病前运动发育正常，发病后，症状呈进行性加重，表现为步态不稳，语言障碍，视神经萎缩，最终去大脑强直。

## 五、治疗

本病多采用中西医并重治疗。高度重视早期的康复治疗，尤其是在出生后 6～9 个月内的积极诊治至为关键。中医以脏腑辨证，结合小儿推拿、针灸等与西医的运动疗法、作业疗法、语言训练等康复手段相结合，力求患儿全面康复。针对本病以肝、脾、肾气血不足为主，根据侧重分别采用柔肝、固肾、理脾健脾、益气养血等治法进行辨证施治。

### （一）辨证论治

**1. 肝肾亏虚证**

证候　肢体不自主运动，关节活动不灵，手足徐动或震颤，动作不协调，或语言不利，或失听失明，或失聪，舌淡，苔薄白，脉细软。

治法　滋补肝肾，强筋健骨。

方药　六味地黄丸（《小儿药证直诀》）合虎潜丸（《丹溪心法》）加减。

失明者，加桑椹子、沙苑子或鱼羊肝食疗，养肝明目；失语者，加远志、郁金、石菖蒲，化痰开窍。

**2. 脾肾两亏证**

证候　头颈软弱，不能抬举，口软唇弛，吸吮或咀嚼困难，肌肉松软无力，按压失于弹性，面白，舌淡，苔薄白，脉沉无力。

治法　健脾补肾，生肌健骨。

方药　补中益气汤（《脾胃论》）合补肾地黄丸（《活幼心书》）加减。

伴元气不足而哭声无力者，加人参或太子参；口干者，加石斛、玉竹，滋养胃阴；大便秘结者，加当归、火麻仁，润肠通便。

**3. 脾虚肝旺**

证候　肢体强直拘挛，强硬失用，烦躁易怒，遇到外界刺激后加重，食少纳呆，肌肉瘦削，舌质胖大或瘦薄，舌苔少或白腻，脉沉弱或细。

治法　柔肝健脾，益气养血。

方药　六君子汤（《医学正传》）合舒筋汤（《医略六书》）加减。

肢体强直，加黄精、当归、白芍，养血柔肝；食欲欠佳，加陈皮、焦山楂、鸡内金，健脾消食。

**4. 痰瘀阻络证**

*证候* 自出生后反应迟钝，智力低下，肌肤甲错，毛发枯槁，口流痰涎，吞咽困难，关节强硬，肌肉软弱，动作不自主，或有癫痫发作，舌质紫暗，苔白腻，脉沉涩。

*治法* 涤痰开窍，活血通络。

*方药* 通窍活血汤（《医林改错》）合二陈汤（《太平惠民和剂局方》）加减。

肢体强直，加当归、鸡血藤，养血活血；抽搐者，加龙骨、牡蛎、天麻、钩藤，息风止痉。

### （二）西医治疗

本病治疗原则：及早干预，综合治疗，家庭训练，长期坚持。

**1. 功能训练**

（1）体能运动训练（physical therapy，简称 PT）：主要是通过运动功能训练来促进正常运动及姿势发育，控制异常运动，以达到康复的目的。临床上常用 Bobath 疗法、Vojta 疗法和上田法等。

（2）技能训练（occupational therapy，简称 OT）：重点训练上肢和手的精细运动，提高患儿独立生活技能。

（3）语言训练：包括听力、发音、语言和咀嚼吞咽功能的协同矫正。

**2. 药物治疗** 脑细胞营养药物有助于正常脑细胞的生长代偿，改善脑功能。

**3. 矫形器的应用** 矫形器有助于帮助矫正异常姿势，抑制异常反射，其他如高压氧舱、水疗、电疗等，对功能训练起辅助作用。

**4. 手术治疗** 主要用于痉挛型，目的是矫正畸形，恢复或改善肌力和肌张力的平衡。

### （三）其他治疗

**1. 针灸疗法**

（1）体针：智力低下，取百会、四神聪、智三针；语言障碍，取通里、廉泉、金津、玉液；颈项软瘫，取天柱、大椎、列缺；流涎取上廉泉、地仓；吞咽困难，取廉泉、天突；上肢瘫取肩髃、曲池、手三里、三间；下肢瘫取环跳、足三里、阳陵泉、悬钟；腰部软瘫取肾俞、腰阳关；剪刀步取髀关、风市；尖足取解溪、太白；足内翻取丘墟、昆仑、承山外 1 寸；足外翻取商丘、太溪、承山内 1 寸；二便失禁取上髎、次髎、中极、关元等穴。根据肢体瘫痪部位不同，分别针刺华佗夹脊穴的不同节段。肌力低下患儿针刺后加艾灸。

（2）头针：取运动区、足运感区。若上肢瘫痪，取对侧顶颞前斜线中 2/5；下肢瘫痪取对侧顶颞前斜线 1/5 及顶旁线。

**2. 推拿疗法** 采取按、揉、捏、拿等手法作用于患肢。针对病情，通过不同的推拿手法治疗，可以促进血液循环，达到缓解痉挛、增强肌张力或降低肌张力的目的。

**3. 药物熏蒸** 将黄芪、当归、川芎、鸡血藤、红花、伸筋草等药物加水煮沸后，将药液倒入浴盆中，待温度适当时，用药液浸洗患肢，每次浸洗 30 分钟，隔日 1 次。

## 六、中西医临床诊疗思路

重视早期康复治疗，特别是出生后 6～9 个月的阶段内采取中西医综合康复，中医辨证、推拿、针灸和西医运动疗法、作业疗法、语言训练等相结合，纠正患儿异常姿势，促进正常运动发育，力求患儿全面康复。

## 七、预后与转归

本病预后取决于病情的严重程度、儿童智力水平、治疗干预的时机和干预的程度。儿童的智力水平越高，干预的年龄越小，训练强度越合适，效果越好。

## 古籍精选

《医宗金鉴·幼科杂病心法要诀》曰："小儿五迟之证，多因父母气血虚弱，先天有亏，致儿生下筋骨软弱，行步艰难，齿不速长，坐不能稳，要皆肾气不足之故。先用加味地黄丸滋养其血，再以补中益气汤调养其气。又足少阴肾之经，其华在发，若少阴之气血不足，即不能上荣于发，苣圣丹主之。又有惊邪乘入心气，至四五岁尚不能言语者，菖蒲丸主之。"

《保婴撮要·五软》曰："五软者，头颈、手、足、肉、口是也。夫头软者脏腑骨脉皆虚，诸阳之气不足也。乃天柱之骨弱，肾主骨，足少阴太阳经虚也。手足软者，脾主四肢，乃中州之气不足，不能营养四肢，故肉少皮宽，饮食不为肌肤也。口软者，口为脾之窍，上下龈属手足阳明，阳明主胃，脾胃气虚舌不能藏，而常舒出也。"

## 病案思考

患儿，女，6岁，双下肢活动障碍，行走困难5年余。

5年前，家属发现其双下肢强硬，运动不灵活，抬头较晚，爬行困难，不能独坐，扶站时双腿紧靠，双下肢脚尖下垂，足跟不能着地，站立困难。患儿病情无进行性加重，因家中经济困难，未到医院就诊，现因生活不能自理，故来就诊。

其母孕龄40岁，第一胎第一产，早产，曾有先兆流产症状，保胎治疗病史，孕33周产，出生时体重1.9kg。否认生后外伤及脑炎、脑膜炎等中枢神经系统疾病病史。

查体：神清，言语清晰，对答切题。可独站，髋膝屈曲、足尖着地，足平放时双膝过伸。能短距离独步行走，行走时屈膝屈髋，跳跃式剪刀步态，尖足。双侧髋关节后伸、外展、外旋受限，双侧足掌内翻，踝关节背伸活动受限，双侧下肢肌张力增高，跟腱挛缩。长坐位平衡及站立平衡差，双侧膝腱反射、跟腱反射亢进，Babinskin 征（+）。

辅助检查：头颅MR未见异常。脑电图检查未见异常。

试简述诊断思路。

（杨丽新　胡彬文　杜淑娟　彭贝如）

# 第八节　抽动障碍

抽动障碍（tic disorders，TD），是一种起病于儿童和青少年时期的神经精神性障碍，主要表现为不自主的、反复的、快速的一个部位或多个部位肌肉运动性抽动和发声性抽动的综合征，并可伴有诸多心理行为问题，如注意缺陷多动障碍、强迫障碍、睡眠障碍和情绪障碍等。国外报道本病的儿童患病率为0.15%～0.5%，我国尚无全国性流行病学调查资料，有学者报道，儿童患病率为0.24%，近年来发病率有增高的趋势，男孩多于女孩，男女之比为3～5∶1。

本病属中医学"慢惊风""瘛疭""肝风"等范畴。

## 一、病因病理

### （一）中医病因病机

**1. 病因**　中医学认为本病的病因主要由先天禀赋不足、病后失养、内伤饮食及情志失调等因素所致。

**2. 病机** 肝体阴而用阳，为风木之脏，主疏泄，喜条达，主藏血，“在声为呼，在变动为握”。小儿“肝常有余”，内外致病因素，皆易引动肝风而致本病。其病位主要在肝，与心、脾、肾密切相关。其标在风痰，其本在脏腑功能失调，往往虚实并见，风痰并存，多种病机同时存在。

（1）气郁化火：情志内伤，则气机不畅，郁久化火生痰，引动肝风，上扰清窍，则见皱眉眨眼，张口歪嘴，口出异声。气郁化火，耗伤阴精，肝血不足，筋脉失养，虚风内动，故摇头耸肩、甩臂握拳。

（2）脾虚痰扰：脾主运化水湿，开窍于口，先天禀赋不足，或病后失养，或饮食不节损伤脾胃，致脾虚不运，痰浊内生，痰气互结，壅塞胸中，心神被蒙则脾气乖戾，喉发异声，或痰郁化火，心神被扰，则烦躁易怒、抽动呼叫、秽语不休；脾主肌肉四肢，土虚木旺生风，肝风夹痰上扰走窜，故头项、四肢肌肉抽动。

（3）阴虚风动：心主神明，言为心声，阴血不足，心神失养，故秽语不休；或真阴不足，或热病伤阴，阴虚火旺，木火刑金，金鸣异常，故喉发异声；肾藏精，主骨生髓充脑，为先天之本，禀赋不足，或久病及肾，肾阴亏虚，水不涵木，则肝木独亢，肝亢风动则抽搐无常。

### （二）西医病因病理

现代医学认为本病的确切病因尚未明了，可能是遗传因素与神经生化因素、心理因素及环境因素在发育过程中相互作用的结果。一般认为遗传方式可能是常染色体显性遗传或为多基因遗传，男性外显率高，女性外显率低。神经生化方面的研究发现本病的主要病理部位可能在基底节纹状体多巴胺能系统，由于多巴胺活动过度或多巴胺受体超敏感所致。有学者认为与多巴胺 D4 受体的基因多态性有一定关系。5-羟色胺也突出地影响着儿童的行为，其浓度的降低和代谢的异常被认为是多发性抽动症（TS）患儿的基本缺陷。有研究发现，部分抽动障碍患儿抽动症状在链球菌感染后出现或明显加重，认为链球菌感染后的自身免疫损害可能是其致病因素之一。多种原因造成的精神紧张可成为本病诱因，应激或情绪波动亦可使抽动症状加重；产伤、窒息、中毒、药物等均可能构成本病的促发因素。

## 二、临床表现

### （一）抽动症状

抽动症状可分为运动抽动与发声抽动。抽动症状在注意力集中、放松、情绪好时会轻些，在晚上入睡以后则完全消失，而紧张、焦虑、情绪低落、生气、惊吓、过度兴奋、过度疲劳、感冒发热等往往是加重抽动的因素。

**1. 运动抽动** 抽动常由眼、面部开始，逐渐发展至颈、肩、上肢、躯干及下肢。抽动呈突然、快速、多变、反复发生、无节律等特点，临床可分为简单、复杂两类。常见简单性运动抽动有眨眼、眼球转动、皱额、缩鼻、噘嘴、伸舌、张口、摇头、点头、伸脖、耸肩、甩臂、搓指、握拳、挺胸、扭腰、收腹、抖腿等；复杂性运动抽动表现为各种形态奇特的抽动，如冲动性地触摸东西、刺戳动作、跺脚、似触电样全身抖动、走路回旋、转动腰臀、蹲下跪地等。

**2. 发声抽动** 一般表现为清嗓、咳嗽、吸鼻、吐痰声、咂舌声、哼声、吠叫声、啊叫声等，也可表现复杂性发声，如重复言语或无意义的语音、无聊的语调，极少数儿童出现秽语症，如重复刻板同一秽语。

### （二）伴发行为症状

本病还常伴有行为障碍，轻者躁动不安、过分敏感、易激惹或行为退缩；重则注意力不集中、多动、强迫动作、强迫思想、冲动、攻击行为、自伤行为、学习困难及情绪障碍等。伴发行为症状可不同程度地造成患儿心理困扰，影响患儿社会适应的能力。但患儿智力正常，体格及神经系统检查未见异常。

## 三、辅助检查

至目前为止，尚无明确的病理变化、特异性指标作为本病的诊断依据，抽动障碍患儿的病情程度，可依据抽动严重程度量表进行客观、量化评定，如耶鲁综合抽动严重程度量表，而其他辅助检查的目的在于排除其他疾病，如脑电图、头颅影像学等。

## 四、诊断

本病诊断主要根据家长提供的病史，临床表现特征、体格检查（包括神经系统检查和精神检查）的结果。抽动障碍的诊断标准，一般采用美国精神病学会出版的《精神障碍诊断统计手册》第四版（DSM-Ⅳ）的标准。

抽动障碍分为短暂性抽动障碍（transient tic disorder，TTD）、慢性运动性或发声性抽动障碍（chronic motor or vocal tic disorder，CTD）、发声和多种运动联合抽动障碍（又称多发性抽动症，Tourette's syndrome，TS；抽动秽语综合征）。

### （一）短暂性抽动障碍（TTD）诊断标准

（1）一种或多种运动性和（或）发声性抽动。
（2）抽动一天发作多次，几乎每天发作，持续时间至少 4 周，但不超过 1 年。
（3）既往无 CTD 或 TS 病史。
（4）发病于 18 岁前。
（5）上述症状不是由某些药物（如兴奋剂）或内科疾病（如亨廷顿舞蹈病或病毒感染后脑炎）引起。

### （二）慢性运动性或发声性抽动障碍（CTD）诊断标准

（1）一种或多种运动性或发声性抽动，但在病程中不同时出现。
（2）抽动每天发作多次，可每天发作，或有间歇，但间歇期持续不超过 3 个月，病程超过 1 年。
（3）发病于 18 岁前。
（4）上述症状不是由某些药物（如兴奋剂）或内科疾病（如亨廷顿舞蹈病或病毒感染后脑炎）引起。

### （三）发声和多种运动联合抽动障碍（TS）诊断标准

（1）在病程中具有多种运动性抽动及一种或多种发声性抽动，而不必在同一时间出现。
（2）抽动每天发作多次（通常为丛集性）或间歇发作，但间歇时间不超过 3 个月，病程超过 1 年。
（3）抽动的部位、次数、频率、强度和复杂性随时间而变化。
（4）发病于 18 岁前。
（5）上述症状不是由某些药物（如兴奋剂）或内科疾病（如亨廷顿舞蹈病或病毒感染后脑炎）引起。

## 五、鉴别诊断

### （一）风湿性舞蹈病

风湿性舞蹈病 6 岁以后多见，女孩居多，是风湿热的主要表现之一，表现为四肢较大幅度的无目的而不规则的舞蹈样动作，生活经常不能自理，常伴肌力及肌张力减低，并可有风湿热其他症状。

（二）肌阵挛

癫痫性肌阵挛是癫痫中的一个类型，往往是一组肌群突然抽动，患儿可表现突然的前倾和后倒，肢体或屈或伸，具有发作性，每次持续时间短暂，常伴有意识障碍，脑电图异常。

## 六、治疗

对症状较轻、病程较短者，以中医治疗为主；症状严重、病程较长者可配合西药治疗。西药可用多巴胺受体阻滞剂。本病多为本虚标实证，风痰为标，脏腑功能失调为本，治疗要注意标本兼顾，以平肝息风化痰为基本治则，同时注重调理脏腑功能。本病既有病理因素，也有社会心理因素参与，故心理行为治疗十分重要，要使每个初诊患者的家长掌握心理行为疗法。

（一）辨证论治

**1. 脾虚肝旺证**

*证候* 摇头张口，腹部抽动，肢体抽动，时作时止，时轻时重，多动难静，注意力不集中，急躁易怒，面色萎黄，食欲不振，睡眠不宁，健忘多梦，纳呆，大便溏或干，舌质淡，苔白或腻，脉细弦。

*治法* 缓肝理脾，息风止痉。

*方药* 缓肝理脾汤（《医宗金鉴》）合天麻钩藤饮（《杂病证治新义》）加减。

脾虚生痰，胸闷痰多者加石菖蒲、郁金化痰开窍；食少便溏者加谷芽、麦芽开胃消滞；肝风盛者抽动频繁，加僵蚕、牡蛎平肝息风。

**2. 脾虚痰扰证**

*证候* 抽动日久，发作无常，喉中痰阻，清喉时作，或怪声不断，偶有眩晕，恶心胸闷，健忘多寐，困乏倦怠，或烦躁易怒，睡眠不安，形体虚胖或消瘦，面色萎黄，纳呆，大便溏或干，舌淡红，苔腻，脉沉滑。

*治法* 健脾化痰，平肝息风。

*方药* 十味温胆汤（《世医得效方》）加减。

痰热扰神，烦躁易怒，睡眠不安加天竺黄、竹茹、石菖蒲、远志清热化痰安神；纳少厌食者，加鸡内金、谷芽健脾开胃。中成药用陈夏六君子丸。

**3. 气郁化火证**

*证候* 抽动频繁有力，秽语连连，脾气急躁，悲喜无常，注意力不集中，咽红，目赤，头晕头痛，胸胁胀闷，口苦喜饮，大便干结，小便短赤，舌红，苔黄，脉弦。

*治法* 清肝解郁，息风止痉。

*方药* 清肝达郁汤（《重订通俗伤寒论》）加减。

烦躁易怒、睡眠不安者加灯心草、竹茹、远志清热安神；肝火旺者，加钩藤、夏枯草清泻肝火；大便秘结者，加枳实通便导滞；咽喉红赤者，加玄参清热利咽。中成药用丹栀逍遥丸。

**4. 阴虚风动证**

*证候* 肢体震颤，筋脉拘急，咽干清嗓，形体消瘦，两颧潮红，五心烦热，头晕耳鸣，性情急躁，睡眠不安，大便干结，尿频遗尿，舌质红绛，苔光剥，脉细数无力。

*治法* 滋阴潜阳，柔肝息风。

*方药* 大定风珠（《温病条辨》）加减。

心神不定、惊悸不安者加茯神、酸枣仁养心安神；血虚失养者加何首乌、天麻养血柔肝。中成药用杞菊地黄丸。

### （二）西药治疗

本病西医治疗可选用氟哌啶醇、硫必利、肌苷等。用药时间 6 个月至 1 年，重者 1～2 年，甚至到青春期。

**1. 氟哌啶醇** 剂量：每次 0.5mg 开始，每日 1 次，每 3～7 天增加 0.25～0.5mg，直至症状控制为止，通常每日剂量 1～4mg，分 2～3 次口服，使用时通常加用等量苯海索对抗其锥体外系不良反应。

**2. 硫必利** 常用剂量为 150～500mg/d，分 2～3 次服。

### （三）心理治疗

心理治疗是抽动障碍治疗的重要环节，是防止疾病复发和减少合并症的主要手段。

**1. 心理转移法** 临床观察发现，抽动障碍的症状在紧张着急时加重，放松时减轻，睡眠时消失。因此，当儿童抽动发作时，不要强制其控制，最好采用转移法，如发现患儿抽动明显时，可让他帮你把报纸递过来或做些轻松的事。这样可通过减轻由抽动带来的紧张焦虑和自卑感，通过肢体的有目的活动而逐渐减轻和缓解抽动症状。

**2. 认知支持疗法** 儿童常因挤眉弄眼等抽动症状而深感自卑，如果父母还唠叨、过分限制、没完没了地指责，不但会强化抽动症状，还可加重患儿的情绪障碍的合并症。所以，最好的办法是在医生指导下，父母与患儿一起分析病情，正确认识抽动症状的表现就像感冒发热一样是一种病，并不是坏毛病，逐渐增强患儿战胜疾病的信心，消除自卑感。这是促进疾病康复，避免使儿童心理发展受到影响的有效方法。

**3. 行为疗法** 行为相反习惯训练，应用与抽动相反或不一致的对抗反应训练，如对于发声抽动患儿可进行闭口、有节奏缓慢地做腹式深呼吸，从而减少抽动症状。另外还有自我监视和松弛训练疗法，但以相反习惯训练疗效最好。

### （四）其他疗法

**1. 体针** 主穴：太冲、风池、百会；配穴：印堂、迎香、地仓、内关、丰隆、神门。

**2. 耳穴贴压法** 取皮质下、神门、心、肝、脾、肾，每次 3～4 穴，将王不留行子用胶布贴在耳穴上，每周 2 次，左右耳交替，每日按压不少于 3 次，20 次为 1 个疗程，每次治疗 3 个疗程，疗程间休息 1～2 周。

**3. 推拿疗法** 选用头部四法、揉风池、拿揉肩井等。气郁化火加清肝经、清天河水、推胁肋；脾虚痰扰加补脾经、揉丰隆；脾虚肝旺加补脾经、清肝经；阴虚风动加补肾经、揉二马。摇头明显予以放松肩颈部肌肉；腹肌抽动明显可予推中脘、摩腹等；清喉明显予清肺平肝、推胁肋等。

## 七、中西医临床诊疗思路

抽动障碍是一种神经精神性障碍，如慢性运动性或发声性抽动障碍（CTD）、发声和多种运动联合抽动障碍（TS），并非短期内可治愈，治疗目标除控制抽动症状外，还应高度注意其伴发的行为障碍，西医仍采用氟哌啶醇或硫必利等多巴胺受体阻滞剂治疗，有效率为 70%～80%。其优点是改善症状较快，但长期使用多巴胺受体阻滞剂等西药，临床上不良反应相对较大，且其作用只能控制抽动症状，不能改变预后和病程，对于伴发的行为障碍疗效也不明显，故不易被患儿及家长接受。而中医中药从整体观出发，辨证论治内服中药，并结合针灸、耳穴、推拿等综合治疗，既能有效控制抽动症状，对改善患儿各种伴随症状亦有独到作用，且不良反应小，停药后复发率低，但是起效较慢，所以抽动症状严重、病程较长者可配合西药治疗，中西医结合治疗可取长补短，提高疗效，缩短疗程，减少西药的不良反应；同时，帮助家长和患者正确认识本病，对治疗本病的过程十分重要。另外，应重视患儿伴发的行为症状及心理障碍，必要时引入心理治疗。

## 八、预防与调护

注意围产期保健，孕妇应保持心情舒畅，生活规律，营养均衡，避免造成胎儿发育异常的可能因素。

注意妥善安排小儿日常作息时间，不玩手机、电脑游戏，避免过度紧张疲劳，适当参加一定的体育和文娱活动，注意运动不能过量。

加强精神调护，耐心讲解病情，给予安慰和鼓励，避免精神刺激。

饮食清淡富含营养，不吃生冷食物和含色素、香精、防腐剂等添加剂的食品和饮料。

## 九、预后与转归

抽动障碍的症状可以时轻时重，呈波浪式进展，新的抽动症状可以代替旧的抽动症状，或在原有抽动症状的基础上出现新的抽动症状。但一般预后良好，在青春期过后40%～50%的患者抽动症状可自行缓解，25%～30%的患者抽动症状明显减轻，25%～30%的患者抽动症状迁延到成年，甚至终生，但对学习及社会适应能力一般影响不大。只有小部分患者因有强迫症、品行障碍而影响生活质量。

### 古籍精选

《素问·至真要大论》曰："诸风掉眩，皆属于肝。"

《素问·阴阳应象大论》曰："风胜则动。"

《小儿药证直诀·肝有风甚》曰："凡病或新或久，皆引肝风，风动而止于头目，目属肝，风入于目，上下左右如风吹，不轻不重，儿不能任，故目连也。"

《证治准绳·幼科·慢惊》曰："水生肝木，木为风化，木克脾土，胃为脾之腑，故胃中有风，瘈疭渐生，其瘈疭症状，两肩微耸，两手下垂，时腹动摇不已……"

### 病案思考

患儿，秦某，男，6岁，2013年3月19日初诊。

患儿近2年来反复出现眨眼、缩鼻、嘐嘴、扭脖、喉中发出哼声，在广州某医院诊断为"多发性抽动症"，用氟哌啶醇治疗，症状反复，家长诉服药后患儿反应迟钝，情绪不稳遂自行停药。就诊时面色无华、眼眶黧黑、纳呆、汗多、痰多，易感冒，注意力不集中，眨眼、缩鼻、嘐嘴、扭脖、喉中发出哼声，入睡症状消失。舌淡红，苔白腻，脉弦细滑。

根据上述资料，请提出你的中医辨证思路及治法方药。

（杨丽新　曾维嘉　陈秀梅）

# 第九节　注意缺陷多动障碍

注意缺陷多动障碍（attention deficit hyperactivity disorder，ADHD），简称多动症，是一种常见的儿童行为障碍。临床特点是智能正常或接近正常的小儿，表现出与年龄不相称的注意力易分散，注意广度缩小，不分场合的过度活动，情绪易冲动伴有学习困难的一组证候群。国外资料报告其患病率为 3%～6%。国内报告的学龄儿童患病率为 4.31%～5.83%，男孩远较女孩多，为 4～9∶1，好发年龄为 6～14 岁。

中医古代文献中无本病的专门论述，根据其临床表现，属于“躁动”“失聪”“健忘”等范畴。

## 一、病因病理

### （一）中医病因病机

**1. 病因** 中医学认为本病的发生与下列因素有关：

（1）先天禀赋不足，父母健康状况欠佳，致使子女素体虚弱，脾肾不足。

（2）后天失调，饮食不节损伤脾胃，致气血亏虚，心神失养，或土虚则木亢。

（3）产伤或外伤致患儿气血瘀滞，经脉流行不畅，心肝失养。

（4）他病所伤，如惊风痊愈后，气阴不足，心肝失养。

**2. 病机** 阴阳失调是其主要病机特点。小儿为纯阳之体，稚阴未长，若先天不足则易出现阴虚阳亢的病理变化，出现阴静不足、阳动有余的证候。脏腑功能失调是其主要病理改变，本病的脏腑病变多表现为心、肝、脾、肾四脏的功能失调。小儿心常有余，心火易亢，而出现心神不宁，多动不安。小儿肝常有余，肝阴不足，肝阳偏亢，则注意力不集中，性情执拗，冲动易怒。脾属土为至阴之脏，藏意，在志为思，小儿脾常不足，若调护失宜或疾病所伤，运化失常，脾失濡养，则失静谧，而兴趣多变，言语冒失；土虚则木亢，动静不能互制而多动不安；脾虚生痰，郁而化热，痰热内扰，也可致心烦、易怒、多动。“肾者，作强之官，伎巧出焉”，若先天不足或病后出现肾阴亏损，髓生不足，则致动作笨拙不灵、健忘、遗尿等症；肾虚则水不涵木，肝阳易亢，无以制火则心火有余，而见心烦、急躁、易怒诸症。

### （二）西医病因

现代医学认为本病的病因和发病机制尚不十分清楚。多数研究认为本病是由多种因素协同作用造成的一种综合征。

**1. 轻微脑损伤** 本病主要与脑外伤、难产、早产、颅内出血、窒息和某些传染病、中毒等有关。

**2. 遗传因素** 近年的调查研究显示，多动症儿童的父母童年期有多动历史者较多，多动症儿童的同胞兄弟姐妹患病率高于对照组。单卵双生子的多动症儿童发病率高于双卵双生子。同胞兄弟儿童发病率也高于半同胞兄弟。

**3. 环境因素** 城市环境污染、临床上不显症状的轻度铅中毒亦可为本病病因之一；食物添加剂会引起儿童多动；教育不当影响儿童的心理发育，亦可能是病因之一。

**4. 儿茶酚胺的代谢研究** 动物实验及对人的研究从不同角度提示多动症儿童主要是脑内儿茶酚胺通路异常。尿、血清和脑脊液的多巴胺和肾上腺素的浓度测定支持多巴胺和肾上腺素更新降低的假说，验证了多动症的低多巴胺状态的假说。病理机制研究显示，用 PET 检查发现多动症患儿脑血流灌注减少，葡萄糖代谢低下，特别是前额部。而前额和皮质运动区的功能与维持注意、控制冲动、调节攻击和运动活动有关。

## 二、临床表现

### （一）症状

**1. 注意力不集中** 为本病主要特点，表现为注意力不集中，不持久，容易分散，听课不专心，不能按时完成作业，在玩积木或其他游戏时，往往也显得不专心，做什么事情都是有头无尾，不能善始善终。

**2. 活动过度** 不分场合的过度活动，是本病最惹人注目的症状。从幼儿起已有所表现，整日动个不停，乱爬、乱跳、不能静坐片刻；上学后表现在课堂上或作业时静不下心来，在座位上不停扭动，或上课时做小动作，咬指甲、刻课桌、切橡皮，或东张西望，影响课堂秩序；下课后便东奔西跑，手足不停或乱冲乱撞。

**3. 情绪不稳、冲动任性** 本病患儿缺乏克制能力，对愉快或不愉快的刺激常出现过度兴奋或异常愤怒的反应，以致在冲动之下伤人或破坏东西。他们要什么，非得立刻满足不可。情绪不稳，好发脾气，常干扰他人活动，甚至无故地叫喊或哄闹，没有耐心，做什么事情都急匆匆。

**4. 学习困难** 是多动症的后果。由于上课听不进，作业做不完，写字乱涂画，计算常出错，致学习越来越困难，结果成绩不稳定，经常不及格或逐年下降。但儿童的智能并不落后。

**5. 常见并发症** 容易伴发心理行为障碍，如对抗障碍、品行障碍、焦虑障碍等。

### （二）体征

“软神经征”：多动症儿童一般无特殊阳性体征，仅有一些轻微的异常体征称为“软性”神经征，多达20多种，常用的为翻手试验（双手并拢在原位反复翻动双手，动作笨拙为阳性）、指鼻试验（用手指鼻，睁眼和闭眼各5次，3次错误为阳性）和点指试验（用拇指依次接触同手其他手指）。这些体征不能作为诊断标准，仅能作为参考指标。

## 三、辅助检查

可完善数字划消测验、康奈氏儿童行为测试（父母、教师量表评分）、智力测验等协助评估病情。

## 四、诊断

### （一）诊断标准

至目前为止，尚无明确的病理变化作为本病的诊断依据，所以诊断主要根据家长及老师提供的病史、临床表现特征、体格检查（包括神经系统检查和精神检查）的结果。目前本病诊断主要根据美国《精神障碍的诊断统计手册》第五版（DSM-Ⅴ，2013）的诊断标准：

（1）临床表现符合注意力缺陷型和（或）多动、冲动型

1）注意力缺陷型：以下症状≥6条，持续6个月以上且达到与发育阶段不相适应和不一致的程度。

A. 常常不注意细节问题或经常在作业、工作或其他活动中犯一些粗心大意的错误。

B. 在完成任务或游戏中常难以保持注意集中。

C. 在别人和他说话时常似听非听。

D. 常不能按别人的指示完成作业、家务或工作（不是由于违抗行为或未能理解所致）。

E. 常难以组织工作和游戏。

F. 常逃避、讨厌或不愿做要求保持注意力集中的工作（如学校作业或家庭作业）。

G. 常常丢失学习和活动要用的物品（如玩具、学校指定的作业、铅笔、书本或工具）。

H. 常容易受外界刺激而分散注意力。

I. 日常活动中容易忘事。

2）多动、冲动型：以下症状≥6条，持续6个月以上且达到发育阶段不相适应和不一致的程度。

A. 常常手或脚动个不停或在座位上不停扭动。

B. 在课堂上或其他要求保持坐位的环境中常离开座位。

C. 常在不适当的情况下乱跑或乱爬。

D. 常难以安静地玩耍或从事闲暇活动。
E. 经常忙个不停像是被迫地活动过分。
F. 经常话多。
G. 常常别人问话未完就抢着回答。
H. 经常难以按顺序排队等待。
I. 常打断或干扰别人的活动（如插话或干扰别人的游戏）。
（2）注意力缺陷和（或）多动、冲动症状出现在 12 岁以前。
（3）症状出现在两种或两种以上的环境中（如在学校、工作单位或家里）。
（4）必须有明确的社会功能、学习功能或职业功能损害的临床证据。
（5）排除广泛性发育障碍、精神发育迟滞、儿童期精神分裂症、心理障碍和药物不良反应等引起的多动。

### （二）诊断分型

按症状分布特点将其分为三个亚型。

1. **混合型**　指注意缺陷症状和多动、冲动症状均≥6 项者。
2. **注意缺陷型**　指仅注意缺陷症状≥6 项者。
3. **多动、冲动型**　指仅多动、冲动症状≥6 项者。

### （三）严重程度分类

1. **轻度**　指症状符合或稍微超过诊断标准所需症状，仅有微小的或没有学校和社会功能的损害。
2. **中等**　指症状和损害在轻度和重度之间。
3. **重度**　指超过诊断标准所需症状很多，有明显而广泛的学校、家庭和伙伴关系的社会功能的损害。

## 五、鉴别诊断

### （一）精神发育迟滞

精神发育迟滞虽有动作粗暴、学习成绩差等多动症表现，但伴有智力低下、言语发育迟缓、对周围事物缺乏兴趣等表现。

### （二）小儿孤独症

小儿孤独症可有活动过多、冲动和注意障碍症状，但突出表现为社交障碍与语言功能障碍。

### （三）儿童精神分裂症

儿童精神分裂症可有活动过多、行为冲动，但有个性改变、情感淡漠、行为怪异、思维离奇等。

### （四）正常顽皮儿童

在注意力方面，多动症儿童在任何场合，都不能较长时间集中注意力，即使是看小人书、动画片时，也不能专心致志；但顽皮儿童在看小人书、动画片时，能全神贯注。在自控能力方面，顽皮儿童在严肃的陌生的环境中，有自控能力，能安分守己，不再胡吵乱闹；多动症患儿却无此能力。

（五）多发性抽动症

多发性抽动症，又称抽动秽语综合征，主要表现为不自主的、反复的、快速的、无目的的一个部位或多部位运动性抽动或发声性抽动，运动抽动常表现为眨眼、缩鼻、噘嘴、摇头、耸肩及做怪脸；发声抽动一般表现为清嗓、咳嗽、吸鼻、哼声、吠叫声、啊叫声等。

## 六、治疗

（一）辨证论治

轻度和中度注意缺陷多动障碍、学龄前或进入青春期之后的注意缺陷多动障碍患者以中医治疗为主。阴阳失调是本病产生的根源，所以治疗以调和阴阳为根本治则，而调和阴阳主要在于调整脏腑功能和调理气血关系，以达到“五脏安定，血脉和利，精神乃居”的目的。由于小儿脏腑娇嫩，易虚易实，不宜用大剂量苦寒直折，祛邪应不伤其正，同时忌用壅补，应补而不滞。在治疗的同时应注重安神益智。重度儿童多动综合征患儿可配合西药治疗。本病既有病理因素，也有社会和心理因素参与，故教育方法和行为治疗亦十分重要。

**1. 脾虚肝旺证**

证候　注意力涣散，记忆力差，多动多语，坐立不安，兴趣多变，言语冒失，纳呆，睡眠不实，面色无华，便溏或干结，烦躁不宁，急躁易怒，舌淡红，苔薄白，脉弦细。

治法　健脾平肝，安神益智。

方药　缓肝理脾汤（《医宗金鉴》）加减。

急躁不安、易怒者可加钩藤、龙骨、牡蛎等以加强平肝安神。

**2. 心脾不足证**

证候　神思涣散，注意力不集中，兴趣多变，多动而不暴躁，神疲乏力，食纳不佳，形体消瘦或虚胖，或睡眠不熟，自汗盗汗，舌淡，苔薄白，脉虚弱。

治法　养心健脾，安神定志。

方药　归脾汤（《妇人大全良方》）合甘麦大枣汤（《金匮要略》）加减。

食纳不佳为脾虚积滞，加麦芽、鸡内金以健脾开胃；睡眠不熟，自汗盗汗为心气虚所致，加首乌藤、牡蛎以养心安神敛汗。中成药选用归脾丸。

**3. 痰热扰心证**

证候　多动多语，烦躁易怒，冲动任性难以制约，神思涣散，注意力不能集中，胸闷痰多，纳呆，口苦，口渴多饮，便干溺赤，苔黄腻，脉滑数。

治法　清热化痰，开窍安神。

方药　黄连温胆汤（《六因条辨》）加减。

胸闷痰多加石菖蒲以化痰开窍。

**4. 肾虚肝亢证**

证候　多动多语，烦躁易怒，冲动任性，难以自控，神思涣散，注意力不集中，动作笨拙不灵，记忆力差，或有遗尿，或有五心烦热、盗汗，舌红，苔少或无苔，脉细数或弦细数。

治法　滋肾潜阳，宁神益智。

方药　六味地黄丸（《小儿药证直诀》）加减。

遗尿为肾虚不摄，加益智仁、覆盆子以固肾止遗；夜寐不宁为肾虚心失所养，加酸枣仁、远志以养心安神；烦躁易怒为肝阳上亢，加龙骨、牡蛎、白芍以平肝潜阳。中成药可选用六味地黄丸。

（二）教育方法

（1）要使家长和教师了解多动症的性质，应明确多动不是儿童故意行为，而是一种无能自控的病态表现，不要嘲笑、歧视和打骂小孩，不要伤害其自尊心。

（2）要求必须切合实际。对于多动症儿童的要求，切莫像对待正常孩子那样严格。只要求他们的多动行为能控制在一个不太过分的范围内就可以了，提要求不应过于苛求。

（3）加强集中注意力的培养。对于这类儿童应逐步培养其静坐集中注意力的习惯。可以从看图书、听故事做起，逐渐延长其集中注意力的时间。也可把他们安排在教室的第一排座位上，以便在上课时能随时得到老师的监督和指导。如果儿童在集中注意力方面有所进步，应及时表扬、鼓励，以利于强化。

（4）培养有规律的生活习惯。应从小培养其有规律的生活习惯。要按时饮食起居，有充足的睡眠时间。不应迁就儿童的兴趣而让他们看电影、电视至深夜，以致影响睡眠。

（三）行为疗法

**1. 阳性强化法** 是当一种所要求的行为出现之后，给予奖赏来强化此种行为。应在医师安排下分为在家和在校两方面，在家应制订作息表，对起床、吃饭、做功课等都规定时间，完成好则给予奖赏，如违犯则毫不犹豫地执行患儿曾经同意过的处分，如取消看电视、游戏等，赏罚分明；在校宜安排座位于注意力难分散、教师又易察觉之处，可有意识地安排患儿在上课时起立或活动一下，如擦黑板等，如果儿童在集中注意力方面有所进步，应及时表扬、鼓励，以利于强化，注意发现多动症儿童的优点，创造机会让其发挥优点，以获得同学的表扬，让其有获得成功的享受以保持他们的自信心和自尊心。

**2. 消退法** 是原先被强化了的某些不良行为，如果停止强化，该行为发生的频度就会减少，即起到不良行为的消退作用。此疗法与阳性强化法同时采用，效果更好。如儿童的暴怒发作、任性哭闹等常因父母的关心而强化，如果不予理睬（停止强化），这些不良行为就会逐渐消退，此时对其相对的安静行为施以阳性强化，如表扬或其他鼓励等。

（四）西药治疗

本病西医治疗目前主要应用的是中枢神经兴奋药（如哌甲酯）、中枢去甲肾上腺素调节药物（托莫西汀），此外还可应用三环类抗抑郁药（如丙米嗪）和单胺氧化酶抑制剂等。西药治疗必须在医生指导下进行，定期随访，注意观察其疗效和不良反应。

（五）其他疗法

**1. 体针疗法** 选内关、太冲、百会、四神聪等穴，用泻法。肾虚肝亢者加用大陵等；心脾不足加心俞等；痰热扰心加曲池、膻中、丰隆等。

**2. 推拿疗法** 选用分手阴阳、捣揉小天心、头部四法（开天门、推坎宫、揉太阳、揉耳后高骨）等。肾虚肝亢者加清肝经、补肾经、揉二马、揉三阴交、揉涌泉等；心脾不足者加补脾经、揉二马、揉足三里、揉心俞、揉脾俞、捏脊；痰热扰心者加清肺平肝、清小肠、清天河水、揉二马加掌小横纹等。

**3. 耳穴贴压法** 耳穴取兴奋点、脑干、皮质下及肾。将王不留行籽用胶布贴在耳穴上，每周 2 次，左右耳交替，每日按压不少于 3 次，每次半分钟至 1 分钟，20 次为 1 个疗程，每次治疗 3 个疗程，疗程间休息 1～2 周。

## 七、中西医临床诊疗思路

目前西医用中枢神经兴奋药治疗多动症，以哌甲酯为首选药物，其优点是改善症状较快，但因不良反应明显，服用时间长，疗效个体差异性较大，停药后复发率高，缺乏对患儿整体功能的调节与改善作用，大多数患儿及家长都难于接受。中医药治疗本病有一定优势，具体表现在治疗方法多，诸如中药、针灸、耳穴贴压、推拿及中药提取物制剂等，这些方法都有不同程度的疗效，且一般无毒副作用，停药后复发率低，在增强体质、调理脏腑、促进食欲方面有着独特的作用，对西药治疗无效者，也可改善其症状。但是中医药治疗起效较慢，导致家长无信心继续治疗。而中西医结合治疗可取长补短，提高疗效，缩短疗程，中医的健脾开胃和养心安神法可使西药的厌食、失眠、噩梦等不良反应明显减轻或消失，从而患儿能顺利完成疗程，减少病情的复发。

## 八、预防与调护

做好孕期保健工作，保证孕母休息、营养、心情舒畅；避免早产、难产、窒息；注意防止小儿脑外伤、中毒及中枢神经系统感染。

应从小培养有规律的生活习惯，按时饮食起居，有充足的睡眠时间。多食新鲜自然食物和含丰富锌、铁、维生素及蛋白质的食物。

## 九、预后与转归

随着多种治疗方法的应用，本病的预后是较乐观的。但如不治疗，多动症儿童到成人时，大约有 1/3 符合精神障碍的诊断。主要有四大类：①多动症的残留症状；②反社会的人格障碍；③酒精依赖；④癔症、焦虑症和一些类精神分裂症。很多有人格障碍的成人有儿童多动症史，有难以控制的冲动行为障碍，忍受应激的阈值低，情绪不稳和长期的不满情绪。追踪未经治疗或很少治疗的多动症儿童，给我们提供了多动症儿童的一个自然病程。有人报告未经治疗的多动症儿童，随年龄增大无目的性的过度活动水平降低。但有 20%的人在青春期犯罪行为、物质滥用、学业低下、冲动和注意力不集中仍然存在。

### 古籍精选

《素问·生气通天论》曰："阴平阳秘，精神乃治。"

《灵枢·本神》曰："所以任物者谓之心，心有所忆谓之意，意之所存谓之志。因志而存变谓之思，因思而远慕谓之虑，因虑而处物谓之智。"

《灵枢·行针》曰："重阳之人，其神易动，其气易往也……言语善疾，举足善高，心肺之藏气有余。"

《圣济总录·心脏门》曰："健忘之病，本于心虚。血气衰少，精神昏聩，故志动乱而多忘也。"

《寿世保元·健忘》曰："陡然而忘其事也，尽心力思量不来，为事有始无终，言谈不知首尾。"

### 病案思考

患儿，男，9 岁，从幼儿起整日动个不停，乱爬、乱跳、不能静坐片刻；上学后表现为上课时精神不集中，做小动作，东张西望，甚至离开座位叫喊，影响课堂秩序，记忆力欠佳，学习成绩差；平时易冲动，脾气暴躁，食纳不佳，夜寐不宁，时有遗尿，就诊时在诊室东奔西跑，乱抢医生听诊器，查体见形体偏瘦，面色无华、眼眶黧黑、舌体瘦小，舌质偏红，少苔，脉弦细。

根据上述资料，请提出你的中西医诊治思路。

（杨丽新　陈秀梅）

# 第十七章 感染性疾病

## 第一节 麻 疹

麻疹（rubeola measles）是由麻疹病毒引起的急性出疹性传染病，临床以发热、结膜炎、上呼吸道炎症、麻疹黏膜斑（又称柯氏斑）、全身斑丘疹、疹退后糠麸样脱屑并色素沉着为特征。本病一年四季均可发生，冬春季多见，传染性极强，患者及病毒携带者为传染源，通过飞沫传播。未患本病及未进行麻疹疫苗接种者对本病易感，6 个月至 5 岁儿童发病率最高。20 世纪 60 年代以来，我国推广麻疹减毒活疫苗，发病率显著下降。本病一般预后较好，患病后通常可获得终身免疫，少数重症可危及患者生命。

本病中医亦称“麻疹”。

### 一、病因病理

#### （一）中医病因病机

**1. 病因** 本病病因为感受麻毒时邪。

**2. 病机** 麻疹主要病位在肺脾，与心、胃相关，病性为阳毒热证。本病分顺证与逆证。

（1）邪犯肺卫（疹前期）：麻毒时邪由口鼻而入，先侵于肺，肺失宣降，出现发热、咳嗽、喷嚏、流涕等肺卫表证。

（2）邪入肺胃（出疹期）：麻毒由表入里，蕴于脾胃，流于心经，阳明气分热盛，心火偏亢，故见高热、神烦、口渴。麻毒与气血相搏，正气驱邪外出，麻毒由里达表，外发肌肤出疹。

（3）津液耗伤（恢复期）：疹透之后，邪随疹泄，麻疹逐渐收没，热去津亏，肺胃阴伤。

（4）变证：若因正虚、毒重、失治、护理不当等原因，可致麻毒郁闭，出疹不利，甚则内陷。

1）麻毒闭肺：若毒热炽盛，因失治或误治，或发疹期间复感外邪，导致疹发不畅，邪毒不得外泄，内壅于肺，致肺气郁闭，气逆痰壅，气机宣发肃降失调，发为喘嗽。

2）热毒攻喉：麻毒壅盛，上攻咽喉，咽喉不利，气道闭阻而致喉痹。

3）邪陷心肝：热毒炽盛，内陷厥阴，逆传心包，引动肝风，可出现神昏、抽搐等症。

#### （二）西医病因病理

**1. 病因** 现代医学认为麻疹病毒仅有一个血清型，体外生存力弱，在流通空气或阳光下，半小时失去活力。未患本病及未接种麻疹疫苗者对麻疹普遍易感。其主要传播途径为直接接触及呼吸道飞沫传播。

**2. 发病机制** 麻疹病毒进入鼻咽或眼结合膜后，在黏膜上皮细胞内繁殖，并进入局部淋巴组织，同时少量病毒侵入血液到达肝、脾、骨髓和肺、脑等器官的单核-巨噬细胞系统，形成第一次病毒血症，此为潜伏期阶段，无临床征象。此后病毒在这些部位大量繁殖，同时破坏受侵袭的细胞，感染后第 5～7 天，大量病毒释放入血，此为第二次病毒血症。此时病毒可播散至全身器官，但以口、呼吸道、眼结合膜、皮肤及胃肠道等部位为主，并表现出一系列临床症状和体征。

**3. 病理** 麻疹的病理特征是感染部位形成两种类型的多核巨细胞，其一为网状内皮巨细胞，又称“华佛细胞”，广泛存在于全身淋巴结及肝、脾等器官；其二为上皮巨细胞，主要位于皮肤、眼鼻咽、呼吸道和胃肠道黏膜等处。两者均由多个细胞融合而成。

病毒或由病毒形成的免疫复合物侵袭皮肤真皮的表浅血管而致皮疹，又因表皮细胞发生退行性改变而脱屑。皮疹处，由于毛细血管发生炎性阻塞，血红蛋白渗出血管，使皮疹消退后遗留棕色色素。颊黏膜下层的微小分泌腺炎性单核细胞浸润和坏死，形成麻疹黏膜斑。呼吸道病变明显，可表现为鼻炎、咽炎、喉炎、支气管炎及肺炎。肠道黏膜亦可受损，严重时神经系统受累出现脑炎。

## 二、临床表现

### （一）典型麻疹的临床表现

**1. 潜伏期** 本病潜伏期 6～18 天不等，一般为 10～12 天。

**2. 前驱期** 一般为 3～4 天，发热为首发症状，体温渐升，或骤升，可达 39～40℃，无一定热型。同时出现喷嚏、流涕、咳嗽、咽部充血、双眼结膜充血、羞明流泪、食欲不振、畏寒头痛、全身不适等症。起病第 2～3 天，颊内黏膜相当于第二磨牙的外侧，可见直径 0.5～1mm 大小的白色斑点，周围绕以红晕，此为麻疹黏膜斑，是本病早期诊断的重要依据。初起只有数个，1～2 天内迅速增多，可满布两颊，常在出疹第 1 天融合成较大白斑，类似鹅口疮，并于皮疹大量透出时逐渐消失。近期接受过被动免疫的患儿症状较轻，可不出现此斑。

**3. 出疹期** 为 2～5 天不等。发热 3～4 天后，皮疹自耳后发际及颈部开始，渐及额、面部，然后自上而下延至躯干及四肢，甚至达手掌及足底。开始为玫瑰色斑丘疹，略高出皮面，初起稀疏分明，其后可有不同程度的融合，颜色呈暗红色，但疹间可见正常皮肤。此期体温升高可达 40℃，咳嗽加剧，咽红肿痛，出现嗜睡或烦躁，颈部淋巴结和脾脏可轻度增大。

**4. 恢复期** 出疹 3～5 天后，若无并发症，皮疹从面部按出疹顺序逐渐消退，疹退处有糠麸样脱屑（除手心、脚掌外），留存棕色斑痕，1～2 周后才可完全消失。此色素斑在疾病的后期有诊断意义。伴随皮疹消退，热峰同时下降，精神、食欲好转，上呼吸道症状也很快消失。整个病程为 10～14 天。

### （二）非典型麻疹

**1. 轻型麻疹** 常见于对麻疹病毒有部分免疫力的患儿。潜伏期长达 3～4 周，前驱期短且症状轻微，体温大都在 39℃以下，常无麻疹黏膜斑，皮疹稀疏色淡，很快消失，可无脱屑及色素斑，病程约 1 周，无并发症。

**2. 重型麻疹** 多见于营养不良或原有严重疾病的患儿。此型中毒症状严重，起病后迅速高热，且持续在 40～41℃，出疹期一般较长，皮疹常密集融合成片，满布全身；或疹出不透，皮疹暗红稀少，或出而骤退，往往并发肺炎、喉炎或中耳炎，出现循环衰竭或中枢神经系统症状。

**3. 异型麻疹（非典型麻疹综合征）** 多见于接种麻疹疫苗若干年后，血中抗体水平下降，再感染自然麻疹病毒引起。表现为突然发病，高热，可伴有头痛、腹痛、肌痛、乏力等，多无麻疹黏膜斑。2～3 天后出现皮疹。皮疹常常开始于四肢远端开始，渐及躯干和面部，皮疹为多型性，有斑丘疹、疱疹、荨麻疹样或紫癜样皮疹。

**4. 无皮疹型麻疹** 见于白血病、恶性肿瘤等应用免疫抑制剂的患儿，或 4～6 个月体内尚有一定抗体的婴儿。整个病程不见皮疹，仅有麻疹黏膜斑。鼻咽分泌物中出现多核巨细胞及血清学检查可协助诊断。

### （三）并发症

**1. 喉炎** 麻疹常伴发轻度喉炎。皮疹消退之后，可合并金黄色葡萄球菌等化脓性细菌感染，表现为频咳、嘶哑，甚至哮吼和呼吸困难。婴幼感染后易产生呼吸道梗阻甚至窒息死亡。

**2. 肺炎** 是麻疹最常见的并发症，多见于出疹期，是导致麻疹患儿死亡的主要原因，分为原发和继发两种。

（1）原发性肺炎：麻疹病毒自身可致肺炎，但肺部体征一般随着体温下降及全身皮疹出齐而消散，多为间质性病变。免疫功能缺陷患儿，感染麻疹病毒可发生严重或者致死的巨细胞性肺炎。

（2）继发性肺炎：继发细菌感染更为常见。常见的致病原有金黄色葡萄球菌、流感杆菌、肺炎链球菌和腺病毒等，可单独亦或混合感染。此类肺炎可发生在麻疹病程中的任何阶段，在出疹期最常见。临床表现为体温再度上升或持续不退，咳嗽加剧，病情严重。

**3. 心肌炎** 2 岁以下婴幼儿患者易致心肌病变，表现为气促、烦躁、面色苍白或发绀，听诊心音低钝、心率增快。心电图示 T 波和 ST 段改变。

**4. 脑炎** 多发生在出疹后 2～6 天，亦可发生在出疹后 3 周。主要为麻疹病毒直接侵犯脑组织所致。临床表现与其他病毒性脑炎类似，多数可恢复正常。部分患儿留有智力低下、癫痫瘫痪等后遗症。

**5. 亚急性硬化性全脑炎** 因麻疹病毒持续感染所致，为慢性或亚急性进行性脑炎，临床较罕见。发病机制主要与病毒基因变异有关，病毒变异后机体不能产生对应的基质蛋白抗体，导致病毒在脑细胞中长期潜伏。病理变化为脑组织退行性变。本病常在麻疹后 2～17 年（平均 7 年）发病，患者逐渐出现智力障碍、性格改变、运动失调，语言和视听障碍、癫痫发作，最后因昏迷、强直性瘫痪而死亡。

**6. 其他并发症** 本病婴儿易并发消化不良。高热持续、营养不良的患儿可发生口炎及维生素 A 缺乏性干眼症。既往隐伏的结核病灶重趋活动恶化，可发展为粟粒性肺结核或结核性脑膜炎。

## 三、辅助检查

### （一）血常规

白细胞减少，淋巴细胞分类相对增多。白细胞数量增加，尤其是中性粒细胞增加，提示继发细菌感染；淋巴细胞严重减少，提示预后不良。

### （二）多核巨细胞检查

出疹前 2 天至出疹后 1 天，取患者鼻、咽、眼分泌物涂片，镜检发现多核巨细胞。

### （三）病毒分离

血、尿或鼻咽分泌物培养，可分离麻疹病毒。

### （四）病毒抗原检查

免疫荧光法检测呼吸道分泌物，发现麻疹病毒抗原，可做出特异性诊断。

### （五）抗体测定

用 ELISA 法检测急性期患者血清中的特异性 IgM 和 IgG 抗体。IgM 抗体于病后 1～2 天出现，5～20 天达高峰。6 周内未接种麻疹减毒活疫苗而特异性 IgM 阳性，可以确诊本病。IgG 抗体恢复期较早期升高 4 倍以上有回顾诊断的价值。

### （六）核酸检测

核酸检测是一种非常敏感和特异的诊断方法，对免疫力低下不能产生特异抗体的麻疹患儿，尤具价值。

## 四、诊断

### （一）病史

关注患儿年龄、季节、当地麻疹流行、与麻疹患者接触及患儿预防接种情况。

### （二）临床症状

前驱期出现呼吸道炎及麻疹黏膜斑；出疹期皮疹自耳后发际及颈部开始，渐及额、面部，然后自上而下延至躯干及四肢，甚至达手掌及足底，玫瑰色斑丘疹，略高出皮面；恢复期疹退后糠麸样脱屑和棕色色素沉着。

### （三）实验室检查

前驱期末或出疹期初，鼻咽拭子涂片找到多核巨细胞。麻疹病毒分离和血清学检查阳性均有助于诊断。

## 五、鉴别诊断

### （一）风疹

风疹前驱期短，全身症状和呼吸道症状轻，无麻疹黏膜斑，发热1～2天出诊，皮疹以面、颈、躯干为主。皮疹消退后无色素沉着和脱屑，常伴耳后、颈部淋巴结肿大。

### （二）幼儿急疹

幼儿急疹突起高热，持续3～5天，可伴有上呼吸道症状，热骤降后出现皮疹，皮疹散在玫瑰色，多位于躯干，头面部、四肢较少，1～3天皮疹退尽。热退疹出为其特点，皮疹无色素沉着。

### （三）猩红热

猩红热前驱期发热、咽痛明显，1～2天后全身出现针尖大小红色丘疹，疹间皮肤充血，压之退色，面部皮肤潮红而无皮疹，口周呈苍白圈，皮疹持续4～5天随热降而退，大片脱皮。外周血白细胞总数及中性粒细胞显著增高。

### （四）药物疹

药物疹患者近期有服药史，皮疹多有瘙痒，低热或无热，无黏膜斑，停药后皮疹渐消，血嗜酸粒细胞计数可增多。

## 六、治疗

### （一）辨证论治

辨证有顺、逆之分。顺证，一般具有典型麻疹的发病过程，按疹前、出疹、疹没三期发展转归，预后良好。体温在39～40℃，发热3～4天开始出疹，先见于耳后发际，渐次延及头面、颈部，而后急速蔓延至胸背、腹部、四肢，最后鼻准部及手心、足心均可见皮疹。皮疹色泽红活，分布均匀，约在3天内透发完毕，而后依次隐退。出疹时虽有轻烦，但精神安定，虽有咳嗽但无喘促，二便调和通畅，无其他合并证候。疹回热降后诸症渐减，继而康复。麻疹逆证表现为壮热持续不降，肤干无汗，烦躁不安，麻疹暴出，皮疹稠密，疹色紫暗；或体温不升，或身热骤降，麻疹透发不畅，疹出即没，皮疹稀疏，疹色淡白；或皮疹隐没，面色苍白，四肢厥冷；或咳剧喘促，惊风抽搐等。

无并发症的典型麻疹，以中医治疗为主，以“麻不厌透”“麻喜清凉”为基本原则。顺证，初热期麻毒郁表，治以解表透疹，但注意慎用辛温，以免辛温发散，损伤阴液；见形期麻毒炽盛，治以清热解毒，但不可过用苦寒，以免损伤正气，麻毒内陷；恢复期，邪毒已退，正气亦伤，治以养阴清热。逆证以中西医结合治疗为主，中医仍遵循透疹、解毒、扶正原则。麻毒闭肺证，佐以清肺化痰定喘；麻毒攻喉证，佐以利咽消肿；邪陷厥阴证，佐以息风开窍；心阳虚衰证，急投以温阳固脱之剂。积极配合西医对症治疗，预防感染，防治危重症。

**1. 顺证**

（1）初热期（疹前期）

证候　发热，微恶风寒，咳嗽流涕，目赤怕光，神倦纳呆，便溏尿黄，口腔颊部近臼齿处可见“麻疹黏膜斑”，舌苔薄白或微黄，脉浮数。

治法　辛凉透表，清宣肺卫。

方药　宣毒发表汤（《麻科活人》）加减。

高热无汗者加浮萍以透疹散邪；咽喉肿痛者加射干、马勃以清咽散结；发热阴伤者加生地黄、玄参、石斛以养阴清热；素体虚弱无力透疹者加党参、黄芪以扶正透表；风寒外束，腠理开合失司影响透疹者加麻黄、细辛以辛温透表。

（2）见形期（出疹期）

证候　发热持续，起伏如潮，每潮一次，疹随外出，初起稀疏，色较鲜红，以后逐渐稠密，融合成片，色转暗红，口渴多饮，目赤眵多，咳嗽加剧，烦躁或嗜睡，舌质红，苔黄，脉洪数。

治法　清热，解毒，透疹。

方药　清解透表汤（验方）加减。

咳嗽剧烈者加黄芩、鱼腥草、杏仁以清肺化痰止咳；壮热、面赤、烦躁者加生石膏、山栀、知母以清热泻火；疹点紫暗、融合成片者加赤芍、牡丹皮、生地黄以清热凉血；齿衄、鼻衄者加藕节炭、白茅根以凉血止血。

（3）恢复期（疹回期）

证候　疹点出齐后，发热渐退，咳嗽减轻，声音稍哑，疹点依次渐回，皮肤呈麦麸状脱屑，并有色素沉着，胃纳增加，舌红少津，苔薄净，脉细缓。

治法　养阴益气，清解余邪。

方药　沙参麦冬汤（《温病条辨》）加减。

大便干结者加火麻仁、全瓜蒌以润肠通便；低热不退者加银柴胡、地骨皮、白薇以清退虚热；纳谷不香者加山药、谷芽、炒麦芽以健脾开胃；烦躁不安、手足心热者加灯心草、生地黄、莲子心以清热除烦。

**2. 逆证**

（1）麻毒闭肺证

证候　高热不退，咳嗽气促，鼻煽，口渴烦躁，疹点不多，或疹点密集色紫，或疹点早回，舌红，苔黄，脉数。

治法　宣肺开闭，清热解毒。

方药　麻杏石甘汤（《伤寒论》）加减。

咳剧痰多者加川贝母、竹沥、天竺黄以清肺化痰；疹点稠密、疹色紫暗、口唇紫绀者加丹参、紫草、红花以活血化瘀；壮热气急、腹胀便秘者加生大黄、玄明粉、山栀以泻火通腑，急下存阴。

（2）麻毒攻喉证

证候　咽喉肿痛，声音嘶哑，或咳嗽声重，状如犬吠，喉中痰鸣，舌质红，苔黄腻，脉滑数。

治法　清热解毒，利咽消肿。

方药　清咽下痰汤（验方）加减。

大便干结者加生大黄、芒硝以清热泻火通腑；咽喉肿痛严重者加六神丸以清热利咽。

（3）邪陷心肝证

证候　高热烦躁，神昏谵语，甚则抽搐，或有鼻煽，皮疹遍及周身，色紫红，舌红绛，脉弦数。

治法　凉肝息风，清营解毒。

方药　羚角钩藤汤（《通俗伤寒论》）加减。

高热、神昏、抽搐者加紫雪丹以清热解毒，镇痉开窍；痰涎壅盛者加石菖蒲、鲜竹沥以清热化痰开窍；大便干结者加生大黄、芒硝以清热通腑；疹点骤没、面色青灰、汗出肢厥、心阳虚脱者，此为内闭外脱之危候，急宜独参汤或参附龙牡救逆汤以回阳救逆固脱。

（二）西医治疗

无特异性抗病毒疗法。治疗原则：加强护理，对症治疗，预防感染，防治并发症。

**1. 一般治疗**　保持环境安静，居室清洁，空气新鲜及适宜的温、湿度；卧床休息至体温正常，皮疹消退。清洁口、眼及皮肤，给予足够水分及营养丰富易消化的食物。

**2. 对症治疗**　高热时给予退热剂；咳剧时给予镇咳祛痰药；烦躁不安时给予镇静剂；继发细菌感染时给予抗生素。补充维生素A有利于疾病恢复，减少并发症。

**3. 治疗并发症**　略。

（三）其他疗法

**1. 外治法**　若麻疹透发不畅，除内服药物之外，采用外治法以辅助透疹。

（1）透疹散：生麻黄、西河柳、芫荽子、浮萍各5g，室内熏蒸或以药汁外擦躯体，以助出疹，用于疹前期。

（2）葱白30g煎汤趁热熏洗头面，用于出疹期。

（3）苏叶15g，浮萍15g，西河柳30g，加水煮沸，用毛巾沾药液擦周身，用于出疹期。

**2. 推拿疗法**　初热期：推攒竹，分推坎宫，推太阳，擦迎香，按风池，清脾胃，清肺经，推上三关；见形期：拿风池，清脾胃，清肺经，清天河水，按揉二扇门，推天柱；恢复期：补脾胃，补肺经，揉中脘，揉脾俞、胃俞，揉足三里。

## 七、中西医临床诊疗思路

本病由感染麻疹病毒所致，缺乏特效抗病毒药物。无并发症者，中医治疗按疹前、出疹、疹回三期辨证，内服、外治合用，疗效确切，具有绝对优势。出现合并症，宜中西医结合治疗，可取长补短，提高疗效，降低病死率。并发肺炎时，可予抗生素（合并细菌感染）、吸氧、支持疗法。麻疹肺炎常因高热不退而诱发惊厥，故需及时降热，但降幅过大，不利于麻疹透发，反易致麻毒内陷。可在出疹期以清热透邪中药（如连翘、西河柳、青蒿、浮萍等）温水擦浴，使体温维持在38～38.5℃，利于麻疹透发。若体温＞39℃，可配合退热药物。并发喉炎时，需密切观察病情，及时采用中西医结合治疗，必要时使用抗生素，重症加用皮质激素、免疫球蛋白。严重气管梗阻者，应及时气管切开，以免窒息死亡。

## 八、预防与调护

（1）积极按时按量接种麻疹减毒活疫苗。

（2）保护易感儿，在流行期间，勿带小儿到公共场所和流行地区，减少感染机会。

（3）隔离至完全出疹后5天，合并肺炎者，延长隔离至10天。一般对接触者隔离观察14天。

## 古籍精选

《麻科活人全书·麻疹骨髓赋》曰："麻虽胎毒，多带时行，气候暄热，常令男女传染而成。"

《医宗金鉴·痘疹心法要诀》曰："凡麻疹出，贵透彻，宜先用表发，使毒尽达于肌表。若过于寒凉，冰伏毒热，则必不能透，多致毒气内攻，喘闷而毙。至若已出透者，又当用清利之品，使内无余热，以免疹后诸证。且麻疹属阳热，甚则阴分受伤，血为所耗，故没后须以养血为主，可保万全。"

《证治准绳·幼科》曰："麻疹初出，全类伤风，发热咳嗽，鼻塞面肿，涕唾稠粘，全是肺经之证。有未传泄利者，有一起即兼泄利者。肺与大肠相表里，表里俱病也。"

## 病案思考

患儿，王某，女，3岁，以"发热5天，皮疹3天"于门诊就诊。既往未行麻疹疫苗接种。5天前开始发热，体温波动于38～39.5℃，伴流涕，近2天开始出现皮疹，从耳后至面部，继而泛发至全身，仍有反复高热。现症见：高热，全身遍布暗红色皮疹，疹点细小密集，部分融合，手足心可见皮疹，咳嗽，无气促，较烦躁，大便干结，尿黄，舌红苔黄，脉数。

体格检查：体温40.0℃，呼吸36次/分，心率136次/分，体重14.5kg。精神疲倦，全身遍布暗红色皮疹，疹点细小密集，部分融合，手足心可见皮疹，颈软，咽充血（++），扁桃体肿大Ⅱ度，心律齐，双肺呼吸音清，无啰音，全腹软，肝肋下1cm。

门诊辅助检查：血常规示WBC $6.5\times10^9$/L，Neut 48%，Hb 120g/L，PLT $150\times10^9$/L。

根据上述资料，请提出你的中西医诊断思路。

（彭贝如　李　丹）

# 第二节　幼儿急疹

幼儿急疹（exanthema subitum，roseola），又名婴儿玫瑰疹，是婴幼儿期一种急性出疹性传染病，临床特征为持续高热3～4日，热退疹出。本病四季均可发生，多见于6～18个月婴幼儿。本病传染性不强，通常散发，偶见流行，预后良好。感染后可获得永久免疫，极少二次发病。

本病属中医"奶麻""假麻"范畴。

## 一、病因病理

### （一）中医病因病机

**1. 病因**　本病病因为感受风热之邪。

**2. 病机**　时邪由口鼻而入，肺卫失宣，邪郁肺脾，蕴于肌腠，与气血相搏，外发肌肤，发为皮疹。主要病变在肺、脾。《麻痘定论·分别各麻各样调治诰》中指出"奶麻、瘾疹之类，皆风热客于肺脾二经所致"。

### （二）西医病因病理

**1. 病因**　本病因感染人类疱疹病毒（HHV）6、7型所致，以HHV-6为主。

**2. 发病机制与病理**　本病发病机制未能明确，可能与病毒由呼吸道侵入血液引起的免疫反应相关。皮疹可能为病毒血症造成的局部改变。

## 二、临床表现

（一）症状

本病潜伏期为8～15天，一般10天左右。突发高热，39～40℃甚至更高，呈稽留热或弛张热，持续3～4日。体温骤降至正常，降温同时或下降后，皮疹迅速出现。

（二）体征

高热期，患儿全身症状较轻，可有咽部充血、咳嗽、流涕，或有呕吐、腹泻等症状。皮疹形态不规则，多为小型玫瑰斑点或斑、丘疹，直径为2～3mm，周围有浅色红晕，压之退色，躯干较多，1～3日后消退，不留痕迹。枕部淋巴结肿大，但无压痛，患儿除高热外一般情况较好。

（三）并发症

本病并发症高热惊厥、腹泻较为常见，其他并发症少见，偶有中耳炎、肝炎或脑炎等。

## 三、辅助检查

（一）血常规

白细胞总数正常或减少，中性粒细胞减少。

（二）病原学及抗体检查

病毒分离或采用ELISA和间接免疫荧光方法检测HHV-6、7抗体。

## 四、诊断

本病出疹前常难以确诊。凡2岁以内婴幼儿，突发高热3～4天，退热时或退热后出现玫瑰红色皮疹，枕后淋巴结肿大，即可做出诊断。

## 五、鉴别诊断

本病应与麻疹、风疹和猩红热鉴别，详见“麻疹”鉴别诊断。

## 六、治疗

（一）辨证论治

按发热期和出疹期分段辨证治疗。发热期为风热时邪蕴于肺胃，治以疏风清热为主；出疹期为邪热与气血相搏，外泄肌肤，治以清热解毒，凉血养阴。

**1. 肺胃蕴热证**

证候　突发高热，持续3～4天，常伴纳呆、呕吐、尿黄、便秘或泄泻，但神情如常，舌质微红，苔薄黄，指纹浮紫。

治法　辛凉清解疏风。

方药　银翘散（《温病条辨》）加减。

高热甚者加栀子、生石膏、羚羊角粉以清热解毒。

**2. 邪蕴肌腠证**

证候　热退身凉，继而全身出现粟粒样玫瑰色红丘疹，皮疹稀疏，无痒感，1～2天后消退，或有口干、纳差、咽红，舌偏红，苔薄少津，指纹淡紫。

**治法** 清热生津透疹。

**方药** 沙参麦冬汤（《温病条辨》）加减。

咽部不适者加桔梗、牛蒡子以清热利咽；口渴便干者加天花粉以清热生津；食欲不振者加鸡内金、麦芽以健脾开胃。

### （二）西医治疗

本病西医治疗主要为对症及支持治疗。高热患者，给予退热剂，加强补液。

### （三）外治法

苏叶 15g，浮萍 15g，西河柳 30g，加水煮沸，用毛巾沾药液擦周身，用于疹出期。

## 七、中西医临床诊疗思路

本病以中医治疗为主。发热期未见皮疹，风热时邪蕴于肺胃，出现持续高热，治以疏风清热。此期高热持续，可加用羚羊角、水牛角等药物，补充水分，有利于体温下降。出疹期发热已退，精神平和患儿可不用药，若患儿精神疲倦、厌食、舌苔薄少，具有伤阴表现，可选用沙参麦冬汤治疗。患儿皮疹瘙痒不重，一般不需特殊处理，严重时可配合中药外洗，通常不需要西药抗病毒治疗，如感染严重，危及患儿生命，可使用更昔洛韦。

## 八、预防与调护

（1）安静休息，饮食清淡，流行期间勿带婴儿至公共场所。

（2）注意控制体温，预防高热惊厥。

### 古籍精选

《麻科活人全书·正麻奶麻风瘾不同》曰："奶麻者……不可认作时行麻疹，妄用汤剂。"

《疹科纂要·麻疹通论》曰："若初生婴儿未及满月，或百日内外，或未生痘疹之先，遍身发出红点，如粟米状，满月内外名烂衣疮，百日内外及未生痘疮之先，名为搔疹，皆不治自愈。"

### 病案分析

患儿，李某，男，1 岁，因"发热 3 天，皮疹 4 小时"至门诊就诊。既往有麻疹疫苗接种史。3 天前开始发热，体温波动于 38.5～39.5℃，伴有轻微咳嗽、鼻塞流涕，精神及进食尚可。晨起患儿出现皮疹，色淡红，皮疹以躯干为主，无明显瘙痒。现症见：无发热，少许咳嗽，无气促，无烦躁，纳眠可，大便干，红色皮疹，压之退色，无瘙痒，以躯干为主。

体格检查：体温 36.3℃，呼吸 32 次/分，心率 102 次/分，体重 9.4kg。精神可，淡红色皮疹，皮疹以躯干为主，咽充血（+），扁桃体肿大 I 度，心肺听诊、腹部查体无异常，枕后淋巴结轻度肿大。舌偏红苔薄黄少津，指纹淡紫。

辅助检查：血常规示 WBC $5.6\times10^9$/L，N 0.32，Hb 118g/L，PLT $134\times10^9$/L。

根据上述资料，请提出你的中西医诊断思路。

（彭贝如　李　丹）

# 第三节 风 疹

风疹（rubella，German measles）是由风疹病毒感染引起的急性出疹性传染病，症状较轻，以发热、皮疹及耳后、枕后和颈部淋巴结肿大为临床特征。本病好发于 1～5 岁小儿，年龄越小，发病比例越高。孕妇在 3 个月内感染，病毒可通过胎盘传给胎儿引起流产、死胎，或导致先天性风疹综合征，出现先天性心脏病、白内障、脑发育障碍等各种先天缺陷。本病好发于冬春季节，可造成流行，预后良好，通常症状较轻，患病后可获得持久性免疫。

本病属中医“风痧”“瘾疹”范畴。

## 一、病因病理

### （一）中医病因病机

**1. 病因** 本病病因为感受风疹时邪。

**2. 病机** 时邪由口鼻而入，郁于肺卫，蕴于肌腠，与气血相搏，营热则血络受损，疹透皮肤。主要病位在肺卫。

### （二）西医病因病理

**1. 病因** 风疹病毒只有一个抗原型，存在于鼻咽分泌物、血、粪和尿液中，可被紫外线、强酸和加热等灭活，人为唯一自然宿主，主要通过空气飞沫传播，或口、鼻、眼分泌物直接传染。

**2. 发病机制** 病毒侵入咽部后，在局部黏膜和淋巴结内繁殖，导致上呼吸道炎症和病毒血症。病毒直接侵害真皮层毛细血管，引起皮疹。若妊娠早期（3 个月内）感染，病毒可经胎盘传给胎儿，引起多器官损害，器官内的血管内皮坏死和细胞融解。

## 二、临床表现

### （一）后天性风疹的典型表现

**1. 潜伏期** 后天性风疹的潜伏期为 10～21 天，一般为 18 天左右。

**2. 前驱期** 后天性风疹的前驱期为半日至 2 天，症状轻，可被忽略。有低或中度发热，轻度咽炎或结膜炎，或有呕吐、腹泻，耳后、后颈部及枕部淋巴结肿大，有轻度压痛，可在软腭及咽部见到红色或出血性、针头大小黏膜疹。

**3. 发疹期** 发热后 1～2 天出疹，首先见于头面部，24 小时内波及全身，但较稀疏，手掌、足跖多无皮疹。皮疹为麻疹样斑丘疹，皮疹间可见正常皮肤。部分患儿背部可呈大片红色，出现猩红热样皮疹。皮疹多持续 1～4 天消退，退后无色素沉着，发疹期淋巴结肿大达最高峰，随病情缓解逐渐消退。肝、脾可轻度肿大。

### （二）先天性风疹的临床表现

先天性风疹表现多样。轻者 4～5 岁后才出现症状。重者可流产或死胎。约 1 / 3 病例，新生儿期即出现先天性心脏病、白内障、青光眼、视网膜病、小头畸形、智力低下等先天畸形，或表现为肝炎综合征、间质性肺炎、风疹性全脑炎等病证。婴儿的咽部、血、尿或脑脊液可分离出风疹病毒，生后 6 个月可停止排毒。

（三）并发症

本病偶并发肺炎、心肌炎、风疹性关节炎，出现血小板减少、肝肾功能损害等。风疹导致的脑炎极罕见。

## 三、辅助检查

（一）血常规

白细胞总数减少，淋巴细胞分类计数增高，可出现异型淋巴细胞。

（二）病原学诊断

（1）采用直接荧光试验法，在咽分泌物中检测风疹病毒抗原。
（2）用 ELISA 法测定血清中的特异性 IgM 和 IgG 抗体。IgM 抗体阳性，IgG 抗体恢复期 4 倍以上的升高，均提示风疹病毒感染。
（3）咽部分泌物可分离出风疹病毒。

## 四、诊断

（一）病史

本病流行期间有风疹患者接触史。

（二）临床表现

前驱期短，低或中度发热，斑丘疹样皮疹，耳后、枕部、颈部淋巴结肿大，全身症状轻微。

（三）病原学检查

抗原抗体检测，病毒分离。

（四）先天性风疹综合征

新生儿若有畸形和多系统疾病，且血中特异性抗风疹 IgM 阳性，可诊断为先天性风疹综合征。若未见畸形，仅有实验室证据，可称之为先天性风疹感染。

## 五、鉴别诊断

详细参见“麻疹”节鉴别诊断。

## 六、治疗

（一）辨证论治

本病中医治疗具有显著疗效。一般病证较轻，容易痊愈。前驱期或出疹初期，病在卫分，邪郁肺卫，治宜疏风清热、透疹达邪；出疹严重，高热羁留，多因邪热炽盛，治宜清热解毒、透疹达邪。

**1. 邪郁肺卫证**

证候　发热恶风，流涕喷嚏，咳嗽轻微，精神倦怠，胃纳欠佳，疹色浅红，稀疏细小，分布均匀，有瘙痒感，耳后及颈部臖核肿大，舌质偏红，苔薄白，脉浮数。

治法　疏风清热，解表透疹。

方药　银翘散（《温病条辨》）加减。

耳后及颈部臀核肿大疼痛甚者加蒲公英、夏枯草、玄参以清热散结；咽喉疼痛者加僵蚕、木蝴蝶、板蓝根以清热利咽；皮肤瘙痒者加蝉蜕、僵蚕以祛风止痒。

**2. 邪热炽盛证**

证候　高热口渴，心烦不宁，疹色鲜红或紫暗，疹点致密，小便黄少，大便秘结，舌质红，苔黄糙，脉数。

治法　清热解毒，佐以凉血散血。

方药　透疹凉解汤（经验方）加减。

口渴多饮者加天花粉、芦根以清热生津；大便干结者加大黄、玄明粉以泻火通便；疹色紫暗加牡丹皮、水牛角以清热凉血。

### （二）西医治疗

本病西医治疗无特效方法，主要是对症治疗，如退热、止咳等，加强护理和提供适当的支持治疗。

### （三）其他疗法

**1. 针灸治疗**　取穴：曲池、合谷、血海、三阴交，随症配穴，风邪甚者加风池、风门、大椎。每次选用 3～5 穴，一般用泻法，留针 15～30 分钟。

**2. 外治法**　花生油 50g，煮沸后稍冷加入薄荷叶 30g，完全冷却后过滤去渣，外涂皮肤痒处。

## 七、中西医临床诊疗思路

本病因感染风疹病毒所致，西医无特效治疗。中医辨证疗效显著，见证较轻，以卫气为主，予疏风清热、透疹达邪等治疗，绝大多数均可痊愈，并发症极少。若出现合并症，可采用中西医结合治疗。

## 八、预防与调护

（1）发热期间，给予富含营养、水分又易消化的食物。

（2）保护易感者，按时接种风疹减毒活疫苗。

（3）孕妇尤其是妊娠早期，在疾病流行期间，不宜去公共场所，尽量避免与风疹患儿接触。

（4）注意隔离，隔离至皮疹出现 5 天后。

### 古籍精选

《幼科直言·痧症》曰：“一种奶痧风疹，此类感风热而出，乃皮肤小疾，服疏风清热之药即愈，不在此痧症中论也。”

《麻科活人全书·正麻奶麻风瘾不同》曰：“若风瘾者，亦有似于麻子，乃发在幼孩甫生一月、半周、一岁之间，时值天气炎热，感风热而作，此不由于胎毒，乃皮肤小疾，感风热客于脾、肺而所致，不在正麻之列。”

《痧麻明辨·痧附误》曰：“风痧……皆缘感受风热而发，药宜清凉解表，更当审天时寒暑而施之，自无误矣。”

**病案分析**

患儿，徐某，男，4岁，因“发热2天，皮疹1天”至门诊就诊。既往有麻疹疫苗接种史。2天前开始发热，体温波动于38～38.5℃，伴有咳嗽、鼻塞流涕。1天前患儿开始出现皮疹，起于面部，继而泛发至全身。现症见：低热，咳嗽，鼻塞流涕，红色斑丘疹，无明显瘙痒，无气促，无烦躁，纳眠可，大便干，小便黄赤，舌红，苔黄，脉数。

体格检查：体温38.0℃，呼吸29次/分，心率98次/分，体重16kg。红色斑丘疹，泛发全身，手足掌心无皮疹，咽充血（++），扁桃体肿大Ⅰ度，心肺听诊、腹部查体无异常，耳后、枕部淋巴结肿大，轻压痛。

门诊辅助检查：血常规示WBC $2.8\times10^9$/L，Neut 30%，Hb 126g/L，PLT $260\times10^9$/L。

根据上述资料，请提出你的中西医诊断思路。

（彭贝如　李　丹）

# 第四节　猩　红　热

猩红热（scarlet fever）是由A组β溶血性链球菌引起的急性呼吸道传染病。其临床特征有发热、咽炎、草莓舌、全身弥散性红色皮疹、疹退后片状脱皮。少数患儿在病后2～3周发生风湿热或急性肾小球肾炎。本病全年均可发病，但以冬、春季多见。传染源为患者和带菌者，传播途径主要是通过呼吸道飞沫传播。儿童尤其是3～7岁为主要的易感人群，感染后可获得较长久的抗感染和抗红疹毒素能力。由于红疹毒素有型特异性，型间无交叉免疫，故可再次罹患本病。婴儿通过胎盘从母体获得的被动免疫可持续到1周岁。

本病属中医“丹痧”“烂喉痧”“喉痧”“疫痧”的范畴。

## 一、病因病理

### （一）中医病因病机

**1. 病因**　本病病因为感受痧毒疫疠之邪。

**2. 病机**　痧毒疫疠之邪趁时令不正、寒暖不调之时，从口鼻而入，蕴于肺胃二经，郁而化热、化火。火热之毒发散，犯卫入营，从而形成邪侵肺卫、毒在气营、疹后阴伤三个病理阶段。

（1）邪侵肺卫：咽喉为肺胃之门户，外邪束表，疫毒郁内，蒸腾肺胃两经，上循喉咙，故首见恶寒发热、头痛咽痛等症。邪毒化火，上攻咽喉，则咽喉红肿疼痛或起白腐糜烂；毒从肌表而透，则发痧疹。

（2）毒在气营：邪毒进一步化火入里，传入气营，或内迫营血，则见壮热烦渴，皮疹如丹，成片成斑。舌为心之苗，心火上炎，灼津耗血，则舌生芒刺，状如草莓，故有“草莓舌”之称。若邪毒炽盛，内陷心肝，则见抽风、昏迷。

（3）疹后阴伤：温邪多从火化，最易伤阴耗液，故后期常见肺胃阴伤之证。

若毒热伤及心，可致心悸；若毒热未清，流窜筋骨、关节，可致痹证；若余邪未清，水液通调失职则致水肿。

### （二）西医病因病理

**1. 病因**　现代医学认为A组β型链球菌是主要致病菌株，有较强的侵袭力，能产生致热性外毒素（pyrogenic exotoxin；又称红疹毒素，erythrogenic toxin）。传染源为患者和带菌者，主要通过呼吸道飞沫传播，也可经破损的皮肤或产道传播，引起外科猩红热或产科猩红热。

**2. 发病机制** 链球菌侵入人体后，细菌本身的 M 蛋白和细菌荚膜能抵抗机体吞噬细胞，其释出链球菌溶血素（streptolysin）、脱氢核糖核酸酶（Dnase）、透明质酸酶和蛋白酶等多种毒素和酶，导致血栓形成和化脓过程，使感染进一步扩散到附近组织引致扁桃体周围脓肿、咽后壁脓肿、中耳炎、鼻窦炎，甚至肺炎、败血症和骨髓炎等严重感染。

**3. 病理** 本病病理改变主要是细菌本身所致损害和它所产毒素造成的中毒性改变。病菌侵入咽峡、扁桃体等处引起炎症和化脓性变化，并侵入血液，产生严重的毒血症。受毒素的影响，心、肾等处的胶原纤维发生变性和坏死，引起心肌、肾小球的病变。链球菌产生的多种致热性外毒素（A～C）具有发热作用和细胞毒性，可导致发热，并使皮肤充血、水肿、上皮细胞增生、白细胞浸润，以毛囊周围最为明显，形成典型的猩红热皮疹。这类毒素可增强内毒素的作用引致中毒性休克。

## 二、临床表现

本病潜伏期为 1～7 天，平均 3 天，外科型 1～2 天。其临床表现轻重差别较大，可有几种不同类型。

### （一）普通型

典型病例分为三期。

**1. 前驱期** 起病较急，发热、头痛、咽痛、全身不适，体温 38～40℃，咽部及扁桃体充血、水肿明显，扁桃体腺窝处可有点状或片状白色脓性分泌物，易剥离。软腭处可见针尖大小出血点或红疹。病初舌被白苔，红肿的乳头突出于白苔之外，称为白草莓舌（white strawberry tongue）；以后白苔脱落，舌面光滑鲜红，舌乳头红肿突起，称为红草莓舌。颈及颌下淋巴结常肿大并有压痛。

**2. 出疹期** 皮疹多在发热第 2 天出现，最先见于颈部、腋下和腹股沟等处，于 24 小时内布满全身。在全身皮肤弥散性充血潮红的基础上，有均匀、密集的红色细小皮疹广泛分布，呈鸡皮样，触之似砂纸感，用手按压可消退，去压后红疹又现。面部皮肤潮红而口鼻周围皮肤发白，形成口周苍白圈。皮疹在皮肤皱折处如腋窝、肘窝、腹股沟处密集并伴有出血点，形成明显的横纹线，称为“帕氏线”（Pastia lines）。

**3. 恢复期** 一般情况好转，体温降至正常，皮疹按出疹时的顺序于 3～4 天内消退，疹退 1 周后开始脱皮；脱皮与出疹顺序一致，轻者呈糠屑样，重者则大片状脱皮，个别患儿可持续长达 6 周。

### （二）轻型

发热、咽炎和皮疹等临床表现轻微，易被漏诊，常因脱皮或并发肾炎等才被回顾诊断。

### （三）重型

重型又称中毒型，除上述症状明显外，全身中毒症状重，并可出现不同程度的嗜睡、烦躁或意识障碍，常并发化脓性脑膜炎、肺炎、败血症等；甚至可发生中毒性休克、中毒性肝炎。近年来本型已少见。

### （四）外科型

细菌经损伤的皮肤侵入，故无咽炎及草莓舌，而有局部急性化脓性症变，皮疹首先出现在伤口附近皮肤，然后蔓延至全身。

## 三、辅助检查

（一）血常规

白细胞总数可达（10～20）$\times 10^9$/L 或更高，中性粒细胞比例＞0.75，有时胞浆中可见到中毒颗粒。

（二）病原学检查

咽拭子或伤口细菌培养有A组β型溶血性链球菌生长。

（三）血清学检查

85%～90%的链球菌感染患儿于感染后1～3周至病愈后数月，链球菌溶血素"O"抗体＞500U，风湿热患儿的血清滴度增高更为明显。

## 四、诊断

本病依据发热、咽炎、草莓舌及典型皮疹即可诊断；病原学及血清学检查阳性者更可确诊。

## 五、鉴别诊断

（一）金黄色葡萄球菌感染

某些金黄色葡萄球菌的内毒素分子结构有部分与红疹毒素相同，也可引起猩红热样皮疹。但皮疹消退快，且无脱皮表现，并常伴有迁徙性病灶，病原学检查为金黄色葡萄球菌。

（二）出疹性传染病

见"麻疹"节鉴别诊断。

（三）川崎病

川崎病发热持续时间较长，可有草莓舌、猩红热样皮疹，同时伴有眼结膜充血、口唇干裂、一过性颌下淋巴结肿大及指趾末端膜状或套状脱皮，可引起冠状动脉病变，病原学检查阴性，抗感染治疗无效。

## 六、治疗

（一）辨证论治

中医治疗通常按卫、气、营、血四个阶段进行分证论治。但因发病急骤，传变迅速，常卫气同病，气营同病，故治疗上应以清泄邪毒为基本原则。初起邪侵肺卫，治以清凉透表、清热利咽；痧毒入里，毒在气营，治以清气凉营、泻火解毒；病久伤阴，又宜养阴清热、润喉生津。若有变证，邪毒内陷心肝，宜凉肝清心、镇惊息风。痧后若见心悸、水肿、痹证，则随证辨治。

**1. 邪侵肺卫证**

证候　发热骤起，头痛畏寒，灼热无汗，咽部红肿疼痛，皮肤潮红，可见隐约细小红点，状如锦纹，舌质多红，苔薄黄，脉浮数。

治法　辛凉宣透，清热利咽。

方药　解肌透痧汤（《喉痧症治概要》）加减。

咽部红肿痛甚者加土牛膝、板蓝根以清咽解毒；渴甚者加天花粉、芦根以生津止渴；汗出不畅者加防风、薄荷以祛风发表。中成药可用银黄口服液。

**2. 毒在气营**

*证候* 壮热不解，面赤口渴，咽喉肿痛，伴有糜烂白腐，皮疹密布，色红如丹，甚则色紫如瘀点。疹由颈、胸开始，继而弥漫全身，压之退色，见疹后1～2天舌苔黄糙，舌质红刺，3～4天后舌苔呈剥脱，舌面光红起刺，状如草莓，脉数有力。

*治法* 清气凉营，泻火解毒。

*方药* 凉营清气汤（《喉痧症治概要》）加减。

丹痧出而不透，壮热无汗者加淡豆豉、浮萍以解表透邪；苔糙、便秘者加生大黄、芒硝以通腑泻火；若邪毒内陷心肝，出现神昏、抽搐者，可选用紫雪丹、安宫牛黄丸清心开窍。中成药可用三黄片。

**3. 疹后阴伤证**

*证候* 丹痧布齐后1～2天，皮肤开始脱屑，此时身热渐退，咽喉糜烂、疼痛亦渐减轻，尚留有低热，唇口干燥，或伴有干咳，食欲不振，舌红少津，脉细。

*治法* 养阴生津，清热润喉。

*方药* 沙参麦冬汤（《温病条辨》）加减。

若后期发现水肿、心悸、痹证等变证，参阅有关章节治疗。

（二）西医治疗

治疗目的是控制感染，消除症状，预防合并症及减少带菌。抗感染治疗：首选青霉素2万～5万U/（kg·d），分2次肌内注射，疗程7～10天；重症患者适当加大青霉素用量，并改用静脉滴注，或两种抗生素联合应用。若青霉素过敏，可选用红霉素、头孢菌素等药物。

（三）其他疗法

**1. 针灸** 发热咽痛，针刺风池、天柱、合谷、曲池、少商、膈俞、血海、三阴交。每次选穴2～3个，用泻法，每天1次。

（1）咽喉疼痛属实热者，以大肠、肺、胃经穴位为主。可选：①少商或商阳或委中，三棱针针刺出血；②翳风、合谷；③少商、尺泽、合谷。

（2）咽喉疼痛属阴虚者，以肾经穴位为主，针刺太溪、照海、鱼际。便秘加丰隆。

**2. 外治法**

（1）咽喉肿痛、腐烂可用锡类散、珠黄散、玉钥散吹喉，每天2～3次。

（2）颌下、颈部肿者，可局部敷冲和膏或紫金锭。

## 七、中西医临床诊疗思路

中医或西医治疗猩红热，都有肯定的疗效。猩红热是由链球菌感染引起的急性传染性疾病。西医针对病原体选用抗生素，首选青霉素，以迅速消灭病原菌。抗生素治疗的同时，配合中药，可显著提高疗效。中医治疗猩红热，多采用清热、透疹、解毒等方法。现代药理研究证明，多数清热解毒类中药具有抑菌效果，与抗生素有较好的协同作用。

重型猩红热的治疗，主要是控制原发病，可联合使用两种以上抗生素。对惊厥、昏迷、休克等危重症，应积极西医抢救。同时中医按厥脱辨治，针灸及中药治疗，益气固脱、回阳救逆。猩红热恢复期，应以中医治疗为主，采用养阴清热之法，以进一步清除余邪。平素体弱或病后体虚的患儿，应注意扶正，促进机体康复。

## 八、预防与调护

1. **隔离传染源** 猩红热患者，接触猩红热而同时患急性咽扁桃体炎的患者都是传染源，均需隔离至咽拭子培养为阴性。

2. **切断传播途径** 疾病流行期间，避免至公共场所，接触患者要戴口罩，对患者的污染物、分泌物及时消毒处理。

3. **保护易感者** 对密切接触患者的易感者，可肌内注射 1 次长效青霉素或口服复方新诺明（SMZ-TMP）3～5 天。

4. **调护** 做好呼吸道隔离，急性期应卧床休息；淡盐水漱口，供给充足水分和营养；保持皮肤清洁，防止继发感染。

### 古籍精选

《丁甘仁医案·喉痧症治概要》曰："时疫喉痧由来久矣，因此症发于夏秋者少，冬春者多，乃冬不藏精，冬应寒反温，春犹寒禁，春应温而反冷，经所谓非其时而有其气，酿成疫疠之邪也。邪从口鼻入于肺胃，咽喉为肺胃之门户，暴寒束于外，疫疠郁于内，蒸腾肺、胃二经，厥、少之火乘热上亢，于是发为烂喉痧也……"

《疡科心得·论烂喉丹痧》曰："天行疫疠，长幼传染，外从口鼻而入，内从肺胃而发……"

### 病案分析

患儿，男，5 岁，因"全身皮肤见小红疹 3 天"就诊。患儿 3 日前全身出红色皮疹、痒，伴有鼻塞、咳嗽、流涕，无气促、发热等，在当地医院诊为"感冒"，口服儿童百服宁及抗病毒口服液后发热可退，皮疹更多，痒更甚。现症见：轻咳、鼻塞、全身皮疹融合成片，摸之碍手，压之退色，无发热、气促等。

查体：体温 36.3℃，呼吸 28 次/分，心率 95 次/分，体重 18.4kg。精神可，咽充血（++），扁桃体肿大Ⅱ度，未见脓性分泌物。心肺听诊无异常。全身红色皮疹，皮疹融合成片，摸之碍手，压之退色，环口苍白圈，背部见 10cm×5cm 正常颜色皮肤。舌质红、苔黄白油，脉滑。

辅助检查：血常规示 WBC $21.4\times10^9$/L，Neut 75.5％。

根据上述资料，请提出你的中西医诊断思路。

（李　丹　罗玉君　杜淑娟）

# 第五节　水　痘

水痘（varicella，chicken pox）是由水痘-带状疱疹病毒感染所致的急性出疹性传染病。其临床特征为发热，皮肤和黏膜相继分批出现斑丘疹、水疱疹和结痂，且上述各期皮疹同时存在。本病全年皆可发生，冬、春尤为多见，儿童时期任何年龄皆可发病，以学龄前多见，传染性很强，易感者发病率可达 95%，易引起流行。本病一般预后良好，感染后大多能获得终身免疫，免疫功能受损患儿可能出现反复感染。水痘潜伏期为 10～21 天。水痘结痂后病毒消失，故传染期自发疹前 24 小时至皮疹全部结痂为 7～8 天。

本病属中医"水痘"范畴，中医学又称本病为"水花""水疮"。

## 一、病因病理

### （一）中医病因病机

**1. 病因** 外感时行邪毒由口鼻而入，蕴郁肺脾。

**2. 病机** 肺合皮毛，主肃降，外邪袭肺，宣肃失常，见发热、咳嗽、流涕等肺卫症状。脾主肌肉，邪毒与内湿相搏，外发肌表，故见疱疹水痘。本病多属于风热轻证，时行邪毒清透即解。少数患儿因毒热炽盛，内犯气营，出现痘点稠密，色红赤、紫暗的重症。

### （二）西医病因病理

**1. 病因** 本病致病原为水痘-带状疱疹病毒。水痘和带状疱疹是同一种病毒所致的两种不同的临床病症。前者主要见于对水痘-带状疱疹病毒完全没有免疫力的儿童，后者常见于具有部分免疫力的成人。两种患者都是传染源，以水痘患者为主。

**2. 发病机制** 人类对本病普遍易感，病毒主要通过空气飞沫经呼吸道传播，也可通过接触患者疱疹内的疱浆而感染。病毒侵入人体，在局部淋巴结繁殖，然后侵入血液引起病毒血症。

**3. 病理** 在皮肤的上皮细胞中可见多核巨细胞及核内包涵体。在内脏器官如唾液腺、肝、肾、肾上腺及神经系统内，均可见坏死性病灶及含有核内包涵体的上皮细胞。病毒直接侵害真皮层毛细血管，使毛细血管内皮细胞肿胀，血管扩张充血而出现皮疹。偶见间质性肺炎及脑炎的病理变化。

## 二、临床表现

### （一）典型类型

**1. 潜伏期** 本病潜伏期为10～21天，一般为14～16天。

**2. 前驱期** 出疹前24小时可有低热、不适、食欲不振等。

**3. 出疹期** 初起为成批的红色斑疹或斑丘疹，迅速发展为清亮、卵圆形、泪滴状小水疱，周围有红晕，无脐眼；几天后疱疹逐渐变干、结痂。皮疹首见于躯干，以后至头皮、颜面，四肢远端少见，呈向心性分布。由于皮疹不断出现，在一个患者身上可见到斑疹、丘疹、疱疹和结痂等各期皮疹同时出现。部分皮疹有痛感或奇痒。出疹期可有发热和全身淋巴结肿大，少数患者可有轻度血清谷丙转氨酶增高。

### （二）不典型类型

除上述典型水痘外，尚可见到下列少数不典型类型。

**1. 出血性、进行性、弥散性水痘** 见于免疫缺陷或免疫抑制患儿，水痘皮疹广泛，伴血小板减少，可危及患儿生命。

**2. 先天性水痘** 孕母在妊娠早期患有水痘，可使胎儿患先天性水痘综合征，出现眼部异常、大脑皮质萎缩、生长发育落后等。

**3. 新生儿水痘** 孕母分娩前5天内患水痘，其新生儿于生后5～10天可患严重的、致死性水痘。

### （三）并发症

**1. 继发性皮肤细菌感染** 略

**2. 水痘脑炎** 发生率在0.1%以下，多发生于出疹后3～8天，主要表现为发热、头痛、呕吐、神志改变、颈抵抗等。

**3. 水痘肺炎** 多见于免疫缺陷儿童和新生儿，正常小儿罕见。通常发生于出疹后1～5天。

**4. 其他**　本病可有横断性脊髓炎、周围神经炎、视神经炎、急性肾炎、肝炎、心肌炎、关节炎等并发症。

## 三、辅助检查

### （一）血常规

白细胞计数正常或稍低，淋巴细胞相对增高，继发细菌感染时白细胞可增高。

### （二）病毒检测

出疹后 3～4 天，从疱疹液中可分离出病毒。也可用对流免疫电泳或间接免疫荧光法快速检测病毒抗原。

### （三）血清学检查

补体结合抗体可在出疹后 1～4 天内出现，取急性期和 2 周以后的血清检测结果对比，4 倍增高有回顾性诊断意义。免疫黏附法、酶标法等测定抗体，更具诊断价值。

## 四、诊断

### （一）病史

本病有流行病史及患者密切接触史。

### （二）皮疹形态

皮疹呈向心性分布，不同类型的皮疹，斑丘疹、水疱疹和结痂可同时出现。

## 五、鉴别诊断

### （一）丘疹性麻疹

昆虫叮咬人类皮肤而引起的炎性皮肤病，主要与节肢动物叮咬有关。一般为红色水肿性丘疹，中央可有小水疱，黄豆大小，好发于暴露部位和腰周，瘙痒感较为严重。

### （二）脓疱病

水痘患儿继发感染时，应与脓疱病相鉴别。脓疱病是儿童在夏秋季最常见的皮肤病之一。由细菌（金黄色葡萄球菌、溶血性链球菌）感染所致。皮肤损害为化脓性疱疹，疱液可培养出细菌。

### （三）手足口病

皮疹呈离心型分布，口腔疱疹溃疡，在四肢远端和手足部位出现疱疹，不结痂，由肠道病毒感染所致，多见于 5 岁以下儿童。

## 六、治疗

### （一）辨证论治

中医首重辨别证之轻重。轻证病在卫分，痘形小而稀疏，色红润，疱浆清亮，或伴有轻度发热、流涕、轻咳等症状；重证邪毒较重，病在气营分，痘形大而稠密，色紫暗，疱浆混浊，伴有高热、烦躁等毒热证。水痘的治疗宜用辛凉轻剂，不宜温燥。在卫治以疏风清热解毒；在营则以清营解毒为主。

**1. 邪郁肺卫证**

*证候* 低热恶寒，鼻塞流涕，轻咳咽痛，疹色红润，疱浆清亮，点粒稀疏，根盘红晕不明显，舌质红，苔薄白，脉浮数。

*治法* 疏风清热解毒。

*方药* 银翘散（《温病条辨》）加减。

咽喉肿痛明显者加射干、马勃以解毒利咽；偏湿者加滑石以清热利湿；瘙痒明显者加白鲜皮、白蒺藜以祛风止痒。

**2. 毒炽气营证**

*证候* 高热烦躁，面红目赤，口渴喜饮，疹色紫暗，疱浆混浊，水痘分布较密，根盘红晕较著，小便短黄，大便干结，舌质红或红绛，舌苔黄糙而干，脉洪数。

*治法* 清热凉营解毒。

*方药* 清胃解毒汤（验方）加减。

高热者合用白虎汤以透热转气；大便秘结者加大黄、枳实以通腑泄热；口唇干燥者加麦冬、芦根以养阴生津。若邪毒炽盛，内陷厥阴出现神昏抽搐者加钩藤、羚羊角以镇惊息风，或予清瘟败毒饮加减，同时可配合紫雪丹清热息风开窍；若邪毒闭肺出现高热、气喘鼻煽、口唇青紫者可予麻杏石甘汤加减，以清热解毒、开肺化痰。

### （二）西医治疗

**1. 一般治疗** 勤换内衣，保持皮肤清洁，勿抓破皮疹以防继发细菌感染，局部外用炉甘石洗剂或阿昔洛韦软膏。支持治疗，控制体温，选用对乙酰氨基酚退热。避免使用阿司匹林，以防瑞氏综合征的发生。

**2. 抗病毒治疗** 阿昔洛韦治疗本病有效。但对于免疫功能正常且无并发症的水痘患儿，是否使用口服阿昔洛韦，存有争议。病情严重及有并发症者，早期静脉使用阿昔洛韦，可减轻病情，促使皮疹结痂，缩短病程。

### （三）其他疗法

**1. 外治法**

（1）苦参 30g，芒硝 30g，浮萍 15g，煎水淋浴，每天 1 次。

（2）青黛散外扑患处，或以麻油调匀后外敷，每天 1～2 次，用于水疱痒、破溃、继染邪秽者。

（3）口腔炎喷雾剂或双料喉风散吹口：每天 2 次，用于口内黏膜水疱破溃成溃疡者。

**2. 推拿治疗** 清肺、清胃、清天河水。重症水痘去清天河水，改用推六腑。头痛加揉阳池；呕吐加清板门；腹泻加顺运八卦。

## 七、中西医临床诊疗思路

水痘是由水痘-带状疱疹病毒（VZV）引起的急性呼吸道传染病，西医主要是对症处理，预防继发感染和防治并发症。阿昔洛韦推荐用于免疫缺陷或重症病例，但轻型病例是否使用存有争议。中医治疗显示出极大的优势。中医治疗内服外用，取得满意的临床疗效。水痘治疗总以清法为主，应及早控制热毒症状，切勿贻误病机，致邪毒内陷心营，引动肝风。所用清法，以清气、清营为主，重在清热解毒，常用药物：金银花、连翘、大青叶、山栀子、黄芩、天花粉、牡丹皮等。在出疹后期，原有疱疹及收敛结痂的水痘尚未完全消退，水痘热毒对机体及营血的侵害尚未修复，治疗应着重凉血活血、养阴败毒，常用药物：玄参、麦冬、生地黄、牡丹皮、赤芍、地骨皮、石斛、金银花、胡黄连、生谷芽。痂落后，要注意保护皮肤，勿令感染，并忌食香燥之物。出现内陷心肝变证时，必须积极抢救，配合吞服安宫牛黄丸、紫雪丹、至宝丹，静脉滴注醒脑静以清热开窍。必要时中西医结合治疗。禁用皮质激素，包括口服、肌内注射、静脉滴注及外用激素软膏。如果因其他病情（如肾病）原已服用激素的水痘患者，一旦接触或发生水痘，只要病情许可，应尽快撤减激素到生理剂量，必要时考虑停用。待水痘痊愈后再恢复至原剂量。

## 八、预防与调护

（1）控制传染源，隔离患儿至皮疹全部结痂为止，对已接触的易感儿，应检疫 3 周。

（2）对使用大量激素、妊娠、免疫功能受损和恶性病者，在接触水痘 72 小时内可肌内注射水痘-带状疱疹免疫球蛋白。

（3）所有的水痘易感儿童和成人均应接种水痘减毒活疫苗，保护率可达 85%～95%，并可持续 10 年以上。

### 古籍精选

《医宗金鉴·痘疹心法要诀》曰："水痘皆因湿热成，外证多与大痘同，形圆顶尖含清水，易胀易靥不浆脓，初起荆防败毒散，加味导赤继相从。"

《证治准绳·幼科》曰："小儿痘疹有正痘与水痘之不同……亦与疹子同，又轻于疹，发热一、二日而出，出而即消，易出易靥……如心闷烦躁，发热及大小便涩，口舌生疮者……"

《古今医统大全·痘疹泄秘》记载水痘的症状更为详细："痘出稠密如蚕种，根虽润，顶面白平，摸不碍指，中有清水者，由此热毒熏蒸皮肤而为疹子，大者名曰水痘，非痘疹也。"

### 病案思考

患儿，男，10 岁，因"发热 3 天，全身皮疹 2 天"就诊。患儿 3 天前发热，先后于躯干、颜面、四肢出现黄豆大小斑丘疹，部分为疱疹。来诊时发热，少许咳嗽鼻塞，全身多处黄豆大小斑丘疹，部分为疱疹，瘙痒。其弟 1 周前有相似病史。

查体：体温 38.0℃，呼吸 28 次/分，心率 110 次/分，体重 32kg。神志清楚，精神可，躯干、颜面、四肢多处黄豆大小斑丘疹，部分为疱疹，疱液透明，周围红晕，瘙痒。咽充血（++），扁桃体肿大Ⅱ度，口腔未见疱疹溃疡，心律齐，双肺呼吸音清，未闻及啰音。舌红，苔薄黄，脉浮数。

门诊辅助检查：血常规示 WBC $7.3\times10^9$/L，N 0.55，Hb 110g/L，PLT $120\times10^9$/L。CRP 正常。根据上述资料，请提出你的中西医诊断思路。

（梁敏莉　李　丹）

# 第六节　流行性腮腺炎

流行性腮腺炎（mumps，epidemic parotitis）是由流行性腮腺炎病毒引起的急性呼吸道传染病。临床特征为腮腺或其他唾液腺（颌下腺、舌下腺）非化脓性肿大、疼痛。本病亦可侵袭其他腺体（如性腺、乳腺、胰腺、甲状腺等）、神经系统及心脏，伴有或不伴腮腺肿痛。本病多见于儿童，大多预后良好，少数大龄患儿，临床症状较重，可伴发睾丸炎或卵巢炎。

流行性腮腺炎可见于各个地区，冬春季为流行高峰，其他季节见散发病例，在集体儿童机构中可见暴发流行。85%的病例发生在5～15岁。传染源为患者及隐性感染者。隐性感染者和无腮腺炎症状的患者，不易防范，是重要的传染源。本病主要通过飞沫传播，亦可由带有病毒的唾沫污染食物和餐具经口腔传播。人类对腮腺炎病毒具有普遍易感性，成人多隐性感染而获得免疫力，故母体抗腮腺炎抗体可通过胎盘传给胎儿，因此婴儿在9个月前，很少患有本病。本病感染后常获得终生免疫。如有再次患病者，可能系免疫缺损，或为其他病原体感染所致。

本病属于中医学"痄腮"范畴。

## 一、病因病理

### （一）中医病因病机

**1. 病因** 本病为感受时邪所致。外因为感受风温时毒之邪，内因为积热蕴结。

**2. 病机** 调摄不慎或天时不正之时，感受风温时毒之邪，自口鼻而入，风、热俱为阳邪，易壅阻少阳之络、阳明之经。足少阳胆经起于目外眦，上行头角，下耳后，绕耳而行；足阳明之脉起于目内眦，上抵头角下耳后。时毒病邪入内，引动在里伏热，外邪引动内热，胆胃之火随经络循行，上攻腮颊，致使少阳经脉失和，气血郁滞，运行不畅，凝聚局部则见腮下漫肿、坚硬疼痛。少阳属半表半里，表里开合失司，则见恶寒发热、头痛、呕吐等症。

变证：在疾病发展过程中，若邪毒炽盛，正不胜邪，可出现一系列变证。

（1）邪陷心肝：阳邪火毒炽盛，热极生风，内窜心肝，扰乱神明，则出现高热、昏迷、痉厥等证；热邪痹阻心脉、气血不运，心脉失养，可见心悸、气短、面色苍白等症。

（2）毒窜睾腹：足少阳胆经和足厥阴肝经互为表里，患病后则可相互传变，热邪病毒，循肝胆之脉下行，肝经之脉绕阴器，故部分男性患儿出现睾丸肿痛；足厥阴肝经之脉布两胁、循少腹，邪热亢盛，胆病及肝，气血阻滞，疏泄失常，可致少腹疼痛。

### （二）西医病因病理

**1. 病因** 现代医学认为，流行性腮腺炎的病原体为腮腺炎病毒，属RNA副黏液病毒类，对腺体和神经组织有亲和力。患者的唾液、血、尿和脑脊液中均可分离出病毒。

**2. 发病机制** 传染源为患者及隐性感染者。通过补体结合试验和血凝抑制试验检查，人群中隐性感染者居多。国内外报告，本病隐性感染率达30%～50%。在腮腺肿胀前7天至肿胀出现后9天均有传染性。传播途径主要为通过唾液飞沫吸入，侵入口腔和鼻黏膜，在上呼吸道上皮组织内繁殖，形成病毒血症，再侵犯腮腺、颌下腺、舌下腺、胰腺、性腺等腺体，也可涉及神经组织及其他器官。

**3. 病理** 本病病变的病理性质为非化脓性炎症改变。腮腺腺体及其周围组织充血、肿胀及水肿，被膜上可见点状出血，腺泡细胞呈混浊肿胀或坏死碎解，腺体间质有浆液纤维素性渗出物和淋巴细胞、单核细胞及少量中性粒细胞浸润。腮腺管水肿，管腔中有脱落的坏死上皮细胞堆积，阻碍了唾液的排出，使其滞留在腺体内，致使唾液内的淀粉酶经淋巴系统流入血液，故而血液中的淀粉酶含量增高，并从尿中排出。受病毒侵犯的睾丸曲细精管上皮充血、出血和淋巴细胞浸润，间质有水肿及浆液纤维蛋白性渗出物。胰腺充血、水肿，胰岛可见轻度退化及脂肪性坏死改变。脑部的病变白质较灰质为重，可见神经细胞变性等。

## 二、临床表现

### （一）症状

本病依据症状分为三期。

**1. 潜伏期** 本病潜伏期为14～21天，平均为18天。

**2. 前驱期** 本病前驱期为数小时至1～2天，此期间患儿可有发热、乏力、肌肉酸痛、食欲不振、头痛、呕吐、咽痛等症状。多数患儿前驱症状不明显，少数患儿可首先出现脑膜刺激症状。

**3. 腮腺肿胀期** 初起患儿诉腮腺部位疼痛，尤其在张口进食，或食入酸性食物时，因分泌增加而排出受阻，腺体更加肿胀，致使疼痛加重。腮腺肿胀多为两侧性，通常一侧先出现，1～2天后对侧肿胀，也可两侧同时出现。肿胀的特点为以耳垂为中心向周围弥漫肿大，边界不清，表面灼热，有弹力感及触痛，下颌角和乳突之间的陷窝消失，可见下颌角后饱满。腮腺管口红肿。颌下腺及舌下腺也可受累，少数患儿仅见颌下腺或舌下腺肿大，而腮腺无肿胀。部分患儿颌下腺、舌下腺及腮腺可始终无明显肿胀，仅有病毒血症或出现并发症。腮腺肿胀1～3日达高峰，持续4～5日，以后逐渐消退，整个过程为6～10日，最长达2周。发热多为中度，部分可为高热，少数可在40℃以上，一般热程为3～7日。约20%患儿体温正常。

### （二）体征

上颌第二臼齿对应颊黏膜处可见红肿的腮腺管口。耳下以耳垂为中心向周围弥漫肿大，边界不清，表面灼热，有弹力感及触痛。

### （三）并发症

**1. 神经系统并发症** 常见脑炎及脑膜炎。临床出现脑膜脑炎症状者较少，但脑脊液检查常有异常表现。腮腺肿痛高峰时，体温升高，头痛剧烈，呕吐，颈背肌痛和僵硬，嗜睡；少数有轻度意识改变，脑膜刺激征阳性。个别可表现颈肩肌及下肢肌力软弱。少数患儿可有惊厥。本病多数预后良好，一般在3～9日体温渐降，症状缓解。

**2. 生殖器官并发症** 睾丸炎、副睾炎或卵巢炎多见于青春期后，儿童期少见。单侧常见，极少数为双侧。临床表现为寒战、高热、恶心、呕吐、头痛及下腹痛，同时，受累睾丸肿大、疼痛和触痛，部分病例可同时伴有睾丸鞘膜积液及阴囊皮肤水肿，持续4天左右症状减轻，体温渐降或骤降，受累睾丸肿消痛止。卵巢炎的发病率较睾丸炎低，临床症状也较轻，仅出现腰部酸痛、下腹部轻度触痛、月经失调等。有30%～40%的患儿睾丸或卵巢发生不同程度萎缩，10%的患儿生育能力受损，但发生不育症者少见。

**3. 急性胰腺炎** 见于年长儿，大多发生于腮腺肿胀后3～4日或1周。主要表现为体温骤然升高，伴有恶心、呕吐、上腹痛、腹胀、腹泻或便秘，腹肌有抵抗感。

**4. 感音性耳聋** 不仅见于并发脑膜脑炎的患儿，无脑部并发症的患儿也可出现，多为一侧性，年长儿发生率更高。因不易及时发现，往往未能引起足够重视，治疗困难。

**5. 其他并发症** 腮腺炎并发肾炎多发于患病1周内。轻者可有发热、咽痛、头晕、恶心、呕吐等症状，重者出现腰痛、尿频、尿少、血尿、眼睑及下肢浮肿、高血压等症状。少数也可并发心肌炎或心包炎。此外，偶见乳腺炎、泪腺炎、甲状腺炎等。

## 三、辅助检查

### （一）血常规

外周血白细胞总数多数正常或稍减低，淋巴细胞比例相对增高。合并细菌感染时，白细胞总数及中性粒细胞可增高。

### （二）淀粉酶

急性期血清及尿液淀粉酶含量明显升高。

（三）特异性抗体

血清特异性抗体在感染后2～3周即可出现，1个月达高峰，3个月后逐渐降至低水平。

## 四、诊断

（1）腮腺或其他唾液腺出现急性肿痛，并有流行性腮腺炎患者接触史，临床即可诊断流行性腮腺炎。

（2）确诊需要进行病原学检查。检查方法有病毒培养，血清免疫学抗体检测和病毒核酸检测。对缺乏腮腺炎特征的疑似病例，可进行实验室检查，以协助诊断。

## 五、鉴别诊断

（一）急性淋巴结炎

耳前、颈浅上及下颌角淋巴结炎，伴有周围组织水肿时，易与腮腺炎混淆。颌下与颏下淋巴结炎时，易与颌下腺、舌下腺炎混淆。淋巴结炎时局部疼痛较重，同时头面部、咽扁桃体或牙龈可有感染病灶，周围血白细胞数及中性粒细胞百分数增高。

（二）急性化脓性腮腺炎

金黄色葡萄球菌由口腔腮腺管口侵入，患者有高热、全身不适，常见一侧腮腺肿大，患侧局部皮肤红肿、明显压痛，可有波动感。挤压时，同侧颊黏膜腮腺管口可有脓液溢出。周围血白细胞及中性粒细胞百分数明显增高。

（三）其他病原所致的腮腺炎或腮腺肿大

某些病毒如A型流感、柯萨奇病毒A型等均可引起腮腺炎，需要借助血清学检查才能确诊。某些药物，如碘剂、硫氧嘧啶等可引起腮腺反应性增大。腮腺结核及腮腺肿瘤时，腮腺肿大呈缓慢持续的过程。唾液管结石，腮腺也可反复肿大，但不伴随发热，肿胀腮腺常为单侧，并且肿胀可突然增大并迅速消退。另外，复发性非化脓性腮腺炎，可能与反复细菌逆行感染、免疫功能异常有关，各年龄期儿童均可发生，至青春期自行消失。

## 六、治疗

（一）辨证论治

本病以中医治疗为主，辨证要点为辨病证之轻重及辨常证与变证。治疗总则为清热解毒，软坚散结。病初温毒在表，治以疏风解表；毒陷厥阴，治以息风开窍；毒窜睾腹，治以清肝泻火、活血止痛。治疗过程中应结合外治疗法以助局部消肿。

1. 常证

（1）温毒在表证

**证候** 轻微发热、恶寒或无发热，1～2天后一侧腮部肿胀、疼痛，继则另一侧腮肿，也可见同时两侧腮肿，腮肿部位边缘不清，表皮不红，摸有热感，疼痛，咀嚼不利，或伴有咽红，舌红，苔薄白或淡黄，脉浮数。

**治法** 疏风清热，散结消肿。

**方药** 银翘散（《温病条辨》）合柴胡葛根汤（《外科正宗》）加减。

腮肿明显者加夏枯草以清肝泻火，散结消肿；咽喉红肿者加马勃、板蓝根以解毒利咽。中成药用板蓝根冲剂或片剂口服，双黄连粉针剂静脉滴注。

（2）热毒蕴结证

证候　高热不退，多见两侧腮部肿胀、疼痛、拒按，张口、咀嚼困难，烦躁不安，口渴引饮，或伴头痛，呕吐，咽部肿痛，神疲，纳呆，大便不调，小便短黄，舌红，苔黄浊，脉滑数。

治法　清热解毒，散结消肿。

方药　普济消毒饮（《东垣试效方》）加减。

便秘者加大黄、芒硝以通腑泄热；高热、烦躁者加石膏、知母以清热泻火；腮部肿痛、硬结不散者加夏枯草、海藻、昆布以软坚散结；呕吐者加竹茹清热止呕。中成药用牛黄解毒片口服，清开灵注射液静脉滴注。

**2. 变证**

（1）邪陷心肝证

证候　高热不退，嗜睡神昏，腮部肿胀，坚实拒按，项强头痛，反复出现抽风，舌红，苔黄，脉洪数或滑数。

治法　清热解毒，息风镇痉。

方药　凉营清气汤（《喉痧症治概要》）加减。

昏迷或抽搐明显者加服紫雪丹或至宝丹以清热息风开窍。

（2）毒窜睾腹证

证候　腮部肿痛渐消，睾丸一侧或双侧肿胀疼痛，或有发热寒战，或脘胀硬痛、少腹疼痛、呕吐，小便短涩，舌红苔薄黄，脉数。

治法　清泻肝胆，活血止痛。

方药　龙胆泻肝汤（《医方集解》）加减。

高热不退者加生石膏、水牛角以清热凉血；大便秘结者加大黄、芒硝以泄热通便。

### （二）西医治疗

本病西医治疗以对症治疗为主。

**1. 一般治疗**　注意口腔卫生，进流食或半流食，避免摄入酸性食品。发热、头痛、腮腺肿痛显著时，给解热镇痛药如布洛芬、对乙酰氨基酚等。

**2. 合并症治疗**

（1）脑膜脑炎：对症治疗，颅压增高时给予20%甘露醇或利尿剂降低颅内压。

（2）胰腺炎：禁食，静脉输液，注意水、电解质、酸碱平衡，可局部放置冰袋以减轻疼痛。待症状好转后开始进流食或半流食。

（3）睾丸炎：卧床，用丁字带将阴囊托起，局部冷敷以减轻疼痛。严重病例可短期使用肾上腺皮质激素。

### （三）其他疗法

**1. 针灸推拿治疗**

（1）体针：温毒在表证者取合谷以治面部腮腺肿痛；取风池、大椎以祛风退热；颊车、下关以近部取穴，手法以泻法为主。热毒蕴结证取穴翳风、颊车、合谷。合谷要强刺激，局部有沉胀感效果最好。发热加曲池、大椎；睾丸肿痛加血海、三阴交。每日1次。

（2）点灸：取患侧角孙穴，用灯心草蘸麻油点燃，快速点灸，出现爆竹样声音为准。

（3）按摩：术者用拇指点按角孙穴5分钟，之后用拇指和示指捏挤角孙穴50下，每日1次，3天为1个疗程。

2. 外治法

（1）紫金锭醋调外敷腮腺部，每日1～2次。

（2）生大黄5～10g加醋适量调成糊状外涂患处，每日1～2次。

（3）青黛散：以醋调外敷腮部，每日3～4次。

（4）鲜蒲公英、鲜马齿苋、鲜芙蓉叶、仙人掌，任选一种，捣烂外敷患处，每日1～2次。

## 七、中西医临床诊疗思路

因缺乏特异性抗病毒药物，西医治疗以对症支持为主。中医治疗本病疗效显著，采用内服与外敷相结合的方法，内服清热解毒、消肿散结，外敷使药力直达患部，明显缩短病程，提高疗效。中医外治法如针刺、灸法及推拿按摩法，疗效确切，并具有方法简单、易于接受的特点。流行性腮腺炎患儿多数病情较轻，病证较易治疗。但若时邪过盛、温毒深陷，治疗不力或治疗不及时，可造成变证，出现比较凶险的并发症。出现变证时病情危重，应结合西医积极抢救治疗。注射麻疹、风疹、腮腺炎三联减毒活疫苗，可取得满意的预防效果。

## 八、预防与调护

（1）自动免疫：麻疹、风疹、腮腺炎三联减毒活疫苗，获得了满意的预防效果。

（2）有接触史的易感儿童，可用板蓝根15～30g，水煎服；或板蓝根冲剂，连服3～5天。

（3）隔离：患者须隔离至腮肿完全消退为止。

### 古籍精选

《活幼新书·痄腮》曰："毒气蓄于皮肤，流结而为肿毒……多在腮颊之间。"

《疮疡经验全书·痄腮》曰："痄腮毒受在耳根、耳耵，通于肝肾，气血不流，壅滞颊腮，是风毒证。"

《证治准绳·疡医》曰："或问：腮脸生毒何如？曰：此名腮颔发，肌肉浮而不着骨者，名痄腮。俱属阳明风热所致。急服活命加玄参、芩、连，水酒煎服，及紫金丹汗之。"

《温病条辨·上焦篇》曰："俗名大头瘟、虾蟆瘟者，普济消毒饮去柴胡、升麻主之。初起一、二日，再去芩、连，三四日加之佳。"

《疡科心得集·颅鹚瘟》曰："颅鹚瘟者，因一时风温偶袭少阳，络脉失和。生于耳下……此症永不成脓，过一候自能消散。"

### 病案思考

患儿，女，7岁，因"发热3天，双腮部肿痛2天"就诊。患儿3天前开始发热，初时低热，咽痛，近2天开始高热，双侧腮部相继出现肿痛。来诊时高热寒战，腮部漫肿疼痛，坚硬拒按，头痛，烦躁便秘。近2周患儿学校班级曾有类似患者。

查体：体温39.5℃，呼吸30次/分，心率120次/分，神志清楚，双侧腮部漫肿，咽充血（+），扁桃体肿大Ⅱ度，心律齐，双肺呼吸音清，未闻及啰音。神经系统查体未见异常。舌红苔黄，脉数。

门诊辅助检查：血常规示WBC $6.5\times10^9$/L，N0.65，Hb 110g/L，PLT $120\times10^9$/L。B超：双侧腮腺弥漫性肿大，符合腮腺炎声像。

根据上述资料，请提出你的中西医诊断思路。

（梁敏莉　李　丹）

# 第七节　传染性单核细胞增多症

传染性单核细胞增多症（infectious mononucleosis，IM），简称传单，是感染 EB 病毒（Epstein Barr virus）引起的一种单核吞噬细胞系统急性增生性传染病。临床特点为不规则发热、咽峡炎、淋巴结及肝脾肿大、血液中出现大量异常淋巴细胞。我国 EB 病毒感染率为 96.7%～100%，显性感染：隐性感染为 1：（1.7～2.3），发病群体主要是儿童及青少年，多见于秋末冬初，经口或飞沫传染，患病后终身免疫。本病病程为 2～3 周，大多属自限性，病死率为 1%～2%。本病少数转为慢性 EB 病毒感染，可能诱发鼻咽癌、Burkitt 淋巴瘤、霍奇金病、白血病、恶性组织细胞增生症等恶性疾病。

中医学根据其传染性、流行性及发病特点，将其归属于“温病”“瘟疫”范畴。在“乳蛾”“痰核”“瘰疬”“积聚”等病证中亦有相似的论述。

## 一、病因病理

### （一）中医病因病机

**1. 病因**　本病病因为感受瘟疫时邪。

**2. 病机**　瘟疫时邪由口鼻侵入，侵犯肺、胃，结于咽喉，内传脏腑，流注经络，伤及营血。热、毒、痰、瘀是本病主要的病理征象。

（1）邪在卫分：瘟疫初起，邪从口、鼻而入，首犯肺卫，卫阳被遏，则恶寒发热；邪热上熏，则咽红咽痛。

（2）热毒炽盛：热毒进入气分，化火化热故见壮热烦渴；火毒上攻则咽喉红肿溃烂。

（3）湿热内蕴：湿热内蕴肝胆，疏泄失常，胆汁外溢则发为黄疸。

（4）痰热流注：热毒壅阻气道，灼液成痰，痰火、热毒瘀滞经络，发为颈部臖核肿大；痰热内闭于肺，肺气壅阻则咳喘气急；痰火、热毒内瘀，血流不畅，气血瘀滞，发为腹中积聚、痞块。

（5）热灼营阴：热窜营血，迫血妄行，则见皮肤紫癜；热结下焦则见尿血；热毒内陷心肝，则昏迷、抽搐；流窜脑髓或经络，则脑络闭阻不通，可致口眼㖞斜、失语、吞咽困难、肢瘫等；若热毒入心，则心之气阴受损，心失所养，出现心悸、怔忡，脉律失常，甚则心阳虚脱而危及患者生命。

（6）气阴亏虚：邪热久羁，耗气伤阴，或后期正气亏虚，余邪未尽，故出现低热缠绵，神疲乏力，口干少饮，盗汗，舌红，苔少，脉细数等。

### （二）西医病因病理

**1. 病因**　本病为感染 EB 病毒所致。EB 病毒是疱疹病毒属，为一种嗜淋巴细胞的双链 DNA 病毒，主要侵犯 B 淋巴细胞。

**2. 发病机制**　EB 病毒从口鼻进入，首先在扁桃体环 B 淋巴细胞复制繁殖，然后通过病毒血症或受染的 B 淋巴细胞散播感染。病毒复制导致 B 淋巴细胞死亡，病毒颗粒及病毒抗原释放，刺激机体的免疫反应。疾病早期，部分受感染的 B 淋巴细胞中病毒复制被抑制而成为带有 EB 病毒基因组的 B 淋巴细胞，此类 B 淋巴细胞被 T 杀伤细胞识别，T 杀伤细胞过度增生，导致全身淋巴结肿大，内脏器官淋巴浸润。由于携带 EB 病毒基因组的 EB 淋巴细胞被 T 细胞消灭，以及体内中和抗体的出现，疾病得到控制。部分患者病毒可持续在口咽部少量复制，间隙排毒并导致某些抗体终生存在。

**3. 病理**　淋巴细胞的良性增生是本病的基本病理特征。主要病理改变为全身淋巴细胞和单核-

巨噬系统高度增生，淋巴结肿大，肝和脾等组织中有广泛的异常淋巴细胞浸润。

## 二、临床表现

### （一）潜伏期

本病潜伏期为 4～15 天，1 周后出现典型症状。

**1. 发热** 绝大多数患儿发热，热型不定，热峰高，中毒症状轻，维持 1～2 周。

**2. 淋巴结肿大** 主要位于双侧前后颈部（环绕胸锁乳突肌的上段），两侧不对称，无压痛，质地中等，互不粘连，也不化脓。

**3. 咽峡炎** 腭垂、扁桃体充血肿大，半数患儿扁桃体有分泌物，其上覆盖灰白色假膜，易剥落。严重者可因局部水肿而导致喉部梗阻。

**4. 肝脾肿大** 肝脾肿大，伴轻压痛，2～3 周后逐渐缩小，75%显示不同程度的肝损害。

**5. 皮疹** 病程的第 4～10 天出现，表现为泛发性斑丘疹，多形性，呈猩红热样、麻疹样、水疱样或荨麻疹样，3～7 天消退，不脱屑、不留色素。本病患儿在应用氨苄西林后往往有过敏反应，使皮疹的发生率上升到 80%以上，且较广泛而持久，应予避免。

### （二）恢复期

本病恢复期全身症状消退，淋巴结和肝脾肿大则持续数周至数月。

### （三）并发症

**1. 血液系统** 血液系统并发症为自身免疫性溶血性贫血、粒细胞减少、嗜酸粒细胞增多、全血细胞减少或免疫性血小板减少性紫癜。

**2. 神经系统** 神经系统并发症以横贯性脊髓病最严重，突然出现双下肢瘫痪及尿潴留。其他有运动失调、无菌性脑膜炎综合征、面神经麻痹、脑炎、多发性神经炎等。

**3. 消化系统** 消化系统并发症主要是脾脏增大，被浸润的脾脏质地脆，外伤易造成破裂，必须严加预防。另外，可有肝脏增大，消化酶改变、黄疸，甚至肝坏死及食管静脉曲张。

**4. 呼吸系统** 呼吸系统并发症包括上呼吸道梗阻、扁桃体周围脓肿、咽喉部水肿、胸膜炎或胸腔积液、肺炎等。

**5. 心血管系统** 心血管系统并发症偶见心肌炎、心包炎。心电图见非特异性 T 波改变或轻度传导异常，ST-T 电压低，PR 间期延长。

**6. 泌尿系统** 泌尿系统并发症包括血尿、蛋白尿、肾炎、肾病综合征、溶血性尿毒症。

**7. 眼部** 眼部并发症包括结膜炎、视神经炎、视网膜炎、巩膜炎、葡萄膜炎、复视、偏盲、斜视、眼睑下垂等。

**8. 其他** 其他并发症包括慢性疲劳综合征、腮腺炎、睾丸炎、中耳炎、胰腺炎、瑞氏综合征、DIC 等。

## 三、辅助检查

### （一）外周血检查

淋巴细胞比例增高，可达 0.6～0.97，绝对值（4～5）$\times 10^9$/L，异型淋巴细胞比例＞0.1 或绝对值＞$1\times 10^9$/L 有诊断意义。异型淋巴细胞发病后 4～5 天开始出现，7～10 天达高峰，2 周后逐渐减少。年龄越小（尤其 5 岁以下），异型淋巴细胞阳性率越高。

（二）血清嗜异凝集试验

1∶40 以上为阳性反应。起病 5 天后呈阳性反应，第 2～3 周达高峰，持续数月，但少数 2 周后消失。5 岁以下小儿不易出现嗜异性抗体或出现时间较晚。

（三）EB 病毒特异性抗体测定

急性期主要检测壳抗原（viral capsid antigen，VCA）抗体，分 IgM 及 IgG 两型。IgM 早期增高，数周后消失；IgG 则第 2 周时达高峰，终生存在，但滴度较早期为低。另外，早期抗原（EA）抗体病后 2 周增高，持续 3～6 个月。抗 EB 病毒核心抗原（EBNA）抗体，在发病 4～6 周或更晚出现，常提示既往感染。因而急性感染的指征有：①抗 VCA-IgM 阳性；②双份抗 VCA-IgG 抗体滴度 4 倍升高；③抗 EA 抗体阳性。

## 四、诊断

当患儿同时出现发热、咽峡炎、淋巴结及肝脾肿大时，即应考虑本病。确诊依据为：①异常淋巴细胞占淋巴细胞总数 0.1 以上；②血清嗜异凝集反应阳性；③特异血清学改变呈阳性，VCA-IgM 及 IgG 抗体效价增高；早期抗原（EA）抗体阳性。可参考以下标准。

（一）临床症状

至少有以下三项以上阳性。
（1）发热。
（2）咽炎、扁桃体炎。
（3）颈部淋巴结肿大（1cm 以上）。
（4）肝脏肿大（4 岁以下：2cm 以上；4 岁以上：可触及）。
（5）脾脏肿大（可触及）。

（二）血象检查

（1）白细胞分类淋巴细胞占 0.5 以上或淋巴细胞总数高于 $5.0\times10^{9}/L$。
（2）异型淋巴细胞达 0.1 以上或总数高于 $1.0\times10^{9}/L$。

（三）EB 病毒抗体检查

急性期 EBNA 抗体阴性；以下一项为阳性。
（1）VCA-IgM 抗体初期为阳性，以后转阴。
（2）双份血清 VCA-IgG 抗体滴度 4 倍以上升高。
（3）EA 抗体一过性升高。
（4）VCA-IgG 抗体初期阳性；EBNA 抗体后期转阳。

## 五、鉴别诊断

（一）急性咽峡炎或扁桃体炎

溶血性链球菌所致咽峡炎或扁桃体炎，可有发热、咽部充血、颈部颌下淋巴结肿大，但肝、脾不大，血象中性粒细胞增多而无异型淋巴细胞，咽拭子细菌培养可得阳性结果，青霉素治疗有效。

（二）巨细胞病毒性单核细胞增多症

巨细胞病毒性单核细胞增多症散发或输血后，发病年龄较大，肝、脾损伤常见，较少出现咽峡炎或淋巴结肿大，尿或血液中可分离出巨细胞病毒，补体结合抗体滴度升高。

（三）急性淋巴细胞性白血病

急性淋巴细胞性白血病幼稚型异常淋巴细胞较多时，需与急性白血病鉴别，做骨髓穿刺可明确诊断。

## 六、治疗

急性隐性 EB 病毒感染，轻型 EB 病毒感染或无并发症的患儿可使用纯中医治疗。临床中毒症状重或合并各种并发症者，采用中西医结合治疗。

（一）辨证论治

本病中医学按“温病”论治。热毒、痰瘀是本病基本的病理，故清热解毒、化痰祛瘀是基本治则。本病临床症状复杂多样，涉及多个脏腑，因而要按不同阶段、不同脏腑分别治之。早期邪在卫分，属外感表实证，治以疏表达邪、清热解毒；中期邪入气分，热毒炽盛，痰热湿热互结，治以清气解毒、利湿泄浊、化痰散结；极期热灼营阴，治以清营泻热、凉血养阴；后期，正气耗伤或余邪留恋，有气阴亏虚或虚实夹杂之证，治以益气养阴、清解余邪。

**1. 邪在卫分证**

**证候** 发热，微恶风寒，鼻塞流涕，头身痛，口渴，咽红肿痛，咳嗽，颈项有痰核，舌尖红，苔薄白或黄，脉浮数。

**治法** 疏表达邪，清热解毒。

**方药** 银翘散（《温病条辨》）加减。

大便秘结者加大黄以通腑泻热；高热持续不退者加石膏、青天葵、山栀子以清热解毒。中成药可选用双黄连注射液、清开灵注射液。

**2. 邪入气分证**

（1）热毒炽盛证

**证候** 壮热，咽喉肿痛，甚则溃烂化脓，颈部硬核疼痛，两胁痞块，烦渴，大汗出，面赤唇红，尿赤便秘，咳嗽气急，舌红，苔黄，脉洪大或滑数。

**治法** 清气通腑，利咽散结。

**方药** 白虎汤（《伤寒论》）加减。

咽喉溃烂者加连翘、马勃、板蓝根、野菊花、蒲公英、蚤休以解毒利咽。中成药可选用双黄连注射液。

（2）湿热蕴结证

**证候** 身热不扬，汗出不畅，身目发黄，胁肋下痞块明显，胸胁胀满，恶心呕吐，神疲纳差，便溏黏滞，舌红，苔黄腻，脉弦数。

**治法** 清热利湿，化浊解毒。

**方药** 甘露消毒丹（《医效秘传》）加减。

身目发黄者加茵陈蒿汤以清热利湿退黄；胁肋下痞块、胸胁胀满者加血府逐瘀汤以活血祛瘀。

（3）痰热流注证

**证候** 发热，咽喉肿痛，颈、腋、腹股沟扪及痰核，以颈部最明显，咳嗽，咳痰黄黏，气急，舌红，苔黄腻，脉滑数。

治法　清热化痰，通络散结。

方药　黛蛤散（验方）合清肝化痰汤（《内外验方秘传》）加减。

咳嗽、痰多、气促者加麻杏石甘汤以清热化痰。中成药可选用清开灵注射液。

**3. 热灼营阴证**

证候　身热夜甚，口不甚渴，心烦躁扰，斑疹隐隐，甚则神昏谵语，手足抽搐，角弓反张，或腹中痞块，甚则衄血、尿血，舌红绛而干，少苔，脉细数。

治法　清营透热，凉血养阴。

方药　清营汤（《温病条辨》）加减。

神昏抽搐者加羚角钩藤汤以平肝息风。中成药可选用醒脑静注射液、清开灵注射液。

**4. 气阴两虚证**

证候　病程日久，发热渐退或低热，盗汗，心烦口渴，神疲乏力、气短，纳呆，舌红少苔，脉细数无力。

治法　益气养阴，清热生津。

方药　沙参麦冬汤（《温病条辨》）加减。

低热不退者加青蒿、鳖甲以清热滋阴；疲倦、乏力、腹胀腹痛、胁下痞块者加柴胡疏肝散加减。

### （二）西医治疗

**1. 一般治疗**　急性期应卧床休息，加强护理，避免发生严重并发症。脾脏显著增大时尤应避免剧烈运动，以防破裂。

**2. 抗病毒治疗**　阿昔洛韦、更昔洛韦通过抑制病毒 DNA 合成酶发挥抗病毒作用。干扰素对于本病有一定疗效。

**3. 对症治疗**　高热用解热镇痛药，口服布洛芬溶液，对乙酰氨基酚或退热栓塞剂塞肛。咳嗽时予化痰止咳剂。肝功能损害、黄疸时予护肝降酶退黄治疗。抽搐者用苯巴比妥肌内注射或地西泮静脉注射。

**4. 肾上腺皮质激素**　因肾上腺皮质激素抑制机体的免疫反应，无并发症的普通病例无需使用。咽喉严重水肿致呼吸道阻塞、心肌炎、严重肝炎、溶血性贫血、严重血小板减少、中枢神经系统并发症，糖皮质激素可明显减轻症状，应短期使用。

**5. 免疫治疗**　重症合并多脏器损伤的患儿，予新鲜血浆或丙种球蛋白静脉滴注。

### （三）其他疗法

**1. 针灸推拿治疗**

（1）针刺治疗：①针刺大椎、曲池、合谷、少商，用泻法，强刺激，留针 30 分钟。高热不退、热入营血者，十二井、十室、大椎针刺放血。神昏取人中。烦躁者配印堂、神门。②针刺尺泽、合谷、陷谷，用泻法。若咽喉肿痛较甚，肺胃热甚者，少商、关冲点刺放血。

（2）推拿疗法：清肺经、清天河水、开天门、运太阳、推坎宫、揉耳后高骨、退六腑。咽喉肿痛加掐少商、揉金津、揉玉液；高热神昏加掐人中、少商、十宣，拿委中。

**2. 外治法**

（1）三黄二香散：黄柏 30g，黄连 30g，生大黄 30g，乳香 15g，没药 15g，诸药研末，先用浓茶调匀湿敷局部肿大淋巴结，干后换贴，后用香油调敷，每日 2 次，直至淋巴结消失，用于淋巴结肿大。

（2）鲜蒲公英：适量，捣烂如泥敷局部肿大淋巴结。

## 七、中西医临床诊疗思路

中西医治疗本病，各有优势，理应互补。西医利用现代实验室方法明确诊断，了解病情，指导用药。西药阿昔洛韦、更昔洛韦有一定的抗病毒疗效。中医治疗的优势在于彻底清除病毒，减少病毒持续存在，防止慢性感染；调节机体免疫功能，改善由于感染所致的免疫紊乱状态，最终阻断疾病向恶性疾病发展；通过综合治疗，缓解症状，减少并发症的发生。中医的不足之处在于危重并发症的抢救缓不济急，尚不能达到西药的快速、肯定的疗效；剂型单调，儿童用药困难，疗程长而难以坚持。

## 八、预防与调护

流行期间患儿须隔离，口腔分泌物及污染物要严格消毒，防止交叉感染。

注意个人及环境清洁卫生，尤其注意口腔卫生。

饮食富含维生素、蛋白质为宜，多饮温水，忌辛辣燥热。

### 古籍精选

《灵枢·寒热》曰："寒热瘰疬在于胫腋者，皆何气使生？此皆鼠瘘寒热之毒气也。"

《医学心悟·论疫》曰："秽气相传染，其气息俱从口鼻而入。"

《温疫论·原病》曰："瘟疫之为病，非风非寒，非暑非湿，乃天地间别有一种异气所感。"

《医学心悟·论疫》曰："时疫之症，来路两条，去路三条，治法五条，尽矣……夫发散、解秽、清中、攻下，其四法耳，而谓治法有五何也？大抵邪之所凑，其气必虚，体虚受邪，必须以补法驾驭其间，始能收效万全，如气虚补气，血虚补血……于前四法中加以补法，乃能左右咸宜，纵横如意，邪气退而元气安。"

《疫痧一得·疫痧条辨》曰："咽喉者，呼吸之出入，毒火熏蒸，至于肿痛……宜清瘟败毒饮增生石膏、玄参、桔梗，加牛蒡、射干、山豆根。"

《丹溪心法·卷一·温疫五》曰："瘟疫众一般病者是，又谓天行时疫，治有三法：宜补，宜散，宜降。热甚者加童尿便三酒蛊。"

### 医案思考

患儿，周某，女，6岁，因"发热，双颈肿痛，咽痛5天"入院。患儿5天前不慎着凉后出现发热，体温39.5℃，双侧颈部肿痛，咽痛，外院诊断"急性化脓性扁桃体炎"，静脉滴注青霉素后，仍反复高热。现症见高热，咽痛，颈部肿痛，鼻塞，咳嗽，有痰色黄，大便秘结，小便黄短。

查体：体温39.3℃，呼吸29次/分，心率118次/分，体重21kg。神清，急性热病面容，颈部、颌下、腋窝、腹股沟均扪及肿大淋巴结，最大约3cm×4cm，质地中等，活动差，无波动感，局部不红不热，咽充血（+++），双扁桃体肿大Ⅱ度，有膜状黄白色分泌物。心音有力，无杂音。腹稍胀，肝右肋下4cm，脾肋下2cm，均质地中等。舌质红，苔黄厚腻，脉滑数。

辅助检查：血常规示WBC $26.7\times10^9$/L，L 0.732，异型淋巴细胞比例0.23，RBC $4.76\times10^{12}$/L，PLT $123\times10^9$/L；肝功能示AST 412U/L，ALT 102 U/L，VCA-IgM阳性；腹部B超示肝脾大。

根据上述资料，请提出你的中西医诊断思路。

（罗玉君　廖若莎　李　丹）

# 第八节　手足口病

手足口病（hand，foot and mouth disease，HFMD）是一种以发热和口腔、手、足（也可能其他部位）皮疹、疱疹为特征的常见传染性疾病。多数患儿症状轻微，少数病例可发生心、肺、脑等严重并发症，甚至危及患儿生命。

手足口病的致病原为肠道病毒，其中以柯萨奇病毒 A 组（CoxA）和肠道病毒 71 型（EV71）最为常见。手足口病全年均可发生，4～7 月为发病高峰，好发于婴幼儿，特别是年龄<5 岁的儿童。大龄儿童、青少年和成人也有散发病例。

古代医籍无此病名，相关症状和辨证可参见于“疮疹”“疱疹”“瘟疫”“湿温”等病证。

## 一、病因病理

### （一）中医病因病机

**1. 病因**　外因为感受手足口病时邪；内因为先天禀赋不足或素体脾胃蕴湿。

**2. 病机**　手足口病之时邪由口鼻而入，正气无力抵御，邪伤脏腑，肺、脾二脏受损。疾病过程中若正气不足，或邪气过盛，可出现邪气内陷心肝、邪毒侵心、心阳欲脱等变证。

（1）邪犯肺脾：皮毛肌肤属肺，口咽唇周归脾，时邪外犯，邪气客于肺脾，致肺气不利，卫阳被遏，脾失健运，湿热蕴结，出现发热、咳嗽、口咽疼痛。湿热内郁，正邪相搏，外透肌肤，发为疱疹。

（2）湿热毒盛：时邪毒盛，正气无力御邪，毒热炽盛，内侵气营，湿毒热弥漫三焦，出现持续高热、皮疹稠密、疹色红紫、大便秘结等症状。

（3）气阴不足，余邪未尽：疾病迁延，湿热疫毒耗气伤津，气阴亏虚。正气不足，邪毒势弱，正邪相争无力，邪毒留恋四肢经络，营血不能濡养经脉，出现低热、乏力、肢体痿软等症状。

（4）变证

1）邪陷心肝：热毒炽盛，耗伤阴精，正气亏虚，邪毒内陷心、肝二脏，引动肝风，可致头痛眩晕，甚则出现惊厥神昏抽搐之证。

2）内闭外脱：正气素虚，或时邪毒盛，以致正不胜邪，反陷入里。热毒内闭，炽津耗液，郁闭于内，阴损及阳，元气衰微，脱失于外。症见神昏喘促，手足厥冷，大汗淋漓，面色苍白晦暗，脉微欲绝。

### （二）西医病因病理

**1. 病因**　多种肠道病毒感染可引起手足口病。致病原包括柯萨奇 A 组及 B 组病毒、肠道病毒、埃可病毒等，其中以柯萨奇病毒 A16 和肠道病毒 71 最为常见，是绝大多数手足口病暴发流行的元凶。

**2. 发病机制**　肠道病毒感染后，通过咽部及肠道进入易感者体内，病毒先在下游肠段和咽部的黏膜下淋巴组织中增殖复制，后进入血液，导致播散至全身的第一次病毒血症。继而病毒在网状内皮组织增殖，进一步复制，释放入血，引起第二次病毒血症，出现全身多脏器（如中枢神经系统、心脏、肝脏和皮肤）的感染。感染及复制可持续存在，直至宿主产生特异性抗体。肠道病毒在器官组织中复制可导致感染细胞死亡，局部出现炎症和坏死。皮肤病损显示表皮棘层出现广泛的松解伴网状变性，血管周围出现大量的淋巴细胞、单核细胞、中性粒细胞浸润。囊泡液中可见散在分布的纤维蛋白、淋巴细胞、单核细胞和中性粒细胞。重症手足口病的发病机制并未完全明确，可能与 EV71 的嗜神经毒性相关。

## 二、临床表现

### （一）前驱期表现

手足口病的潜伏期为2～10天，多数患儿没有前驱症状，少数患儿可出现发热、易激怒、腹痛、呕吐和腹泻等临床表现。

### （二）症状

**1. 咽痛或拒食** 本病患儿可出现口腔或咽喉痛（可用语言表达的儿童）或者拒食（不能用语言表达的儿童）。

**2. 发热** 半数患儿病程中出现发热，一般38℃左右。

**3. 口腔黏膜疹** 口腔病损位于腭弓前方，常出现于舌部和颊黏膜，较少位于唇龈沟、软腭及硬腭，很少位于悬雍垂、唇和扁桃体。口腔黏膜疹初始为红斑状斑疹，后进展为水疱，周围伴有一条狭窄的红色晕环。水疱的直径常为1～5mm，但也可能更大。水疱常迅速破裂，继而形成有灰黄色基底和红斑状边缘的浅表溃疡。

**4. 皮疹** 为斑疹性、斑丘疹性或囊泡性，可单独或同时出现。水疱可由斑疹或斑丘疹演变而来。水疱的直径为 1～10mm，内含清澈或浑浊的液体，周围有一条狭窄的红色晕环。皮疹通常出现在双手（手指背侧、指间区域及手掌）、双足（趾背侧、足外侧缘、足底以及足跟）、臀部、腿部及手臂。皮疹为非瘙痒性，通常是无痛性，且1～2周消退。

### （三）体征

（1）发热，体温升高。

（2）口腔黏膜疹：斑疹、溃疡、疱疹可单独或并存，皮疹位于腭弓前方，最常出现于舌部和颊黏膜，较少位于唇龈沟、软腭及硬腭，很少位于悬雍垂、唇和扁桃体。

（3）皮疹可为斑疹性、斑丘疹性或囊泡性，三者可单独或合并出现，通常分布于双手、双足、臀部、腿部及手臂。

### （四）重症病例

少数严重病例（常见于3岁以内儿童）可出现神经系统损害、呼吸及循环功能障碍。重症患儿发病1～5天内出现脑膜炎、脑炎、脑脊髓炎、肺水肿、休克等，极危重患儿可致死亡。部分存活病例可留有后遗症。

**1. 神经系统表现** 精神疲倦、嗜睡易惊、头痛呕吐、谵妄甚至昏迷、肢体抖动、肌阵挛、眼球震颤、共济失调、眼球运动障碍、急性弛缓性麻痹、惊厥等。查体可见脑膜刺激征，腱反射减弱或消失，巴氏征等阳性病理征。

**2. 呼吸系统表现** 呼吸浅促，呼吸困难或节律改变。出现口唇紫绀，咳嗽，咳白色、粉红色或血性泡沫样痰液。肺部听诊可闻及湿啰音或痰鸣音。

**3. 循环系统表现** 面色苍灰、皮肤花纹、四肢发凉、指（趾）发绀、冷汗淋漓、毛细血管再充盈时间延长。心率增快或减慢，脉搏浅速或减弱甚至消失，血压升高或下降。

## 三、辅助检查

### （一）血常规

白细胞总数正常或偏低，淋巴细胞和单核细胞相对增高。危重病例白细胞计数可明显升高。

（二）病原学检查

（1）鼻咽拭子、气道分泌物、疱疹液或粪便标本中柯萨奇病毒 A 组 16 型（CoxA16）、肠道病毒 71 型（EV71）等肠道病毒特异性核酸检测阳性或分离到肠道病毒。

（2）急性期与恢复期血清 CoxA16、EV71 或其他肠道病毒中和抗体有 4 倍以上的升高。

（3）重症病例可有血糖、肌钙蛋白升高，可选择血生化检查、血气分析、心肌酶、心电图、胸部 X 线或胸部 CT 等相关检查。神经系统受累时，脑脊液、脑电图、头颅磁共振或头颅 CT 检查可能发现异常。

## 四、诊断

（一）临床诊断病例

（1）在流行季节发病，常见于学龄前儿童，婴幼儿多见。

（2）发热伴手、足、口皮疹，部分病例可无发热。

极少数重症病例皮疹不典型，临床诊断困难，需结合病原学或血清学检查确诊。无皮疹病例，临床不宜诊断为手足口病。

（二）确诊病例

临床病例具有下列之一即可确诊。

（1）肠道病毒（CoxA16、EV71 等）特异性核酸检测阳性。

（2）分离出肠道病毒，并鉴定为 CoxA16、EV71 或其他可引起手足口病的病毒。

（3）急性期与恢复期血清 CoxA16、EV71 或其他可引起手足口病的肠道病毒中和抗体有 4 倍以上的升高。

## 五、鉴别诊断

（一）疱疹性咽峡炎

疱疹性咽峡炎常见于婴幼儿，主要由 A 组柯萨奇病毒，偶尔也由其他肠道病毒感染引起。临床表现为发热及口腔黏膜疱疹、丘疹、溃疡。口腔黏膜疹主要分布于咽腭弓周围。婴幼儿常伴有呕吐、拒食，年长儿童常伴有咽痛、吞咽困难、厌食乏力等症状。发病症状和手足口病相似。鉴别在于疱疹性咽峡炎的疱疹仅出现在口腔内，与手足口病手足部出现皮疹不同。

（二）原发性单纯疱疹性口龈炎

原发性单纯疱疹性口龈炎因感染单纯疱疹病毒（herpes simplex virus，HSV）引起，口腔改变为牙龈红斑及水肿，伴簇状水疱或痛性溃疡，溃疡区域可能被焦痂覆盖。颊黏膜、舌、牙龈、硬腭、咽、唇及口周皮肤常有受累，手足不受累。HSV 口腔炎患儿皮损通常为单侧，而手足口病常双侧分布。

（三）水痘

水痘因感染疱疹病毒引起，临床表现为发热，皮疹在数日内分批出现，常伴有轻度瘙痒。皮疹呈向心性分布，躯干头面部为主，斑疹、丘疹、水疱及结痂，四种皮损可同期出现，俗称“四代同堂”。依据皮疹分布及特点可鉴别水痘与手足口病。

（四）昆虫叮咬（丘疹性荨麻疹）

丘疹样荨麻疹，出现在昆虫叮咬部位，伴随瘙痒，可在蚊子、跳蚤或臭虫叮咬后出现。无口腔皮疹但有瘙痒可鉴别丘疹性荨麻疹与手足口病。

## 六、治疗

（一）辨证论治

手足口病的治疗，需区分急性期和恢复期、常证和变证。急性期邪盛而正虚不甚，病位主要在肺、脾，治疗多以清热化湿为主，宜宣肺解表、清热凉血、解毒化湿等治法。恢复期以正虚邪少为特点，以扶正祛邪为法，但切记补泄得宜，遵扶正不敛邪，祛邪不伤正的原则。

变证的治疗，分别使用息风镇惊、清热解毒、回阳救逆等治法。重症患儿需中西医结合治疗。

**1. 常证**

（1）邪犯肺脾证

**证候** 前驱症状后出现口腔疱疹，破溃后形成溃疡，厌食，疼痛流涎，手足疱疹，疱浆清亮，疹色红润，分布稀疏，发热，鼻塞流涕，舌质红，苔薄黄腻，脉浮数，指纹浮紫。

**治法** 宣肺解表，清热化湿。

**方药** 甘露消毒丹（《医效秘传》）加减。

高热者加葛根、柴胡、淡豆豉以疏风清热；恶心呕吐者加紫苏梗、竹茹以降逆止呕；泄泻者加车前子、苍术以清热燥湿；肌肤痒甚者加蝉蜕、白鲜皮以疏风止痒；恶寒者加防风、荆芥以解表散寒。

（2）湿热毒盛证

**证候** 口腔疱疹溃疡，灼热疼痛，流涎拒食，手足疱疹，臀部、腿部疱疹，分布稠密，疹色紫黯，根盘红晕，疱液混浊，可伴持续高热、烦躁、口臭、口渴，小便黄赤，大便秘结，舌质红绛，苔黄腻，脉滑数，指纹紫滞。

**治法** 清气凉营，解毒化湿。

**方药** 清瘟败毒饮（《疫疹一得》）加减。

偏于湿重者去地黄、知母、玄参，加藿香、佩兰、薏苡仁以淡渗利湿；大便秘结者加大黄（先煎）、玄明粉（冲服）以泻火通便；腹胀满者加枳实、厚朴以行气消滞；口渴喜饮者加麦冬、芦根以清热养阴；烦躁不安者加连翘、淡豆豉以清热除烦；瘙痒重者加白鲜皮、防风以祛风止痒。

若口腔疱疹多，溃疡疼痛流涎，可用清热泻脾散合导赤散加减以清心泻火。

（3）气阴不足，余邪未尽证

**证候** 反复低热或潮热，面颊潮红，唇干口燥，皮肤干燥，神疲乏力，舌干少津，乏力，或伴肢体痿软，纳差，大便秘结，舌淡红，苔薄腻，脉细，指纹淡紫。

**治法** 益气养阴，化湿通络。

**方药** 生脉散（《内外伤辨惑论》）加减。

午后潮热，盗汗者加知母、鳖甲、地骨皮以滋阴清热；厌食纳差者加鸡内金、陈皮、炒麦芽以运脾开胃；腹胀便秘者加枳实、佛手、木香以行气通便。肢体萎软无力，肌肉削瘦，跛行者宜补阳还五汤加减以补气活血、强筋健骨。同时配合推拿、针灸等治疗。

**2. 变证**

（1）邪陷心肝证

**证候** 壮热持续，烦躁，谵语，嗜睡，肌肉惊跳，抽搐神昏，呕吐，疱疹稠密，疱浆混浊紫黯，舌质红绛，舌苔黄燥起刺，脉弦数有力，指纹紫滞。

**治法** 息风镇惊，清热解毒。

方药　羚角钩藤汤（《通俗伤寒论》）合清瘟败毒饮（《疫疹一得》）加减。

热盛者加寒水石、大黄以清热泻火；烦躁、谵语者加淡竹叶、连翘以凉营开窍。惊厥者加服中成药羚珠散以清热镇惊；高热神昏者加服中成药安宫牛黄丸以清热开窍醒神。

（2）内闭外脱证

证候　壮热不退，手足厥冷，神昏喘促，鼻煽，面色苍白，口唇紫绀，可见粉红色或血性泡沫痰，舌质紫暗，脉细数或沉迟，或脉微欲绝，指纹紫暗。

治法　回阳救逆。

方药　参附汤（《圣济总录》）加减。

可使用中成药参附注射液静脉滴注以回阳救逆。气阴两竭者可使用生脉注射液静脉滴注以益气养阴。唇甲紫色，右胁下痞块者加桃仁、红花、赤芍以活血化瘀。

### （二）西医治疗

本病多数呈自限性，无特定的抗病毒疗法。目前以支持治疗为主，重视体温管理，积极处理并发症。

**1. 一般治疗**

注意居家隔离，避免至公共场所活动。

**2. 对症治疗**

（1）体温管理：控制患儿体温，若体温＞38.5℃，予口服退热药物，有高热惊厥史患儿体温达38℃即予退热处理。

（2）疼痛：一般不需要特殊处理，疼痛严重可给予解热镇痛药物，不建议常规使用含利多卡因等药物的局部治疗。

（3）脱水：口腔疼痛无法进食及持续高热的患儿，需予口服或静脉补液。

**3. 严重合并症的治疗**

（1）脑炎、脑膜炎：以对症处理为主，包括降低体温、控制惊厥、降低颅内压等。可予人免疫球蛋白静脉滴注，具体治疗参考“病毒性脑炎”节。

（2）心肌炎：绝对卧床休息，密切监测生命体征，严控液体出入量。可使用人免疫球蛋白调节免疫，果糖营养心肌。若存在循环不稳定，注意减轻心脏前后负荷，可适当给予血管活性药物，具体参考心肌炎章节。

### （三）其他治疗

**1. 灌肠疗法**　羚羊角粉0.15g，钩藤10g，天麻5g，石膏15g，黄连5g，炒栀子5g，大黄5g，菊花10g，薏苡仁10g，全蝎5g，僵蚕10g，牡蛎15g。煎水100ml，保留灌肠。1～3岁20ml，3～5岁30～50ml，每天1次，重症每天2次，用于邪犯肺脾证、湿热毒盛证、邪陷心肝证。

**2. 漱口疗法**　黄芩10g，黄连10g，黄柏10g，五倍子10g，薄荷15g，淡竹叶10g。煎水100ml，漱口，每天3次，用于口腔部疱疹、溃疡。

**3. 针灸疗法**　上肢取肩髃、曲池、合谷、颈胸部夹脊穴，下肢取髀关、伏兔、足三里、阳陵泉、三阴交、腰部夹脊穴、阴陵泉、大椎、内庭。毫针针刺或电针治疗，每天1次，用于恢复期手足无力，肌肉痿软，瘫痪或跛行患儿。

## 七、中西医临床诊疗思路

卫生部印发的《手足口病诊疗指南》，对本病中西医防治具有重要的指导价值。手足口病由肠道病毒感染引起，缺乏特异的抗病毒药物，轻症手足口病西医采用对症治疗为主。重症手足口病，存在循环、呼吸、神经系统障碍，常采用降温、镇静、止惊、免疫支持、机械通气等治疗方案。手足口病重症预后较差，早期识别十分重要。高度警惕患儿尤其是3岁以下的儿童出现以下症状：持续高热不退；精神差、呕吐、易惊、肢体抖动、无力；呼吸、心率增快；出冷汗、末梢循环不良；高血压；外周血白细胞计数明显增高；高血糖。此类患儿有可能在短期内发展为危重病例，需要临床密切观察。

中医治疗本病，采用辨病及辨证结合的方法，根据疾病分期、轻重、常变证辨证治疗。轻证病机为时邪侵犯肺脾，治疗以清热泻脾、解毒利湿为法；重证患儿湿热毒盛，壮热不退，治疗以清气凉营、解毒化湿为法；变证邪陷心肝、内闭外脱，治疗以息风镇惊、清热解毒、回阳救逆为法。本病后期，正气不足，余邪未尽，益气养阴为重要治则。

本病发生及预后转归与体质的"强弱"密切相关。《内经》云："正气存内、邪不可干"，若正气不虚，邪气难以侵入腠理皮毛。正气虚弱，则邪气留恋难去，甚至直中脏腑。本病治疗应注重扶正与祛邪兼顾，时时顾护正气。急性期祛邪勿伤正气，恢复期培正勿致邪恋。热病伤阴，小儿阴常不足，治疗应勿伤阴液。轻证手足口病，西医无特异治疗，中医辨证能明显缓解症状，缩短病程，减少及预防手足口病重症的发生。重症手足口病，积极使用中西医结合治疗能提高患儿的生存率，减少后遗症的发生。

## 八、预防与调护

1. 预防

（1）疾病高发期宣传教育，提高防范意识。饭前便后、外出返回后勤洗手，预防病从口入。

（2）流行期间勿至人群聚集的公共场所。隔离疑似患者，密切接触者需要隔离观察7～10天。

（3）消毒患儿的日常用品、食具玩具、患儿粪便及其他排泄物。

2. 调护

（1）注意休息，保持室内空气流通，食用清淡而富含维生素的流质或软食，忌食辛辣、过烫等刺激性食物，饮食前后用淡盐水漱口。

（2）注意临床观察，及早发现变证，并及时处理。

（3）保持皮肤清洁，不能搔抓疱疹，以防继发感染。

（4）隔离患儿至症状和体征消失至少2周。

### 古籍精选

《儒门事亲·小儿疮丹瘾疹旧蔽记五》曰："盖四肢者，诸阳之本也。儿方为疮外燔，沃以寒水，使阴气循经而入，达于心肺，如醉得醒，是亦开昏破郁之端也。"

《丹溪心法·痘疮九十五》曰："小儿疮疹，大抵与伤寒相似，发热烦躁，脸赤唇红，身痛头疼，乍寒乍热，喷嚏呵欠，嗽喘痰涎，伤寒证候类有之。始发之时，有因伤风寒而得者，有时气传染而得者，有因伤食，或烦躁狂闷昏睡，或自汗，或下痢，或发热，或不发热，证候多端。卒未易辨，亦须以耳冷尻冷足冷验之。"

### 病案思考

患儿，谢某，男，2岁，因"发热、手足皮疹2天"入院。患儿2天前开始出现发热，体温最高40.1℃，手足及肩部出现红色皮疹，口腔散在溃疡，至外院就诊，予阿莫西林克拉维酸钾口服，病情未见缓解。现症见：神清，精神稍疲倦，发热，咽痛，拒食，流涕，无亥嗽咯痰，肩部、上肢、下肢及臀部见散在疱疹，无明显瘙痒，眠可，小便调，解糊状大便2次。

查体：体温38.3℃，呼吸28次/分，心率128次/分，体重10.4kg。咽充血（++），双侧扁桃体Ⅰ度大，咽腭弓及口腔黏膜可见数个疱疹及溃疡点，周围有红晕。肩部、上肢、下肢及臀部可见散在疱疹，周围有红晕。心肺查体未见异常。舌红，苔白腻，指纹紫滞于风关。

辅助检查：血常规示WBC $10.5\times10^9$/L，N 0.68%，L 0.23%。CRP 8.3mg/L。

根据上述资料，请提出你的中西医诊断思路。

（杨文海　李　丹）

# 第十八章　新生儿疾病

## 第一节　新生儿概述

新生儿（neonate，newborn）是指从脐带结扎到生后 28 天内（<28 天）的婴儿。研究新生儿生理、病理、疾病防治及保健等方面的科学称为新生儿学（neonatology）。

### （一）新生儿分类

**1. 根据胎龄分类**　胎龄（gestational age，GA）是从末次月经第 1 天起到分娩时为止，通常以周表示。

（1）足月儿（term infant）：37 周≤GA<42 周（GA 在 259～293 天）的新生儿。

（2）早产儿（preterm infant）：GA<37 周（GA<259 天）的新生儿。

（3）过期产儿（postterm infant）：GA≥42 周（GA≥294 天）的新生儿。

**2. 根据出生体重分类**　出生体重（birth weight，BW）指出生 1 小时内的体重。正常出生体重儿：2500g≤BW≤4000g；低出生体重儿：1500g≤BW<2500g；极低出生体重儿：1000g≤BW<1500g；超低出生体重儿：BW<1000g；巨大儿：BW>4000g。

**3. 根据出生体重和胎龄的关系分类**

（1）小于胎龄儿：BW 在同胎龄儿平均体重的第 10 百分位数以下的新生儿。

（2）适于胎龄儿：BW 在同胎龄儿平均体重的第 10～90 百分位数的新生儿。

（3）大于胎龄儿：BW 在同胎龄儿平均体重第 90 百分位数以上的新生儿。

**4. 根据出生后周龄分类**

（1）早期新生儿：出生 1 周以内的新生儿。

（2）晚期新生儿：出生后第 2 周开始至第 4 周末的新生儿。

**5. 高危新生儿**　指已经发生或可能发生危重疾病而需要监护的新生儿。常见于以下情况：

（1）母亲为 Rh 阴性血型，过去有死胎、死产或性传播病史，有糖尿病，孕期有感染、吸烟、吸毒或酗酒史等。

（2）母孕史：母亲年龄>40 岁或<16 岁，母亲患妊娠高血压综合征，孕期有阴道流血、羊膜早破、羊水胎粪污染、胎盘早剥、前置胎盘等。

（3）分娩史：各种难产、手术产（高位产钳、胎头吸引、臀位产），分娩过程中使用镇静和止痛药物史等。

（4）出生时异常：如新生儿窒息、多胎儿、早产儿、小于胎龄儿、巨大儿、宫内感染、先天畸形等。

### （二）正常足月儿和早产儿的特点

正常足月儿（normal term infant）是指出生时 37 周≤GA<42 周，2500g≤BW≤4000g，无畸形或疾病的活产婴儿。早产儿是未成熟儿，母亲孕期疾病、生殖器畸形、过度劳累、胎盘异常、多胎及胎儿畸形等均是引起早产的原因。

1. **正常足月儿和早产儿外观特点** 见表18-1。

**表18-1 正常足月儿和早产儿外观特点**

| | 早产儿 | 足月儿 |
|---|---|---|
| 皮肤 | 绛红，水肿，毳毛多 | 红润，皮下脂肪丰满，毳毛少 |
| 头 | 头更大，占全身的1/3 | 头大，占全身的1/4 |
| 头发 | 细而乱，如绒线头 | 分条清楚 |
| 耳郭 | 软，缺乏软骨，耳舟不清楚 | 软骨发育良好，耳舟成形，直挺 |
| 乳腺 | 无结节或结节＜4mm | 结节＞4mm，平均7mm |
| 外生殖器 | 男婴睾丸未降或未全降，女婴大阴唇不能遮盖小阴唇 | 男婴睾丸已降至阴囊，女婴大阴唇可覆盖小阴唇 |
| 指（趾）甲 | 未达指、趾端 | 达到或超过指、趾端尖 |
| 跖纹 | 足底纹理少 | 足纹遍及整个足底 |

2. **正常足月儿和早产儿生理特点**

（1）呼吸系统：胎儿肺内充满液体，足月儿为30～35ml/kg，出生时经产道挤压，约1/3肺液由口鼻排出，其余在建立呼吸后被肺间质内毛细血管和淋巴管吸收，若吸收延迟，则出现湿肺症状。新生儿呼吸频率较快，为40～60次/分，主要靠膈肌运动，故呈腹式呼吸。

早产儿呼吸中枢发育相对不成熟，呼吸浅快，不规整或呈周期性，易发生呼吸暂停（呼吸停止＞20秒，伴心率＜100次/分及发绀者称为呼吸暂停）。早产儿因肺泡表面活性物质少，易发生呼吸窘迫综合征；机械通气时，由于肺发育不成熟，如长时间应用高压力、高容量、高浓度氧易致肺损伤，引起慢性肺疾病。

（2）循环系统：胎儿出生后血流动力学与血管解剖学发生互为因果的变化，①脐带结扎后，胎盘-脐血循环终止，下腔静脉回心血流量减少，使右心压力降低；②随着呼吸建立和肺膨胀，肺循环阻力下降，肺血流增加，从肺静脉回流至左心房的血量增加，体循环压力加大；③右心压力降低和左心压力增高，使卵圆孔功能性关闭（2～3个月内结构性关闭）；④由于$PaO_2$增高本身，或通过前列腺素、缓激肽、乙酰胆碱之间的平衡作用，使动脉导管收缩，开始关闭。

新生儿心率波动范围较大，通常为120～140次/分。足月儿血压平均为75/50mmHg（9.3/6.7kPa）。早产儿心率偏快，血压较低，部分可以伴有动脉导管开放。

（3）消化系统：足月儿出生时吞咽功能已完善，食管下部括约肌松弛，胃呈水平位，幽门括约肌发达，易呕吐、溢乳。消化道已能分泌大部分消化酶，只是淀粉酶在出生后4个月才能达到成人水平，因此不宜过早喂食淀粉类食物。出生后10～12小时开始排胎便，2～3天排完。胎便由胎儿肠道分泌物、胆汁及咽下的羊水等组成，呈糊状，为墨绿色。若出生后24小时仍不排胎便，应检查是否有肛门闭锁或其他消化道畸形。因肝内酶的量及活力不足，多数出生后出现生理性黄疸，同时对多种药物处理能力（葡萄糖醛酸化）低下，易发生药物中毒。

早产儿吸收能力差，吞咽反射弱，胃容量小，更易发生溢乳。消化酶含量接近足月儿，但胆酸分泌少，脂肪的消化吸收较差。肝内酶的量及活力比足月儿更低，生理性黄疸较重，持续时间较长，易引起胆红素脑病。肝脏合成蛋白能力差，常发生低蛋白血症和水肿。糖原储备少，易发生低血糖。坏死性小肠结肠炎（necrotizing enterocolitis，NEC）在早产儿中发病率较高。

（4）泌尿系统：大多数新生儿在出生后24小时内开始排尿，少数在48小时内排尿，如48小时仍不排尿应进一步检查。足月儿出生时已具备与成人相同数量的肾单位，但其肾小球滤过功能低下，浓缩能力很差，不能迅速有效地处理过多的水和溶质，容易出现水肿和脱水症状。新生儿肾排磷功能差而牛乳含磷高、钙磷比例失调，故牛乳喂养儿易发生血磷偏高和低钙血症。

早产儿肾浓缩功能更差，葡萄糖阈值低，易发生糖尿。早产儿肾脏处理酸负荷能力不足，故容易发生代谢性酸中毒，表现为面色苍白、反应差、体重不增加等。现由于早产儿配方奶粉的广泛应用，代谢性酸中毒已很少发生。

（5）血液系统：新生儿血容量的多少与脐带结扎的迟早有关，足月儿血容量平均为85ml/kg（80～100ml/kg）。出生时红细胞、网织红细胞和血红蛋白含量较高，血红蛋白中胎儿血红蛋白（HbF）占70%～80%，5周后降到55%，随后逐渐被成人型血红蛋白（HbA）取代。白细胞数出生后第一天为（15～20）$\times 10^9$/L，3天后明显下降，5天后接近婴儿值；分类中以中性粒细胞为主，4～6天与淋巴细胞相近，以后淋巴细胞占优势。血小板出生时已达到成人水平。由于胎儿肝脏维生素K储存量少，凝血因子Ⅱ、Ⅶ、Ⅸ、Ⅹ活性低，故出生后需常规肌内注射维生素$K_1$。

早产儿周围血有核红细胞较多，白细胞和血小板稍低于足月儿。由于早产儿血细胞生成素水平低下，先天性铁储备少，“生理性贫血”出现早，而且胎龄越小，贫血持续时间越长，程度越重。此外，维生素K、维生素D的储存较足月儿低，更易发生出血及佝偻病。

（6）神经系统：新生儿脑的生长领先于许多其他器官，其重量占体重的10%～12%，但大脑沟、回发育不完善。足月儿大脑皮质兴奋性低，睡眠时间长。出生时已具备的原始反射有：①觅食反射，用手指触摸新生儿口角周围皮肤，头部转向刺激侧并张口将手指含入；②吸吮反射，将乳头或奶嘴放入新生儿口内，出现有力的吸吮动作；③握持反射，将物品或手指放入新生儿手心中，立即将其握紧；④拥抱反射，新生儿仰卧位，检查者拍打床面后其双臂伸直外展，双手张开，然后上肢屈曲内收，双手握拳呈拥抱状。上述生理反射出生后3～4个月自然消失，如新生儿期这些反射减弱或消失常提示有神经系统疾病。此外，新生儿期Kernig征、Babinski征和Chvostek征等可呈阳性，腹壁和提睾反射不稳定，偶可出现阵发性踝阵挛。由于前囟和颅缝尚未闭合，有颅内病变时脑膜刺激征多不明显。新生儿脑相对大，脊髓相对长，其末端约在第3、4腰椎下缘，故腰穿时应在第4、5腰椎间隙进针。

早产儿觉醒程度低，嗜睡。胎龄越小，原始反射越难引出或反射不完全，肌张力低。早产儿视网膜发育不良，生后吸入高浓度氧气或用氧时间过长，受光照射和缺乏必需脂肪酸等均可影响其视网膜组织，干扰视网膜发育而产生视网膜病变，严重者可致失明。此外，早产儿尤其极低出生体重儿脑室管膜下存在着发达的胚胎生发层组织，易发生脑室管膜下出血及脑室周围白质软化。故生后3天内应予常规头颅B超检查。

（7）免疫系统：足月儿非特异性和特异性免疫功能均不成熟。皮肤黏膜薄嫩易损伤；脐部残端未完全闭合，细菌易进入血液。由于血浆中补体水平低，缺乏趋化因子，各类免疫球蛋白中只有IgG能通过胎盘（但与胎龄有关，胎龄越小，含量越低），IgA和IgM不能通过胎盘，因此易患细菌感染，尤其是革兰阴性杆菌；分泌型IgA缺乏，易患呼吸道和消化道感染。早产儿非特异型和特异性免疫功能更差。

（8）体温：足月儿体温调节中枢功能尚不完善，皮下脂肪薄，体表面积相对较大，容易散热。寒冷时无寒战反应主要靠棕色脂肪代偿产热。生后环境温度显著低于宫内温度，散热增加，因此适宜的环境温度（中性温度）对新生儿至关重要。所谓中性温度是指机体代谢、氧及能量消耗最低并能维持正常温度的环境温度。足月儿包被时为24℃，生后2天内裸体为33℃，以后逐渐降低。适宜的环境湿度为50%～60%。如环境温度过低，可发生低体温、低氧、低血糖和代谢性酸中毒等，如环境温度高、进水少及散热不足，可使体温升高，发生脱水热。

早产儿体温调节中枢功能更不完善，皮下脂肪更薄，体表面积相对较大，更易散热，并且胎龄越小，棕色脂肪越少，代偿产热的能力也越差，如环境温度低时，更易发生低体温。因汗腺发育差，如环境温度高时，体温也易升高。出生体重越低或日龄越小，则中性温度越高。

（9）能量及体液代谢：足月儿基础热量消耗为209kJ/kg（50kcal/kg），每日共需热量为418～502kJ/kg（100～120kcal/kg）。体内含水量占体重的70%～80%，随日龄增加逐渐减少。生后头几天生理需水量为每日50～100ml/kg，但由于体内水分丢失较多，生后1周内体重逐渐下降，一般7～

10天后恢复到出生体重，称为生理性体重下降。

早产儿由于吸吮力弱，消化功能差，常需肠道外营养。体液总量约为体重的80%，按公斤体重计算所需液量高于足月儿。

（10）常见的几种特殊生理状态：①生理性黄疸，由于新生儿胆红素代谢特点，50%～60%的足月儿和80%的早产儿出现生理性黄疸，其特点为：一般情况良好；足月儿生后2～3天出现黄疸，4～5天达高峰，5～7天消退，最迟不超过2周；早产儿黄疸多于生后3～5天出现，5～7天达高峰，7～9天消退，最长可延迟到3～4周；每日血清胆红素升高＜85μmol/L（5mg/dl）。②“马牙”和“螳螂嘴”，在上腭中线和齿龈部位，由上皮细胞堆积或黏液腺分泌物积留形成的黄白色小颗粒，俗称“马牙”，数周后可自然消退；新生儿两侧颊部各有一隆起的脂肪垫，俗称“螳螂嘴”，有利于吸吮乳汁。两者均属正常现象，不可挑破，以免发生感染。③乳腺肿大或假月经，由于来自母体的雌激素中断，男女新生儿生后4～7天均可有乳腺增大，2～3周消退；部分女婴生后5～7天阴道流出少许血性分泌物，可持续1周，俗称“假月经”。④新生儿红斑及粟粒疹，生后1～2天，在头部、躯干及四肢常出现大小不等的多形性斑丘疹，称为“新生儿红斑”，1～2天后可自然消失；因皮脂腺堆积在鼻尖、鼻翼、颜面部形成小米粒大小黄白色皮疹，称为“新生儿粟粒疹”，几天后亦可自然消失。

**3. 足月儿及早产儿护理**

（1）保暖：新生儿生后应注意保暖，足月儿可置于预热的抢救台上或自控式温箱中，抢救台或温箱可自动调节内部环境温度，保持新生儿皮温为36.5℃。4～6小时后，移至普通婴儿床中（室温24～26℃，空气湿度50%～60%）。如体温升高，可打开包被散热，并补充水分，体温则可下降，一般不用退热药。

早产儿尤其要注意保温。体重＜2000g或体重较大伴低体温者，应置于自控式开放式抢救台上或温箱中，使腹壁温度维持在36.5℃左右。

（2）喂养：足月儿生后半小时内即可哺食母乳，以促进乳汁分泌，并防止低血糖。提倡按需哺乳。配方乳可每3小时1次，每日7～8次。喂奶前应清洗乳头，喂奶后将婴儿竖立抱起、轻拍背部，以排出咽下的空气，防止溢奶。

早产儿亦强调母乳喂养，如母乳不足，可选用早产儿配方奶。开始先试喂5%糖水，以后根据胎龄及出生体重，选择自行哺乳、经胃或十二指肠管等方法喂养。自行哺乳量应根据上述标准而定，早产儿理想的体重增长每日为10～15g/kg。胎龄越小，出生体重越低，每次哺乳量越少，喂奶间隔时间也越短。哺乳量不能满足所需热量者应辅以静脉营养。

足月儿生后应肌内注射1次维生素$K_1$ 0.5～1mg，早产儿连续应用3天，剂量同前。生后第4天加维生素C每日50～100mg，10天后加维生素A每日500～1000U，维生素D每日400～1000U，4周后添加铁剂，足月儿每日给元素铁2mg/kg，极低出生体重儿应给予重组人类红细胞生成素，每周600～750U/kg，皮下注射，分3次给药，可减少输血需要。

（3）呼吸管理：保持呼吸道通畅，早产儿仰卧时可在肩下放置软垫，避免颈部弯曲、呼吸道梗阻。出现发绀时应查找原因，同时予以吸氧，吸氧流量或浓度以维持动脉血氧分压50～70mmHg（6.7～9.3kPa）或经皮血氧饱和度90%～95%为宜。切忌给早产儿常规吸氧，因为吸氧浓度过高，时间过长可引起早产儿视网膜病变和支气管肺发育不良。如出现呼吸暂停，轻者经弹、拍打足底或刺激皮肤等可恢复呼吸；重者需经面罩或气管插管抱球复苏，同时应去除原发病因并转入NICU进行监护和治疗。反复发作者可给予氨茶碱静脉注射，负荷量为4～6mg/kg，8～12小时后给予维持量，每次1.5～2mg/kg，每日2～3次。

（4）预防感染：新生儿护理和处置均应注意无菌操作。为预防感染还应做到以下几方面：①婴儿护理工作人员应严格遵守消毒隔离制度，无菌操作。工作人员或新生儿如患感染性疾病应立即隔离，防止交叉感染。②保持呼吸道通畅，清除呼吸道分泌物，生后数小时内，让婴儿侧卧位，有助于残存在呼吸道内的黏液自然流出。③保持脐带残端清洁和干燥，每日用酒精棉签擦拭脐带残端和脐窝部。脐部如有肉芽组织，可用硝酸银烧灼局部；如有化脓感染，用过氧化氢或碘酒消毒。必要时全身应用抗生素。④保持皮肤清洁，每日用温水清洗头、面、臀及会阴部。清洗后，皮肤皱褶处，如颈部、腋窝、腹股沟处涂抹少许滑石粉或痱子粉，以保持干燥，防止糜烂。⑤其他，衣服宜宽大，质软，不用纽扣。应选用柔软、吸水性强的尿布。

早产儿免疫力低，早产儿室及所接触的物品均应定期消毒。

（5）预防接种：生后3天接种卡介苗，早产儿、有皮肤病或发热等其他疾病者应暂缓接种；生后第1天、1个月、6个月时应各注射乙肝疫苗1次，每次20～30μg。母亲为乙肝携带者或乙肝患者，婴儿出生后应立即肌内注射高价乙肝免疫球蛋白 0.5ml，同时换部位注射重组乙肝病毒疫苗10μg。

（6）新生儿疾病筛查：原则上以发病率相对较高而早期发现可采取措施预防，且效果高而耗资相对低廉者，为筛查目标。如先天性甲状腺功能减低症、苯丙酮尿症、半乳糖血症、组氨酸血症、先天性肾上腺皮质增生症、地中海贫血及葡萄糖-6-磷酸脱氢酶缺陷病等的筛查。

（周永红　朱晓峰）

## 第二节　新生儿黄疸

新生儿黄疸（neonatal jaundice），又称新生儿高胆红素血症，是指在新生儿时期由于胆红素代谢异常引起血液及组织中胆红素水平升高而出现皮肤、黏膜及巩膜发黄的临床症状。本症是新生儿期最常见的症状之一，其病因复杂，有生理性和病理性之分。当血清游离胆红素明显增高时，能导致神经细胞中毒性病变，引起预后严重的胆红素脑病（旧称核黄疸）。

本症属中医学之“胎黄”或“胎疸”范畴，是指以肤黄、目黄、小便黄为特征的一种病证。隋朝巢元方《诸病源候论》指出 “小儿在胎，其母脏气有热，熏蒸于胎，至生下小儿体皆黄，谓之胎疸也”。清代沈金鳌《幼科释迷》谓：“胎黄者，小儿生下，遍身、面目皆黄，状如金色，壮热，大便不通，小便如栀汁，乳食不思，啼哭不止，此胎黄之候。”

### 一、病因病理

#### （一）中医病因病机

**1. 病因**　黄疸的病因主要为感受湿热，寒湿阻滞，瘀积发黄。中医学关于黄疸的分类，始于《金匮要略》，后世常分为阳黄与阴黄两类。阳黄常由湿热引起，阴黄常因寒湿与脾阳不振而致。

**2. 病机**　黄疸病机为脾胃湿邪内蕴，肝失疏泄，胆汁外溢，而致发黄。病位在肝、胆、脾、胃。阳黄常由湿热引起，病程较短，黄色鲜明，多伴有实热之象；常见于初生儿感染伴有发热及黄疸、新生儿肝炎综合征、新生儿溶血病等溶血性或肝细胞性黄疸。阴黄常因寒湿与脾阳不振而致，病程较长，黄色晦暗，多伴有虚寒之象；可见于早产儿黄疸、黄疸持续较久者，如先天性胆道畸形等阻塞性黄疸。

（1）湿热熏蒸：母体之湿热邪毒熏蒸于胎，或因分娩之际或出生之后，感受湿热邪毒引起。小儿脏腑娇嫩，形气未充，感受湿热邪毒，蕴结脾胃，湿伤脾胃，脾失健运，不能疏泄胎毒、湿热之邪，蕴结于内，熏蒸肝胆，胆汁外溢，而致发黄。湿热郁蒸，热为阳邪，故黄色鲜明如橘皮，属阳黄之候。热毒炽盛，黄疸可迅速加深。而湿热化火，邪陷厥阴，则会出现神昏、抽搐之险象。

（2）寒湿阻滞：多由婴儿禀赋不足，脾阳虚弱，于胎内、产时或生后为寒湿所侵，蓄积脾胃，脾阳受困，气机不畅，肝失疏泄，胆汁外溢，而致胎黄。因寒湿为阴邪，故黄色晦暗，属阴黄之候。

（3）瘀积发黄：多由婴儿体禀虚弱。湿热或寒湿瘀阻于内，迁延日久，气机不畅，肝胆疏泄失常，以致气滞血郁，络脉瘀积，邪瘀蕴结而发黄。其黄色晦暗而滞，面色无华，肚腹胀满，右胁下结为包块，也属“阴黄”范畴。

此外，尚有因先天缺陷，胆道不通或有阻塞，胆液不能循经疏泄，横溢肌肤而发黄者。

### （二）西医病因病理

**1. 病因**　现代医学将本病分为生理性与病理性，前者是由于新生儿胆红素代谢特点所致的黄疸；后者同时还附有某些加重黄疸代谢障碍的病理因素存在，引起生理性黄疸加重。

**2. 发病机制及病理**

（1）生理性黄疸：50%～90%的新生儿出生后 2～3 天出现黄疸，但全身情况良好，且为自限性，不需治疗，预后良好，故为生理性。但部分早产儿或低体重儿，其胆红素水平虽在生理性黄疸水平以下，亦有伴发嗜睡、肌张力减低甚至胆红素脑病者。

生理性黄疸的主要机制：①新生儿出生后胆红素产生的量过多（成人每天生成胆红素约 3.8mg/kg，新生儿可达 8.8mg/kg）；②肝细胞摄取胆红素的能力不足（肝细胞内 Y、Z 蛋白含量不足）；③形成结合胆红素的能力低下（形成结合胆红素的酶系统不成熟）；④排泄结合胆红素功能不成熟；⑤胆红素的肝肠循环增加。

（2）病理性黄疸：因其病因及机制不同，可以分为高未结合胆红素血症和结合胆红素血症两种。

1）未结合胆红素血症

A. 胆红素产生过多：系红细胞破坏过多所致。由此引起的黄疸又称溶血性黄疸。如红细胞膜缺陷（先天性球形红细胞增多症）、红细胞酶缺陷（葡萄糖-6-磷酸脱氢酶缺乏症）、血红蛋白异常（地中海贫血）及红细胞数量太多（红细胞增多症）均可致红细胞破坏过多。红细胞以外的因素，如感染（新生儿败血症）、理化因素（头颅血肿、接触樟脑丸）及免疫作用（新生儿母婴血型不合溶血病）等亦是常见的原因。

B. 肝功能发育未完善：导致肝细胞摄取胆红素能力及排泄结合胆红素能力低下，主要因葡萄糖醛酸转移酶活性不足而引起。如酶缺乏引起的先天性非溶血性高胆红素血症（Crigler Najjar 综合征）；酶活性受抑制或活性低下引起的母乳性黄疸、暂时性新生儿高胆红素血症（Lucey Driscoll 综合征）及先天性甲状腺功能减退、半乳糖血症出现的黄疸。

C. 肝肠循环再吸收增加：如胎粪延迟排出、母乳性黄疸、先天性巨结肠等。

2）结合胆红素血症：由肝细胞对胆红素排泄功能障碍引起，如新生儿肝炎综合征、病毒或细菌感染引起的肝炎、某些代谢和遗传性疾病等；或由于胆管排泄胆红素障碍所致，此类黄疸又称阻塞性黄疸，如胆道畸形，肝内、肝外胆道阻塞，胆总管囊肿，胆汁黏稠综合征等。

## 二、临床表现与诊断

本病主要从发病时间、临床表现、体征和实验室检查进行诊断。

### （一）生理性黄疸

（1）黄疸出现时间较晚，一般在生后 2～3 天（早产儿 3～4 天）。

（2）黄疸持续时间较短，足月儿生后 10～14 天消退；早产儿可延至 3～4 周完全消退。

（3）无伴随病证，一般全身情况好。

（4）预后好，一般不需特殊治疗。

（5）血清总胆红素峰值：足月儿<205.2μmol/L（12mg/dl）；早产儿<256.5μmol/L（15mg/dl）。血清胆红素：以未结合胆红素为主，结合胆红素不超过 26μmol/L（1.5mg/dl）。

（二）病理性黄疸

（1）黄疸出现时间较早或太晚，一般常在生后 24 小时或 36 小时内即见，或于生后 1 周或数周出现。

（2）黄疸持续时间较长，足月儿常超过 2 周；早产儿常超过 3～4 周，或黄疸退而复现。

（3）黄疸程度较重。

（4）黄疸进展快。

（5）均有伴随病证，如有胎儿水肿、严重贫血、肝脾大，甚至可以出现心力衰竭及胆红素脑病。

（6）预后随原发病而异。

（7）血清总胆红素峰值：足月儿超过 205.2μmol/L（12mg/dl）；早产儿超过 256.5μmol/L（15mg/dl）；结合胆红素超过 26μmol/L（1.5mg/dl）。血清胆红素每日上升超过 85μmol/L（5mg/dl），或呈进行性加重。

（三）新生儿高胆红素血症的早期诊断

新生儿血清总胆红素超过以下标准时，应按高胆红素血症及早进行治疗。

**1. 足月儿** 脐血＞51.3μmol/L（3mg/dl），24 小时内＞102.6μmol/L（6mg/dl），48 小时内＞153.9μmol/L（9mg/dl），72 小时及以上＞205.2μmol/L（12mg/dl）。

**2. 早产儿** 24 小时＞136.8μmol/L（8mg/dl），48 小时＞205.2μmol/L（12mg/dl），72 小时及以上＞256.5μmol/L（15mg/dl）。

（四）病因诊断

对诊断为病理性黄疸的患儿，首先根据胆红素的性质与水平初步分为未结合胆红素血症与结合胆红素血症。然后进一步结合临床表现及各项特殊检查确定病因。

## 三、治疗

（一）辨证论治

生理性黄疸无需治疗，能自行消退；病理性黄疸的中医辨治要点在于辨证之病因、病之轻重及病之性质。治疗总则为利湿退黄。湿热熏蒸者治以清热利湿，寒湿阻滞者治以温中化湿，瘀积发黄者治以化瘀消积。

**1. 常证**

（1）湿热胎黄：本型临床多见，主要表现为阳黄，常见于新生儿溶血病、新生儿肝炎综合征、新生儿感染伴有黄疸的患儿。

*证候* 目黄、身黄，其黄鲜明，哭闹不安，呕吐腹胀，乳食不思，尿黄便结，或伴有发热（湿重于热者多无发热），舌质红，苔黄腻，指纹紫滞。

*治法* 清热利湿。

*方药* 茵陈蒿汤（《伤寒论》）加减。

呕吐者，加法半夏、竹茹降逆止呕；腹胀者，加厚朴行气导滞；苔白腻，大便稀溏，湿重于热者，去大黄，加滑石清热利湿，也可改用甘露消毒丹或茵陈四苓散；烦躁，口渴唇红者，加生地黄、牡丹皮、玄参、赤芍凉血清热；神昏、抽搐者，加用安宫牛黄丸、紫雪丹清心开窍息风；若正气不支，气阳衰脱，见神萎气促，肢冷汗出者，急予独参汤或参附龙牡救逆汤大补元气，温阳固脱。

（2）寒湿胎黄：本型主要表现为阴黄，可见于黄疸持续较久的阻塞性黄疸，或早产儿黄疸，或由阳黄转为阴黄。

**证候** 目黄、身黄，其色晦暗，或黄疸持续不退，精神差，吮乳少，易呕吐，小便黄，四肢欠温，腹胀便溏，或大便灰白，舌质淡，苔白腻，指纹色淡。

**治法** 温中利湿。

**方药** 茵陈理中汤（《伤寒全生集》）加减。

湿重者，加薏苡仁、泽泻利湿；寒重者，加附子温阳；兼有血虚者，加当归、白芍补血。

（3）瘀积发黄：本证主要见于伴有肝、脾大较明显的患儿。其临床表现偏于阴黄。

**证候** 身目发黄，色较晦暗，面色不华，神疲易吐，腹部膨隆，青筋怒张，胁肋下有痞块，小便短黄，或伴衄血、瘀斑、便血，舌质黯红或有瘀斑，苔黄，指纹紫滞。

**治法** 化瘀消积。

**方药** 血府逐瘀汤（《医林改错》）加减。

小便短黄，大便秘结者，加山栀子、茵陈蒿、大黄通腑利湿；大便溏薄者，加党参、白术、茯苓、山药健脾止泻。

**2. 变证**

胎黄动风：本证可见于新生儿高胆红素血症所致的胆红素脑病。

**证候** 临床表现偏于阳黄。表现为目黄、身黄如金，逐日加重，泪水、尿液呈栀子汁状，神萎嗜睡，阵阵尖叫，发热呕吐，两眼凝视，口角抽动或全身抽搐，舌质红或紫红，苔黄，指纹青滞。

**治法** 平肝息风，清热退黄。

**方药** 羚角钩藤汤合茵陈蒿汤（《通俗伤寒论》）加减。

便秘加大黄清热通腑；抽搐、神昏加石菖蒲安神定志。中成药可用紫雪丹、安宫牛黄丸。

### （二）西医治疗

**1. 药物疗法**

（1）降低血清胆红素：①酶诱导剂，苯巴比妥和尼可刹米两药均能诱导肝细胞微粒体增加葡萄糖醛酸转移酶的生成，增加未结合胆红素与葡萄糖醛酸结合的能力，从而增加肝脏清除胆红素的能力，使血清胆红素下降。另外苯巴比妥能增加肝细胞膜的通透性，使血中未结合胆红素较易进入肝细胞内，且它能增加 Y 蛋白含量，促进肝细胞对胆红素的摄取。苯巴比妥每日5mg/kg，分 2～3 次服。尼可刹米每日 100mg/kg，分 3 次服。两药可合用。②肾上腺皮质激素，有助于阻止抗原抗体反应，抑制溶血病的溶血过程，且能活跃肝细胞的酶系统，增加葡萄糖醛酸与胆红素的结合力。常用泼尼松每日 2mg/kg。亦有人认为加激素未能提高疗效，主张不需常规使用。③活性炭，能吸收肠内胆红素，减少肠壁对未结合胆红素的吸收，可用 10% 水溶液，每次 5ml，每 2 小时 1 次内服。④血红素加氧酶抑制剂，能阻止血红素氧化成胆绿素，从而减少胆红素的形成。

（2）保护肝脏酶活性：①控制感染，感染可使肝内葡萄糖醛酸转移酶活性受抑制。根据不同病因，进行抗感染治疗。但不宜使用磺胺药、氯霉素、依托红霉素、利福平、新生霉素等。②甲状腺制剂，先天性甲状腺功能减退的患儿，肝内葡萄糖醛酸转移酶成熟延缓，故可服用甲状腺片治疗。③避免使用对肝酶活性有抑制的药物，如新生霉素。

（3）减少游离的未结合胆红素：①白蛋白或血浆，白蛋白能与游离的胆红素结合，减少胆红素脑病的发生。按每公斤体重 1g 加葡萄糖溶液稀释后静脉滴注。无白蛋白时可用血浆。白蛋白或血浆注入后，可增加血容量，对有心力衰竭、严重贫血者慎用或不用。②纠正酸中毒，酸中毒时，游离的未结合胆红素浓度升高，故应及时纠正。临床常用碳酸氢钠。③禁用能与胆红素争夺白蛋白的药物，具有夺位作用的药物有磺胺异噁唑、苯甲酸钠、水杨酸类、吲哚美辛等。

**2. 光照疗法** 未结合胆红素经光氧化及异构化作用后，转变为水溶性异构体，后者不易弥散到中枢神经系统，而经胆汁或尿液排出。目前国内最常用的是波长425～475nm的蓝光。

光照疗法指针：①血清总胆红素超过 205.2μmol/L；②已诊断为新生儿溶血病，生后血清胆红素每日上升超过85μmol/L；③低出生体重儿超过170μmol/L，极低出生体重儿超过103μmol/L。

应当强调的是，在光照疗法的同时，婴儿双眼应用黑色眼罩保护，以免视网膜受损。由于患儿光疗时容易哭闹、出汗，增加不显性失水，所以每日应增加液体量 20～30ml/kg。传统光疗主要采用蓝光箱进行治疗，常见的不良反应有发热、腹泻、皮疹、维生素 $B_2$ 缺乏、青铜症等。因此推荐使用蓝光治疗仪——蓝光毯，它具有疗效好、使用方便、不良反应少的优点。一般光照疗法时间为24～48小时，对较重者可延长时间，但也有研究表明间断蓝光照射与持续蓝光照射相比，总有效率相近，安全性更高，不良反应更少，可供临床借鉴。

**3. 换血疗法** 主要是换出血中游离抗体和致敏红细胞，阻止溶血进一步发展，换出血中大量胆红素，防止发生胆红素脑病；纠正贫血，改善缺氧，防止心力衰竭，主要用于大部分Rh溶血病和个别严重ABO血型不合的溶血病。

**4. 其他治疗**

（1）保暖及葡萄糖输注：低体温时易发生低血糖及酸中毒，故应注意保温措施。输注葡萄糖除可促进葡萄糖醛酸合成外，还可减少代谢性酸中毒与低血糖。在低血糖时，体内高血糖素及肾上腺素分泌增加，此两种激素均可使血红素加氧酶活性增加，从而胆红素形成增多，故应常规输注葡萄糖，防止低血糖的发生。

（2）供氧：缺氧可抑制肝内葡萄糖醛酸转移酶的活力，故有缺氧表现者应常规给氧。

（3）尽早开奶：可促使肠蠕动排出胎粪，以减少胆红素经肠壁吸收。如胎粪延迟排出者，必要时可施以灌肠，以排出胎粪。

（4）母乳性黄疸：一般不需停喂母乳。应鼓励乳母增加喂奶次数，以增多摄入量，刺激肠蠕动，从而减少肠壁对胆红素的吸收。若血胆红素浓度＞265.5μmol/L（15mg/dl），可停母乳数日（停喂1～4天后，胆红素可降低50%以上），改用代乳品，然后再喂母乳。

（5）葡萄糖-6-磷酸脱氢酶缺陷：应避免使用具有氧化作用的药物，如磺胺类、维生素 $K_3$、维生素 $K_4$、呋喃类、解热镇痛药、樟脑、萘酚、牛黄、薄荷、婴儿素等。

（6）红细胞增多症：应做部分换血治疗。

（7）手术治疗：对肝胆阻塞性黄疸、先天性胆管畸形，可依病情行手术治疗。

**5. 新生儿黄疸的干预推荐方案（表18-2）**

**表18-2 不同时龄的足月新生儿黄疸干预推荐标准**（中华医学会，2000年）

| 日龄（日） | 总血清胆红素水平（μmol/L） | | | |
|---|---|---|---|---|
| | 考虑光疗 | 光疗 | 光疗失败换血 | 换血加光疗 |
| 0～1 | ≥103（≥6） | ≥154（≥9） | ≥205（≥12） | ≥257（≥15） |
| 1～2 | ≥154（≥9） | ≥205（≥12） | ≥291（≥17） | ≥342（≥20） |
| 2～3 | ≥205（≥12） | ≥257（≥15） | ≥342（≥20） | ≥428（≥25） |
| ＞3 | ≥257（≥15） | ≥291（≥17） | ≥376（≥22） | ≥428（≥25） |

注：括号内数值为mg/dl值（1mg/dl=17.1μmol/L）。

（1）在使用推荐方案前，首先评估形成胆红素脑病的高危因素，新生儿处于某些病理情况下，如新生儿溶血、窒息、缺氧、酸中毒（尤其高碳酸血症）、败血症、高热、低体温、低蛋白症、低血糖等，易形成胆红素脑病，如有上述高危因素应尽早干预。

（2）24小时以内出现黄疸者，应积极寻找病因，并给予积极的光疗措施。

(3) 24～72 小时，出院前出现黄疸者至少要检查 1 次血清胆红素，出院后 48 小时应于社区或医院复查胆红素，以监测胆红素水平。

(4) 出生后 7 天内（尤其是出生后 3 天内）接近但尚未达到干预标准者，应严密监测胆红素水平，以便得到及时治疗。无监测条件的地区和单位可适当放宽干预标准。

(5)“考虑光疗”是指在该日龄的血清胆红素水平，可以根据临床病史、病程和体检做出判断，权衡利弊，选择光疗或严密监测胆红素。

(6)“光疗失败”是指光疗 4～6 小时后，血清胆红素仍每天上升 85μmol/L，如达到上述标准可视为光疗失败，准备换血。

特别应该指出的是，早产儿胆红素增长速度快，肝脏及血脑屏障发育更不成熟，干预方案应有别于足月儿。早产儿黄疸治疗标准按照胎龄、日龄、出生体重而形成多条动态曲线。有形成胆红素脑病高危因素的早产儿，应予以更早期的预防性光疗。

### （三）外洗疗法

中药外洗：黄柏 30g，煎水去渣，水温适宜时，让患儿浸浴，反复擦洗 10 分钟，每日 1～2 次。

## 四、中西医临床诊疗思路

新生儿黄疸是新生儿期的常见病，生理性黄疸一般不需要特殊治疗，在黄疸期间应注意水分和葡萄糖的供给，多自行消退。如果血清胆红素超过诊断标准时需要进一步查明原因，西医重视病因治疗，降低血中未结合胆红素浓度，防止胆红素脑病的发生。目前，在国内对本病的治疗均推荐运用中西医结合治疗。大量实践证明，在西药一般疗法的基础上，加用中药治疗，疗效均较满意。对于必须采用换血疗法的病例，也可以加服中药以减少或免除再次换血，光疗加中药，两者有协同作用。

中医中药治疗黄疸有其独特之处，准确的辨证论治，其退黄效果不亚于西药治疗，且临床不良反应少。运用中药治疗黄疸，一般选用茵陈蒿为主药，以利湿退黄为主要治疗原则，配合辨证治疗。应当注意的是在新生儿黄疸的治疗过程中，顾护脾胃应贯穿始终，施苦寒清利当中病即止。因此，积极加强中医药的退黄疗法研究，科学地进行中西医结合治疗，取长补短，将能不断提高本病的疗效。

## 五、预防与调护

新生儿背部抚触，可以加快胎粪尽早排泄，利于降低血清胆红素水平。新生儿注意保暖，尽早喂奶，频繁有效地吸吮，可促进胎粪顺利排出，减少高胆红素血症的发生。

供给新生儿足够的水分和葡萄糖，以保护肝脏，促进胆红素的排出，在两次哺乳中间可喂 20～30ml 水，如果新生儿不愿喝温开水，可在水里适当加点白糖，因新生儿对甜味比较敏感。

可让新生儿每天晒 5～10 分钟太阳，可用帽子遮住眼睛防止光线直接照射眼睛，这主要是使间接胆红素在光氧化作用下转换为一种水溶性物质，使其能经胆汁和尿液排出体外。

**古籍精选**

《活幼心书·黄证》曰：“有婴孩生下便见遍体俱黄，惟两目弦厚如金色，身发肚热，名曰胎黄。皆因未产之前，母受极热而传于胎，故有其证。乳母宜服生地黄汤，使药入于乳，令儿饮之，必获安矣。”

《婴童百问·黄疸》曰：“又有初生而面身黄者，胎疸也。诸疸皆热，色深黄者是也。若淡黄兼白者，胃怯不和也。茵陈汤、栀子柏皮汤、犀角汤、连翘赤小豆汤主之。通治黄疸，茵陈五苓散尤为稳也。”

《保婴撮要·胎症》曰："胎黄者，体目俱黄，小便秘涩，不乳啼叫，或腹膨泄泻。此在胎母过食炙辛辣，致生湿热，宜用生地黄汤之类。"

**病案思考**

患儿，男，12天。以"全身皮肤黄染5天，加重1天"为主诉入院。

病史：患儿G1P1，胎龄35周，无明显诱因早产，阴道娩出。出生后一般情况良好，体重2000g。出生后1周开始皮肤出现轻度黄染，在当地医院检测胆红素水平在"生理性黄疸"水平，给予口服"苯巴比妥、茵栀黄"等，病情无好转。近1天家长发现患儿全身皮肤黄染加重，表现为皮肤深黄如橘皮，小便深黄色，无发热，烦躁，便秘，不欲吮乳，唇红舌红苔黄，指纹色紫入风关。

个人史：出生后母乳喂养，未添加任何辅食。

体格检查：体温36.5℃，脉搏120次/分，呼吸40次/分，体重2000g，头围32cm。前囟平，张力不高。嗜睡，精神反应差。全身皮肤、巩膜中度黄染，浅表淋巴结未触及肿大。心肺听诊未见异常。肝肋下2cm，质中等，边缘光滑，脾肋下1.0cm。

实验室检查：血钙1.65mmol/L，血磷1.2mmol/L，碱性磷酸酶145U/L，ALT 84 U/L，总胆红素265.5μmol/L，其中直接胆红素50.3μmol/L、间接胆红素215.2μmol/L。乙肝两对半HbCAb-IgG（+）、HbCAb-IgM（－）、HAV-IgM（－）。血红蛋白79g/L，网织红细胞0.018，白细胞$32\times10^9$/L，幼稚细胞0.08，单核细胞0.12，异常淋巴细胞0.05～0.06。患儿母亲HBsAg（－）、HBcAb-IgM（－）、HAV-IgM（－）。母亲血型A型，患儿血型AB型。

根据上述资料，请提出你的中西医诊治思路。

（周永红　朱晓峰）

## 第三节　新生儿硬肿症

新生儿硬肿症（neonatal scleredema），亦称新生儿寒冷损伤综合征，是新生儿时期由多种原因引起的皮肤和皮下脂肪变硬，常伴有水肿和低体温的一种病证。本病以全身皮肤发凉、肌肉硬肿，或伴哭声低微、吸吮困难为特征。无皮肤硬肿者，又称新生儿寒冷损伤综合征（neonatal cold injure syndrome）。本病常见于1周以内的新生儿，早产儿、体弱儿更易罹患本症。若硬肿面积较大、全身症状重、出现多器官功能损伤者预后不良，病死率高。

古代医籍中无本病病名，据其症状可归纳为"胎寒""血瘀""寒厥""五硬"等病证范畴。《医学纲目》认为"胎中有寒""再伤于风"为发病因素。《保婴撮要》认为"阳气不营"为其主要病机。

### 一、病因病理

（一）中医病因病机

**1. 病因**　内因主要是先天不足、元阳不振；外因为护理不当、感受寒冷，或感受他病所致。

**2. 病机**　其病机主要为阳气失于温煦，气血运行不畅。

（1）先天不足，元阳不振：多见于早产儿、体弱儿、双胎儿。因素禀胎寒，阳气虚衰，或生后患病，阳气更虚，阳虚生内寒，寒凝血涩，气血运行失常，不能温煦肌肤、濡润全身、营周四末，故肌肤不温而硬肿。

（2）感受寒邪，水泛血凝：多见于先天不足的初生儿，因气候寒冷、保暖不当，致使寒邪入侵，伤及脾、肾之阳，致阳气不能温煦肌肤，故身冷、浮肿；阳虚则寒，寒凝气滞，气滞则血瘀，故肌肤硬肿。

### （二）西医病因病理

**1. 病因** 现代医学认为本病可由多种原因引起，寒冷、早产、低体重、窒息、重症感染（如败血症、肺炎、肠炎等）均是本病的可能致病因素。

**2. 发病机制** 确切的发病机制尚未完全阐明，可能与以下几方面有关。

（1）新生儿体温调节功能不足：①体温调节中枢发育不成熟；②皮肤表面积相对较大，皮肤薄，血管丰富，易于失热；③能量储备少，产热不足，尤以早产儿、低出生体重儿和小于胎龄儿更为明显，以棕色脂肪组织的化学产热方式为主，缺乏寒战等物理产热方式。因此，新生儿期易发生低体温。加上新生儿皮下脂肪组织的饱和脂肪酸含量比未饱和脂肪酸高，前者熔点高，当受寒或各种原因引起体温降低时，皮脂容易发生硬化，出现硬肿症。

（2）寒冷损伤：寒冷环境或保温不当可使新生儿失热增加。当产热不敷失热时，体温随即下降，继而引起外周小血管收缩，皮肤血流量减少，出现肢端发冷和微循环障碍，更进一步引起心功能低下表现。低体温和低温度环境常导致缺氧、各种能量代谢紊乱和代谢性酸中毒，严重时可发生多器官功能损害。

（3）其他：新生儿严重感染（肺炎、败血症、化脓性脑膜炎等）、早产、颅内出血和红细胞增生症等时，也易发生体温调节和能量紊乱，出现低体温和硬肿。

## 二、临床表现

本病多发生在寒冷季节或重症感染时，绝大部分发生于生后1周的新生儿，早产儿尤为多见。一般表现：反应低下，吮乳差或拒乳，哭声低弱或不哭，活动减少，也可出现睡眠呼吸暂停等。临床表现为三大主症：即低体温、皮肤硬肿和多系统功能损害。

## 三、诊断

在寒冷季节，新生儿、早产儿或低体重儿出现皮肤硬肿、色紫暗，手不能捏起，体温低下伴不吃、不哭、不动，即可诊断。

### （一）病史

地处寒冷季节，环境温度过低或有保暖不当；严重感染；早产儿或小于胎龄儿；窒息、产伤等所致的摄入不足或供给低下。

### （二）症状

发病初期表现体温降低、吮乳差或拒乳、哭声弱等症状，病情加重时发生皮肤硬肿和多器官损害体征。

**1. 低体温** 体表温度（肛门5cm处温度）常降至＜35℃，重症＜30℃，可出现四肢或全身冰凉。

**2. 皮肤硬肿** 由皮脂硬化和水肿所形成。其特点为皮肤硬肿，紧贴皮下脂肪，不能移动，有水肿者压之有轻度凹陷。硬肿发生顺序：小腿→大腿外侧→整个下肢→臀部→面颊→上肢→全身。

**3. 多器官功能损害** 早期常有心音低钝、心率缓慢、微循环障碍表现；严重时可呈现休克、DIC、急性肾衰竭和肺出血等多器官功能损害表现。

### （三）实验室检查

可根据病情需要选择动脉血气分析、血糖、血电解质、尿素氮、肌酐、血小板、凝血酶原时间、凝血时间、纤维蛋白原等检测。必要时可进行心电图和胸部X线摄片等辅助检查。

（四）病情分度

根据本病临床表现，可分为轻、中、重度，见表18-3。

**表18-3　新生儿硬肿症诊断分度评分标准**

| 体温（℃） | 肛温肛—腋温差 | 分度 | 硬肿范围器官功能改变 |
|---|---|---|---|
| 轻度≥35 | 正值 | <20% | 无或轻度功能低下 |
| 中度<35 | 0或正值 | 20%～50% | 功能损害明显 |
| 重度<30 | 负值 | >50% | 功能衰竭，DIC，肺出血 |

注：硬肿范围估算，头颈部20%，双上肢18%，前胸及腹部14%，背部及腰骶部14%，臀部8%，双下肢26%。

## 四、鉴别诊断

（一）新生儿皮下坏疽

新生儿皮下坏疽也多见于寒冷季节，但常有难产或产钳助产史，多见于受挤压部位（如背、臀和骶部），常由金黄色葡萄球菌或大肠杆菌感染所致。受压部位皮肤红硬，边缘不清，中央黯红，皮下组织液化有漂浮感，伴全身感染中毒症状，甚至黄疸、昏迷。

（二）新生儿水肿

新生儿时期水肿有多种原因，如先天性心脏病、低蛋白血症及新生儿溶血症等，临床特点各自不同；本病为可凹陷性水肿，无皮下脂肪变硬，常见于眼睑、下肢足背及阴囊部。易于鉴别。

## 五、治疗

本病宜采用西医治疗为主、中医为辅。西医以复温、提供热能、控制感染及纠正器官功能紊乱为目的；中医以益气温阳、活血通络为原则，治疗中可采取多种途径给药，内服、外敷并用。

（一）辨证论治

**1. 阳气虚衰证**

*证候*　体质虚弱，全身冰冷，僵卧少动，昏昏多睡，气息微弱，哭声低怯，吸吮困难，仰头取气，关节不利，局部皮肤硬肿、苍白，范围较广，舌淡白，苔薄白，指纹淡红或隐伏不现。

*治法*　益气温阳。

*方药*　参附汤（《重订严氏济生方》）加味。

中成药可用参脉注射液。

**2. 寒凝血涩证**

*证候*　全身欠温，四肢发凉，皮肤硬肿，不能捏起，硬肿先起于小腿、大腿，继而臀部，甚则上肢及面颊。患处皮肤色暗发紫或红肿，面色晦暗，舌暗红，苔薄，指纹沉滞不显。

*治法*　温经通络。

*方药*　当归四逆汤（《伤寒论》）加减。

中成药可用川芎嗪注射液。

（二）西医治疗

**1. 一般治疗**

（1）复温：凡体温>30℃且腋温高于肛温者，可置于已预热至适中温度的暖箱中，一般经6～

12 小时即可恢复正常体温；体温＜30℃者应置于比肛温高 1～2℃的暖箱中，待肛温恢复至 35℃时，维持暖箱的温度于适中的温度，亦可采用恒温水浴法等快速复温措施。复温中应观察腹壁温、肛温及腋温的变化，随时调节暖箱温度，并同时监测呼吸、心率、血压及血气等。基层单位复温可用热水袋、热炕或电热毯包裹等方法，也可置婴儿于怀抱中紧贴人体，如无效立即转上级医院。

（2）热量和液体供给：经静脉给予热量者应达到每日 210kJ/kg（50kcal/kg）；可进乳者应尽早喂哺，热量渐增至每日 419～502 kJ/kg（100～200kcal/kg）。体温低时输注葡萄糖的速度宜慢，一般为每分钟 6～8mg/kg；体温恢复后可根据血糖检测结果加快输注速率。液量可按 0.24ml/kJ（1ml/kcal）计算。

（3）抗感染治疗：若伴有细菌感染，可根据血培养和药敏结果应用抗生素。

**2. 对症治疗**

（1）微循环障碍、休克者应进行纠酸、扩容，可用 2∶1 液 15～20ml/kg（明显酸中毒者可用 1.4%碳酸氢钠液代替），在 1 小时内经静脉滴入；继用 1/3 或 1/4 张液 70～90ml/kg 缓慢滴入，早期心率低者可给血管活性药多巴胺，每分钟 5～10μg/kg 静脉输注。

（2）肺出血时应及早气管内插管，进行正压通气治疗。

（3）及时处理急性肾功能障碍和 DIC。

### （三）外治法

**1. 外敷疗法** 肉桂 6g，川乌、草乌、乳香、没药各 7.5g，丁香 9g，当归、川芎、红花、赤芍、透骨草各 15g，将上药研成粉末，加凡士林 1000g 拌匀备用，用时将药涂在纱布上，再用热水袋加温后敷患处，每日换药 1 次，用于寒凝血涩证。

**2. 针灸疗法**

（1）针刺：关元、气海、足三里。

（2）温灸：硬肿局部用艾条温灸。

## 六、中西医临床诊疗思路

新生儿硬肿症的患儿先天不足，阳气虚弱，是本病发生的内因。护养保暖不当，复感寒邪，或感受他病，气血运行失常是发病之外因。本病中医治疗以温阳散寒，活血化瘀为原则，在临床治疗中可以采用内服药与外治法配合使用，如配合外敷、洗浴和推拿等疗法恢复患儿身体的温度，改善气血循环。

现代医学认为本病防治关键是重视早产儿的适当保暖，积极抗感染和应用血管活性药物，以改善微循环，缩短硬肿消退时间。针对本病除了常规复温及供给能量以外，多以对症治疗为主，针对循环障碍、肺出血、缺氧、急性肾衰竭及 DIC 等积极处理。

## 七、预防与调护

认真做好孕妇保健工作，避免早产、产伤和窒息。

寒冷季节出生的小孩应加强保暖，衣服被褥要事先准备好。室温控制在 20～26℃。

出生时羊水混浊者、滞产者，应早用抗生素控制感染。

保证营养供给，提早喂养，提倡母奶喂养，早产儿吸吮力差，可用汤匙慢喂，少量、多次并防止咳呛。

护理小儿动作要轻快，擦洗身体、撤换尿布、衣服等操作集中在一次完成。

出生后 1 周内的新生儿，应经常检查患儿皮肤及皮下脂肪的软硬情况，经常按摩，注意保温，促进血液循环。

## 古籍精选

《婴童百问·五硬》曰："五硬则仰头取气，难以动摇，气壅疼痛连胸膈间，脚手心如冰冷而硬，此为风症难治。"

《保婴撮要·五硬》曰："五硬者，仰头取气，难以动摇，气壅作痛，连于胸膈，脚手心冷而硬，此阳气不营于四末也，经曰：脾主四肢。又曰：脾主诸阴。今手足冷而硬者，独阴无阳也，故难治。若肚筋青急者，木乘土为也，急用六君、炮姜、肉桂、柴胡、升麻，以复其真气。"

《医宗金鉴·幼科杂病心法要诀》曰："五硬者，仰头取气，难以动摇，气壅作痛，连于胸膈，脚手心冷而硬，皆由阳气不营于四末，最为难治，重者以小续命汤疏其风，轻者以乌药顺气散调其气。若肝木乘脾，食少气弱者，加味君子汤治之，内外交治，而证自日瘥矣。"

## 病案思考

患儿，男，出生2天，双下肢硬肿、发凉，体温不升1天。孕8个月出生。于2013年3月16日上午11时分娩，早产，体重2200g，出生2天后出现体温不升，双下肢皮肤发凉、肌肉硬肿，皮肤紫黯，精神、吸吮差。即从妇产科转入儿科。查体：体温35℃，脉搏120次/分，呼吸36次/分。

根据上述资料，请提出你的中西医诊治思路。

（周永红　朱晓峰）

# 第四节　新生儿缺氧缺血性脑病

新生儿缺氧缺血性脑病（hypoxic ischemic encephalopathy，HIE）是指围生期窒息导致脑的缺氧缺血性损害，临床出现一系列中枢神经异常的表现。本病是引起新生儿死亡和婴幼儿神经功能障碍的重要原因之一。

本病属中医"胎惊""胎痫""惊风""昏迷""囟填"等病证范畴。

## 一、病因病理

### （一）中医病因病机

**1.病因**　中医学认为本病的病因分先天和后天两个方面。先天因素为父母精血亏损，或孕期调护失宜，损伤胎元之气。后天因素主要是分娩不顺，护理或药物使用不当等导致胎儿颅脑损伤、窒息，使胎儿颅脑损伤。

**2.病机**　本病与五脏虚损有关，以脾、肝、肾三脏关系最为密切。脾气虚，不能上荣于心，神失所养，智能不开，思维迟钝，则体格生长发育及智能发育均滞后；肝血不足，血不养脑，神志失职，谋虑失常，肝失濡养，筋脉失养，虚风内动则拘急或弛缓；肾气虚损，脑髓空虚，大脑失养，临床上则可表现为大脑迟钝、目光呆滞、肢体活动不协调。

总之，本病病因为先天禀赋不足（轻者气血不足，重者脾肾阳虚），产前、产时损伤导致血瘀脉络，风痰内扰，以致气血不足，瘀血阻络，风痰上扰而致惊风。若未及时治疗，或脾肾素虚，致阳气不运，阴寒内盛，引起脾肾阳虚，虚极生风而成重证。而恢复期瘀散痰消风止，病情稳定，无明显症状，则以肾虚髓空为主。

（二）西医病因病理

**1. 病因**

（1）缺氧因素：①围生期窒息，是导致本病的主要因素，占80%～90%，凡是造成母体与胎儿间血液循环和气体交换障碍的因素均可引起，如妊娠高血压综合征，大出血，休克，胎盘功能不良，前置胎盘，胎盘早期剥离，脐带绕颈、打结或受压，产程延长，胎位不正，产程中使用麻醉、镇静、催产药物不当等；②新生儿疾病，反复呼吸暂停，严重呼吸系统疾病如肺透明膜病、胎粪吸入综合征等。

（2）缺血因素：①先天性心脏病、严重心动过缓、重度心力衰竭、心脏停搏等；②败血症及各种病因引起的周围循环衰竭。

**2. 发病机制**

（1）脑血流改变：当窒息缺氧时，脑血管的自主调节功能受损，脑血流量减少，造成脑组织缺血性损害。

（2）能量代谢衰竭：缺氧时，三羧酸循环衰竭，能量必须经糖的无氧酵解供给。糖酵解使糖耗量增加，乳酸堆积，引起低血糖和代谢性酸中毒。糖酵解仅产生少量三磷腺苷，能量不足使细胞膜离子泵功能受损，大量的钠、钙离子流入细胞内，造成细胞源性脑水肿和细胞损害。

（3）钙平衡紊乱：缺氧缺血时，由于能量代谢衰竭，钙泵失灵，钙通道开放，大量钙内流使细胞膜受损，细胞结构破坏。胞内钙的增高可激活磷脂酶，使细胞膜磷脂降解，游离脂肪酸生成增加，当机体恢复再灌注时，在环氧化酶和脂氧化酶的作用下，形成前列腺素、血栓素、白三烯及氧自由基，进一步导致神经细胞的损伤。细胞内钙的积聚还可使细胞信息传递、电解质平衡和能量代谢发生紊乱而导致细胞死亡。

（4）其他因子异常：氧自由基、兴奋性氨基酸、一氧化氮、β内啡肽、加压素、心钠素、血小板活化因子、内皮素、中性粒细胞、游离铁通过不同途径均参与了HIE的发病。

**3. 病理** 现代医学认为本病的病理学改变主要包括弥漫性脑水肿、皮质梗塞、基底节和丘脑部位神经元死亡（包括坏死和凋亡）；而早产儿则主要表现为脑室周围室管膜下脑室内出血，其次是脑室周围白质病变。病变范围和分布主要取决于损伤时脑成熟程度、脑损伤严重程度和持续时间。

## 二、临床表现

本病临床表现以神经症状为主，表现为意识障碍，如过度兴奋（易激惹、肢体抖动、自发动作增多、睁眼时间长、凝视等），嗜睡，迟钝，甚至昏睡；肢体肌张力改变（张力增强、减弱，甚至松软）；原始反射异常（拥抱反射过分活跃、减弱或消失，吸吮反射减弱或消失）。病情较重者，可有惊厥或频繁发作惊厥。惊厥常发生在出生后24小时内，脑水肿、颅内高压在24～72小时内最明显。

临床分度：HIE的神经症状在出生后是变化的，症状可逐渐加重，一般于72小时达高峰，随后逐渐好转，严重者病情可恶化。临床应对出生3天内的新生儿神经症状进行仔细的动态观察，并给予分度。临床上一般可分为轻、中、重三度。重度者一般在出生后3天内病情恶化导致死亡。HIE的临床分度见表18-4。

**表18-4 HIE的临床分度**

| 项目 | | 轻度 | 中度 | 重度 |
|---|---|---|---|---|
| 意识 | | 兴奋 | 嗜睡、迟钝 | 昏迷 |
| 肌张力 | | 正常 | 减低 | 松软 |
| 原始反射 | 拥抱反射 | 活跃 | 减弱 | 消失 |
| | 吸吮反射 | 正常 | 减弱 | 消失 |

续表

| 项目 | 轻度 | 中度 | 重度 |
| --- | --- | --- | --- |
| 惊厥 | 无 | 常有 | 多见或频繁发作 |
| 中枢性呼吸衰竭 | 无 | 无或轻度 | 严重 |
| 瞳孔改变 | 无 | 常缩小，对光反射迟钝 | 不对称或扩大，对光反射消失 |
| 前囟张力 | 正常 | 正常或稍饱满 | 饱满、紧张 |
| 病程及预后 | 症状持续72小时以内，预后好，少有后遗症 | 大多数2周内症状消失，不消失者如存活，可能有后遗症 | 病死率高，多在1周内死亡，存活者症状持续数周，多有后遗症 |

## 三、辅助检查

### （一）脑电图

脑电图在出生后1周内检查，表现为脑电活动延迟（落后于实际胎龄）、异常放电、缺乏变异、背景活动异常（以低电压和暴发抑制为主）等。在中、重度患儿中常见。

### （二）B超

可在HIE病程早期（72小时内）行B超检查，有助于了解脑水肿、脑室内出血、基底核、丘脑损伤和脑动脉梗死等HIE的病变类型。脑水肿时可见脑实质不同程度的回声增强，结构模糊，脑室变窄或消失，严重时脑动脉搏动减弱；基底核和丘脑损伤时显示为双侧对称性强回声；脑梗死早期表现为相应动脉供血区呈强回声，数周后梗死部位可出现脑萎缩及低回声囊腔。

### （三）CT扫描

待患儿生命体征稳定后行CT扫描检查，一般以生后2～5天为宜。脑水肿时，可见脑实质呈弥漫性低密度影伴脑室变窄；基底核和丘脑损伤时呈双侧对称性高密度影；脑梗死表现为相应供血区呈低密度影。有病变者3～4周后宜复查。要排除与新生儿脑发育过程有关的正常低密度现象。CT扫描有助于了解水肿范围、颅内出血类型，对预后判断有一定参考价值。

### （四）磁共振（MRI）

磁共振（MRI）在HIE病变性质与程度评价方面优于CT，对矢状旁区和基底核损伤的诊断尤为敏感，能清晰显示B超或CT不易探及的部位。常规采用T1WI，脑水肿时可见脑实质呈弥漫性高信号伴脑室变窄；基底核和丘脑损伤时呈双侧对称性高信号；脑梗死表现为相应动脉供血区呈低信号；矢状旁区损伤时皮质呈高信号，皮质下白质呈低信号。弥散成像（DWI）所需时间短，对缺血脑组织的诊断更敏感，病灶在生后第1天即可显示为高信号。

## 四、诊断与鉴别诊断

### （一）诊断

根据中华医学会儿科学会新生儿学组制订的足月儿HIE诊断标准如下：

（1）有明确的可导致胎儿宫内窘迫的异常产科病史，以及严重的胎儿宫内窘迫表现［胎心<100次/分，持续5分钟以上；和（或）羊水Ⅲ度污染］，或者在分娩过程中有明显窒息史。

（2）出生时有重度窒息，指Apgar评分1分钟≤3分，并延续至5分钟时仍≤5分；和（或）出生时脐动脉血气pH≤7。

（3）出生后不久出现神经系统症状，并持续至 24 小时以上，如意识改变（过度兴奋、嗜睡、昏迷）、肌张力改变（增高或减弱）、原始反射异常（吸吮、拥抱反射减弱或消失）、病重时可有惊厥、脑干症状（呼吸节律改变、瞳孔改变、对光反应迟钝或消失）和前囟张力增高。

（4）排除电解质紊乱、颅内出血和产伤等原因引起的抽搐，以及宫内感染、遗传代谢性疾病和其他先天性疾病引起的脑损伤。

同时具备以上 4 条者可确诊，第 4 条暂时不能确定者可作为拟诊病例。

### （二）鉴别诊断

本病应与先天性病毒感染、遗传代谢性疾病及寄生虫感染等疾病引起的神经系统疾病相鉴别。

## 五、治疗

### （一）辨证论治

临床分为急性期、恢复期两期，急性期又根据标本虚实变化分为血瘀痰阻、风邪内动型，气虚胎怯型，阳气衰脱、虚极生风型；恢复期为肾虚髓空。血瘀痰阻，风邪内动型治以益气活血，安神定惊，重在祛邪，兼顾本虚；气虚胎怯型，治以益气定惊，重在祛邪，兼顾本虚；阳气衰脱，虚极生风型，治以开窍定惊，回阳救逆，以固本为主，佐以祛邪；恢复期均以健肾益脑为主，促进脑功能恢复。

**1. 急性期**

（1）血瘀痰阻，风邪内动证

证候　生后即哭闹不安，物动则恐、声响即动，肢体颤抖，凝视，甚者手足抽动，面色暗，口唇发绀，舌质淡红，指纹紫滞在风关内。

治法　益气活血，安神定惊。

方药　钩藤汤（《圣济总录》）加减。

中成药可用丹参注射液。

（2）气虚胎怯证

证候　生后嗜睡，对外反应淡漠，肢体松软，时而手足抽动，翻眼，肌紧握拳，面青腮缩，前囟稍填，舌质暗红，指纹风关之上。

治法　益气定惊。

方药　人参蛤蚧散（《医垒元戎》）加减。

中成药可用生脉注射液。

（3）阳气衰脱，虚极生风证

证候　生后嗜睡，或呈昏迷状，肢体松软或拘紧，抽动频作，易啼而气绝，遍体皆紫，复时四肢厥冷，前囟满填，舌淡白或紫暗，指纹可达命关。

治法　开窍定惊，回阳救逆。

方药　苏合香丸合参附汤（《太平惠民和剂局方》）加味。

中成药可用安宫牛黄丸、醒脑静注射液等。

**2. 恢复期**

证候　诸症较急性期好转，或仅为活动少，肢体痿弱无力，舌质淡红，指纹淡于风关内。

治法　健肾益脑。

方药　六味地黄汤（《小儿药证直诀》）加味。

中成药可用参麦注射液。

（二）西医治疗

尽快恢复内环境稳定，保持各个脏器的功能正常运转。原则是早干预，足够疗程，采用综合治疗措施。

**1. 监护** 对患儿进行密切的监护，如进行反复的神经系统检查，定期心肺监护，定期做血气分析及电解质检查等。

**2. 支持疗法**

（1）维持良好的通气功能是支持疗法的核心，保持 $PaO_2$≥5.67～9.33kPa（50～70mmHg），$PaCO_2$ 和 pH 在正常范围。可酌情给予不同方式的氧疗，重者可用机械通气、一氧化氮吸入，但应避免严重的高氧血症和严重的低碳酸血症。

（2）控制输液量：一般情况下，新生儿第一天少尿时，输入 60ml/（kg·d）是安全的，如果无尿要求减少至 40ml/（kg·d），输液速度控制在 3ml/（kg·h），病情好转时可逐渐按日龄增加。

（3）维持正常的血糖水平：使血糖水平维持在 5mmol/L 左右，保持脑能量供应。

（4）维持脑和全身良好的血液灌注：严重缺氧新生儿，常有低血压，应予纠正，先补充血容量，必要时给予多巴胺 3～5μg/（kg·min）。

**3. 对症治疗**

（1）控制惊厥：首选苯巴比妥肌内注射，负荷量 20mg/kg，先 10mg/kg，2～3 分钟肌内注射，20 分钟重复上述剂量达 20mg/kg，如未能停止抽搐，隔 15 分钟加用 5mg/kg，直至总负荷量 30mg/kg，12 小时后给予维持量 5mg/（kg·d），分两次肌内注射。顽固性抽搐者加用地西泮，每次 0.1～0.3mg/kg 静脉滴注，或加水合氯醛 50mg/kg 灌肠。

（2）控制脑水肿：20%甘露醇，剂量每次 0.25～0.5mg/kg，每 4～6 小时一次；呋塞米，剂量每次 1mg/kg，可增强甘露醇的作用；糖皮质激素，有关其应用争议较大，应慎用或者不用。

**4. 其他** 本病其他治疗包括低温、纳洛酮、硫酸镁、脑代谢激活剂和神经营养因子等。

（三）其他疗法

针灸推拿疗法为本病后遗症期治疗方法。具体可参见第十六章第七节“脑性瘫痪”章节。

## 六、中西医临床诊疗思路

HIE 是指各种围产期窒息所引起的部分或完全缺氧、脑血流减少或暂停导致的胎儿或新生儿脑损伤。本病是引起新生儿死亡和婴幼儿神经功能障碍的重要原因之一。缺氧是发病的核心，其中围生期窒息是最主要的病因。自 20 世纪 90 年代以来，HIE 一直是国内中西医临床研究的热点，但尚未取得突破性进展。本病发病较急，治疗应及时谨慎、早期干预。在本病的治疗中，中医采取益气活血、息风定惊、回阳救逆法，可用中成药静脉给药，丹参、复方丹参注射液应用广泛，此外尚有应用脉络宁、川芎嗪、醒脑静、生脉等注射液，内服安宫牛黄丸等中成药制剂及中药煎剂治疗本病的报道，经临床观察对 HIE 均有一定疗效。对 HIE 后遗症的康复治疗，中医疗法如推拿、按摩、针灸（体针、头针、耳针、艾灸等）和水疗（药浴、矿泉浴、水中按摩等），已较广泛地应用于临床，并取得了明显的疗效。西医采用有效的支持疗法及综合措施，待病情稳定后尽早进行智能和体能的康复训练，有利于促进脑功能恢复，减少后遗症。

## 七、预防与调护

注意高危因素，孕期注意养胎、护胎，保持心情舒畅，合理营养，讲究卫生，预防传染病。

做好产前检查，加强对产程的监控，做好保护工作。

推广新法复苏，防止围产期窒息。

对后遗症的患儿，进行合理的功能训练。

## 古籍精选

《诸病源候论·卷四十五小儿杂病诸候一·惊痫候》所载："若侍御多，血气微、胎养弱，则面软脆易伤，故多病痫。"

《备急千金要方·卷五上·少小婴孺方》云："新生即痫者，是其五脏不收敛，血气不聚，五脉不流，骨怯不成也，多不全育。"

《幼科类萃》载："胎惊者，以胎妇调适乖常、饮酒嗜欲、愤怒惊扑，母有所触，胎必感之，或外挟风邪，有伤于胎，故子乘母气，生下即病也。"

《备急千金要方》曰："初生即痫者，是其五脏不收敛，血气不聚，五脉不流，骨怯不成也。"

《小儿药证直诀》认为 "胎惊者，盖血气未实，不能胜任乃发搐也"。

## 病案思考

患儿，男，因出生 11 小时抽搐 2 次，2012 年 10 月 3 日入院。

患儿 G1P1，孕 38+3 周顺产，出生体重 3500g，羊水清，出生 Apgar 评分 1 分钟 2 分（呼吸、心率各 1 分），经清理呼吸道，气管插管正压给氧，心脏按压，纳洛酮 0.3mg，5%碳酸氢钠 5ml 脐静脉注射后，5 分钟 5 分，10 分钟 10 分，出生 10 小时，患儿出现嘴角和左下肢抽动，共 2 次，给予负荷量苯巴比妥，并予维持，患儿抽搐缓解，尚未吃奶，哭声弱，未排大小便。母孕史：母孕时有妊娠期高血压综合征，胎盘前置。

体格检查：足月儿貌，嗜睡状，前囟稍饱满，双瞳孔等大等圆，对光反射尚可，唇周无发绀，口腔无分泌物，双肺呼吸音清，呼吸 50 次/分，心律齐，心音稍弱，心率 165 次/分，腹稍胀，肌张力稍差，腘窝角 90°～120°，前臂弹回稍慢，吸吮及拥抱反射减弱，舌暗红，指纹色紫达气关。

化验检查：出生 2 小时血气分析示 pH 6.9，$PaO_2$ 30mmHg（4kPa），$PaCO_2$ 70mmHg（9.33kPa）；血生化示 $Na^+$ 125mmol/L，$K^+$ 5.74mmol/L，BUN 8mmol/L，Cr 77μmol/L；未做头颅 CT 及 B 超。

根据上述资料，请提出你的中西医诊治思路。

（周永红　朱晓峰）

# 第十九章 其他疾病

## 第一节 维生素D缺乏性佝偻病

维生素D缺乏性佝偻病（vitamin D deficiency rickets）是由于儿童体内维生素D不足导致钙磷代谢紊乱，生长的长骨干骺端生长板和骨基质矿化不全而出现的疾病。临床表现为生长板变宽和长骨远端周长增大，在腕、踝部扩大及软骨关节处呈串珠样隆起，软化的骨干受重力作用及肌肉牵拉出现畸形。

本病分属中医"五迟""五软""鸡胸""龟背"及"疳证"范畴。

### 一、病因病理

#### （一）中医病因病机

**1. 病因**

（1）胎元失养：由于孕妇起居不常，少见阳光，营养失调，或疾病影响，导致孕妇体弱，胎儿孕育失宜，而使胎元先天未充，肾气不足。

（2）乳食失调：婴幼儿生机蓬勃，发育迅速，如母乳喂养而未及时添加辅食，或每日摄入食物的质和量不足，导致脾之后天不足，日久脾肾两虚，促使本病发生。

（3）其他因素：日照不足，或体虚多病，均可造成体质下降，脾肾不足，同时又可引起心、肝、肺等脏腑功能失调，出现多汗、夜惊、烦躁等症，并易感外邪常罹患肺炎、泄泻等。

**2. 病机** 本病病机为脾肾虚亏。盖肾为先天之本，脾为后天之源。脾肾不足，可影响其他脏腑，故病变之初，不仅出现脾肾虚弱，还可出现心、肝、肺功能失调。肾主骨髓，病之后期，症情较重，常见肾虚髓亏，骨气不充，骨质疏松，成骨迟缓，甚至骨骼畸形。脾失健运，卫气不足，营卫失调，故可多汗。心气不足，心神不宁，脾虚木亢，因而夜惊、烦躁。肺气不足则易罹患外感。

#### （二）西医病因病理

**1. 病因**

（1）围生期维生素D不足：母亲妊娠期，特别是妊娠后期维生素D营养不足，如母亲严重营养不良、肝肾疾病、慢性腹泻，以及早产、双胎均可使婴儿体内维生素D储存不足。

（2）日照不足：因紫外线不能通过玻璃窗，婴幼儿被长期过多地留在室内活动，使内源性维生素D生成不足。大城市高大建筑可阻挡日光照射，大气污染，如烟雾、尘埃可吸收部分紫外线。气候的影响，如冬日日照短，紫外线较弱，亦可影响部分内源性维生素D的生成。

（3）生长速度快，需要增加：如早产及双胎婴儿生后生长发育快，需要维生素D多，且体内储存的维生素D不足，婴儿早期生长速度较快，也易患佝偻病。

（4）食物中补充维生素D不足：因天然食物中含维生素D少，婴儿若户外活动少，未额外补充强化维生素D的食物或维生素制剂，亦易患佝偻病。

（5）疾病影响：胃肠道或肝胆疾病影响维生素D的吸收，如婴儿肝炎综合征、慢性腹泻等，肝肾严重损害可导致维生素D羟化障碍，1，25-（OH）$_2D_3$生成不足而引起佝偻病。长期服用抗惊厥药物可使体内维生素D不足，如苯妥英钠、苯巴比妥，可刺激肝细胞微粒体的氧化酶系统活性增加，使维生素D和25-（OH）$D_3$加速分解为无活性的代谢产物。糖皮质激素可对抗维生素D对钙的转运作用。

**2. 发病机制**　维生素D缺乏性佝偻病可以看成是机体为维持血钙水平而对骨骼造成的损害。长期严重维生素D缺乏造成肠道吸收钙、磷减少和低钙血症，以致甲状旁腺功能代偿性亢进，甲状旁腺素（PTH）分泌增加以动员骨钙释出，使血清钙浓度维持在正常或接近正常的水平，但PTH同时也抑制肾小管重吸收磷，继发机体严重钙、磷代谢失调，特别是造成严重低磷血症。细胞外液钙、磷浓度不足破坏了软骨细胞正常增值、分化和凋亡的程序；钙化管排列紊乱，使长骨钙化带消失，骺板失去正常形态，参差不齐；骨基质不能正常矿化，成骨细胞代偿增生，碱性磷酸酶分泌增加，骨样组织堆积于干骺端，骺端增厚，向外膨出形成"串珠""手足镯"。骨膜下骨矿化不全，成骨异常，骨皮质被骨样组织替代，骨膜增厚，骨皮质变薄，骨质疏松，负重出现弯曲；颅骨骨化障碍而软化，颅骨骨样组织堆积出现"方颅"。临床即出现一系列佝偻病症状和血生化改变。

## 二、临床表现

### （一）早期

**1. 症状**　本病多见于6个月以内，特别是3个月以内的小婴儿，多表现为神经兴奋性增高，如易激惹、烦闹、汗多刺激头皮而摇头等，此期常无骨骼改变。

**2. 实验室检查**　血清25-（OH）$D_3$下降（正常11～16ng/ml），PTH升高，一过性血钙下降，血磷降低，碱性磷酸酶（ALP）正常或稍高。骨骼X线可正常或钙化带稍模糊。

### （二）激期

**1. 症状**

（1）颅骨：6月龄以内婴儿表现为按压前囟有压乒乓球样感觉。6月龄后，额骨和顶骨中心部分常常逐渐增厚，到7～8月龄时，变成方盒样头型，头围也较正常增大。

（2）胸廓：沿肋骨方向于肋骨与肋软骨交界处可扪及圆形隆起，从上至下如串珠样突起，以第7～10肋骨最明显，称佝偻病串珠。1岁左右小儿可见到胸骨和邻近的软骨向前突起，形成鸡胸样畸形。严重佝偻病小儿胸廓下缘形成一水平凹陷，即郝氏沟。

（3）四肢：多见于6月龄以上婴幼儿，手腕、足踝部可形成钝圆形隆起，称佝偻病手镯、脚镯。小儿开始站立行走与行走后双下肢负重，出现股骨、胫骨、腓骨弯曲，形成严重的膝内翻（O型腿）或膝外翻（X型腿）。

（4）其他：患儿会坐与站立后，因韧带松弛可致脊柱畸形（后突或侧弯）。严重低血磷使肌肉糖代谢障碍，使全身肌肉松弛，肌张力降低和肌力减弱。

**2. 实验室检查**　血钙稍降低，血磷明显降低，碱性磷酸酶明显升高，25-（OH）$D_3$＜8ng/ml。骨X线：骨骺端钙化带消失，呈杯口状、毛刷改变，骨骺软骨带增宽（＞2mm），骨质疏松，骨皮质变薄。

### （三）恢复期

**1. 症状**　以上任何期经治疗及日光照射后，临床症状和体征逐渐减轻或消失。

**2. 实验室检查**　血钙、血磷逐渐恢复正常，ALP 1～2个月降至正常水平。骨骼X线改变有所改善，出现不规则的钙化线，以后钙化带致密增厚，骨骺软骨盘＜2mm，逐渐恢复正常。

（四）后遗症期

**1. 症状** 本病多见于2岁以后的儿童。婴幼儿时期严重的佝偻病，可残留不同程度的骨骼畸形，无任何临床症状。

**2. 实验室检查** 血生化正常，X线检查骨骼干骺端病变消失。

## 三、诊断

正确的诊断需要依据维生素D缺乏的病因、临床表现、血生化和X线检查。应注意早期神经兴奋性增高的症状无特异性，仅根据临床表现的诊断准确率较低；骨骼的改变可靠，但不够敏感。碱性磷酸酶增高早于骨骼体征及X线改变，有助早期诊断。血液中1，25-（OH）$_2D_3$或血清中25-（OH）$D_3$常在活动早期已降低，比其他检查更灵敏可靠。

## 四、鉴别诊断

（一）与佝偻病体征相鉴别

佝偻病的骨骼表现需与黏多糖病、先天性软骨发育不良、脑积水相鉴别。

（二）不同病因的佝偻病的鉴别

**1. 低血磷抗维生素D佝偻病** 多为性连锁遗传，亦可为常染色体显性或隐性遗传，也有散发病例，为肾小管重吸收磷及肠道吸收磷的原发性缺陷所致，多发生于1岁以后，2～3岁后仍有活动性佝偻病表现。血钙多正常，血磷明显下降，尿磷增加，用一般治疗剂量维生素D治疗佝偻病无效时应与本病鉴别。

**2. 远端肾小管酸中毒** 为远端肾小管分泌氢不足，从尿中丢失大量钠、钾、钙，继发甲状旁腺功能亢进，骨质脱钙，出现佝偻病体征。患儿骨骼畸形显著，身材矮小，有代谢性酸中毒，多尿、碱性尿，除低血钙、低血磷外，血钾亦低，血氨增高，并伴有低血钾症状。

**3. 维生素D依赖性佝偻病** 为常染色体遗传，可分为两型，Ⅰ型为肾脏1-羟化酶缺乏，使25-（OH）$D_3$转变为1,25-（OH）$_2D_3$发生障碍，血中25-（OH）$D_3$浓度正常；Ⅱ型为靶器官1,25-（OH）$_2D_3$受体缺陷，血中1,25-（OH）$_2D_3$浓度升高。两型均有严重的佝偻病体征、低磷血症、碱性磷酸酶明显升高及继发性甲状旁腺功能亢进。

**4. 肾性佝偻病** 由于先天或后天原因所致的慢性肾功能障碍导致钙磷代谢紊乱，血钙低、血磷高，甲状旁腺继发亢进，骨质普遍脱钙，骨骼呈佝偻病改变，多于幼儿后期症状逐渐明显，形成侏儒状态。

**5. 肝性佝偻病** 肝功能不良可使25-（OH）$D_3$生成障碍。若伴有胆道堵塞，不仅影响维生素D的吸收，而且由于钙皂的形成，进一步抑制钙的吸收，急性肝炎、先天性肝外胆管缺乏或其他肝脏疾病时，循环中25-（OH）$D_3$可明显降低，出现低血钙、抽搐和佝偻病体征。

## 五、治疗

（一）辨证论治

本病的治疗原则，当以调补脾肾为要，可根据脾肾亏损轻重，采用不同的治法。初期以脾虚为主，用健脾益气为主法。激期多属肾脾两亏，当予脾肾并补；恢复期、后遗症期以肾虚为主，当补肾填精，佐以健脾。本病在调补脾肾的同时，还常与补肺益气固表、平肝清心安神等治法配合使用。

1. 肺脾气虚证

证候　初期多以非特异性神经精神症状为主，多汗夜惊，烦躁不安，发稀枕秃，囟门开大，伴有轻度骨骼改变，或形体虚胖，肌肉松软，大便不实，食欲不振，反复感冒，舌质淡，苔薄白，脉软无力。

治法　健脾益气，补肺固表。

方药　人参五味子汤（《幼幼集成》）加减。

舌苔腻者，白术易苍术以燥湿助运；汗多者加浮小麦、糯稻根以敛表止汗；夜惊烦躁者加煅龙骨、合欢皮、首乌藤以养心安神；大便不实者加山药、扁豆以健脾助运。

2. 脾虚肝旺证

证候　头部多汗，发稀枕秃，囟门迟闭，出牙延迟，坐立行走无力，夜啼不宁，易惊多惕，甚则抽搐，纳呆食少，舌淡，苔薄，脉弦细。

治法　健脾助运，平肝息风。

方药　益脾镇惊散（《医宗金鉴》）加减。

汗出浸衣者加浮小麦、五味子以固表止汗；夜间哭闹者加蝉蜕、竹叶以清心降火；睡中惊惕者加珍珠母、僵蚕以息风镇惊；抽搐者加全蝎、蜈蚣以息风止痉。

3. 肾精亏损证

证候　有明显骨骼改变症状，如头颅方大，肋软骨沟、肋串珠，手镯、足镯、鸡胸、漏斗胸等，O 型或 X 型腿，出牙、坐立、行走迟缓，并有面白虚烦，多汗肢软，舌淡苔少，脉细无力。

治法　补肾填精，佐以健脾。

方药　补肾地黄丸（《活幼心书》）加减。

烦躁夜惊者加茯神、酸枣仁以养血安神；汗多者加黄芪、煅龙骨、煅牡蛎以益气止汗；气虚乏力者加黄芪、党参以健脾益气；纳少腹胀加苍术、佛手、砂仁以运脾理气；面白唇淡加当归、白芍以滋阴养血。

（二）西医治疗

（1）补充维生素 D：不主张采用大剂量维生素 D 治疗，治疗原则以口服为主，一般剂量为每日 2000～5000U，持续 4～6 周；之后＜1 岁婴儿改为 400U/天，＞1 岁婴儿改为 600U/d，同时给予多种维生素。治疗 1 个月后复查效果，如临床表现、血生化与骨骼 X 线改变无恢复征象，应与抗维生素 D 佝偻病相鉴别。

（2）补充钙剂：主张从膳食的牛奶、配方奶和豆制品补充钙和磷。如有低血钙表现、严重佝偻病和营养不良时需要补充钙剂。

（3）注意加强营养，保证充足奶量，及时添加转乳期食品，坚持每日户外运动。

## 六、中西医临床诊疗思路

本病治疗目的为控制活动期，防止畸形和复发，重点为早期发现、早期治疗和综合治疗。中西医结合治疗，可相辅相成，比单纯西医或单纯中医效果明显。本病初期以脾肾两虚为主，治以健脾补肾为主；激期以肾精亏损为主，治以补肾益气壮骨。本病治疗采用多种疗法，内外合治，及时补充维生素 D 及钙剂。中医治疗能明显促进维生素 D 及钙剂的肠道吸收、促进体内 25-(OH)$D_3$ 合成、提高骨骼中骨矿盐含量及骨密度，更好地满足骨的生长发育需要，从而达到强筋壮骨、和胃健脾的目的。加强护理，合理喂养，按时添加辅食，多吃含维生素 D 与含钙的食物，增加户外活动。激期避免患儿久坐、久站，以防骨骼变形。如有下肢严重畸形者，除限制坐立行走外，可在睡眠时以夹板进行矫正。

## 七、预防与调护

（一）预防

（1）加强孕期保健，孕妇要有适量的户外运动。
（2）加强婴儿护养，提倡母乳喂养，及时添加辅食，多晒太阳，增强体质。
（3）早期补充维生素 D。

（二）调护

（1）患儿不要久坐、久站，不系过紧的裤带，减轻骨骼畸形。
（2）每日户外运动，直接接受日光照射，防止着凉。

**古籍精选**

《小儿药证直诀·龟胸龟背》曰："肺热胀满，攻于胸膈，即成龟胸；又乳母多食五辛亦成。儿生下客风入脊，逐于骨髓，即成龟背。"

《诸病源候论·小儿杂病诸候》曰："齿是骨之所终，而为髓之所养也，小儿有禀气不足者，髓即不能充于齿骨，故齿久不生。"

《保婴撮要·龟胸龟背》曰："此多因小儿元气未充，腠理不密，风邪所乘，或痰饮蕴结，风热交攻而致，法当调补脾肺为主而以清热消痰佐之。"

**病案思考**

患儿，男，1 岁 5 个月，主诉为烦躁夜啼、多汗 3 个月。

患儿近 3 个月来情绪烦躁，夜间啼哭吵闹，多汗，家人给予保婴丹等药物口服，疗效不佳，患儿病情无缓解，即来求诊。时见：情绪较烦躁，夜间啼哭吵闹，多汗，枕秃，囟门未闭，胃纳尚可，二便调。

查体：行走不稳，头颅稍成方形，毛发竖立、稀疏，前囟未闭，约 0.5cm×0.8cm，牙齿 4 颗，鸡胸，肋缘外翻。舌淡红，苔薄白，指纹淡红于风关。

实验室检查：血清 25-(OH)$D_3$ 下降，PTH 升高，血钙下降，血磷降低，碱性磷酸酶正常。骨骼 X 线提示钙化带稍模糊。

根据上述资料，请提出你的中西医诊治思路。

（陈汉华　杨　晓　许尤佳）

# 第二节　暑　热　症

暑热症是我国南部及中部炎热地区婴幼儿特有的疾病，发生于盛夏季节。临床上以长期发热不退、口渴、多饮、多尿、无汗或少汗为特征。本病多见于 3 岁以下儿童，发病季节多集中在 6、7、8 三个月，与气候有密切关系，气温越高，发热越重，秋凉之后，症状多能自动消退。有的患儿可连续发病数年，而次年发病的症状一般较上年症状为轻，病程也较短。本病预后多良好。

本病属中医学“夏季热”范畴。

## 一、病因病理

（一）中医病因病机

**1. 病因** 本病主要与小儿体质因素有关。先天禀赋不足，后天脾胃失调，或病后气阴虚弱者，入夏以后，不能耐受炎热气候熏蒸而易患本病。

**2. 病机** 暑热之气，外灼肌腠，内袭肺胃，耗伤津气。小儿脾胃薄弱，暑伤气阴，脾胃更亏，中阳不振，气虚下陷，虽复多饮，气不化水，而下趋膀胱，故有发热、口渴多饮、多尿、少汗或无汗等症。由于疾病日久，必损及肾，命门火衰，肾不摄水，真阴不足，津亏不能上济于心，心胃之火并盛于上，而肾中真阳独虚于下，导致上焦热盛，下焦虚寒。汗与小便均属阴津，故汗闭则尿多，尿多则津伤，津伤则饮水自救，因而形成汗闭、口渴、多饮、多尿症。本病虽发生于夏季，但无一般暑邪致病而入营入血的传变规律。

（二）西医病因病理

本病的病因尚不明确，多数认为与中枢神经系统发育不全，汗腺功能不完善，闭汗或出汗少，不易散热有关。酷热天气体温调节失效，到 3～4 岁时，此种调节功能成熟，则少见发病。但初生数月之小婴儿体温调节功能也差，何以发病极少，较难解释，可能与幼婴活动较少、产热不多有关。也有人认为其与病毒感染有关。

## 二、临床表现

（一）症状

**1. 发热** 大多数患儿在盛夏时节渐起发热，体温在 38～40℃，可为稽留型、弛张型或不规则热型，持续不退。天气越热，体温越高。发热期可达 1～3 个月，待气候凉爽时自然下降。

**2. 多饮多尿** 患儿口渴多饮，每日饮量可达 3L 以上。尿频，可一昼夜小便 20 多次。尿清，不含蛋白质，尿比重常在 1.008 以下。

**3. 少汗或无汗** 患儿大多不出汗，仅有时在起病时头部稍有汗液。

**4. 其他情况** 病初起时一般情况良好，不显病容，或偶有消化不良或类似感冒的症状，但多不严重。除咽部稍呈充血外，并无其他阳性体征。高热时可见惊跳、嗜睡，少见神经系统严重症状。热度持久不退则可见食欲渐减、苍白、消瘦无力、烦躁不安，开始出现慢性病容。病程多数历时 1～2 个月，但亦可长达 3～4 个月，直到秋凉后发热及其他症状逐渐消退。

## 三、辅助检查

血常规提示部分病例的淋巴细胞百分数增高，其他实验室检查结果多在正常范围。须做有关检查排除其他发热性疾病。

## 四、诊断

本病好发于 2～5 岁之体弱儿童及弱智儿，夏季发病，发病率随气温升高而增加，多见于我国南方地区。入夏以后，长期发热，以口渴多饮、多尿、少汗或无汗为主症。发热随气温降低或在阴凉环境下能自行缓解。

实验室检查结果多在正常范围。

## 五、鉴别诊断

（一）结核病

结核病为结核杆菌感染，也可有长时间发热表现，但其发热没有明显季节性，气候的变化对发热程度影响不大，多汗出，短时间内体重减轻明显，针对性的结核菌素试验呈阳性，肺结核者胸片提示结核征象。

（二）伤寒副伤寒

伤寒副伤寒为伤寒杆菌感染，可有长时间发热不退，但多为弛张热或稽留热，发热没有明显季节性，气候的变化对发热程度影响不大，肥达试验及血培养多呈阳性。

（三）传染性单核细胞增多症

传染性单核细胞增多症为病毒感染性疾病，也有长时间发热不退，但临床表现可轻可重，轻者如一般感冒，重者多脏器损伤，无多饮、多尿表现。血涂片中异型淋巴细胞比例≥10%，病原学检查可分离出 EB 病毒或其相应抗体阳性。

## 六、治疗

（一）辨证论治

本病中医辨证要点是辨证虚实，以清暑益气为主要治疗原则，上实下虚者温下清上，伴脾虚者佐以健脾化湿。

**1. 暑伤肺胃证**

**证候** 发热持续，午后为甚，稽留不退，气温越高，发热越高，皮肤灼热，无汗或少汗，小便频数清长，口渴引饮，唇干口燥，食欲正常，舌质红，苔薄黄，脉数。

**治法** 清暑益气，养阴生津。

**方药** 王氏清暑益气汤（《温热经纬》）加减。

纳呆者加麦芽、谷芽以消食开胃；神疲乏力者加白术以健脾；烦躁明显者加莲子心、淡竹叶以清心安神。其中偏热重纳差者中成药可用健儿清解液口服；气阴耗伤者中成药可用生脉饮口服液。

**2. 上盛下虚证**

**证候** 身热不退，朝盛暮衰，精神委靡，虚烦不安，面色苍白，下肢清冷，食欲不振，小便澄清，舌淡，苔黄，脉细无力。

**治法** 温下清上。

**方药** 温下清上汤（《徐小圃先生经验方》）加减。

心烦不宁者加莲子心以清心安神；口渴甚者加玄参、石斛、麦冬以养阴清热。中成药可用金匮肾气丸。

（二）西医治疗

本病西医无特异性治疗方法。

一般处理是居室内通风降温，供给足量饮料及补充适当营养食物。及时物理降温，可用低于患儿体温 3～4℃的温水擦浴，每次 20～30 分钟，每日 2～3 次。

（三）其他疗法

**1. 推拿疗法** 推三关，退六腑，分阴阳，推脾胃及三焦，清天河水，揉内庭、解溪、足三里、阴陵泉，摩气海、关元。每日1次，7日为1个疗程，主要用于暑伤肺胃症。

**2. 针灸疗法** 取足三里、中脘、肾俞、大椎、风池、合谷等穴，每穴2～3分钟，每日针1次，7次为1个疗程。疗程间休息2～3日。一般治疗1～2个疗程。

**3. 经验方** 蚕茧20只，红枣20个，以清水400ml煎取150ml当茶饮用，每日1剂，用于本病各型。

## 七、中西医临床诊疗思路

古代医籍中无此病名记载。20世纪50年代初才正式使用“夏季热”这一病名。西医没有特异有效的方法，仅为对症处理。中医近代名医徐小圃指出本病的主要病机为上实下虚，其理论对后世医家启发甚大。目前中医以清暑、益气、温阳、滋阴为主要治法，取得较为满意的疗效。

## 八、预防与调护

保持居室空气流通清新。使用空调或电风扇时，注意风力柔和适度，而且吹风方向不固定，以免受凉。

饮食宜清淡、易消化，但又富于营养。

常用温水洗浴，有助于发汗降温。注意皮肤清洁，防止合并症。

**病案思考**

患儿，孔某，男，5岁，因反复高热3周余于2016年8月12日就诊。患儿素体虚弱，无明显基础疾病，此次发热无明显鼻塞流涕，刻下仍发热，体温39.4℃，壮热无汗，口渴引饮，纳呆，烦躁不安，下肢清冷，大便稀溏，小便清长，频数无度。

查体：体温39.4℃，呼吸27次/分，心率105次/分，面色苍白，咽不红，双侧扁桃体Ⅱ度肿大，双侧呼吸动度对称，双肺呼吸清，未闻及明显干湿啰音，无呼气延长。舌质淡，苔薄黄，脉濡数。

门诊辅助检查：血常规示WBC $6.5\times10^9$/L，N 0.59，Hb 120g/L，PLT $200\times10^9$/L；CRP 8mg/L；胸片未见明显异常。

根据上述资料，请提出你的中西医诊治思路。

（陈汉华　裴俊娟　许尤佳）

# 第三节　小儿单纯性肥胖症

小儿单纯性肥胖症（obesity）是由于长期能量摄入超过人体的消耗，导致体内脂肪过度积聚，体重超过一定范围的一种慢性营养障碍性疾病。本病与生活方式密切相关，以过度营养、运动不足、行为偏差为特征。随着人民生活水平的不断提高、膳食结构的改变，小儿单纯性肥胖症的发病率有明显上升趋势。本病可发生于任何年龄儿童，尤以1岁以下婴儿、5～6岁及青少年期容易发病。在我国小儿单纯性肥胖症的特点是：单纯性肥胖症和超重的地理分布北片、南片高，中片低；脂肪重聚年龄为5岁；学龄前小儿单纯性肥胖症中近半数来自生后3个月内所发生的肥胖，另外相当一部分则由生后3～4岁发生的肥胖延续而来。

中医学中没有肥胖症的病名，在中医文献中可见到相关记载，《灵枢集注》云："中焦之气，蒸津液，化其精微……溢于外则皮肉膏肥，余于内则膏肓丰满"，指出肥胖症的发生与食物摄入过量有关。

## 一、病因病理

### （一）中医病因病机

**1. 病因** 本病的病因主要为饮食失调和脾肾两虚，好静好坐为致病因素。

**2. 病机** 本病病机为脾胃运化失常，痰湿、脂膏内停。病变部位主要在脾、胃，与肝、肺、肾有关，属本虚标实之证。

（1）小儿脾常不足，若饮食不节，嗜食肥甘厚味，损伤脾气，脾不能为胃行其津液，痰湿内生，日久躯脂满溢。

（2）痰湿内蕴化热，胃中积热，致胃强脾弱，消谷善饥，摄食过量，致使脾气运化无力更甚。

（3）小儿过于安逸，伤及一身之气，或先天禀赋不足，脾肾两虚，或肝之疏泄、肺之输布功能失调，均可致津液输布失常，痰湿、脂膏停于体内，外至四肢百骸，内至脏腑，而发为肥胖。

### （二）西医病因病理

**1. 病因** 95%～97%的肥胖患儿属于单纯性肥胖，不伴有明显的神经、内分泌及遗传代谢性疾病，其发病与多因素有关，常见的因素如下。

（1）摄入过多：摄入的营养素超过机体能量消耗和代谢需要，多余的能量便转化为脂肪储存于体内，引起肥胖。喜食高脂肪膳食、含糖饮料或快餐等高热量食物；另外，精神创伤（如亲人病故或学习成绩低下）及心理异常等因素也可致儿童饮食过量。

（2）活动过少：长期缺乏适当的活动和体育锻炼，静逸的生活习惯，即使摄食不多，因能量消耗过低，也可引起肥胖。尤其是看电视和玩电子游戏，与儿童肥胖的发生具有很强的相关性。同时，肥胖儿童由于活动不便，多不喜欢运动，形成恶性循环。

（3）遗传和环境因素：遗传因素在肥胖的发生中起着重要作用，与多基因遗传有关，父母皆肥胖的后代肥胖率高达70%～80%，双亲之一尤其是母亲肥胖者其后代约有40%发生肥胖，而双亲正常的后代发生肥胖者仅10%～14%。此外，小儿所处环境从出生开始即是父母营造的，父母（尤其是母亲）不良的饮食行为和习惯常直接导致了儿童不良饮食习惯和行为形成。如果家长喜欢多食，其小儿也有多吃的习惯。因此多基因遗传和环境因素互相作用导致了肥胖症。

（4）性别因素：临床资料表明，国内儿童超重肥胖率男童高于女童，且随年龄增长性别差异更明显。而欧美等发达国家则女童高于男童，到青春期约为男童的2倍，提示种族和文化不同可能对这种性别差异有一定影响。

**2. 病理生理** 人体脂肪组织的增加包括脂肪细胞数目增加和每个脂肪细胞中的脂肪含量增多（即体积增大）。正常体重的新生儿脂肪细胞总数为成人的1/4～1/5，在生长发育过程中，脂肪细胞数增加4～5倍。人体脂肪细胞数目在胎儿出生前3个月、生后第1年和青春期三个阶段增多最为显著。若在这三个时期内摄入营养素过多，即可引起脂肪细胞数目增多且体积增大，引起多细胞性肥胖。因其增加的细胞数不会消失，仅脂肪细胞体积减小，因此治疗较困难且易复发。其他时期仅由脂肪细胞体积增大引起的肥胖，治疗较易奏效。重度肥胖者几乎均有脂肪细胞数增加，而中度肥胖者可能主要是细胞增大。

**3. 发病机制** 由于肥胖最根本的病理变化是脂代谢紊乱，因此肥胖患儿血清三酰甘油、总胆固醇、极低密度脂蛋白（VLDL）大多增高，且与肥胖程度呈正相关。高密度脂蛋白（HDL）减少，故易合并心血管疾病、胆石症。肥胖儿童存在胰岛素抵抗现象和高胰岛素血症，引起葡萄糖摄取、糖原合成增多；脂肪分解减少而合成增加、摄入过多；以及蛋白质合成增多。同时胰岛素抵抗加重了胰岛B细胞负担，因此肥胖儿童易患2型糖尿病。血生长激素水平减低，但IGF-1（胰岛素样生长因子-1）分泌正常，故患儿无明显生长发育障碍。

## 二、临床表现

### （一）症状

肥胖可发生于任何年龄，最常见于婴儿期、5～6岁和青春期，但严重症状者多见于青少年期。小儿食欲旺盛、喜食甜食和含高脂食物。明显肥胖的儿童常有疲惫感。重度肥胖症中，1/3患儿可出现睡眠性呼吸暂停，造成认知能力下降，甚至猝死。极少数严重肥胖者心肺负担加重，且肺换气量减少，造成低氧血症、红细胞增多、心脏扩大或出现充血性心力衰竭，嗜睡甚至死亡，称肥胖-换氧不良综合征（pickwickian syndrome）。另外，患儿常伴有心理障碍，如自卑、胆怯、孤僻等。

### （二）体征

体格检查可见患儿皮下脂肪丰满，但分布均匀。乳房部脂肪细胞积聚应与乳房相鉴别，后者可触及乳腺组织硬结；腹部膨隆下垂，严重肥胖者胸腹、臀部及大腿皮肤可出现白纹或紫纹，形似产妇的妊娠纹理。男孩因大腿内侧和会阴部脂肪过多，阴茎隐匿在脂肪组织中，而误认为阴茎发育不良。因体重过重，走路时两下肢负荷过度可致膝外翻和扁平足。皮肤因皱褶加深，局部潮湿易引起皮肤糜烂、炎症。女孩月经初潮常提前，骨龄常超前。由于肥胖小儿性发育较早，最终身高常略低于正常小儿。

## 三、辅助检查

由于心血管疾病、糖尿病是儿童肥胖症最危险的并发症，因此应动态监测血脂全套、空腹血糖和胰岛素水平。

## 四、诊断

诊断上，凡具有以下四项者，可诊断为单纯性肥胖症。

（1）目前最常用的是身高标准体重，是WHO推荐的方法之一，并认为是评价10岁以下儿童肥胖的最好标准。本法以身高为基准，采用同一身高人群的第80百分位数作为该身高人群的标准体重。当超过该标准体重的20%～29%为轻度肥胖，30%～49%为中度肥胖，50%以上为重度肥胖。但10岁以上的儿童，身体形态指标发生较大变化，身高和体重的关系变化很大，因此不能用该法来评价肥胖。

（2）体重指数（BMI）指体重和身高平方的比值，目前被国际上推荐为诊断肥胖的最有用指标。当BMI＞同年龄、同性别的第95百分位数可诊断肥胖；第85～95百分位数为超重，并具有肥胖的风险。

（3）有过度营养、运动不足、行为偏差的特征。

（4）脂肪分布均匀，以腹、肩、面颊、乳房等处尤为明显。

（5）除外某些内分泌、代谢、遗传、中枢神经系统疾病引起的继发性肥胖或药物引起的肥胖。

## 五、鉴别诊断

单纯性肥胖确诊需与下列由各种遗传、内分泌、代谢性疾病引起的继发性肥胖鉴别。

（一）肥胖性生殖无能症

肥胖性生殖无能症（frohlich syndrome）继发于下丘脑及垂体病变，其体脂主要分布在颈、颏下、乳房、下肢、会阴及臀部，手指、足趾纤细，身材矮小，低血压、低体温、第二性征延迟或不出现。

（二）性幼稚-低肌张力综合征

性幼稚-低肌张力综合征（prader-willi syndrome）为常染色体显性遗传，1～3 岁开始发病，呈现周围型肥胖体态，面部特征为杏仁样眼、鱼样嘴、小鞍状鼻和内眦赘皮，身材矮小，智力低下，手脚小，肌张力低，外生殖器发育不良，至青春期常并发糖尿病。

（三）Barder-Biedl 综合征

Barder-Biedl 综合征，也称幼稚多指畸形综合征，为常染色体隐性遗传，1～2 岁开始肥胖，呈周围型，智能轻度低下，视网膜退行性病变，多指趾，性功能减低。

（四）Alstrom 综合征

Alstrom 综合征为常染色体隐性遗传病，2～5 岁开始肥胖，呈中央型，视网膜色素变性，神经性耳聋，糖尿病，智商正常。

（五）库欣综合征（肾上腺皮质增生所致者）

库欣综合征（肾上腺皮质增生所致者）呈向心性肥胖，满月脸，水牛背，但四肢细，可伴性早熟、多毛、痤疮、高血压、低血钾等。

（六）其他各种继发性肥胖症

其他各种继发性肥胖症如甲状腺功能减低症、生长激素缺乏症等，都呈现各原发病的特点，与单纯性肥胖症可资鉴别。

## 六、治疗

（一）辨证论治

小儿单纯性肥胖症的治疗以减少脂肪，控制体重在接近理想状态，同时又不影响小儿身体健康及生长发育为原则；采用以加强运动为基础，以行为矫正为关键技术，配合饮食调整、心理治疗及健康教育的综合方案。中医学认为本病属本虚标实，本虚多为脾虚、肾虚，标实多见痰湿、脂膏，故治疗以补虚泻实为法，调理中焦脾胃，化湿涤痰。

**1. 胃热湿阻证**

**证候** 形体肥胖，消谷善饥，肢体困倦，懒言少动，口渴喜饮，大便秘结，舌质红，苔黄腻，脉滑数。

**治法** 清胃泻热，兼以化湿。

**方药** 泻黄散（《小儿药证直诀》）加减。

胃热甚、口渴者加芦根、石斛、天花粉、黄连以清热生津；湿盛者加薏苡仁、车前子、滑石以清热除湿，或加藿香、佩兰、砂仁以芳香化浊；便秘者加草决明、大黄清热通便。

**2. 脾虚痰阻证**

**证候** 体态壅肿，头重身困，疲倦乏力，少气懒言，嗜睡自汗，口淡腹满，胸闷气促，舌质淡红，苔薄白或白腻，脉沉滑。

**治法** 运脾除湿。

**方药** 胃苓汤（《丹溪心法》）加减。

脾气虚明显者加党参、黄芪以益气健脾；脾阳不足者加砂仁、干姜、附子以温中运脾；湿盛者加车前子、薏苡仁、冬瓜仁以淡渗利湿；腹满明显者加槟榔、木香、香附以行气除胀。

**3. 脾肾两虚证**

**证候** 肥胖虚浮，疲乏无力，腰膝酸软，甚者畏寒肢冷，懒言少动，舌质淡红，苔白，脉沉缓无力。

**治法** 补益脾肾，温阳化湿。

**方药** 苓桂术甘汤（《金匮要略》）合真武汤（《伤寒论》）加减。

大便滑泄者加补骨脂、肉豆蔻以涩肠止泻；舌苔白厚者加白豆蔻、石菖蒲以燥湿消滞。

### （二）西医治疗

治疗目的是使体脂减少接近其理想状态，同时又不影响儿童身体健康及生长发育。应采用行为矫正、饮食调整和适量运动综合治疗。

药物治疗：苯丙胺类和马吲哚类可抑制食欲，甲状腺素可增加消耗，但疗效不持久，且毒副作用大，儿童一般不用或少用。

### （三）其他疗法

**1. 针灸疗法** 胃热湿阻的针灸疗法：取曲池、支沟、三阴交、内庭，用平补平泻手法，中等刺激，每日 1 次，10 次为 1 个疗程。脾虚痰阻的针灸疗法：取内关、水分、天枢、丰隆、三阴交穴，用平补平泻手法，中等刺激，每日 1 次，10 次为 1 个疗程。脾肾两虚的针灸疗法：取脾俞、肾俞、足三里、天枢、三阴交、太溪，手法用补法，每日 1 次，10 次为 1 个疗程。

**2. 推拿治疗** 推擦肩背、按揉及拿捏腹部、揉臀部、拿捏手足三阳经及三阴经，并顺经推擦四肢。胃热湿阻者加按揉中脘、掐揉四横纹；脾虚痰阻者加补脾经、按揉丰隆、足三里；脾肾两虚者加捏脊、补脾经、补肾经、推上七节骨、推上三关。

**3. 运动疗法** 适当的运动能促使脂肪分解，减少胰岛素分泌，使脂肪合成减少，加强蛋白质合成，促进肌肉发育。但肥胖小儿常因动作笨拙而不愿锻炼，可选择既有效又易于坚持的运动，如晨间跑步、散步、做操等，活动量以运动后轻松愉快、不感到疲劳为原则。如果运动后疲惫不堪、心慌气促及食欲大增，均提示活动过度。

**4. 行为矫正** 纠正儿童不良饮食习惯首先应从改变家庭不良饮食习惯和生活方式开始，戒绝晚餐过饱、食夜宵、偏食、吃零食、进食太快的习惯，多食含纤维素或是非精细加工食物，少吃煎、炸、快餐等高能量食品；避免看电视、玩游戏机时间太长等。

**5. 饮食疗法** 鉴于小儿正处于生长发育的关键阶段及肥胖治疗的长期性，提供的能量应低于机体的能量消耗又必须满足基本的营养需要，应选用低脂肪、低糖和高蛋白膳食方案。食物的体积在一定程度上会影响患儿饱腹感，故应鼓励其多吃体积大、饱腹感明显而热能低的蔬菜类食品，其纤维还可减少糖类的吸收和胰岛素的分泌，并能阻止胆盐的肝肠循环，促进胆固醇排泄，且有一定的通便作用。如胡萝卜、青菜、黄瓜、番茄、苹果、柑橘、竹笋等均可选择采用。同时应保证供给适量的维生素、矿物质和水，并培养小儿良好的饮食习惯。

**6. 心理治疗** 应经常鼓励儿童坚持控制饮食及加强运动锻炼，增强减肥的信心。鼓励小儿多参加集体活动，改变其孤僻、自卑心理，建立健康的生活方式，学会自我管理的能力。

## 七、中西医临床诊疗思路

西药治疗不良反应大，容易反复，临床一般不用或仅作为辅助性治疗手段。中医学认为本病属本虚标实，本虚多为脾虚、肾虚，标实多见痰湿、脂膏，治疗以调理中焦脾胃、化湿涤痰为法。针灸疗法、饮食疗法是中医药的优势项目，疗效明显。因此，加强食疗方法及针灸疗法的研究，是中医界重要的科研课题之一。

## 八、预防与调护

注意合理饮食，孕妇在妊娠前期要避免营养摄入不足，妊娠后期应避免营养过度和增重过度，防止胎儿体重过度增加；婴幼儿期，强调母乳喂养，按照婴幼儿实际需要量进行适度喂养；学龄期及学龄前期，养成良好的进食习惯，不得偏食糖类、高脂、高热量食物，多吃蔬菜，并鼓励多进行运动；青春早期及青春期要加强对营养知识的正确教育。

定期到儿科保健门诊接受系统的营养监测及指导。

对于严重肥胖而并发气促、低氧血症等情况，要给予及时处理。

**古籍精选**

《灵枢·卫气失常》曰："人有肥有膏有肉……皮满者，肥。皮缓者，膏……膏者，多气而皮纵缓。"

（陈汉华　裴俊娟　许尤佳）

# 第四节　性　早　熟

性早熟（precocious puberty）是儿童常见的内分泌疾病之一。男孩在9岁前、女孩在8岁前出现性发育征象，即为性早熟。按照发病机制可将性早熟分为中枢性性早熟（真性性早熟）、外周性性早熟（假性性早熟）、不完全性性早熟。女孩发病率明显高于男孩。

性早熟表现为女孩月经早初潮，骨骼提前愈合影响成年身高，出现第二性征过早发育及性成熟所带来相应的心理或行为异常等问题。随着社会发展，近数十年来全球范围内青春期发育的年龄有逐步提前的趋势，性早熟的发病率也有所提高，日益引起人们的重视。

性早熟古代中医并无相关的描述。本病的中医和西医病名一致。

## 一、病因病理

### （一）中医病因病机

**1. 病因**　本病病因包括内因、外因两个方面。内因主要涉及肾、肝二脏，与脾脏有关；外因主要包括过食肥甘厚腻、长期营养过剩等。

**2. 病机**　肾为先天之本，肾的精气关系到生长发育和生殖。肝经与任、督、冲脉交会，可通过任、督、冲影响生殖发育。肾藏精，肝藏血；肾主封藏，肝主疏泄。肝肾同源，两脏共同影响发育与生殖。正常情况下，阴平阳秘，阴阳平衡，则天癸可如期而至，"女子七岁，肾气盛，齿更、发长。二七而天癸至，任脉通，太冲脉盛，月事以时下，故有子……丈夫八岁，肾气实，发长齿更。二八，肾气盛，天癸至，精气溢泻，阴阳和，故能有子"。

现代中医认为，某些疾病、营养过剩、过食滋补品、食用含生长激素合成饲料喂养的禽畜类食物，或者过早接触儿童不宜的书刊、视频等，均可使体内脏腑阴阳失调，或致阴虚火旺，相火妄动，或致肝气郁结，或致痰湿壅滞，致使冲任失调、天癸早至。

（二）西医病因病理

**1. 病因** 性早熟根据其病因可分为促性腺激素依赖性性早熟（中枢性性早熟、真性性早熟）、非促性腺激素依赖性性早熟（外周性性早熟、假性性早熟）、不完全性性早熟。

（1）中枢性性早熟（central precocious puberty，CPP）：由下丘脑-垂体-性腺轴提前启动，激活性腺轴功能，导致性腺发育和分泌激素，使内外生殖器发育和第二性征呈现。根据病因 CPP 又分为特发性性早熟、继发性性早熟。任何类型的中枢神经系统异常均有可能引起性早熟，包括错构瘤、囊肿、肉芽肿、中枢神经系统感染，获得性损伤如外伤、手术、放化疗，先天性发育不良如脑积水等。其他病因如先天性肾上腺皮质增生症、先天性甲状腺功能减退症等也可以引起 CPP。

超过 80%的 CPP 病例都为特发性，女孩发病率远高于男孩，几乎所有的特发性病例均为女孩。因其发病机制为性腺轴提前启动，故发病儿童的性发育顺序与正常儿童基本一致。

（2）外周性性早熟：是由性腺或肾上腺过度分泌的性激素所致，或者由过多的外源性性激素导致。根据性征与性别是否相符，外周性性早熟又分为同性性早熟、异性性早熟（女孩男性化、男孩女性化）。①女孩同性性早熟：见于遗传性卵巢功能异常如 McCune-Albright 综合征、卵巢囊肿、分泌雌激素的肾上腺皮质肿瘤或卵巢肿瘤、异位分泌人绒毛膜促性腺激素（HCG）的肿瘤及外源性雌激素摄入等。②女孩异性性早熟（女孩男性化）：见于先天性肾上腺皮质增生症、分泌雄激素的肾上腺皮质肿瘤或卵巢肿瘤及摄入外源性雄激素等。③男孩同性性早熟：见于先天性肾上腺皮质增生症（较常见）、肾上腺皮质肿瘤或睾丸间质细胞瘤、异位分泌 HCG 的肿瘤及摄入外源性雄激素等。④男孩异性性早熟（男孩女性化）：见于产生雌激素的肾上腺皮质肿瘤或睾丸肿瘤、异位分泌 HCG 的肿瘤及外源性雌激素摄入等。

（3）不完全性性早熟：是指第二性征发育提前发生，又称为变异型青春期，既往将其归类为中枢性性早熟的特殊类型，包括单纯性乳房早发育、肾上腺功能早现、单纯性阴毛早现、单纯性早初潮。

**2. 病理基础** 人体生殖系统的发育和功能维持受下丘脑-垂体-性腺轴（HPGA）的控制。下丘脑分泌促性腺激素释放激素（gonadotropin releasing hormone，GnRH）刺激垂体前叶分泌促性腺激素，即黄体生成素（LH）和卵泡刺激素（FSH），促进卵巢和睾丸发育，并分泌雌二醇（$E_2$）和睾酮（T）。下丘脑的这种分泌在大约 10 岁以前受中枢神经系统的控制及性激素的负反馈机制作用，GnRH 的分泌量很少。大约至 10 岁左右，下丘脑对性激素负反馈作用的敏感度下降，GnRH 分泌逐渐增加，LH 和 FSH 的分泌也随之增高，使得性腺和性器官进一步发育，青春期于是开始。当各种病因引起的 HPGA 提前启动，或外源性激素等原因影响，在青春期前激素水平提高，导致性发育和（或）第二性征出现的提前，就引起性早熟。

## 二、临床表现

女孩在 8 岁之前、男孩在 9 岁之前出现性发育征象即可定义为性早熟。一般正常女孩的性发育顺序为先出现乳房发育，接着出现阴毛、外生殖器的改变，腋毛生长，最后月经来潮。男孩一般表现为睾丸增大，接着阴茎增大增粗，阴毛、腋毛生长，变声、胡须，甚至出现遗精。

不同类型的性早熟主要表现在性发育顺序的不同。中枢性性早熟则按照上述顺序发育（女：乳房—阴毛、外生殖器—腋毛—月经；男：睾丸—阴茎—阴毛、腋毛—变声、胡须—遗精），但是进程加快，同时伴有线性生长加速。外周性性早熟则不按照性发育顺序出现发育征象提前，不同病因引起的外周性性早熟还可伴随不同的临床表现。不完全性性早熟则是第二性征提前发育，如单纯乳房发育、单纯早初潮。

## 三、辅助检查

### （一）血清激素水平

血清 LH、FSH、$E_2$、T 等性激素水平在性早熟进程中，随着疾病的发展而明显升高。GnRH 激发试验可帮助鉴别是否为中枢性性早熟。性激素水平不宜作为性早熟的诊断指标，但是当某些激素水平明显升高时，如睾酮或雌二醇升高，应警惕性腺肿瘤。

GnRH 激发试验是诊断中枢性性早熟的金标准，也是鉴别中枢性和外周性性早熟的重要依据。一般采用静脉注射 GnRH，按 2.5μg/kg（最大剂量≤100μg），于注射前和注射后 30、60、90 及 120 分钟分别采血测定血清 LH 和 FSH。当 LH 峰值≥5U/L（不同的检测方法，参考临界值不同），同时满足 LH/FSH 峰值≥0.6，考虑青春期启动。

### （二）骨龄测定

根据手和腕部 X 线片评定骨龄是否超前。性早熟患儿一般骨龄超过实际年龄。但是不完全性性早熟，如单纯乳房发育，骨龄一般无增速或轻度增速。

### （三）B 超检查

女孩应检查子宫、卵巢、乳腺，男孩应检查睾丸，可了解乳腺、子宫、卵巢、睾丸的发育程度及排除器质性病变。怀疑肾上腺增生或器质性病变时应查肾上腺 B 超。若盆腔 B 超显示女孩子宫、卵巢容积增大，且卵巢内可见多个直径＞4mm 的卵泡，男孩睾丸容积≥4ml，提示为中枢性性早熟。若卵巢不大而子宫增大并见内膜增厚则多为外源性雌激素作用。

### （四）头颅影像学检查

中枢性性早熟以女孩多见，其中 80%以上为特发性。而在 6 岁以下的性早熟女孩中，中枢神经系统异常的比例约为 20%，且发病年龄越小，异常的可能性越大。因此，对于所有性早熟的男孩及＜6 岁发病的女孩均需完善头颅影像学检查。

### （五）其他检查

根据患儿的临床表现可进一步选择其他检查，如怀疑甲状腺功能低下可测定 $T_3$、$T_4$、TSH；先天性肾上腺皮质增生症患儿血 17-羟孕酮和尿 17-酮类固醇明显增高。

## 四、诊断

目前学界尚未对所有病因所致的性早熟有统一标准，但是对最常见、药物干预最有效的中枢性性早熟已经制订了相关指南及诊断标准。

CPP 诊断标准：①第二性征提前出现，女孩 8 岁前，男孩 9 岁前，以女孩出现乳房结节、男孩睾丸容积增大为首发表现。②线性生长加速，年生长速率高于正常儿童。③骨龄超前：骨龄超过实际年龄 1 岁或 1 岁以上。④性腺增大，盆腔 B 超显示女孩子宫、卵巢容积增大，且卵巢内可见多个直径＞4mm 的卵泡；男孩睾丸容积≥4ml。⑤HPGA 功能启动，血清促性腺激素及性激素达青春期水平。

## 五、鉴别诊断

诊断明确后应尽快进行病因诊断，中枢性性早熟（CPP）需鉴别特发性、继发性。中枢性性早熟又需要与外周性及不完全性性早熟相鉴别。具体见表 19-1。

表 19-1 CPP 的分类及病因

| 分类 | 疾病 |
| --- | --- |
| 特发性 CPP | |
| 继发性 CPP | |
| 中枢神经系统异常 | 肿瘤或占位性病变：下丘脑错构瘤、囊肿、肉芽肿、中枢神经系统感染 |
| | 获得性损伤：外伤、术后或放化疗后 |
| | 先天发育异常：脑积水、视中膈发育不全等 |
| 其他疾病 | 先天性肾上腺皮质增生症、McCune-Albright 综合征、家族性男性限性性早熟、先天性甲状腺功能减低症 |

（一）先天性肾上腺皮质增生症

先天性肾上腺皮质增生症是导致男孩外周性性早熟的最常见原因，表现为阴茎增大，阴囊色素沉着，睾丸容积不大或与阴茎发育水平不一致，早期身高增长加速，骨龄提前。血清 17 羟孕酮、睾酮等激素水平升高。

（二）McCune-Albright 综合征

McCune-Albright 综合征，又称为多发性骨纤维发育不良，多见于女性。其除性早熟征象外，尚伴有皮肤咖啡色素斑和骨纤维发育不良，偶见卵巢囊肿。其性发育过程与 CPP 不同，常先有阴道流血，而后才有乳房发育等其他表现，血雌激素水平增高但促性腺激素水平低下，GnRH 试验提示外周性性早熟。随着病程进展，部分可转化为 CPP。

（三）原发性甲状腺功能减低症

原发性甲状腺功能减低症仅见于少数未经治疗的原发性甲状腺功能减低症（减称甲低）。其发病机制可能和 HPGA 调节紊乱有关。甲低时，下丘脑分泌 TRH 增多，由于分泌 TSH 的细胞与分泌催乳素（PRL）、LH、FSH 的细胞具有同源性，TRH 不仅促进垂体分泌 TSH 增多，同时也促进 PRL 和 LH、FSH 分泌。临床出现性早熟的表现，如女孩出现乳房增大、泌乳和阴道流血等，但不伴有线性生长加速和骨龄提前。长期未经治疗者可转为 CPP。

（四）单纯乳房早发育

单纯乳房早发育是女孩不完全性性早熟的表现，常＜2 岁起病，乳腺仅轻度发育，不伴有其他性发育征象，不伴有生长加速和骨骼发育提前，不伴有阴道流血。血清 $E_2$ 和 FSH 基础值常轻度增高。一般认为该病呈良性、自限性过程，但仍有部分患儿可逐步演变为真性性早熟，故此类患儿应注意追踪检查随访。

## 六、治疗

（一）辨证论治

由于性早熟是一类病因复杂的疾病，中西医治疗各有优劣。器质性病变引起的性早熟如中枢神经系统肿瘤、性腺肿瘤以西医治疗为主。中医药辨证治疗对于单纯性乳房早发育、假性性早熟中外源性因素者，以及特发性性早熟早中期有较好的疗效。

中医临证将性早熟分为阴虚火旺证、痰湿壅滞证、肝郁化火证。部分性早熟阴虚、痰湿、肝郁等证候表现不明显，甚至无证可辨，则需要根据病史、个人史等，结合临证经验辨证。

### 1. 阴虚火旺证

*证候* 女孩提前出现乳房发育，阴道分泌物增多，阴唇发育，色素沉着，甚至月经来潮；男孩提前出现睾丸增大，阴茎增粗，可有阴茎勃起，有胡须、喉结，阴囊色素沉着，变声，甚至遗精。伴五心烦热，潮热，怕热，颧红，盗汗，烦躁易怒，咽干口燥，小便短黄，大便干结，舌红绛，少苔或无苔，脉细数。

*治法* 滋阴补肾，清泻相火。

*方药* 知柏地黄丸（《医宗金鉴》）加减。

阴虚明显者加玄参、龟甲、天冬以滋阴清热；盗汗者加五味子、浮小麦以收敛止汗；五心烦热、潮热者加地骨皮、莲子心以清心宁神；君相火旺、心烦不宁者加黄连、酸枣仁、百合、栀子以清热除烦；口苦、心烦等肝火旺者加栀子、夏枯草、龙胆草以清热泻肝。

### 2. 痰湿壅滞证

*证候* 女孩提前出现乳房发育，阴道分泌物增多，阴唇发育，色素沉着，甚至月经来潮；男孩提前出现睾丸增大，阴茎增粗，可有阴茎勃起，有胡须，喉结，阴囊皮肤皱褶增加、着色，变声，甚至遗精。伴形体偏肥胖，胸闷叹息，肢体困重，口中黏腻，多食肥甘，舌质红，苔腻，脉滑数。

*治法* 健脾燥湿，化痰散结。

*方药* 二陈汤（《太平惠民和剂局方》）加减。

乳房硬结明显者加橘核、浙贝母、麦芽、山慈菇、莪术以软坚散结；阴道分泌物多者加椿皮、芡实以燥湿止带；外阴瘙痒者加地肤子、白鲜皮、椿皮以燥湿止痒。本证日久，郁而化热，可成痰热互结证，湿重于热者，见大便稀溏，喜静懒言，带下清稀色白，舌质淡，加白术、白扁豆以健脾渗湿；热重于湿者，见大便秘结，带下黄浊，口苦，面部痤疮，舌质红，加栀子、黄芩、薏苡仁以清热燥湿。

### 3. 肝郁化火证

*证候* 女孩提前出现乳房发育，可有乳房胀痛，阴道分泌物增多，阴唇发育、色素沉着，甚至月经来潮；男孩提前出现睾丸增大，阴茎增粗，可有阴茎勃起，有胡须，喉结，阴囊皮肤皱褶增加、着色，变声，甚至遗精。伴烦躁易怒，情绪抑郁，胸胁胀闷，头晕胀痛，面红目赤，失眠多梦，溲赤便秘，口苦咽干，舌红，苔黄，脉弦数。

*治法* 疏肝解郁，清泻肝火。

*方药* 丹栀逍遥散（《内科摘要》）加减。

乳房胀痛者加郁金、青皮以行气止痛；带下黄臭者加黄芩、椿皮以清热燥湿；热证甚者加黄连，重用夏枯草以清热解毒；便秘者加决明子、火麻仁以润肠通便；肺中积热，面部痤疮者加金银花、淡豆豉、大黄、黄芩以清宣肺热。

## （二）西医治疗

继发性性早熟，应同时治疗原发病。特发性性早熟的治疗目的主要包括抑制或减慢性发育，特别是阻止女孩月经来潮；抑制骨骼成熟，改善成人期最终身高；预防与性发育有关的精神社会问题。

药物治疗：目前国内外普遍采用促性腺激素释放激素类似物（GnRHa）治疗 CPP。其作用是通过下降调节，抑制垂体性腺轴，使 LH、FSH 和性腺激素分泌减少，从而控制性发育，延迟骨骼成熟，最终改善成人期身高。

国内推荐剂量：缓释剂首次给药 3.75mg，此后剂量为每 4 周 80～100μg/kg，或采用每次 3.75mg，每 4 周肌内注射 1 次。

停药时机取决于治疗目的。以改善成年身高为目的者疗程一般为 2 年以上，骨龄 12～13 岁（女孩 12 岁，男孩 13 岁）。

CnRHa 治疗特发性性早熟常见的不良反应为注射部位局部反应，如红斑、硬化、水疱、无菌性水肿及首次应用可能出现阴道分泌物增多或阴道出血等。

（三）其他疗法

耳穴帖压疗法：取交感、内分泌、肾、肝、神门、脾。先将耳郭用75%乙醇消毒，以探棒找阳性反应点，然后将带有王不留行的胶布贴于阳性反应点处，手指按压，使耳郭有发热胀感。每日按压5次，每次5分钟，1周换贴1次，两耳交替，用于阴虚火旺证、肝郁化火证。

## 七、中西医临床诊疗思路

古代医学并无性早熟记载，现代中医病名与西医一致。近年来，采用GnRHa治疗本病，疗效显著提高。但是长期应用GnRHa对生长轴有一定抑制作用，部分患儿甚至需要同时配合生长激素治疗。另外，该药价格昂贵，也限制了其应用。而在20世纪80年代开始，国内中医界开始尝试辨证治疗性早熟，治疗特发性性早熟早中期、部分外周性性早熟、单纯性乳房早发育等，取得了一定的疗效和成果，积累了一定的经验。对于部分快速进展的患儿，可以采取西药先控制病情，然后在密切监测骨龄的基础上，采用中药维持治疗，既能较理想地控制病情，又能减少长期应用西药带来的不良反应。

## 八、预防与调护

（一）预防

（1）母亲孕期慎用含激素的食品及药物，哺乳期不服避孕药物。
（2）儿童勿服用人参、鹿茸、紫河车等补品补药。需避免摄入牛初乳、蜂王浆、避孕药、花粉、鸡胚、蚕蛹等保健品，避免接触女性护肤品、女性化妆品等。
（3）需控制摄入快餐食品、膨化油炸食品等食物，避免肥胖。
（4）避免接触涉性影视、书籍、网络。

（二）调护

（1）对患儿家长需详细解释本病的发病原因，强调及时治疗对患儿预后的重要性。
（2）对患儿需做好心理安慰，解除心理压力。

**古籍精选**

《素问·上古天真论》曰："女子七岁，肾气盛，齿更、发长。二七而天癸至，任脉通，太冲脉盛，月事以时下，故有子……丈夫八岁，肾气实，发长齿更。二八，肾气盛，天癸至，精气溢泻，阴阳和，故能有子。"

《本草纲目·论妇人月水》曰："女子二七天癸至，七七天癸绝，其常也。有女十二、十三而产子，如褚记室所载平江苏达卿女十二受孕者。"

（陈汉华　倪晓良　许尤佳）

# 参考文献


冯学斌. 2007. 全国高等医学院校规划教材. 儿科学. 北京：科学出版社

胡亚美，江载芳. 2002. 诸福棠实用儿科学. 第7版. 北京：人民卫生出版社

金星明，静进. 2014. 发育与行为儿科学. 北京：人民卫生出版社

林甦，杨文庆，俞建. 2016. 中医儿科诊疗指南·性早熟（修订）. 中医儿科杂志，12（3）：1～4

罗笑容，许尤佳. 2005. 儿科专病中医临床诊治. 第2版. 北京：人民卫生出版社

欧正武. 2000. 儿科学. 长沙：湖南科学技术出版社

汪受传，俞景茂. 2009. 中医儿科临床研究. 北京：人民卫生出版社

汪受传. 2002. 中医儿科学. 北京：中国中医药出版社

王慕逖. 2001. 儿科学. 第5版. 北京：人民卫生出版社

王萍芬. 1997. 中医儿科学. 上海：上海科学技术出版社

王雪峰. 2005. 中西医结合儿科学. 北京：中国中医药出版社

薛辛东. 2010. 儿科学. 北京：人民卫生出版社

杨思源，陈树宝. 2011. 小儿心脏病学. 第4版. 北京：人民卫生出版社

杨锡强，易著文. 2004. 儿科学. 第6版. 北京：人民卫生出版社

中华医学会儿科学分会内分泌遗传代谢学组，《中华儿科杂志》编辑委员会. 2015. 中枢性性早熟诊断与治疗共识（2015）. 中华儿科杂志，53（6）：412～418

# 附 录

## 附录一 小儿针灸疗法

头颈部、胸腹部、背腰部、上肢部、下肢部常用穴位见附表-1至附表-5。

**附表-1 头颈部常用穴位**

| 穴名 | 位置 | 针法 | 灸量 |
|---|---|---|---|
| 百会 | 头顶正中线与两耳尖连线交叉点处 | 向前、后、左、右横刺0.5～1寸，局部胀感 | 灸3～7壮<br>温灸5～20分钟 |
| 上星 | 头部前正中线入发际1寸处 | 向头顶或向前额横刺0.5～1寸 | |
| 印堂 | 两眉毛内侧的正中间 | 用手捏起皮肤向下斜刺0.5～1寸，局部酸胀感或向鼻部传导 | |
| 攒竹 | 在眉毛内端，入眉毛约1分处 | 向下或向眉中横刺0.3～0.5寸 | |
| 阳白 | 眉上1寸，正对瞳孔直上 | 从上向下沿皮刺到眉中0.5～0.8寸 | |
| 太阳 | 眉梢与外眼角中间向后1寸 | 向后斜刺透率角（在耳尖上1寸）0.5～1.5寸 | |
| 睛明 | 在内眼角上方1分，靠眼眶缘 | 左手示指端按内眼角处，用细针针尖沿左示指甲，在眼球与眼眶之间直刺，慢慢刺入，不提插，不捻转，以防止出血，有明显酸胀感即出针，出针后压迫局部片刻，防止出血 | |
| 球后 | 眶下缘外1/4与内3/4交界处 | 以左手示指压在球后穴旁，将眼球向上轻推，沿眼眶壁进针1～1.5寸（余同睛明穴） | |
| 承泣 | 眶下缘上方正中 | 患者睁眼，沿眼眶下缘与眼球之间进针，直刺0.3～0.5寸 | |
| 四白 | 眼眶下缘直下约一横指，正对瞳孔 | 距眼眶骨下缘3分，正对瞳孔，相当于眶下孔进针，直刺0.3～0.5寸 | |
| 迎香 | 鼻翼旁5分，鼻唇沟中 | 针尖向内上方斜刺0.2～0.8寸，局部胀感，有时扩散至鼻 | |
| 人中（水沟） | 人中沟上1/3与下2/3交界处 | 针尖向上斜刺0.2～0.5寸 | |
| 承浆 | 下唇下方正中凹陷处 | 直刺或左右横刺0.3～0.5寸 | |
| 下关 | 耳屏前面一横指，颧弓下，闭口凹陷处 | 直刺1～1.5寸，局部酸胀可到下颌关节或齿部 | |
| 颧髎 | 外眼角直下，颧骨下缘凹陷处 | 直刺0.5～1寸，酸胀向半侧面部扩散，达齿部 | |
| 地仓 | 口角旁4分 | 横刺，透向颊车或迎香 | |
| 下地仓 | 在承浆旁开1寸，地仓直下，摸取下颌骨颏孔处取穴 | 直刺0.2寸，找到颏孔后，可横刺向内下方进针1寸，感应放射到下唇 | |
| 颊车 | 下颌角前方一横指，咬紧牙，在咬肌突出处 | 直刺0.5寸，或横刺透向地仓，感应向四周扩散至下齿部 | |

续表

| 穴名 | 位置 | 针法 | 灸量 |
| --- | --- | --- | --- |
| 扁桃体 | 下颌角下内一横指 | 向舌根部直刺1～1.5寸，感应可到咽部 | |
| 耳门 | 耳屏上部缺口前方，张口凹陷处 | 张口直刺或向下刺1～1.5寸，感应向耳深部传导或向半侧面部扩散 | |
| 听宫 | 耳屏中部，张口时耳前凹陷处 | 张口，直刺1～2寸，感应同上，鼓膜有凸出感 | |
| 听会 | 耳屏前下方，与耳屏切迹平齐 | 张口，直刺1～2寸 | |
| 聋穴 | 在听宫与听会之间中点 | 张口，直刺1～2寸 | |
| 翳风 | 耳垂后方，下颌骨与乳突之间凹陷处 | 针尖向内前方斜刺1～2寸，耳道麻胀，有时向咽喉部扩散 | |
| 翳明 | 耳后乳突后下缘凹陷处 | 针尖直刺0.5～0.8寸 | |
| 安眠 | 在翳风与翳明连线中点 | 直刺1～2寸，半侧头、面、颈部酸、胀、麻 | |
| 安眠$_2$ | 在翳明与风池连线中点 | | |
| 风池 | 颈后枕骨粗隆直下凹陷处与乳突之间（当斜方肌与胸锁乳突肌突肌之间） | 针尖向对侧眼球方向斜刺1～1.5寸，或横透对侧风池 | 灸3壮<br>温灸3～5分钟 |
| 风府 | 项后正中凹陷处（枕骨粗隆直下） | 直刺0.5～0.8寸，感应可向前到额部 | |
| 哑门 | 项后正中发际上0.5寸，相当于第1、2颈椎间 | 患者头稍低，针尖向喉结方向进针，浅刺时局部发胀，深达1～2寸时（不宜再深），患者手足或全身有触电感，应立即退针，切勿再深，针刺深度因人而宜 | |
| 上廉泉 | 在喉结上方，取穴时以拇指朝下，指横纹放在下颌骨正中，指尖到达处即是 | 向上后方斜刺1寸左右，酸麻向右舌根传导 | |

**附表-2　胸腹部常用穴位**

| 穴名 | 位置 | 针法 | 灸量 |
| --- | --- | --- | --- |
| 天突 | 在胸骨切迹上缘正中凹陷处 | 针尖向下，沿胸骨柄前缘沿皮向膻中方向刺，感应到膻中穴；或沿胸骨柄后缘向下刺1～2寸，局部酸胀或似窒息样感觉，不能过深，以免刺伤大血管 | 灸3～5壮<br>温灸5～15分钟 |
| 膻中 | 胸部正中线与两乳头连线的交点 | 横刺0.5～1寸 | 灸3～5壮<br>温灸5～15分钟 |
| 鸠尾 | 胸骨剑突下缘 | 沿皮刺透中脘，针1～2寸 | |
| 中脘 | 剑突与脐孔的中点，脐上4寸 | 直刺1～2寸，并可向左下、右下斜刺 | 灸3～7壮<br>温灸10～20分钟 |
| 脐中（神阙） | 脐孔中 | 禁针。可隔盐或隔姜 | 灸3～5壮<br>温灸20～30分钟 |
| 天枢 | 脐旁2寸 | 直刺1～1.5寸，酸胀到腹侧部 | 灸5～7壮<br>温灸10～20分钟 |
| 气海 | 脐下1.5寸，脐中与关元连线的中点 | 向下斜刺1～1.5寸，局部酸胀向外生殖器传导 | 灸3～7壮<br>温灸20～30分钟 |
| 关元 | 脐下3寸 | 向下斜刺1～1.5寸，感应可向外生殖器传导 | 同气海 |
| 中极 | 脐下4寸 | 向下斜刺1～1.5寸 | 同气海 |
| 水道 | 关元穴旁开2寸 | 直刺1寸 | |
| 大横 | 脐旁4寸，腹直肌外缘 | 直刺1寸 | |

注：凡针刺下腹部穴位时，应嘱患者先排空小便。

附表-3　背腰部常用穴位

| 穴名 | 位置 | 针法 | 灸量 |
| --- | --- | --- | --- |
| 大椎 | 第七颈椎与第一胸椎棘突之间 | 直刺 0.5～1 寸，感应向下到腰部 | 灸 3～7 壮<br>温灸 5～20 分钟 |
| 定喘 | 大椎旁开 5 分 | 针尖向脊柱方向斜刺 0.5～1 寸，感应向下到背或胸、肩部 | 灸 3～5 壮<br>温灸 5～15 分钟 |
| 肩井 | 大椎穴与肩峰连线之中点 | 直刺 0.5 寸左右，或针尖向前下横刺 0.5～1 寸（深刺易引起气胸） | |
| 天宗 | 肩胛冈中点与肩胛骨下角连线的上 1/3 与中 1/3 交点处 | 直刺 0.5～1 寸或向四周斜刺 | |
| 肺俞 | 第三、四胸椎棘突间旁开 1.5 寸 | 向内斜刺 0.5～1 寸 | |
| 心俞 | 第五、六胸椎棘突间旁开 1.5 寸 | 向内斜刺 0.5～1 寸 | |
| 中喘（肝热穴） | 第五、六胸椎棘突间旁开 5 分 | 向内斜刺 0.5～1 寸 | |
| 膈俞 | 第七、八胸椎棘突间旁开 1.5 寸 | 向内斜刺 0.5～1 寸 | |
| 肝俞 | 第九、十胸椎棘突间旁开 1.5 寸 | 向内斜刺 0.5～1 寸 | |
| 胆俞 | 第十、十一胸椎棘突间旁开 1.5 寸 | 向内斜刺 0.5～1 寸 | |
| 脾俞 | 第十一、十二胸椎棘突间旁开 1.5 寸 | 向内斜刺 0.5～1 寸 | |
| 胃俞 | 第十二胸椎与第一腰椎棘突间旁开 1.5 寸 | 向内斜刺 0.5～1 寸 | |
| 肾俞 | 第二、三腰椎棘突间旁开 1.5 寸 | 直刺 1～2 寸深，酸胀向臀部传导 | 灸 3～7 壮<br>温灸 5～20 分钟 |
| 大肠俞 | 第四、五腰椎棘突间旁开 1.5 寸 | 直刺 1.5～2 寸，腰部酸胀向下肢传导 | 灸 3～7 壮<br>温灸 5～20 分钟 |
| 至阳 | 第七胸椎棘突下，相当于肩胛下角水平 | 稍向上方斜刺 1 寸左右，感应沿脊柱向下扩散 | |
| 命门 | 第二腰椎棘突下，相当于肋弓下缘水平 | 稍向上方斜刺 1 寸 | 灸 3～7 壮<br>温灸 5～20 分钟 |
| 肾脊 | 第二、三腰椎棘突间旁开 5 分 | 针尖向脊柱斜刺 1～1.5 寸 | |
| 八髎 | 上髎：在第一骶后孔处<br>次髎：在第二骶后孔处<br>中髎：在第三骶后孔处<br>下髎：在第四骶后孔处 | 向内下方深刺 1～2 寸，骶部酸胀向大腿放射 | |
| 长强 | 尾骨尖端下方，尾骨末端与肛门之间 | 向上斜刺，沿尾骨刺入 1～1.5 寸，针时肛门区胀痛，肛门有收缩感 | 灸 3～7 壮<br>温灸 5～20 分钟 |
| 夹脊 | 第七颈椎棘突下至第五腰椎棘突下，各棘突间旁开 5 分处，共 17 对 | 向脊柱方向斜刺，背段针 1 寸左右，腰段针 2～2.5 寸，感应向四肢或肋间扩散 | 灸 3～7 壮<br>温灸 5～20 分钟 |

附表-4　上肢部常用穴位

| 穴名 | 位置 | 针法 | 灸量 |
| --- | --- | --- | --- |
| 肩髃 | 垂臂在三角肌起始部中点，锁骨肩峰端下缘处或上臂平举时，肩端前一凹陷处 | 直刺 1～2 寸，或透向三角肌点，感应可向下放射到拇指 | |
| 肩髎 | 肩髃穴后约 1 寸，肩峰后下凹陷处 | 直刺 2 寸 | |

续表

| 穴名 | 位置 | 针法 | 灸量 |
|---|---|---|---|
| 肩内陵（肩前） | 垂臂，在肩前腋前纹端与肩髃穴连线中点 | 直刺 0.5～1 寸 | |
| 三角肌点 | 在肩髃下方，三角肌正中点 | 直刺或斜刺 1.5～2 寸 | |
| 肩贞 | 肩后腋纹尽头上 1 寸 | 直刺 2～2.5 寸，感应向下可到手 | |
| 曲池 | 半曲肘，肘横纹外侧尽头靠近骨边缘处 | 直刺 2～2.5 寸，感应向下到手，向上可到肩部 | 灸 3～7 壮<br>温灸 5～20 分钟 |
| 四渎 | 腕背横纹后上 7 寸 | 直刺 0.5～1 寸，感应向上或向手指放射 | |
| 支沟 | 外关上 1 寸，尺、桡骨之间 | 直刺 1.5～2 寸，感应可向上 | |
| 外关 | 腕背横纹中央直上 2 寸，尺、桡骨之间 | 直刺 1 寸，感应到手指或向上到肩部 | |
| 养老 | 转手掌心向胸取穴，腕背、尺骨茎突桡侧凹陷处 | 向肘部斜刺 0.5～1.5 寸，感应可到肩部 | |
| 尺泽 | 微屈肘，肘横纹上，肱二头肌肌腱桡侧凹陷处 | 直刺 1～1.5 寸，感应可到肩部 | 温灸 5～10 分钟 |
| 臂中 | 前臂掌侧，腕肘关节连线中点 | 直刺 1～2 寸，感应到手指 | |
| 郄门 | 前臂掌侧正中两筋间，腕上 5 寸，内关上 3 寸 | 直刺 1～1.5 寸 | |
| 间使 | 前臂掌侧正中两筋间，腕上 3 寸 | 直刺 1～1.5 寸 | |
| 内关 | 前臂掌侧正中两筋间，腕上 2 寸 | 直刺 1 寸，感应到手指或向上到胸部 | |
| 列缺 | 前臂掌面桡侧腕横纹上 1.5 寸，两手虎口交叉时示指尽处 | 针尖向肘斜刺 1 寸，感应到肘部 | |
| 神门 | 仰掌，腕横纹尺侧端稍上方凹陷处 | 直刺或斜刺 0.5～0.8 寸 | |
| 合谷 | 第一、二掌骨之间，近第二掌骨缘中点 | 向后溪穴透，针 1～2 寸，感应到手指或肩部 | |
| 鱼际 | 第一掌骨掌侧中点赤白肉处 | 直刺 0.5～1 寸 | |
| 劳宫 | 屈指握拳，中指与环指尖中间所对的掌心处（在三、四掌骨之间） | 直刺 0.3～0.5 寸 | |
| 后溪 | 轻握拳，第五掌骨小头后，掌横纹头处 | 直刺 0.5～1 寸 | |
| 中渚 | 手背第四、五掌骨间，指缝后 1 寸 | 向手腕方向斜刺 1 寸 | |
| 落枕 | 手背第二、三掌骨间，指缝后 1 寸 | 直刺 0.5～1 寸 | |
| 少商 | 大拇指桡侧，指甲根旁 1 分 | 点刺出血 | 温灸 1～3 分钟 |
| 少泽 | 小指尺侧，指甲根旁 1 分 | 点刺出血 | |
| 八邪 | 手五指背侧指缝间，两手共 8 穴 | 斜向手腕针 0.5～1 寸 | |
| 十宣 | 两手示指尖端，去爪甲 1 分，两手共 10 穴 | 点刺出血 | |
| 四缝 | 第二、三、四、五指中节横纹正中 | 三棱针点刺 | |

**附表-5　下肢部常用穴位**

| 穴名 | 位置 | 针法 | 灸量 |
|---|---|---|---|
| 环跳 | 侧卧，伸直下面腿，屈上腿成 90°，臀部股骨大转子最高点与臀裂上端连线的外 1/3 与内 2/3 交点处 | 直刺 2～3 寸，感应放散到足底、足趾 | |

续表

| 穴名 | 位置 | 针法 | 灸量 |
|---|---|---|---|
| 殷门 | 臀横纹至腘窝横纹正中连线的中点 | 直刺 2～3 寸，感应向下到足 | |
| 委中 | 腘窝横纹中央 | 直刺 0.5～1 寸，感应向下到足 | |
| 承山 | 小腿灶下正中，约在委中穴与足跟之中点 | 直刺 1～1.5 寸，感应向下到足 | |
| 风市 | 在大腿外侧中线，髌骨上缘 7 寸，或直立时两手下垂，中指到达之处 | 直刺 2 寸 | 温灸 5～20 分钟 |
| 新伏兔 | 在伏兔穴（髌骨外缘直上 6 寸）旁开 5 分 | 直刺或向膝关节方向刺 2～3 寸，感应向下 | 灸 5～7 壮<br>温灸 5～20 分钟 |
| 梁丘 | 在髌骨上缘上 2 寸，正对外膝眼 | 直刺 2 寸 | 灸 3～5 壮 |
| 鹤顶 | 膝盖上缘正中 | 向膝关节斜刺 1 寸，感应到膝关节 | 温灸 5～15 分钟 |
| 膝眼 | 屈膝垂足，膝盖内、外侧凹陷处，外膝眼又称犊鼻 | 斜刺 2 寸 | 温灸 5～15 分钟 |
| 阳陵泉 | 腓骨小头前下方凹陷处 | 直刺 2 寸，针感向下到足，有时向上到大腿 | 灸 3～5 壮<br>温灸 5～15 分钟 |
| 聋中 | 腓骨小头下 3 寸 | 直刺 2 寸，感应向上 | |
| 足三里 | 外膝眼下 3 寸，胫骨外侧一横指 | 直刺 2 寸，感应向下到足，有时向上到大腿 | 灸 5～15 壮<br>温灸 10～30 分钟 |
| 阑尾穴 | 足三里下 2 寸，压痛明显处 | 直刺 2 寸，根据病情，每日针 2～4 次，每次留 30 分钟至 1 小时，留针时每隔 10 分钟捻转 1 次 | |
| 上巨虚 | 足三里下 3 寸，腹泻患者穴位处有明显压痛 | 直刺 2 寸 | 灸 3～7 壮<br>温灸 5～20 分钟 |
| 丰隆 | 外踝前缘与外膝眼连线的 1/2，距胫骨一横指处 | 直刺 2 寸 | |
| 光明 | 外踝直上 5 寸 | 直刺 1～2 寸 | |
| 丘墟 | 外踝前下方凹陷中 | 针尖向踝关节腔方向刺 1 寸 | 温灸 5～10 分钟 |
| 阴陵泉 | 胫骨内侧髁（膝部内侧的突起）直下凹陷处 | 直刺 1.5～2 寸 | 灸 3 壮<br>温灸 5～15 分钟 |
| 痢疾敏感点 | 内踝尖与阴陵泉连线的上 2/5 与下 3/5 交界附近，找最敏感的压痛点 | 直刺 1～2 寸，每日 1～2 次 | |
| 三阴交 | 内踝尖直上 3 寸，胫骨后缘处 | 直刺 0.5～1 寸，感应向下到足底，有时向上到大腿 | 灸 3～7 壮<br>温灸 10～20 分钟 |
| 复溜 | 跟腱前缘太溪直上 2 寸 | 直刺 0.5～1 寸 | 温灸 5～15 分钟 |
| 太溪 | 足外踝与跟腱之间 | 直刺 0.5～1 寸，感应到足 | 温灸 5～15 分钟 |
| 昆仑 | 足外踝与跟腱之间 | 直刺 0.5～1 寸，感应到足 | 灸 3～5 壮<br>温灸 5～15 分钟 |
| 解溪 | 踝关节前横纹上，二肌腱间 | 直刺 0.5～1 寸 | 温灸 5～15 分钟 |
| 太冲 | 足大趾与第二趾的趾缝上 1 寸半 | 直刺 0.5～1 寸，感应向下到足，有时可向上到腹部 | 灸 3～5 壮<br>温灸 5～15 分钟 |
| 内庭 | 足第二、三趾缝间 | 斜刺 0.2～0.5 寸 | 温灸 5～15 分钟 |

续表

| 穴名 | 位置 | 针法 | 灸量 |
|---|---|---|---|
| 悬钟（绝骨） | 外踝直上 3 寸 | 直刺 1.5 寸，感应向下到足，有时可向上 | 灸 3～5 壮<br>温灸 5～10 分钟 |
| 公孙 | 在足大趾内侧，第一跖骨基底部前（第一跖趾关节后 1 寸处） | 直刺 2 寸 | |
| 涌泉 | 脚底心凹陷中，在足底前 1/3 与后 2/3 交界处 | 直刺 0.5～1 寸 | 灸 1～3 壮<br>温灸 5～10 分钟 |
| 八风 | 足趾缝间共 8 穴 | 沿掌骨间向掌心刺 1 寸 | 温灸 5～10 分钟 |

# 附录二　小儿推拿疗法

小儿推拿一般用于治疗 5 岁以下小儿的某些疾病。年龄越小，治疗效果越好。

小儿推拿手法应轻快柔和，有的手法虽与成人推拿相同，但手法动作及操作方法却不一样，治疗穴位有时也和成人不同。

（一）常用手法（附图-1）

**1. 推法**　用拇指面（正、侧两面均可）或食、中指面，在选定的穴位上做直线推动，称直推法。用双手拇指面在同一穴位起，向两端分开推，称分推法。

**2. 揉法**　用指端（食、中、拇指均可）或掌根，在选定的穴位上贴住皮肤，带动皮肉筋脉做旋转回环活动，称揉法。治疗部位小的用指端揉，大的用掌根揉。

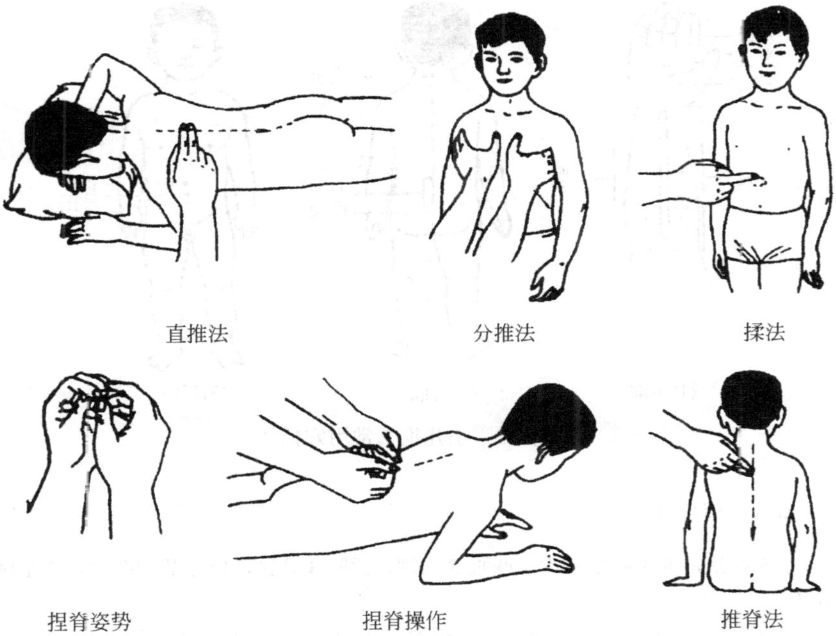


附图-1　小儿推拿常用手法

3. **捏脊法** 用双手的中指、环指和小指握成半拳状，示指半屈，拇指伸直对准示指前半段，然后顶住患儿皮肤，拇、示指前移，提拿皮肉。自尾椎两旁双手交替向前，推动至大椎两旁，算作捏脊一遍。此法多用于小儿疳积，故又称“捏积”。

4. **推脊法** 用示、中指（并拢）面自患儿大椎起循脊柱向下直推至腰椎处，称推脊法。此法适用于高热。

（二）常用穴位（附表-6、附图-2）。

**附表-6 小儿推拿常用穴位**

| 穴名 | 位置 | 针法 | 灸量 |
| --- | --- | --- | --- |
| 脾土穴 | 拇指罗纹面 | 腹泻、呕吐 | 用推法，推 200～500 次 |
| 大肠穴 | 自示指端桡侧边缘至虎口，成一直线 | 食积、腹泻 | 用推法，推 100～300 次 |
| 板门穴 | 大鱼际隆起处 | 胸闷，呕吐、食积腹满，食欲不振 | 用推法或揉法，操作 50～200 次 |
| 三关穴 | 前臂桡侧边缘，自腕横纹直上至肘横纹成一直线 | 外感怕冷无汗、营养不良 | 用推法，自腕部向上推至肘部，推 200～500 次 |
| 六腑穴 | 前臂尺侧边缘，自腕横纹直上至肘横纹成一直线 | 发热、多汗。虚证忌用 | 用推法，自肘部向下推至腕部，推 100～500 次 |
| 天河水穴 | 前臂掌侧正中，自腕横纹中点至肘横纹中点成一直线 | 身热烦躁，外感发热 | 用推法，自腕部向上推至肘弯处，推 100～500 次 |
| 七节穴 | 第四腰椎至尾骶骨成一直线 | 腹泻、痢疾、食积腹胀、肠热便秘 | 用推法，自上而下或自下而上均可，推 200～500 次 |
| 龟尾穴 | 尾椎骨处 | 腹泻、脱肛、便闭 | 用揉法，揉 300～600 次 |
| 丹田穴 | 脐下 2 寸 | 少腹痛、遗尿、脱肛、小便赤少 | 用摩法或揉法，操作 3～5 分钟 |

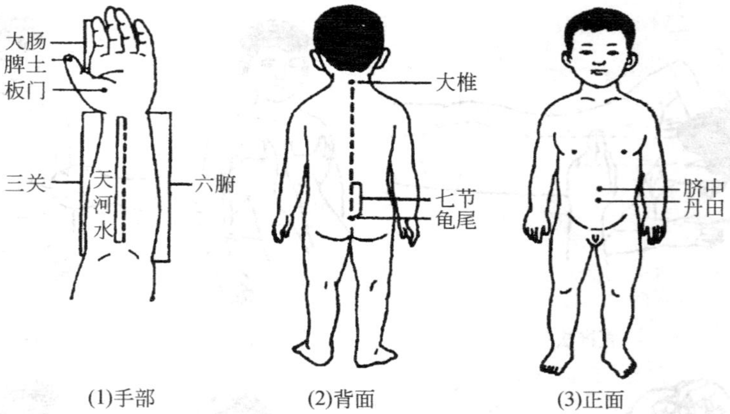


附图-2 小儿推拿常用穴位

（三）几种常见病证的治疗

1. **腹泻** 推脾土 500 次，推大肠 200 次，摩腹 5 分钟，揉脐 3 分钟，推七节 300 次，揉龟尾 500 次。吐乳小儿加揉板门 50 次。

2. **疳积** 又称奶痨、小儿营养不良。推脾土 500 次，椎大肠 200 次，推三关 400 次，摩腹 5 分钟，捏脊 5 遍。

3. **外感发热** 推天河水300次，推六腑300次，推脊500次，拿风池、肩井各数次。发热无汗加推三关400次。

4. **小儿麻痹症** ①上肢瘫痪；②下肢瘫痪。取穴及操作见时行疾病。

5. **脱肛** 揉丹田5分钟，摩腹3分钟，揉龟尾500次，推七节300次。

# 附录三 常用中药

常用中药见附表-7。

**附表-7 常用中药**

| 类别 | 药名 | 性味 | 功效 | 剂量（g） |
|---|---|---|---|---|
| 辛温解表药 | 麻黄 | 辛、微苦，温 | 发汗解表，宣肺平喘，利水消肿 | 1.5～4.5 |
| | 桂枝 | 辛、甘，温 | 发汗解表，温通经脉，通阳化气 | 3～6 |
| | 紫苏 | 辛，温 | 发汗解表，行气宽中，解鱼蟹毒 | 3～9 |
| | 荆芥 | 辛，温 | 祛风解表，透发斑疹，炭能止血 | 3～9 |
| | 防风 | 辛、甘，微温 | 祛风解表，胜湿解痉 | 3～9 |
| | 细辛 | 辛，温 | 发散风寒，祛风止痛，温肺化饮 | 2～4.5 |
| | 羌活 | 辛、苦，温 | 祛风解表，胜湿止痛 | 3～9 |
| | 白芷 | 辛，温 | 祛风解表，燥湿止痛，消肿排脓 | 1.5～4.5 |
| | 藁本 | 辛，温 | 祛风散寒，胜湿止痛 | 3～9 |
| | 香薷 | 辛，微温 | 发汗解表，祛暑化湿，利水消肿 | 3～6 |
| | 生姜 | 辛，微温 | 发汗解表，温中止呕，解毒 | 2～3片 |
| | 葱白 | 辛，温 | 发汗解表，通阳散寒 | 2～5枚 |
| | 辛夷 | 辛，温 | 发散风寒，兼通鼻窍 | 2～6 |
| | 芫荽 | 辛，温 | 发表透疹 | 3～9 |
| 辛凉解表药 | 薄荷 | 辛，凉 | 疏散风热，清利咽喉，透发斑疹 | 2～4.5 |
| | 牛蒡子 | 辛、苦，寒 | 疏散风热，祛痰止咳，清热解毒 | 3～9 |
| | 桑叶 | 苦、甘，寒 | 疏散风热，清肝明目 | 3～9 |
| | 菊花 | 甘、苦，微寒 | 疏散风热，平肝明目，清热解毒 | 9～15 |
| | 葛根 | 甘、辛，凉 | 解表透疹，生津止泻 | 4.5～9 |
| | 升麻 | 甘、辛，微寒 | 发表透疹，清热解毒，升举阳气 | 3～9 |
| | 柴胡 | 苦、辛，微寒 | 解表退热，疏肝解郁，升举阳气 | 3～9 |
| | 豆豉 | 辛、甘、微苦，寒 | 解表除烦 | 9～12 |
| | 大豆黄卷 | 甘，平 | 透邪解表，清利湿热 | 9～15 |
| | 蝉蜕 | 甘，寒 | 散风热，利咽喉，退目翳，定惊痫 | 3～6 |
| | 浮萍 | 辛，寒 | 解表透疹，发汗利水 | 6～9 |
| | 柽柳 | 甘，平 | 发表透疹 | 6～9 |

续表

| 类别 | 药名 | 性味 | 功效 | 剂量（g） |
|---|---|---|---|---|
| 清热泻火药 | 石膏 | 辛、甘，大寒 | 清热泻火，外用收敛生肌 | 15～60 |
| | 知母 | 苦、甘，寒 | 清热泻火，滋阴润燥 | 3～9 |
| | 栀子 | 苦，寒 | 清热泻火，凉血解毒 | 3～9 |
| | 芦根 | 甘，寒 | 清肺胃热，生津止渴 | 15～30 |
| | 天花粉 | 甘、微苦，微寒 | 清热生津，消肿排脓 | 9～15 |
| | 淡竹叶 | 甘，寒 | 清心除烦，利尿渗湿 | 6～9 |
| | 夏枯草 | 辛、苦，寒 | 清肝散郁 | 9～15 |
| | 鸭跖草 | 甘、苦，寒 | 清热解毒，利尿渗湿 | 15～60 |
| | 西瓜皮 | 甘，寒 | 清暑解热，泻火除烦 | 9～15 |
| | 荷叶 | 苦，平 | 清暑解热，开发清阳 | 一角 |
| | 莲子心 | 苦，寒 | 清心解热 | 1.5～3 |
| 清热燥湿药 | 黄连 | 苦，寒 | 清热燥湿，泻火解毒 | 1.5～6 |
| | 黄芩 | 苦，寒 | 清热燥湿，泻火解毒，止血安胎 | 3～9 |
| | 黄柏 | 苦，寒 | 清热燥湿，泻火解毒 | 3～9 |
| | 胡黄连 | 苦，寒 | 清热燥湿，退骨蒸热 | 3～9 |
| | 龙胆草 | 苦，寒 | 清热燥湿，泻肝定惊 | 3～9 |
| | 秦皮 | 苦、涩，寒 | 清热燥湿，清肝明目 | 3～9 |
| | 苦参 | 苦，寒 | 清热燥湿，祛风杀虫 | 3～9 |
| | 白鲜皮 | 苦，寒 | 清热燥湿，祛风除湿 | 3～9 |
| 清热解毒药 | 金银花 | 甘，寒 | 清热解毒（与忍冬藤同，并通经络） | 9～15 |
| | 连翘 | 苦，微寒 | 清热解毒，消肿散结 | 9～15 |
| | 蒲公英 | 苦、甘，寒 | 清热解毒，消肿散痈 | 9～15 |
| | 紫花地丁 | 苦、辛，寒 | 清热解毒，消肿散痈 | 9～15 |
| | 野菊花 | 苦、辛，凉 | 清热解毒，可降血压 | 9～15 |
| | 四季青 | 苦、涩，寒 | 清热解毒，凉血止血 | 15～30 |
| | 鱼腥草 | 辛，微寒 | 清热解毒，消肺痈，化痰热 | 9～30 |
| | 野荞麦根 | 甘、涩、微苦，凉 | 清热解毒，活血散瘀，祛风止痛 | 15～30 |
| | 红藤 | 苦，平 | 清热解毒，活血散瘀 | 9～15 |
| | 败酱草 | 辛、苦，微寒 | 清热解毒，消肿排脓，活血祛瘀 | 3～9 |
| | 土茯苓 | 甘，淡平 | 清热解毒，祛湿通络 | 15～60 |
| | 射干 | 苦，寒 | 清热解毒，利咽喉，消痰涎 | 3～9 |
| | 山豆根 | 苦，寒 | 清热解毒，利咽 | 3～9 |
| | 挂金灯 | 酸，平 | 清热化痰 | 3～9 |

续表

| 类别 | 药名 | 性味 | 功效 | 剂量（g） |
|---|---|---|---|---|
| 清热解毒药 | 马勃 | 辛，平 | 清热解毒，利咽止血 | 2～4.5 |
| | 白毛夏枯草 | 苦，寒 | 清热解毒，凉血消肿 | 9～30 |
| | 一枝黄花 | 辛、苦，凉 | 清热解毒，消肿止痛 | 15～30 |
| | 甘中黄 | 甘、咸，寒 | 清热解毒 | 3～9 |
| | 土牛膝 | 苦、酸，平 | 泻火解毒 | 9～50 |
| | 白头翁 | 苦，寒 | 清热解毒，凉血止痢 | 9～15 |
| | 马齿苋 | 酸，寒 | 清热解毒，凉血止痢 | 9～30 |
| | 鸦胆子 | 苦，寒 | 止痢，抗疟 | 3～10 |
| | 绿豆衣 | 甘，寒 | 解热毒，退目翳，清热消暑 | 3～9 |
| | 七叶一枝花 | 苦，微寒，有毒 | 清热解毒，抗癌消肿，解痉 | 9～15 |
| | 半枝莲 | 辛，寒 | 清热解毒，抗癌消肿，利尿 | 9～30 |
| | 白花蛇舌草 | 甘、淡，凉 | 清热解毒，抗癌消痈 | 15～60 |
| | 凤尾草 | 苦，寒 | 清热利湿，凉血解毒，抗癌 | 15～30 |
| | 猪胆汁 | 苦，寒 | 清热解毒 | 9～15 |
| 清热凉血药 | 鲜生地 | 甘、苦，寒 | 清热凉血，养阴生津 | 12～60 |
| | 紫草 | 甘，寒 | 凉血解毒，透疹活血 | 3～9 |
| | 犀角 | 苦、酸、咸，寒 | 清热定惊，凉血解毒 | 0.6～1.5 |
| | 牛黄 | 苦、甘，凉 | 清心开窍，豁痰定惊，清热解毒 | 0.15～0.6 |
| | 牡丹皮 | 苦、辛，微寒 | 清热凉血，活血散瘀 | 3～9 |
| | 赤芍 | 苦，微寒 | 清热凉血，活血散瘀 | 3～9 |
| | 大青叶 | 苦，大寒 | 清热凉血，解毒消斑 | 9～15 |
| | 板蓝根 | 苦，寒 | 凉血解毒 | 9～15 |
| | 青黛 | 咸，寒 | 清热凉血，解毒消斑 | 1～1.5 |
| | 玄参 | 苦、咸，寒 | 清热滋阴，泻火解毒 | 9～15 |
| | 茅根 | 甘，寒 | 清热生津，凉血止血，利尿通淋 | 15～30 |
| 退虚热药 | 银柴胡 | 甘，微寒 | 凉血，退虚热 | 3～9 |
| | 地骨皮 | 甘、淡，寒 | 清热凉血，退虚热 | 9～15 |
| | 青蒿 | 苦，寒 | 清热解暑，退虚热 | 3～9 |
| | 白薇 | 苦、咸寒 | 清热凉血，退虚热 | 3～9 |
| 清肝明目药 | 青葙子 | 苦，微寒 | 清肝火，退翳膜 | 6～15 |
| | 决明子 | 甘、苦、咸，微寒 | 清肝明目 | 9～15 |
| | 千里光 | 苦，平 | 清热解毒，清肝明目 | 15～30 |
| 温肺化痰药 | 姜半夏 | 辛，温，生者有毒 | 燥湿化痰，降逆止呕，消痞散结 | 3～9 |
| | 天南星 | 辛、苦，温，有毒 | 燥湿化痰，祛风解痉 | 3～9 |
| | 白附子 | 辛、甘，温，有毒 | 祛风痰，逐寒湿，化痰涎 | 3～4.5 |

续表

| 类别 | 药名 | 性味 | 功效 | 剂量（g） |
|---|---|---|---|---|
| 温肺化痰药 | 皂荚 | 辛，温，有小毒 | 祛痰，开窍 | 3～6 |
| | 苏子 | 辛，温 | 消痰降气，定喘滑肠 | 6～12 |
| | 白芥子 | 辛，温 | 化痰利气，散结消肿 | 3～9 |
| | 桔梗 | 苦、辛，平 | 宣肺祛痰，排脓 | 3～6 |
| | 旋覆花 | 苦、辛、咸，微温 | 消痰平喘，降逆下气 | 3～9 |
| | 白前 | 辛、甘，微温 | 温肺化痰，降气止咳 | 3～6 |
| | 天浆壳 | 甘、辛，温 | 宣肺化痰，止咳平喘，透疹 | 3～9 |
| 清肺化痰药 | 川贝母 | 苦、甘，微寒 | 润肺清肺，止咳化痰 | 3～9 |
| | 浙贝母 | 苦，寒 | 清肺宣肺，止咳化痰 | 6～9 |
| | 前胡 | 苦、辛，微寒 | 降气化痰，兼散风热 | 3～9 |
| | 瓜蒌 | 甘，寒 | 清肺化痰，宽胸散结，润燥滑肠 | 9～15 |
| | 竹茹 | 甘，微寒 | 清肺化痰，和胃止呕 | 3～9 |
| | 竹沥 | 甘，大寒 | 清肺泻痰，宽胸利窍 | 15～30 |
| | 竹黄 | 甘，寒 | 清化热痰，清心定惊 | 3～9 |
| | 胆南星 | 苦，凉 | 清化热痰，息风定惊 | 3～9 |
| | 猴枣 | 苦、咸，寒 | 清化痰热，解痉镇惊 | 0.3～1 |
| | 礞石 | 甘、咸，寒 | 下气坠痰，镇肝止痉 | 9～15 |
| | 海蛤壳 | 苦、咸，寒 | 清肺化痰，软坚散结 | 9～15 |
| | 海浮石 | 咸，寒 | 清肺化痰，软坚散结 | 9～15 |
| | 葶苈子 | 辛、苦，大寒 | 泻肺化痰，定喘行水 | 3～9 |
| | 昆布 | 咸，寒 | 消痰结，散瘿瘤，利水湿 | 6～9 |
| | 海藻 | 苦、咸，寒 | 消痰结，散瘿瘤，利水湿 | 9～15 |
| | 胖大海 | 甘，寒 | 清开肺气，润肠通便 | 3～5 枚 |
| | 木蝴蝶 | 苦，寒 | 清肺开音，疏肝理气 | 1～3 |
| | 冬瓜子 | 甘，寒 | 清肺化痰，排脓消痈 | 9～30 |
| | 杏仁 | 甘、苦，温，小毒 | 止咳定喘，润肠通便 | 3～9 |
| 止咳平喘药 | 马兜铃 | 苦、微辛，寒 | 清肺止咳，降气平喘 | 3～9 |
| | 枇杷叶 | 苦，平 | 清肺止咳，和胃降逆 | 3～9 |
| | 焊菜 | 辛，平 | 止咳化痰，清热解毒 | 15～30 |
| | 天竺子 | 苦、涩、微甘，平 | 止咳平喘 | 3～9 |
| | 款冬花 | 辛，温 | 止咳化痰，肃肺下气 | 3～9 |
| | 紫菀 | 辛、苦，温 | 止咳化痰 | 3～9 |
| | 百部 | 甘、苦，平 | 润肺止咳，灭虱杀虫 | 3～9 |
| | 桑白皮 | 甘，寒 | 泻肺平喘，行水消肿 | 9～15 |
| | 鸡蛋膜 | 甘，平 | 润肺止咳，开音 | 2～4.5 |
| | 鼠鞠草 | 甘，平 | 化痰止咳，平喘 | 9～15 |

续表

| 类别 | 药名 | 性味 | 功效 | 剂量（g） |
|---|---|---|---|---|
| 止咳平喘药 | 千日红 | 甘，平 | 止咳平喘，平肝明目 | 3～9 |
| | 钟乳石 | 甘，温 | 温肺助阳，化痰平喘 | 9～15 |
| 芳香燥湿药 | 藿香 | 辛，微温 | 芳香辟浊，解暑发表 | 3～9 |
| | 佩兰 | 辛，平 | 芳香化湿，解暑发表 | 3～9 |
| | 苍术 | 苦，温 | 燥湿健脾，祛风明目 | 3～9 |
| | 厚朴 | 苦、辛，温 | 燥湿散满，行气降逆 | 3～9 |
| | 砂仁 | 辛，温 | 燥湿醒脾，行气宽中 | 1.5～4.5 |
| | 白豆蔻 | 辛，温 | 化湿和胃，行气宽中 | 1.5～4.5 |
| 利水渗湿药 | 茯苓 | 甘，平 | 利水渗湿，健脾和中，宁心安神 | 9～15 |
| | 猪苓 | 甘，平 | 利水渗湿 | 6～9 |
| | 泽泻 | 甘、淡，寒 | 利水渗湿，泄热 | 6～9 |
| | 车前子 | 甘，微寒 | 利水通淋，止咳祛痰，止泻，明目 | 3～9 |
| | 木通 | 苦，寒 | 下乳通经，利水通淋 | 3～6 |
| | 通草 | 甘、咸，寒 | 清热利水 | 3～6 |
| | 茵陈 | 苦，平 | 清热渗湿，利胆退黄 | 9～30 |
| | 薏苡仁 | 甘、淡，微寒 | 利水渗湿，清肺排脓，健脾止泻 | 9～30 |
| | 防己 | 大苦、辛，寒 | 利水消肿，祛风止痛 | 3～9 |
| | 冬瓜皮 | 甘，微寒 | 利水消肿 | 15～30 |
| | 葫芦壳 | 甘，平 | 利水消肿 | 15～30 |
| | 赤小豆 | 甘、酸，平 | 利水消肿，解毒排脓 | 9～30 |
| | 椒目 | 苦，平 | 利水消肿 | 2～4.5 |
| | 玉米须 | 甘，平 | 利水消肿，渗湿退黄 | 15～30 |
| | 地肤子 | 苦，寒 | 清利湿热，利尿止痒 | 4.5～15 |
| | 扁蓄 | 苦，微寒 | 清热利水，通淋止痒 | 9～30 |
| | 瞿麦 | 苦，寒 | 清热利水，通淋降火 | 9～15 |
| | 海金沙 | 甘，寒 | 利水通淋 | 9～15 |
| | 石韦 | 苦，微寒 | 利水通淋，凉血止血 | 3～9 |
| | 革薢 | 苦，微寒 | 利湿祛风 | 9～15 |
| | 滑石 | 甘，寒 | 利水渗湿，清热解暑 | 9～15 |
| | 泽漆 | 辛、苦，微寒，小毒 | 利水消肿，化痰散结 | 9～15 |
| | 半边莲 | 辛，微寒 | 利水消肿，解毒 | 9～15 |
| | 生姜皮 | 辛，温 | 利水消肿 | 1.5～4.5 |
| 祛风化湿药 | 独活 | 辛、苦，微温 | 祛风胜湿，通痹止痛 | 3～9 |
| | 豨莶草 | 苦，寒 | 祛风化湿，兼强筋骨 | 9～15 |
| | 苍耳子 | 甘、苦，温 | 祛风化湿，兼通鼻窍 | 3～9 |

续表

| 类别 | 药名 | 性味 | 功效 | 剂量（g） |
|---|---|---|---|---|
| 祛风化湿药 | 秦艽 | 苦、辛，平 | 祛风湿，退黄疸，除虚热 | 3～9 |
| | 蚕沙 | 甘、辛，温 | 祛风除湿，和胃化浊 | 3～9 |
| | 老鹤草 | 苦、辛，平 | 祛风湿，强筋骨 | 9～15 |
| | 木瓜 | 酸，温 | 舒筋活络，和胃化湿 | 3～9 |
| | 五加皮 | 辛、苦，温 | 祛风湿，强筋骨，消水肿 | 3～9 |
| | 鹿蹄草 | 苦，平 | 祛风除湿，补肾止血 | 9～30 |
| | 威灵仙 | 辛，温 | 祛风除湿，通络止痛 | 3～9 |
| | 丝瓜络 | 甘，平 | 祛风通络 | 3～9 |
| | 桑枝 | 苦，平 | 祛风通络 | 9～15 |
| | 徐长卿 | 辛、温，有毒 | 祛风止痛，解毒消肿 | 3～9 |
| | 扦扦活 | 甘、苦，平 | 法风通络，活血止痛，利水消肿 | 9～15 |
| | 乌梢蛇 | 甘，平 | 祛风通络，定惊止搐 | 3～9 |
| 消积导滞药 | 莱菔子 | 辛、甘，平 | 消食化积，祛痰下气 | 9～15 |
| | 山楂 | 酸、甘，微温 | 消化肉积，散瘀消结 | 9～15 |
| | 六曲 | 甘、辛，温 | 消食和胃 | 9～15 |
| | 鸡内金 | 甘，平 | 运脾消积，止遗尿，化结石 | 3～9 |
| | 麦芽 | 甘，平 | 消乳面食积，和中开胃 | 9～15 |
| | 谷芽 | 甘，平 | 消食和中，健脾开胃 | 9～30 |
| 攻下逐水药 | 大黄 | 苦，寒 | 攻积导滞，泻火凉血 | 3～9 |
| | 芒硝 | 辛、咸、苦，大寒 | 泻热通便 | 3～9 |
| | 番泻叶 | 甘、苦，大寒 | 泻热导滞 | 1.5～4.5 |
| | 芦荟 | 苦，寒 | 泻热通便，杀虫凉肝 | 1～2.5 |
| | 牵牛子 | 苦，寒，有毒 | 泻水消肿，祛痰逐饮，杀虫攻积 | 3～9 |
| | 甘遂 | 苦，寒，有毒 | 泻水逐饮，消肿散结 | 1.5～3 |
| 润下通腑药 | 火麻仁 | 甘，平 | 润肠通便，滋养补虚 | 9～15 |
| | 郁李仁 | 苦、甘，平 | 润肠通便，利水退肿 | 3～9 |
| | 蜂蜜 | 甘，平 | 滑肠通便，润肺补中，解毒缓急 | 9～30 |
| 温里祛寒药 | 附子 | 大辛，大热，有毒 | 回阳救逆，温益脾肾，散寒止痛 | 3～9 |
| | 肉桂 | 辛、甘，大热 | 益气补肾，温中止泻，散寒止痛 | 1～3 |
| | 干姜 | 辛，温 | 温中回阳，温肺化痰 | 1.5～4.5 |
| | 煨姜 | 辛，温 | 温中止呕，温里止痛 | 2～3 片 |
| | 炮姜 | 辛、苦，大热 | 温中止泻，温经止血 | 1.5～4.5 |
| | 高良姜 | 辛，热 | 温中祛寒，止脘腹痛 | 3～9 |
| | 吴茱萸 | 辛、苦，大热 | 温中止痛，降逆止呕，兼杀蛲虫 | 1.5～4.5 |
| | 荜澄茄 | 辛，温 | 温中散寒，行气止痛 | 1.5～4.5 |

续表

| 类别 | 药名 | 性味 | 功效 | 剂量（g） |
| --- | --- | --- | --- | --- |
| 温里祛寒药 | 丁香 | 辛，温 | 温中降逆，温经止痛 | 1.5～4.5 |
| | 小茴香 | 辛，温 | 理气止痛，调中和胃 | 3～9 |
| 平肝息风药 | 羚羊角 | 咸，寒 | 平肝息风，清热明目 | 0.3～1 |
| | 石决明 | 咸，寒 | 平肝潜阳，清热明目 | 15～30 |
| | 珍珠母 | 咸、甘，寒 | 平肝潜阳，明目安神 | 15～30 |
| | 天麻 | 甘，微温 | 平肝息风，通络止痛 | 3～9 |
| | 钩藤 | 甘，微寒 | 平肝息风，清热镇惊 | 9～15 |
| | 白蒺藜 | 辛、苦，微温 | 平肝疏肝，祛风明目 | 3～9 |
| | 豆衣 | 甘，平 | 养血平肝，除热止汗 | 6～9 |
| | 代赭石 | 苦，寒 | 平肝止血，重镇降逆 | 9～30 |
| | 地龙 | 咸，寒 | 清热息风，通络祛风，平喘利尿 | 3～9 |
| | 僵蚕 | 咸、辛，平 | 息风解痉，化痰散结 | 3～9 |
| | 全蝎 | 辛，平，有毒 | 息风解痉，祛风止痛 | 1～3 |
| | 蜈蚣 | 辛，温，有毒 | 息风解痉，通络止痛 | 1～3 |
| 重镇安神药 | 磁石 | 辛，寒 | 重镇安神，益肾潜阳，纳气平喘 | 15～30 |
| | 龙骨 | 甘、涩，平 | 重镇安神，平肝潜阳，收敛固涩 | 15～30 |
| | 牡蛎 | 咸、涩，微寒 | 重镇安神，平肝潜阳，收敛软坚 | 15～30 |
| | 琥珀 | 甘，平 | 重镇安神，利水化瘀 | 1～1.5 |
| 养心安神药 | 酸枣仁 | 甘、酸，平 | 养心安神，益阴敛汗 | 9～15 |
| | 柏子仁 | 甘、辛，平 | 养心安神，润肠通便 | 9～15 |
| | 远志 | 苦、辛，温 | 宁心安神，化痰消痈 | 3～4.5 |
| | 首乌藤 | 甘，平 | 养心安神，养血通络 | 9～30 |
| | 合欢皮 | 甘，平 | 安神活血，活血解郁 | 9～15 |
| | 小麦 | 甘，平 | 养心安神 | 15～30 |
| | 秫米 | 甘，微寒 | 和胃安神 | 9～15 |
| | 鸡子黄 | 甘，平 | 养心安神，益阴补中 | 1～2 枚 |
| 开窍药 | 麝香 | 辛，温 | 开窍通闭，活血散结，催产下胎 | 0.03～0.15 |
| | 冰片 | 辛、苦，微寒 | 开窍通闭，清热止痛 | 0.03～0.15 |
| | 苏合香 | 辛，温 | 开窍辟秽 | 0.3～1 |
| | 石菖蒲 | 辛，温 | 化痰开窍，化湿和中 | 3～9 |
| 理气药 | 橘皮 | 辛、苦，温 | 理气健脾，燥湿化痰 | 3～9 |
| | 青皮 | 苦、辛，温 | 疏肝破气，散结化滞 | 3～9 |
| | 枳实 | 苦，微寒 | 破气消积，泻痰除痞 | 3～9 |
| | 木香 | 辛、苦，温 | 行气止痛 | 1.5～9 |
| | 乌药 | 辛，温 | 顺气止痛，散寒温肾 | 3～9 |

续表

| 类别 | 药名 | 性味 | 功效 | 剂量（g） |
|---|---|---|---|---|
| 理气药 | 薤白 | 辛、苦，温 | 温中通阳，下气散结 | 3～9 |
| | 香附 | 辛、微苦、甘，平 | 疏肝理气，调经止痛 | 9～15 |
| | 川楝子 | 苦，寒 | 理气止痛，杀虫疗癣 | 9～15 |
| | 大腹皮 | 辛，微温 | 行气宽中，利水消肿 | 3～9 |
| | 佛手 | 辛、苦，酸温 | 和中理气，醒脾止呕 | 3～4.5 |
| | 绿萼梅 | 酸、涩，平 | 疏肝散郁，开胃生津 | 3～6 |
| | 荷梗 | 苦，平 | 宽胸通气 | 30～60cm |
| | 荔枝核 | 辛，温 | 行气散寒，止疝气痛 | 4.5～9 |
| | 橘核 | 苦，温 | 理气散结，止痛治疝 | 3～9 |
| | 沉香 | 辛、苦，温 | 降气平喘，温中止痛 | 1～3 |
| | 刀豆 | 甘，温 | 止呃 | 9～15 |
| | 柿蒂 | 苦，平 | 降气止呃 | 3～9 |
| 活血破血药 | 丹参 | 苦，微寒 | 活血祛瘀，凉血养血 | 3～15 |
| | 川芎 | 辛，温 | 活血行气，祛风止痛 | 3～9 |
| | 桃仁 | 苦、甘，平 | 活血祛瘀，润肠，止咳 | 3～9 |
| | 红花 | 辛，温 | 活血祛瘀 | 3～9 |
| | 泽兰 | 辛，微温 | 活血祛瘀 | 3～9 |
| | 益母草 | 微苦，微寒 | 活血祛瘀，利水退肿 | 9～30 |
| | 鸡血藤 | 苦、微甘，温 | 补血行血，舒筋活络 | 9～15 |
| | 三棱 | 苦，平 | 破血逐瘀，行气止痛 | 3～9 |
| | 莪术 | 苦、辛，温 | 破血逐瘀，消积止痛 | 3～9 |
| | 地鳖虫 | 咸，寒，小毒 | 破血逐瘀，消结消癥 | 3～9 |
| | 穿山甲 | 咸，微寒 | 活血散瘀，消肿排脓 | 3～9 |
| | 皂角刺 | 辛，温 | 消肿排脓 | 3～9 |
| | 乳香 | 辛、苦，温 | 活血止痛，生肌去腐 | 3～9 |
| | 没药 | 苦，平 | 活血止痛，生肌去腐 | 3～9 |
| | 郁金 | 辛、苦，寒 | 凉血祛瘀，行气止痛，利胆退黄 | 3～9 |
| | 延胡索 | 辛、苦，温 | 活血祛瘀，行气止痛 | 3～9 |
| | 平地木 | 苦，平 | 活血祛瘀而止血，利尿渗湿，止咳 | 9～30 |
| 止血药 | 仙鹤草 | 苦、涩，平 | 收敛止血，解毒杀虫 | 9～30 |
| | 紫珠草 | 苦，寒 | 止血，解毒 | 9～15 |
| | 白及 | 苦、甘、涩，微寒 | 收敛止血，消肿生肌 | 3～9 |
| | 蚕豆花 | 甘、微辛，平 | 止血，降压 | 15～30 |
| | 荠菜花 | 甘、淡，凉 | 止血，降压，清利湿热 | 9～30 |
| | 地锦草 | 辛，平 | 止血，止泻，清热解毒 | 9～30 |

续表

| 类别 | 药名 | 性味 | 功效 | 剂量（g） |
|---|---|---|---|---|
| 止血药 | 艾叶 | 苦、辛，温 | 温经止血，散寒止痛 | 3～9 |
| | 灶心土 | 辛，微温 | 收敛止血，温中止呕 | 15～30 |
| | 大蓟 | 甘，凉 | 凉血止血，散瘀消肿 | 9～15 |
| | 小蓟 | 甘，凉 | 凉血止血，利尿消肿 | 9～15 |
| | 侧柏叶 | 苦、涩，微寒 | 凉血止血 | 3～9 |
| | 万年青根 | 苦、微甘，寒 | 凉血止血，强心利尿，清热解毒 | 3～9 |
| | 槐花 | 苦，微寒 | 凉血止血 | 9～15 |
| | 地榆 | 苦、酸，微寒 | 凉血止血，解毒收敛 | 3～9 |
| | 茜草 | 苦，寒 | 凉血止血，行血祛瘀 | 2～9 |
| | 蒲黄 | 甘，平 | 收敛止血，活血祛瘀 | 3～9 |
| | 棕榈炭 | 苦、涩，平 | 收涩止血 | 3～9 |
| | 血余炭 | 苦，平 | 止血消瘀 | 3～9 |
| | 藕节 | 涩，平 | 收涩止血 | 9～15 |
| | 参三七 | 甘、微苦，温 | 祛瘀止血，活血止痛 | 3～9 |
| | 花蕊石 | 酸、涩，平 | 止血化瘀 | 9～15 |
| 补气药 | 人参 | 甘，平 | 大补元气，补肺益脾，生津安神 | 1.5～9 |
| | 党参 | 甘，平 | 补中益气 | 9～15 |
| | 太子参 | 甘、微苦，平 | 补气养阴 | 6～15 |
| | 黄芪 | 甘，微温 | 补气升阳，固表生肌，利水退肿 | 9～15 |
| | 白术 | 苦、甘，温 | 补脾燥湿，利水止汗 | 3～9 |
| | 山药 | 苦，平 | 平补脾胃，补益肺肾 | 9～30 |
| | 扁豆 | 甘，凉 | 健脾化湿，衣疗泄泻，花能解暑 | 3～12 |
| | 大枣 | 甘，平 | 健脾益胃，养营安神，缓和药性 | 3～10 枚 |
| | 甘草 | 甘，平 | 补中益气，泻火解毒，缓急和药 | 1.5～9 |
| | 饴糖 | 甘，微温 | 补中缓痛，润肺止咳 | 30～60 |
| | 人胞 | 甘、咸，温 | 益气补血益精 | 1.5～3 |
| | 黄精 | 甘，平 | 补脾润肺 | 9～15 |
| 助阳药 | 鹿角 | 咸，温 | 温补肝肾，强壮筋骨，活血消肿 | 3～9 |
| | 淫羊藿 | 辛，温 | 补肾助阳，祛风除湿 | 9～15 |
| | 仙茅 | 辛、热，有小毒 | 温肾壮阳，祛寒除湿 | 3～9 |
| | 巴戟天 | 辛、甘，微温 | 补肾助阳，散风祛寒湿 | 9～15 |
| | 补骨脂 | 辛、苦，大温 | 补肾助阳 | 6～12 |
| | 胡桃肉 | 甘，温 | 补肾敛肺，强壮腰膝，定喘，润肠 | 9～30 |
| | 肉苁蓉 | 甘、咸，温 | 补肾助阳，润肠通便 | 9～15 |
| | 益智仁 | 辛，温 | 温肾助阳而缩尿，温脾止泻兼摄涎 | 3～9 |

续表

| 类别 | 药名 | 性味 | 功效 | 剂量（g） |
|---|---|---|---|---|
| 助阳药 | 沙苑蒺藜 | 甘，温 | 固肾益阳，养肝明目 | 9～15 |
| | 菟丝子 | 辛、甘，平 | 固肾助阳，养肝明目 | 9～15 |
| | 蛤蚧 | 咸、平，有小毒 | 补肺肾，定喘嗽 | 1对研末分服 |
| | 脐带 | 甘，温 | 纳气平喘，敛汗 | 1～2条 |
| | 冬虫夏草 | 甘，温 | 滋肺补肾，止血化痰 | 3～9 |
| | 葫芦巴 | 苦，大温 | 温肾阳，逐寒湿 | 3～9 |
| | 蛇床子 | 辛、苦，温 | 温肾壮阳，燥湿杀虫 | 3～9 |
| | 韭子 | 辛、甘，温 | 温肾壮阳 | 3～9 |
| | 续断 | 苦，微温 | 补肝肾，强筋骨，通血脉 | 9～15 |
| | 杜仲 | 甘，温 | 补肝肾，强筋骨 | 9～15 |
| | 狗脊 | 苦、甘，温 | 补肝肾，强筋骨，祛风湿 | 9～15 |
| 养血药 | 熟地黄 | 甘，微温 | 补血，滋阴，生者凉血 | 9～30 |
| | 何首乌 | 苦、涩，微温 | 补肝益肾，乌发，润大肠，解毒 | 9～30 |
| | 当归 | 甘、辛，温 | 补血调经，活血止痛 | 3～9 |
| | 白芍 | 苦、酸，微寒 | 养血敛阴，柔肝止痛 | 3～9 |
| | 阿胶 | 甘，平 | 补血止血，滋阴润肺 | 4.5～15 |
| | 桑椹子 | 甘，寒 | 滋阴补血 | 9～15 |
| | 龙眼肉 | 甘，温 | 补心安神，养血益脾 | 3～9 |
| 滋阴药 | 沙参 | 甘微寒 | 润肺养胃，化痰清肺 | 9～15 |
| | 天冬 | 甘、苦，大寒 | 润肺滋肾，养阴生津 | 3～9 |
| | 麦冬 | 甘、微苦，微寒 | 清心润肺，养胃生津 | 3～9 |
| | 石斛 | 甘，微寒 | 滋阴养胃，清热生津 | 3～9 |
| | 玉竹 | 甘，平 | 滋阴润肺，养胃生津 | 9～15 |
| | 百合 | 甘，微寒 | 润肺清肺，宁心安神 | 9～15 |
| | 枸骨叶 | 微苦，凉 | 养阴清热，补益肝肾 | 9～30 |
| | 女贞子 | 甘、苦，平 | 补肾滋阴，养肝明目 | 9～30 |
| | 旱莲草 | 甘、酸，寒 | 养阴益肾，凉血止血 | 9～15 |
| | 龟板 | 咸、甘，平 | 滋阴潜阳，益肾健骨 | 9～30 |
| | 鳖甲 | 咸，平 | 滋阴潜阳，散结消痞 | 9～30 |
| | 枸杞子 | 甘，平 | 补肾益精，养肝明目 | 3～9 |
| | 桑寄生 | 苦，平 | 补肝肾，除风湿，强筋骨 | 9～15 |
| 收敛药 | 山茱萸 | 酸、涩，微温 | 补益肝肾，固涩止汗 | 3～9 |
| | 五味子 | 酸，温 | 敛肺滋肾，敛汗止泻 | 1.5～4.5 |

续表

| 类别 | 药名 | 性味 | 功效 | 剂量（g） |
| --- | --- | --- | --- | --- |
| 收敛药 | 乌梅 | 酸，平 | 敛肺涩肠，生津安蛔 | 3～9 |
| | 莲子 | 甘、涩，平 | 养心安神，益肾固涩，健脾止泻 | 9～15 |
| | 肉豆蔻 | 辛，温 | 涩肠止泻，温中行气 | 3～9 |
| | 诃子 | 苦、酸、涩，平 | 涩肠止泻，敛肺利咽 | 3～9 |
| | 赤石脂 | 甘、酸、涩，温 | 涩肠止泻，生血生肌 | 9～20 |
| | 禹余粮 | 涩，平 | 涩肠止泻，收敛止血 | 9～20 |
| | 五倍子 | 酸，寒 | 敛肺降火，涩肠止泻，敛汗止血 | 1.5～4.5 |
| | 罂粟壳 | 涩，平 | 敛肺，涩肠，止痛 | 3～9 |
| | 石榴皮 | 酸、涩，温 | 涩肠止泻，杀虫 | 3～9 |
| | 芡实 | 甘、涩，平 | 益肾健脾，止泻止带 | 9～30 |
| | 桑螵蛸 | 甘、咸，平 | 补肾缩尿 | 3～9 |
| | 覆盆子 | 甘、酸，微温 | 益肾缩尿，补肝明目 | 3～9 |
| | 金樱子 | 酸，平 | 缩尿，止泻 | 9～30 |
| | 乌贼骨 | 咸，微温 | 收敛止血，制酸，止带 | 3～9 |
| | 浮小麦 | 甘，凉 | 专敛虚汗 | 9～15 |
| | 碧桃干 | 苦，微温 | 敛汗止血 | 9～15 |
| | 麻黄根 | 甘，平 | 专止虚汗 | 3～9 |
| | 白果 | 甘、苦，平，小毒 | 定痰喘，缩小便 | 3～9 |
| | 蚕茧壳 | 甘，温 | 止消渴，缩小便 | 8～10 只 |
| 驱虫药 | 苦楝根皮 | 苦，寒，有毒 | 杀蛔虫，疗疥癣 | 9～30 |
| | 使君子 | 甘，温 | 杀蛔蛲虫，消积治疳 | 3～9 |
| | 槟榔 | 辛、苦，温 | 杀虫消积，行水消肿 | 9～30 |
| | 雷丸 | 苦、寒，有小毒 | 杀诸虫 | 3～6 |
| | 鹤虱 | 苦、辛，平，小毒 | 杀蛔蛲虫，止腹痛 | 3～9 |
| | 芜荑 | 辛、苦，温 | 杀虫治腹痛，消疳止久痢 | 3～9 |
| | 榧子 | 甘、涩，平 | 杀虫，缓泻消积 | 3～9 |
| | 南瓜子 | 甘，温 | 杀诸虫 | 30～60 |
| | 贯众 | 苦、微寒，小毒 | 杀虫止血，清热解毒 | 9～15 |
| | 大蒜 | 辛，温 | 杀虫，解毒，消痈 | 3～5 个 |
| | 常山 | 苦、辛、微寒，小毒 | 截虐，退热 | 3～9 |
| | 草果 | 辛，温 | 截疟，燥湿温中 | 3～6 |
| | 绿矾 | 酸，寒 | 燥湿，杀虫，补血 | 0.1～0.3 |

# 附录四　7岁以下儿童体重、身高、头围、胸围正常值

内容见附表-8。

**附表-8　7岁以下儿童体重、身高、头围、胸围正常值**

| 年龄 | 体重（kg） | | 身高（cm） | | 头围（cm） | | 胸围（cm） | |
|---|---|---|---|---|---|---|---|---|
| | 男 | 女 | 男 | 女 | 男 | 女 | 男 | 女 |
| 出生时 | 3.32 | 3.25 | 50.56 | 49.91 | 33.73 | 34.38 | 33.32 | 33.08 |
| 1个月 | 4.99 | 4.63 | 56.64 | 55.25 | 38.08 | 37.33 | 38.05 | 37.2 |
| 2个月 | 5.92 | 5.55 | 58.98 | 58.38 | 39.88 | 39.21 | 40.28 | 39.28 |
| 3个月 | 6.53 | 6.02 | 61.59 | 60.24 | 40.61 | 40.48 | 40.7 | 40.33 |
| 4个月 | 7.07 | 6.51 | 64 | 62.52 | 41.99 | 40.89 | 42.51 | 41.31 |
| 5个月 | 7.43 | 6.93 | 65.69 | 64.39 | 42.9 | 41.86 | 43.04 | 41.85 |
| 6个月 | 7.77 | 7.16 | 67.39 | 65.56 | 43.61 | 42.56 | 43.32 | 42.22 |
| 7个月 | 8.03 | 7.45 | 68.43 | 67.92 | 44.15 | 43.01 | 43.94 | 42.67 |
| 8个月 | 8.37 | 7.97 | 69.7 | 68.7 | 44.66 | 43.68 | 44.18 | 43.5 |
| 9个月 | 8.61 | 8.17 | 71.54 | 69.86 | 45.11 | 43.97 | 44.6 | 43.56 |
| 10个月 | 9.01 | 8.35 | 72.74 | 70.89 | 45.32 | 44.3 | 45.31 | 44.18 |
| 11个月 | 9.07 | 8.95 | 73.78 | 72.35 | 5.71 | 44.65 | 45.39 | 44.25 |
| 12个月 | 9.54 | 8.95 | 75.61 | 73.99 | 46.25 | 45.09 | 46.35 | 45.25 |
| 15个月 | 10.21 | 9.55 | 77.64 | 76.41 | 46.9 | 45.74 | 47.26 | 46.28 |
| 18个月 | 10.68 | 10.05 | 80.02 | 78.71 | 47.83 | 46.38 | 48.43 | 47.04 |
| 21个月 | 11.16 | 10.78 | 82.9 | 81.5 | 48.01 | 46.83 | 49.27 | 48.19 |
| 24个月 | 11.79 | 11.27 | 85.14 | 83.7 | 48.27 | 47.09 | 49.83 | 48.72 |
| 27个月 | 12.08 | 11.58 | 86.83 | 85.56 | 48.41 | 47.27 | 50.26 | 49.25 |
| 30个月 | 12.75 | 12.22 | 88.56 | 87.49 | 48.89 | 47.84 | 51.04 | 50.16 |
| 33个月 | 13.21 | 12.55 | 90.84 | 89.5 | 49.03 | 48.11 | 51.55 | 50.31 |
| 3岁 | 13.86 | 13.26 | 93.35 | 92.06 | 49.34 | 48.22 | 51.7 | 50.68 |
| 3.5岁 | 14.72 | 14.29 | 96.93 | 95.81 | 49.74 | 48.5 | 52.48 | 51.67 |
| 4岁 | 15.63 | 15.06 | 100.34 | 99.71 | 49.83 | 49.09 | 53.03 | 52.12 |
| 4.5岁 | 16.28 | 16.02 | 103.52 | 102.44 | 50.22 | 49.46 | 53.74 | 52.8 |
| 5岁 | 17.46 | 16.92 | 107.02 | 106.43 | 50.95 | 49.79 | 54.57 | 53.62 |
| 5.5岁 | 18.22 | 17.85 | 109.53 | 109.39 | 50.95 | 49.92 | 55.22 | 54.28 |
| 6岁 | 19.29 | 18.96 | 113.09 | 112.72 | 50.98 | 50.24 | 55.83 | 55.14 |
| 6.5岁 | 19.87 | 19.57 | 116.04 | 115.82 | 51.25 | 50.53 | 56.65 | 55.93 |
| 7岁 | 21.36 | 21.04 | 119.3 | 119.06 | 51.64 | 50.57 | 57.31 | 56.49 |

# 附录五　急性传染病的潜伏期、隔离期和检疫期

内容见附表-9。

**附表-9　急性传染病的潜伏期、隔离期和检疫期**

| 病名 | 潜伏期（常见） | 隔离期 | 接触者检疫期 |
|---|---|---|---|
| 水痘 | 10～20日（13～17日） | 隔离至全部皮疹干燥、结痂、脱落为止，不得少于发病后2周 | 医学观察21日 |
| 麻疹 | 6～21日（10～12日） | 隔离至出疹后5日，合并肺炎者延长隔离至出疹后10天 | 易感者医学观察21日，接受过被动免疫者检疫28日 |
| 风疹 | 5～25日（10～21日） | 隔离至出疹后5日 | 不检疫 |
| 流行性腮腺炎 | 8～30日（14～21日） | 隔离至症状和体征消失为止或发病后10日 | 医学观察21日 |
| 流行性感冒 | 数小时～4日（1～2日） | 隔离至症状消失为止或热退后2日 | 大流行期间，集体机构人员应检疫4日 |
| 猩红热 | 1～7日（2～4日） | 隔离至接受治疗后7日 | 医学观察7日 |
| 白喉 | 1～7日（2～4日） | 隔离至症状消失后咽拭培养2次阴性为止或于症状消失后14日 | 医学观察7日 |
| 百日咳 | 2～21日（7～10日） | 隔离至发病后40日或痉咳后30日 | 医学观察21日 |
| 流行性脑脊髓膜炎 | 1～7日（2～3日） | 隔离至症状消失后3日或发病后7日 | 医学观察7日 |
| 流行性乙型脑炎 | 4～21日（10～14日） | 隔离至体温正常为止，隔离在有防蚊设备室内 | 不检疫 |
| 脊髓灰质炎 | 3～35日（5～14日） | 隔离期不少于发病后40日 | 集体机构儿童检疫35日 |
| 病毒性肝炎 | 甲型15～40日（3～4周）<br>乙型2～6月（60～160日） | 隔离至发病日起不少于30日 | 密切接触者检疫40日 |
| 细菌性痢疾 | 数小时～7日（2～4日） | 隔离至症状消失后粪便培养连续3次阴性为止 | 医学观察7日 |
| 阿米巴痢疾 | 4日～1年（7～14日） | 隔离至症状消失后粪便检查3次阴性为止 | 不检疫 |
| 食物中毒 | | | |
| 沙门菌 | 4小时～3日（18小时） | 患者集中隔离治疗 | 不检疫 |
| 葡萄球菌 | 1/2～6小时（2.5～3小时） | | |
| 肉毒杆菌 | 2小时～10日（12～36小时） | | |
| 嗜盐菌（副溶血弧菌） | 1～99小时（6～20小时） | | |
| 伤寒 | 5～40日（7～14日） | 隔离至体温正常后15日为止；或症状消失，停药3日后大便培养连续3次阴性为止 | 医学观察25日 |
| 副伤寒 | 2～15日（6～8日） | 同伤寒 | 医学观察15日 |
| 霍乱、副霍乱 | 数小时～7日（1～3日） | 隔离至症状消失后大便培养连续3次阴性为止，或自发病日起至少2周 | 医学观察5日，并大便培养3次阴性 |

续表

| 病名 | 潜伏期（常见） | 隔离期 | 接触者检疫期 |
|---|---|---|---|
| 流行性斑疹伤寒 | 5～21日（10～14日） | 彻底灭虱，或体温正常后12日解除隔离 | 彻底灭虱，医学观察15日 |
| 恶性疟 | 7～15日（12日） | 不隔离，住室内应防蚊、灭蚊 | 不检疫 |
| 疟疾间日虐、卵形疟 | 10～20日（13～15日）（长潜伏期原虫可达6个月以上） | 不隔离，住室内应防蚊、灭蚊 | 不检疫 |
| 三日疟 | 14～45日（21～30日） | 不隔离，住室内应防蚊，灭蚊 | 不检疫 |
| 流行性出血热 | 4～60日（7～14日） | 隔离至急性症状消失为止 | 不检疫 |
| 布氏杆菌病 | 3日～1年（14日） | 隔离至临床症状消失为止 | 不检疫 |
| 钩端螺旋体病 | 3～28日（10日） | 隔离治疗至痊愈为止 | 医学观察9日 |
| | 1～12日（3～4日） | 隔离治疗至淋巴结肿完全愈合，菌检3次阴性为止 | 接受过预防接种或血清者检疫12日 |
| 肺鼠疫 | 数小时～3日（1～3日） | 隔离至症状消失后痰液培养3次阴性 | |
| 狂犬病 | 10日～1年以上（12～99日） | 病程中隔离治疗 | 不检疫，被可疑狂犬咬伤后注射疫苗 |

# 附录六 方剂索引

一画

**一捻金**（《医宗金鉴》）大黄　槟榔　黑丑　白丑　人参

二画

**二豆散**（《医宗金鉴》）赤小豆　豆豉　天南星　白蔹

**二陈汤**（《太平惠民和剂局方》）陈皮　半夏　茯苓　炙甘草　生姜　乌梅

**二至丸**（《医方集解》）女贞子　旱莲草

**十全大补丸**（《太平惠民和剂局方》）人参　当归　川芎　白芍　地黄　白术　茯苓　炙甘草　黄芪　肉桂　生姜　大枣

**十味温胆汤**（《世医得效方》）半夏　枳实　陈皮　茯苓　酸枣仁　远志　甘草　五味子　熟地黄　条参　粉甘草

**七味白术散**（《小儿药证直诀》）藿香　木香　葛根　人参　白术　茯苓　甘草

**八正散**（《太平惠民和剂局方》）木通　扁蓄　车前子　瞿麦　滑石　大黄　山栀　灯心　炙甘草

**八珍汤**（《正体类要》）当归　川芎　白芍　熟地黄　人参　白术　茯苓　炙甘草

**人参五味子汤**（《幼幼集成》）人参　白术　茯苓　五味子　麦冬　炙甘草　生姜　大枣

**人参乌梅汤**（《温病条辨》）人参　乌梅　木瓜　山药　莲子肉　炙甘草

**人参养荣汤**（《太平惠民和剂局方》）人参　黄芪　白术　当归　茯苓　炙甘草　白芍　熟地黄　陈皮　桂心　五味子　远志　生姜　大枣

**人参蛤蚧散**（《医垒元戎》）干蛤蚧　杏仁　炙甘草　人参　茯苓　川贝母　桑白皮　知母

三画

**三子养亲汤**（《韩氏医通》）苏子　莱菔子　白芥子

**三仁汤**（《温病条辨》）杏仁　薏苡仁　白蔻仁　滑石　通草　竹叶　厚朴　半夏

**三甲复脉汤**（《温病条辨》）炙甘草　地黄　白芍　牡蛎　麦冬　阿胶　麻仁　鳖甲　龟板

**三妙丸**（《医学正传》）苍术　黄柏　牛膝

**三拗汤**（《太平惠民和剂局方》）麻黄　杏仁　甘草

**三黄石膏汤**（《外台秘要》）生石膏　黄连　黄柏　黄芩　豆豉　栀子　麻黄　生姜　大枣

**大山楂丸**（验方）　山楂　神曲　麦芽

**大安丸**（《丹溪心法》）白术　山楂　神曲　莱菔子　半夏　茯苓　陈皮　连翘

**大连翘汤**（《婴童百问》）连翘　防风　瞿麦　荆芥穗　木通　车前子　当归　柴胡　赤芍　滑石　蝉蜕　黄芩　山栀　甘草　紫草

**大补元煎**（《景岳全书》）人参　当归　熟地黄　山药　杜仲　枸杞子　炙甘草　山茱萸

**大补阴丸**（《丹溪心法》）熟地黄　龟板　知母　黄柏

**大青龙汤**（《伤寒论》）麻黄　桂枝　杏仁　炙甘草　石膏　生姜　大枣

**大定风珠**（《温病条辨》）白芍　阿胶　龟板　地黄　麻仁　五味子　牡蛎　麦冬　炙甘草　鳖甲　鸡子黄

**大承气汤**（《伤寒论》）大黄　芒硝　厚朴　枳实

**大黄牡丹皮汤**（《金匮要略》）大黄　牡丹皮　桃仁　冬瓜子　芒硝

**小儿回春丹**（《上海市中药成药制剂规范》）牛黄　冰片　朱砂　羌活　僵蚕　天麻　防风　麝香　雄黄　胆南星　天竺黄　川贝母　全蝎　白附子　蛇含石　钩藤　甘草

**小青龙汤**（《伤寒论》）麻黄　桂枝　芍药　细辛　半夏　干姜　五味子　甘草

**小建中汤**（《伤寒论》）桂枝　白芍　炙甘草　生姜　大枣　饴糖

**己椒苈黄丸**（《金匮要略》）防己　椒目　葶苈子　大黄

四画

**天王补心丹**（《摄生秘剖》）生地黄　人参　丹参　玄参　茯苓　五味子　远志　桔梗　当归　天冬　麦冬　柏子仁　酸枣仁　朱砂

**天麻丸**（《幼幼集成》）天麻　半夏　防风　羌活　胆南星　僵蚕　全蝎

**天麻钩藤饮**（《杂病证治新义》）天麻　钩藤　石决明　川牛膝　桑寄生　杜仲　栀子　黄芩　益母草　茯神　首乌藤

**木香大安丸**（《证治准绳》）木香　连翘　黄连　陈皮　白术　枳实　山楂　神曲　麦芽　砂仁　莱菔子

**木香槟榔丸**（《医方集解》）木香　槟榔　青皮　陈皮　枳壳　莪术　黄连　三棱　大黄　黄柏　香附　玄明粉　黑丑

**五子衍宗丸**（《医学入门》）枸杞子　菟丝子　覆盆子　车前子　五味子

**五皮饮**（《三因极一病证方论》）桑白皮　生姜皮　陈皮　大腹皮　茯苓皮

**五苓散**（《伤寒论》）白术　桂枝　猪苓　泽泻　茯苓

**五虎汤**（《仁斋直指方论》）麻黄　杏仁　石膏　甘草　细茶　生姜

**五味消毒饮**（《医宗金鉴》）银花　野菊花　蒲公英　紫花地丁　紫背天葵子

**止痉散**（验方）全蝎　蜈蚣　天麻　僵蚕

**止嗽散**（《医学心悟》）荆芥　桔梗　紫菀　百部　白前　陈皮　甘草

**少腹逐瘀汤**（《医林改错》）小茴香　炒干姜　延胡索　没药　当归　川芎　肉桂　赤芍　蒲黄　五灵脂

**牛黄千金散**（《苏药标准》）天竺黄　大黄　钩藤　制天南星　雄黄　川贝母　僵蚕　天麻　橘红　半夏　甘草　黄连　人造牛黄　朱砂　麝香　冰片

**牛黄夺命散**（《幼幼集成》）白牵牛　黑牵牛　大黄　槟榔

**牛黄抱龙丸**（《明医杂著》）天竺黄　胆南星　辰砂　麝香　雄黄　牛黄　甘草　生姜

**化毒丹**（《医宗金鉴》）犀角　黄连　桔梗　玄参　薄荷　大黄　青黛　甘草

**化斑汤**（《温病条辨》石膏　知母　甘草　玄参　犀角　白粳米
**乌药散**（《小儿药证直诀》）乌药　白芍　香附　高良姜
**乌梅丸**（《伤寒论》）乌梅　细辛　干姜　黄连　当归　附子　黄柏　桂枝　人参　川椒
**乌头汤**（《金匮要略》）麻黄　芍药　黄芪　炙甘草　川乌
**匀气散**（《医宗金鉴》）陈皮　桔梗　炮姜　砂仁　木香　炙甘草　红枣
**六一散**（《伤寒标本》）滑石　生甘草
**六君子汤**（《医学正传》）人参　白术　茯苓　甘草　陈皮　半夏
**六味地黄丸**（《小儿药证直诀》）熟地黄　山药　山萸肉　茯苓　泽泻　牡丹皮
**六神丸**（验方）麝香　牛黄　冰片　珍珠　蟾酥　雄黄　百草霜
**孔圣枕中丹**（《备急千金要方》）龟板　龙骨　远志　石菖蒲
**不换金正气散**（《太平惠民和剂局方》厚朴　藿香　甘草　半夏　苍术　陈皮
**王氏清暑益气汤**（《温热经纬》）西洋参　麦冬　知母　甘草　竹叶　黄连　石斛　荷梗　西瓜翠衣　粳米
**丹栀逍遥散**（《内科摘要》）白术　柴胡　当归　茯苓　甘草　牡丹皮　山栀　芍药

五画

**半夏泻心汤**（《伤寒杂病论》）半夏　黄芩　黄连　干姜　人参　炙甘草　大枣
**玉女煎**（《景岳全书》）石膏　熟地黄　牛膝　知母　麦冬
**玉枢丹**（验方）山慈菇　麝香　千金子霜　雄黄　朱砂　五倍子
**玉屏风散**（《丹溪心法》）黄芪　防风　白术
**玉真散**（《外科正宗》）防风　天南星　白芷　天麻　羌活　白附子
**甘桔汤**（《小儿药证直诀》）桔梗　甘草
**甘露消毒丹**（《温热经纬》）滑石　茵陈　石菖蒲　黄芩　川贝母　连翘　麝香　射干　木通　白蔻仁　薄荷
**石斛夜光丸**（《原机启微》）天冬　麦冬　人参　茯苓　熟地黄　生地黄　牛膝　杏仁　枸杞子　草决明　川芎　犀角　白蒺藜　羚羊角　枳壳　石斛　五味子　青葙子　甘草　防风　肉苁蓉　黄连　菊花　山药　菟丝子
**右归丸**（《景岳全书》）熟地黄　山药　枸杞子　山萸肉　菟丝子　鹿角胶　附子　肉桂　杜仲　当归
**左归丸**（《景岳全书》）熟地黄　山药　枸杞子　牛膝　山萸肉　菟丝子　鹿角胶　龟板胶
**左金丸**（《丹溪心法》）黄连　吴萸
**龙胆泻肝汤**（《医方集解》）龙胆草　黄芩　栀子　泽泻　木通　车前子　当归　柴胡　甘草　生地黄
**龙骨散**（《杂病源流犀烛》）龙骨　枯矾
**可保立苏汤**（《医林改错》）黄芪　党参　白术　当归　白芍药　山茱萸　酸枣仁　枸杞子　补骨脂　核桃　甘草
**归脾汤**（《校注妇人良方》）白术　黄芪　龙眼肉　茯苓　酸枣仁　人参　当归　木香　远志　炙甘草　生姜　大枣
**四君子汤**（《太平惠民和剂局方》）人参　白术　甘草　茯苓
**四妙丸**（验方）黄柏　苍术　牛膝　薏苡仁
**四妙散**（《丹溪心法》）威灵仙　羊角灰　白芥子　苍耳子（一云苍术）
**四苓散**（《丹溪心法》）猪苓　茯苓　白术　泽泻
**四物汤**（《太平惠民和剂局方》）当归　川芎　白芍　熟地黄
**四逆加人参汤**（《伤寒论》）人参　附子　干姜　甘草
**四逆汤**（《伤寒论》）附子　干姜　甘草
**四神丸**（《陈氏小儿痘疹方论》）肉豆蔻　补骨脂　五味子　吴茱萸　大枣
**生脉散**（《内外伤辨惑论》）人参　麦冬　五味子

**白术散**（《全生指迷方》）白术　橘皮　茯苓　生姜　大腹皮
**白头翁汤**（《伤寒论》）白头翁　黄柏　黄连　秦皮
**白虎加人参汤**（《伤寒论》）人参　石膏　知母　甘草　粳米
**白虎承气汤**（《重订通俗伤寒论》）生石膏　知母　生甘草　粳米　生大黄　芒硝　陈仓米（荷叶包）
**白虎加桂枝汤**（《金匮要略》）知母　炙甘草　石膏　粳米　桂枝
**白虎汤**（《伤寒论》）石膏　知母　甘草　粳米
**瓜蒌薤白半夏汤**（《金匮要略》）瓜蒌　薤白　半夏　白酒
**加味六君子汤**（《医宗金鉴》）人参　白术　炮姜　陈皮　半夏　茯苓　炙甘草　升麻　肉桂　柴胡
**加味六味地黄丸**（《医宗金鉴》）熟地黄　山萸肉　山药　泽泻　茯苓　牡丹皮　鹿茸　五加皮　麝香
**加味导赤散**（《证治准绳》）生地黄　木通　防风　甘草　山栀　薄荷　麦冬　灯心　竹叶
**加味泻白散**（《医宗金鉴》）桑白皮　地骨皮　生甘草　麦冬　知母　川贝母　桔梗　黄芩　薄荷
**加味消毒饮**（《医宗金鉴》）荆芥　防风　牛蒡子　升麻　甘草　连翘　赤芍　山楂
**加味温胆汤**（《医宗金鉴》）陈皮　姜半夏　茯苓　麦冬　枳实　竹茹　黄连　灯心　甘草
**甘麦大枣汤**（《金匮要略》）炙甘草　小麦　大枣

六画

**巩堤丸**（《景岳全书》）熟地黄　菟丝子　白术　五味子　益智仁　补骨脂　附子　茯苓　韭子
**百合固金汤**（《医方集解》）生地黄　熟地黄　麦冬　百合　白芍　当归　贝母　甘草　玄参　桔梗
**地黄饮子**（《医方集解》）人参　黄芪　生地黄　熟地黄　天冬　麦冬　泽泻　石斛　枇杷叶　炙甘草　枳壳
**至宝丹**（《太平惠民和剂局方》）朱砂　麝香　犀角　冰片　牛黄　琥珀　雄黄　玳瑁　安息香　金箔　银箔
**当归四逆汤**（《伤寒论》）桂枝　细辛　白芍　当归　炙甘草　木通　大枣
**曲麦枳术丸**（《奇效良方》）神曲　麦曲　枳实　白术　荷叶
**竹叶石膏汤**（《伤寒论》）竹叶　石膏　半夏　麦冬　人参　甘草　粳米
**竹沥达痰丸**（《杂病源流犀烛》）大黄　黄芩　半夏　陈皮　青礞石　沉香　炙甘草　竹沥　姜汁　人参　白术　茯苓　火硝
**朱衣滚痰丸**（《医宗金鉴》）礞石　沉香　黄芩　大黄　朱砂
**朱砂安神丸**（《内外伤辨惑论》）黄连　生地黄　当归　朱砂　甘草
**华盖散**（《太平惠民和剂局方》）麻黄　杏仁　甘草　桑白皮　紫苏子　赤茯苓　陈皮
**血府逐瘀汤**（《医林改错》）当归　生地黄　牛膝　红花　桃仁　柴胡　枳壳　赤芍　川芎　桔梗　甘草
**行军散**（《霍乱论》）牛黄　麝香　珍珠　冰片　硼砂　雄黄　火硝　金箔
**全蝎散**（《保婴撮要》全蝎　僵蚕　南星　白附子　防风　天麻　甘草　朱砂　川芎　薄荷
**冰硼散**（验方）煅硼砂　冰片
**安宫牛黄丸**（《温病条辨》）牛黄　郁金　犀角　黄连　朱砂　冰片　麝香　珍珠　山栀　雄黄　黄芩　金箔
**安神丸**（验方）人参　当归　茯神　酸枣仁　杏仁　赤芍　橘红　五味子　半夏　甘草　姜片汁
**羊肝丸**（《类苑方》）羊肝　夜明砂　蝉蜕　木贼　当归
**异功散**（《小儿药证直诀》）人参　白术　茯苓　甘草　陈皮
**导赤泻心汤**（《张氏医通》）黄芩　黄连　山栀　滑石　知母　麦冬　茯神　犀角　人参　灯心　生姜　大枣
**导赤散**（《医宗金鉴》）木通　生地黄　生甘草　灯心　竹叶
**导痰汤**（《校注妇人良方》）半夏　橘红　赤茯苓　炙甘草　枳实　天南星　生姜
**防己黄芪汤**（《金匮要略》）防己　黄芪　白术　甘草　生姜　大枣
**如意金黄散**（《外科正宗》）天花粉　黄柏　大黄　白芷　姜黄　天南星　苍术　厚朴　陈皮　甘草
**红灵丹**（验方）麝香　朱砂　青礞石　银硝　雄黄　冰片　硼砂

七画

**麦门冬汤**（《金匮要略》）麦冬　半夏　人参　甘草　粳米　大枣

**远志丸**（《济生方》）远志　石菖蒲　茯神　龙齿　人参　朱砂　茯苓

**杞菊地黄丸**（《医级》）熟地黄　山药　山萸肉　茯苓　泽泻　牡丹皮　菊花　枸杞子

**苣胜丹**（《医宗金鉴》）生地黄　当归　白芍　苣胜子　胡粉

**苏合香丸**（《太平惠民和剂局方》）朱砂　青木香　苏合香油　诃子肉　荜茇　沉香　香附　麝香　犀角　檀香　丁香　冰片　白术　安息香　薰陆香

**杏苏饮**（《医宗金鉴》）杏仁　紫苏　前胡　桔梗　枳壳　橘红　贝母　桑皮　甘草　黄芩　麦冬　生姜

**杏苏散**（《温病条辨》）杏仁　苏叶　橘皮　半夏　桔梗　枳壳　前胡　茯苓　甘草　大枣　生姜

**辰砂僵蚕散**（《宗金鉴》）辰砂　僵蚕　蛇蜕皮　麝香

**扶元散**（《医宗金鉴》）人参　白术　茯苓　熟地黄　茯神　黄芪　山药　炙甘草　当归　白芍　川芎　石菖蒲　生姜　大枣

**连梅汤**（《温病条辨》）黄连　乌梅　麦冬　生地黄　阿胶

**连朴饮**（《霍乱论》）厚朴　川连　石菖蒲　半夏　淡豆豉　栀子　芦根

**连翘败毒散**（《伤寒全生集》）防风　连翘　柴胡　川芎　桔梗　薄荷　羌活　山栀　玄参　升麻　当归　黄芩　芍药　牛蒡子　红花

**牡蛎散**（《太平惠民和剂局方》）煅牡蛎　黄芪　麻黄根　浮小麦

**沈氏闷泉丸**（《杂病源流犀烛》）益智仁　茯苓　白术　白蔹　栀子　白芍

**沙参麦冬汤**（《温病条辨》）沙参　麦冬　玉竹　甘草　桑叶　白扁豆　天花粉

**补天大造丸**（《医学心悟》）人参　白术　当归　枣仁　黄芪　远志　白芍　山药　茯苓　枸杞子　紫河车　龟板　鹿角　熟地

**补中益气汤**（《脾胃论》）黄芪　人参　白术　炙甘草　当归　陈皮　升麻　柴胡　生姜　大枣

**补阳还五汤**（《医林改错》）生黄芪　当归尾　赤芍　川芎　地龙　桃仁　红花

**补肾地黄丸**（《活幼心书》）熟地黄　泽泻　牡丹皮　山萸肉　牛膝　山药　鹿茸　茯苓

**补肾益脾散**（验方）珍珠母　太子参　苍术　熟地黄　五味子　女贞子

**补益地黄丸**（《太平圣惠方》）熟地黄　五味子　鹿角　远志　桂心　巴戟天　天冬　菟丝子　肉苁蓉　石龙芮

**良附丸**（《良方集腋》）高良姜　香附

**阿胶鸡子黄汤**（《重订通俗伤寒论》）阿胶　鸡子黄　白芍　石决明　钩藤　生地黄　炙甘草　生牡蛎　络石藤　茯神

**阿胶散**（《小儿药证直诀》）阿胶　马兜铃　牛蒡子　炙甘草　杏仁　糯米

**附子泻心汤**（《伤寒论》）大黄　黄连　黄芩　附子

**附子理中丸**（《太平惠民和剂局方》）人参　白术　炮姜　炙甘草　附子

**羌活胜湿汤**（《脾胃论》）羌活　独活　藁本　防风　甘草　蔓荆子　川芎

八画

**青蒿鳖甲汤**（《温病条辨》）青蒿　鳖甲　生地黄　知母　牡丹皮

**青黛散**（验方）青黛　黄柏　生石膏　滑石

**抱龙丸**（《小儿药证直诀》）胆南星　雄黄　朱砂　天竺黄　麝香

**虎骨散**（《幼科准绳》）虎胫骨　生地黄　酸枣仁　肉桂　白茯苓　防风　当归　川芎　牛膝

**虎潜丸**（《丹溪心法》）知母　黄柏　龟板　熟地黄　陈皮　白芍　干姜　锁阳　虎骨

**固真汤**（《证治准绳》）人参　白术　茯苓　甘草　黄芪　附子　肉桂　山药

**知柏地黄丸**（《医宗金鉴》）知母　黄柏　地黄　山萸肉　山药　泽泻　茯苓　牡丹皮

**金刚丸**（《素问病机气宜保命集》）肉苁蓉　猪腰子　萆薢　菟丝子　杜仲

**金铃子散**（《太平圣惠方》）金铃子　延胡索

**金沸草散**（《类证活人书》）旋覆花　前胡　荆芥　细辛　姜半夏　赤芍　炙甘草　生姜　大枣

**金匮肾气丸**（《金匮要略》）干地黄　山萸肉　山药　茯苓　泽泻　牡丹皮　桂枝　附子

**肥儿八珍膏**（验方）党参　芡实　茯苓　白扁豆　山药　薏苡仁　莲肉　炙鸡内金　五谷虫　白砂糖　粳米　糯米

**肥儿丸**（《医宗金鉴》）人参　茯苓　白术　黄连　胡黄连　使君子　神曲　麦芽　山楂　芦荟　甘草

**炙甘草汤**（《伤寒论》）炙甘草　生姜　人参　生地黄　桂枝　阿胶　麦冬　大枣　火麻仁

**河车八味丸**（《幼幼集成》）紫河车　地黄　牡丹皮　枣皮　茯苓　泽泻　山药　麦冬　五味子　肉桂　附片　鹿茸

**河车大造丸**（《景岳全书》）紫河车　龟板　熟地黄　山药　天冬　麦冬　牛膝　杜仲　黄柏　砂仁　茯苓等

**泻心汤**（《金匮要略》）大黄　黄连　黄芩

**泻心导赤汤**（《医宗金鉴》）木通　生地黄　黄连　生甘草　灯心草

**泻白散**（《小儿药证直诀》）桑白皮　地骨皮　甘草　粳米

**泻黄散**（《小儿药证直诀》）藿香叶　山栀　石膏　甘草　防风

**定吐丸**（《医宗金鉴》）丁香　蝎尾　半夏　枣肉

**定喘汤**（《摄生众妙方》）麻黄　白果　黄芩　半夏　款冬　桑白皮　甘草　杏仁　苏子

**定痫丸**（《医学心悟》）天麻　川贝母　胆南星　姜半夏　陈皮　茯苓　茯神　丹参　麦冬　石菖蒲　远志　全蝎　僵蚕　琥珀　辰砂　竹沥　姜汁　甘草

**实脾饮**（《重订严氏济生方》）白术　茯苓　大腹皮　木瓜　厚朴　木香　草果仁　附子　干姜　甘草　大枣

**参苏饮**（《太平惠民和剂局方》）人参　紫苏叶　葛根　姜半夏　茯苓　甘草　桔梗　枳壳　木香　陈皮　前胡　生姜　大枣

**参附汤**（《圣济总录》）人参　附子　生姜　大枣

**参附龙牡汤**（验方）人参　附子　龙骨　牡蛎

**参附龙牡救逆汤**（验方）人参　附子　龙骨　牡蛎　白芍　炙甘草

**参苓白术散**（《太平惠民和剂局方》）人参　白术　茯苓　甘草　薏苡仁　桔梗　山药　白扁豆　莲子肉　砂仁　大枣

**参蛤散**（《普济方》）人参　蛤蚧

**使君子散**（《证治准绳·幼科》）使君子　甘草　白芜荑　苦楝子

**苓桂术甘汤**（《金匮要略》）茯苓　桂枝　白术　炙甘草

**知柏地黄丸**（《医宗金鉴》）熟地黄　山茱萸　山药　泽泻　茯苓　牡丹皮　知母　黄柏

**汤氏芎黄散**（《幼科准绳》）川芎　生地黄　山药　当归　甘草

九画

**独活寄生汤**（《备急千金要方》）独活　桑寄生　杜仲　牛膝　细辛　秦艽　茯苓　肉桂心　防风　川芎　人参　甘草　当归　芍药　干地黄

**枳实导滞丸**（《内外伤辨惑论》）大黄　枳实　神曲　茯苓　黄芩　黄连　白术　泽泻

**栀子金花丸**（《中华人民共和国药典》）栀子　黄芩　黄连　黄柏　大黄　金银花　知母　天花粉

**栀子豉汤**（《伤寒论》）山栀　香豉

**荆防败毒散**（《摄生众妙方》）荆芥　防风　羌活　独活　柴胡　川芎　枳壳　茯苓　甘草　桔梗　前胡　人参　生姜　薄荷

**茜根散**（《证治准绳》）茜根　地榆　生地黄　当归　山栀　黄芩　黄连　犀角

**茵陈五苓散**（《金匮要略》）茵陈　猪苓　茯苓　白术　泽泻　桂枝
**茵陈理中汤**（《伤寒全生集》）茵陈　干姜　人参　白术　甘草
**茵陈蒿汤**（《伤寒论》）茵陈　栀子　大黄
**钩藤散**（《婴童百问》）钩藤　蝉蜕　天麻　防风　全蝎尾　麻黄　僵蚕　川芎　麝香　甘草　人参
**钩藤汤**（《圣济总录》）钩藤　当归　茯神　桑寄生　人参　桔梗
**香砂六君子汤**（《医方集解》）人参　白术　茯苓　甘草　半夏　陈皮　香附　砂仁
**香砂平胃散**（《增补万病回春》）香附　苍术　陈皮　厚朴　砂仁　山楂　神曲　麦芽　枳壳　白芍　甘草　生姜
**香薷饮**（《太平惠民和剂局方》）香薷　白扁豆　厚朴
**保和丸**（《丹溪心法》）山楂　六曲　半夏　茯苓　陈皮　连翘　莱菔子
**独参汤**（《十药神书》）人参
**济生肾气丸**（《济生方》）熟地黄　山药　山萸肉　泽泻　牡丹皮　茯苓　肉桂　附子　牛膝　车前子
**养心汤**（《证治准绳》）黄芪　当归　茯苓　川芎　半夏曲　柏子仁　枣仁　五味子　人参　肉桂　炙甘草　茯神　远志
**养阴生肌散**（验方）牛黄　黄柏　龙胆草　雄黄　青黛　甘草　冰片
**养阴清肺汤**（《重楼玉钥》）生地黄　麦冬　玄参　牡丹皮　白芍　贝母　甘草　薄荷
**养胃增液汤**（验方）石斛　乌梅　北沙参　玉竹　甘草　白芍
**养脏散**（《医宗金鉴》）当归　沉香　木香　肉桂　川芎　丁香
**宣痹汤**（《温病条辨》）防己　杏仁　滑石　连翘　山栀　薏苡仁　半夏　晚蚕沙　赤小豆皮（痛甚，加片姜黄、海桐皮）
**宣毒发表汤**（《麻科活人》）升麻　葛根　枳壳　防风　荆芥　薄荷　木通　连翘　牛蒡子　竹叶　生甘草　前胡　桔梗　芫荽
**牵正散**（《杨氏家藏方》）白附子　僵蚕　全蝎
**指迷茯苓丸**（《证治准绳》）半夏　茯苓　枳壳　朴硝
**胃苓汤**（《丹溪心法》）甘草　茯苓　苍术　陈皮　白术　官桂　泽泻　猪苓　厚朴

十画

**珠黄散**（验方）珍珠　牛黄
**秦艽鳖甲散**（《卫生宝鉴》）秦艽　鳖甲　柴胡　当归　地骨皮　青蒿　知母　乌梅
**桂枝甘草龙骨牡蛎汤**（《伤寒论》）桂枝　甘草　牡蛎　龙骨
**桂枝人参汤**（《伤寒论》）桂枝　人参　干姜　炙甘草　白术
**桂枝加黄芪汤**（《金匮要略》）桂枝　芍药　甘草　黄芪　生姜　大枣
**桂枝汤**（《伤寒论》）桂枝　芍药　甘草　生姜　大枣
**桃仁汤**（《备急千金要方》）桃仁　虻虫　当归　大黄　桂心　甘草　芒硝　水蛭
**桃核承气汤**（《伤寒论》）桃仁　大黄　桂枝　甘草　芒硝
**桃红四物汤**（《医宗金鉴》）当归　川芎　芍药　地黄　桃仁　红花
**都气丸**（《医宗己任编》）熟地黄　山药　山萸肉　牡丹皮　泽泻　茯苓　五味子
**真武汤**（《伤寒论》）附子　白术　茯苓　白芍　生姜
**逐寒荡惊汤**（《福幼编》）川胡椒　炮姜　肉桂　丁香　灶心土
**柴胡葛根汤**（《外科正宗》）柴胡　天花粉　葛根　黄芩　桔梗　连翘　牛蒡子　石膏　甘草　升麻
**柴葛解肌汤**（《伤寒六书》）柴胡　葛根　黄芩　石膏　芍药　羌活　白芷　桔梗　甘草　生姜　大枣
**柴胡疏肝散**（《医学统旨》）陈皮　柴胡　川芎　香附　枳壳　芍药　甘草
**透疹凉解汤**（验方）桑叶　菊花　薄荷　连翘　牛蒡子　赤芍　蝉蜕　紫花地丁　黄连　藏红花

**健脾丸**（《医方集解》）人参　白术　陈皮　麦芽　山楂　枳实　神曲

**射干麻黄汤**（《金匮要略》）射干　麻黄　细辛　半夏　紫菀　款冬花　五味子　生姜　大枣

**疳积散**（验方）五谷虫　神曲　槟榔　胡黄连　麦芽　香附　苍术　肉果

**凉心散**（《医宗金鉴》）青黛　硼砂　黄柏　黄连　人中白　风化硝　冰片

**凉营清气汤**（《喉痧症治概要》）犀角尖　鲜石斛　生石膏　鲜生地　薄荷叶　黄连　山栀　牡丹皮　赤芍　玄参　连翘　竹叶　白茅根　芦根　金汁

**凉惊丸**（《婴童百问》）龙胆草　防风　钩藤　青黛　黄连　牛黄　冰片　麝香

**凉膈散**（《太平惠民和剂局方》）大黄　朴硝　甘草　山栀　黄芩　薄荷　连翘　竹叶　白蜜

**消乳丸**（《证治准绳》）香附　神曲　麦芽　陈皮　砂仁　炙甘草

**涤痰汤**（《奇效良方》）半夏　橘红　茯苓　甘草　竹茹　枳实　生姜　制南星　人参　石菖蒲

**益元散**（《河间六书》）滑石　朱砂　甘草

**益胃汤**（《温病条辨》）沙参　麦冬　生地黄　竹叶　冰糖

**益脾散**（《证治准绳》）人参　茯苓　草果　木香　甘草　陈皮　厚朴　紫苏子　生姜　大枣

**益脾镇惊散**（《医宗金鉴》）人参　白术　茯苓　朱砂　钩藤　炙甘草　灯心草

**资生健脾丸**（《先醒斋医学广笔记》）白术　薏苡仁　人参　桔梗　山楂　神曲　山药　麦芽　枳实　茯苓　黄连　白蔻仁　泽泻　枳壳　藿香　炙甘草　莲肉　扁豆

**调元散**（《活幼心书》）人参　茯苓　茯神　白术　白芍　熟地黄　当归　黄芪　川芎　甘草　石菖蒲　山药

**调脾散**（验方）苍术　陈皮　山楂　鸡内金　佩兰

**桑白皮汤**（《景岳全书》）桑白皮　半夏　苏子　杏仁　贝母　黄芩　黄连　山栀　生姜

**桑菊饮**（《温病条辨》）桑叶　菊花　杏仁　连翘　薄荷　甘草　桔梗　芦根

**桑螵蛸散**（《本草衍义》）桑螵蛸　远志　石菖蒲　龙骨　人参　茯神　当归　龟板

**通关散**（《丹溪心法附余》）皂角　细辛

**通窍活血汤**（《医林改错》）赤芍　川芎　桃仁　红花　鲜姜　红枣　老葱　麝香

十一画

**理中丸**（《伤寒论》）人参　白术　干姜　甘草

**菖蒲丸**（《医宗金鉴》）人参　石菖蒲　麦冬　远志　川芎　当归　乳香　朱砂

**菟丝子散**（《医宗必读》）菟丝子　鸡内金　肉苁蓉　牡蛎　附子　五味子

**黄芪桂枝五物汤**（《金匮要略》）黄芪　桂枝　芍药　生姜　大枣

**黄连阿胶汤**（《伤寒论》）黄连　黄芩　芍药　阿胶　鸡子黄

**黄连解毒汤**（《肘后备急方》）黄芩　黄连　黄柏　山栀

**黄连温胆汤**（《六因条辨》）黄连　竹茹　枳实　半夏　橘红　甘草　生姜　茯苓

**银翘散**（《温病条辨》）金银花　连翘　豆豉　牛蒡子　荆芥穗　薄荷　桔梗　生甘草　竹叶　芦根

**麻杏石甘汤**（《伤寒论》）麻黄　杏仁　石膏　甘草

**麻杏薏甘汤**（《金匮要略》）麻黄　杏仁　薏苡仁　甘草

**麻黄汤**（《伤寒论》）麻黄　桂枝　杏仁　甘草

**麻黄连翘赤小豆汤**（《伤寒论》）麻黄　连翘　赤小豆　杏仁　生梓白皮　生姜　大枣　甘草

**清心涤痰汤**（《医宗金鉴》）竹茹　橘红　半夏　茯苓　枳实　生甘草　麦冬　枣仁　人参　石菖蒲　南星　黄连　生姜

**清宁散**（《幼幼集成》）桑白皮　葶苈子　茯苓　车前子　炙甘草　生姜　大枣

**清金化痰汤**（《杂病广要》引《统旨方》）黄芩　山栀　桑白皮　知母　瓜蒌仁　贝母　麦冬　桔梗　甘草　橘红　茯苓

**清咽下痰汤**（验方）玄参　桔梗　甘草　牛蒡子　贝母　瓜蒌　射干　荆芥　马兜铃

**清胃解毒汤**（验方）升麻　黄连　牡丹皮　生地　黄芩　石膏

**清热甘露饮**（《医宗金鉴》）生地黄　麦冬　石斛　知母　枇杷叶　石膏　甘草　茵陈　黄芪　灯心

**清热和胃丸**（《医宗金鉴》）黄连　山栀　竹茹　麦冬　连翘　山楂　神曲　麦芽　陈皮　枳实　大黄　甘草

**清热泻脾散**（《医宗金鉴》）山栀　石膏　黄连　黄芩　生地黄　赤苓　灯心

**清热消毒散**（《证治准绳》）黄连　山栀　连翘　当归　芍药　生地黄　金银花　川芎　甘草

**清营汤**（《温病条辨》）犀角　生地黄　玄参　竹叶心　银花　连翘　黄连　丹参　麦冬

**清暑益气汤**（《温热经纬》）西洋参　麦冬　知母　甘草　竹叶　黄连　石斛　荷梗　西瓜翠衣　粳米

**清暑益气汤**（《脾胃论》）黄芪　人参　橘皮　当归　炙甘草　苍术　白术　泽泻　升麻　葛根　神曲　青皮　黄柏　五味子　麦冬

**清解透表汤**（验方）西河柳　蝉蜕　葛根　升麻　紫草根　桑叶　菊花　甘草　牛蒡子　金银花　连翘

**清瘟败毒饮**（《疫疹一得》）石膏　生地黄　犀角　黄连　栀子　桔梗　黄芩　知母　赤芍　玄参　连翘　甘草　牡丹皮　鲜竹叶

**清肝达郁汤加减**（《重订通俗伤寒论》）山栀　白芍　当归须　柴胡　牡丹皮　薄荷　炙甘草　广橘白　菊花　青橘叶

**渗脐散**（《医宗金鉴》）枯矾　龙骨　麝香

**羚角钩藤汤**（《重订通俗伤寒论》）羚羊角　桑叶　川贝　生地黄　钩藤　菊花　白芍　生甘草　竹茹　茯神

**绵茧散**（《证治准绳》）出蛾绵茧　生白矾

十二画

**琥珀抱龙丸**（《活幼心书》）琥珀　胆南星　朱砂　檀香　茯苓　天竺黄　山药　枳壳　枳实　甘草　人参　金箔

**葛根黄芩黄连汤**（《伤寒论》）葛根　黄芩　黄连　甘草

**葛根汤**（《伤寒论》）葛根　麻黄　桂枝　芍药　生姜　大枣　甘草

**葱豉汤**（《肘后备急方》）葱白　豆豉

**葶苈大枣泻肺汤**（《金匮要略》）葶苈子　大枣

**葶苈丸**（《小儿药证直诀》）葶苈子　黑丑　防已　杏仁

**越婢加术汤**（《金匮要略》）麻黄　石膏　白术　生姜　大枣　甘草

**越婢汤**（《金匮要略》）麻黄　石膏　生姜　大枣　甘草

**越鞠丸**（《丹溪心法》）香附　川芎　苍术　神曲　栀子

**紫河车丸**（《证治准绳》）紫河车　当归　芡实　人参

**紫雪丹**（《太平惠民和剂局方》）滑石　石膏　寒水石　磁石　羚羊角　青木香　犀角　沉香　丁香　升麻　玄参　甘草　朴硝　朱砂　麝香　金箔　硝石

**黑锡丹**（《太平惠民和剂局方》）黑锡　硫黄　川楝子　葫芦巴　木香　附子　肉豆蔻　补骨脂　阳起石　沉香　茴香　肉桂

**集成沆瀣丹**（《幼幼集成》）川芎　大黄　黄芩　黄柏　黑丑　薄荷　滑石　槟榔　枳壳　连翘　赤芍

**集成定痫丸**（《幼幼集成》）人参　茯苓　白术　苍术　白蔻仁　木香　当归　白芍　陈皮　半夏　石菖蒲　肉桂　龙齿　朱砂　赤金箔

**猴枣散**（验方）猴枣　羚羊角　贝母　天竺黄　礞石　伽楠香　月石　犀香

**温下清上汤**（徐小圃先生经验方）附子　黄连　磁石　蛤粉　天花粉　补骨脂　覆盆子　菟丝子　桑螵蛸　白莲须

**温胆汤**（《三因极一病证方论》）半夏　陈皮　甘草　竹茹　枳实　生姜　大枣　茯苓

**普济消毒饮**（《东垣试效方》）黄芩　黄连　连翘　玄参　板蓝根　马勃　牛蒡子　僵蚕　升麻　柴胡　陈皮　桔梗　甘草　人参　薄荷

**犀地清络饮**（《重订通俗伤寒论》）犀角　牡丹皮　连翘　赤芍　鲜生地黄　桃仁　竹沥　生姜　石菖蒲

**犀角地黄汤**（《外台秘要》）犀角　生地黄　牡丹皮　芍药

**犀角消毒饮**（《医宗金鉴》）防风　牛蒡子　荆芥　犀角　金银花　生甘草

**犀角散**（经验方）犀角　黄连　升麻　山栀　茵陈

**犀角解毒饮**（《医宗金鉴》）牛蒡子　犀角　荆芥穗　防风　连翘　金银花　赤芍　生甘草　黄连　生地黄　灯心

**缓肝理脾汤**（《医宗金鉴》）桂枝　人参　茯苓　白术　白芍　陈皮　山药　扁豆　甘草　煨姜　大枣

**舒筋汤**（《医略六书》）羌活　当归　片姜黄　炙草　白术　海风藤　赤芍　生姜

十三画

**锡类散**（《金匮翼》）冰片　人指甲　珍珠　牛黄　象牙屑　青黛　壁钱

**解肌透痧汤**（《喉痧症治概要》）荆芥穗　蝉蜕　射干　生甘草　葛根　牛蒡子　马勃　桔梗　前胡　连翘　僵蚕　豆豉　鲜竹茹　浮萍

**新加香薷饮**（《温病条辨》）香薷　银花　鲜扁豆花　厚朴　连翘

十四画以上

**酸枣仁汤**（《金匮要略》）酸枣仁　知母　茯苓　川芎　甘草

**磁朱丸**（《备急千金要方》）磁石　朱砂　神曲

**缩泉丸**（《校注妇人良方》）山药　乌药　益智仁

**增液汤**（《温病条辨》）玄参　麦冬　生地黄

**撮风散**（《证治准绳》）蜈蚣　钩藤　蝎尾　朱砂　麝香　僵蚕

**镇惊丸**（《证治准绳》）茯神　麦冬　朱砂　远志　石菖蒲　枣仁　牛黄　黄连　钩藤　珍珠　胆南星　天竺黄　犀角　甘草

**黛蛤散**（验方）青黛　海蛤壳

**礞石滚痰丸**（《丹溪心法》）礞石　沉香　大黄　黄芩

**藿朴夏苓汤**（《医原》）藿香　厚朴　半夏　赤苓　杏仁　生薏苡仁　白蔻仁　猪苓　淡豆豉　泽泻

**藿连汤**（《幼幼集成》）川连　厚朴　藿香　生姜　大枣

**藿香正气散**（《太平惠民和剂局方》）藿香　紫苏　白芷　桔梗　白术　厚朴　半夏曲　大腹皮　茯苓　陈皮

# 附录七　中成药索引

二画

**二冬膏**　天冬　麦冬　蜂蜜

**十灰散**　大蓟炭　小蓟炭　牡丹皮炭　侧柏炭　大黄炭　茜草炭　陈棕炭　荷叶炭　栀子炭　白茅根炭

**七味新消丸**　麝香　蟾酥　人工牛黄　公丁香　乳香　没药　雄黄

三画

**三黄片**　大黄　黄连　黄芩

**小儿牛黄散**　钩藤　僵蚕　天麻　全蝎　黄连　大黄　胆南星　浙贝母　天竺黄　半夏　橘红　滑石　人工牛黄　朱砂　麝香　冰片

**小儿化毒散**　牛黄　珍珠　雄黄　大黄　黄连　甘草　天花粉　川贝母　赤芍　乳香　没药　冰片

**小儿回春丸** 全蝎 朱砂 蛇含石 天竺黄 川贝母 胆南星 牛黄 白附子 天麻 僵蚕 雄黄 防风 羌活 麝香 冰片 甘草 钩藤

**小儿金丹片** 朱砂 橘红 贝母 胆南星 前胡 玄参 半夏 大青叶 木通 桔梗 荆芥穗 羌活 西河柳 地黄 枳壳 赤芍 钩藤 葛根 牛蒡子 天麻 甘草 防风 冰片 人工牛黄 羚羊角粉 薄荷脑

**小儿香橘丹** 木香 陈皮 苍术 白术 茯苓 甘草 白扁豆 山药 莲子 薏苡仁 山楂 麦芽 神曲 厚朴 枳实 香附 砂仁 半夏 泽泻

**小儿健脾丸** 人参 白术 炙甘草 山药 莲子 扁豆 木香 草豆蔻 陈皮 青皮 神曲 麦芽 谷芽 山楂 芡实 薏苡仁 当归 枳壳

**小儿脐风散** 猪牙皂 全蝎 朱砂 当归 牛黄 巴豆霜 大黄

**小青龙汤口服液** 麻黄 桂枝 白芍 干姜 细辛 甘草 半夏 五味子

**小柴胡冲剂** 柴胡 黄芩 党参 半夏 甘草 生姜 大枣

四画

**木香槟榔丸** 木香 槟榔 陈皮 枳壳 三棱 莪术 香附 黄柏 生大黄 黄连 芒硝 牵牛子

**五子衍宗丸** 枸杞子 菟丝子 覆盆子 五味子 车前子

**五福化毒丸** 连翘 犀角 黄连 玄参 生地黄 赤芍 青黛 桔梗 牛蒡子 芒硝 甘草

**六味地黄丸** 熟地黄 山萸肉 怀山药 茯苓 牡丹皮 泽泻

**止血片** 熟军炭 当归炭 槐花炭 蒲黄炭 阿胶

**午时茶** 藿香 防风 白芷 羌活 柴胡 前胡 陈皮 苍术 枳实 川芎 连翘 山楂 六曲 干姜 甘草 厚朴 紫苏 桔梗 红茶

**牛黄清心丸** 牛黄 犀角 羚羊角 黄芩 白蔹 桔梗 杏仁 肉桂 蒲黄 柴胡 防风 人参 茯苓 白术 甘草 干姜 红枣 山药 当归 白芍 川芎 麦冬 阿胶 神曲 大豆卷 麝香 雄黄冰片 朱砂

**牛黄解毒片** 大黄 石膏 黄芩 桔梗 雄黄 甘草 冰片 牛黄

**乌鸡白凤丸** 乌骨鸡 鹿角胶 鳖甲 牡蛎 桑螵蛸 人参 黄芪 当归 白芍 香附 天冬 甘草 熟地黄 川芎 银柴胡 丹参 山药 芡实 鹿角霜

**双黄连注射液** 金银花 黄芩 连翘

**孔圣枕中丹** 龟板 石菖蒲 远志 龙骨

五画

**玉真散** 白附子 天南星 羌活 防风 白芷 天麻

**玉屏风口服液** 黄芪 白术 防风

**龙牡壮骨冲剂** 党参 白术 茯苓 龙骨 牡蛎 龟板 黄芪 山药 五味子 麦冬等

**龙胆泻肝丸** 龙胆草 生地黄 泽泻 柴胡 栀子 黄芩 甘草 木通 当归 车前子

**生脉饮** 人参、麦冬、五味子

**生脉注射液**（口液浓）人参 五味子 麦冬

**云南白药**（从略）

**宁血糖浆** 花生衣

六画

**曲麦枳术丸** 白术 麦芽 六神曲 枳实 枳壳 山楂 陈皮 桔梗

**朱砂安神丸** 生地黄 黄连 当归 朱砂 甘草

**羊胆丸** 羊胆干膏 百部 白及 浙贝母 甘草粉

**红灵丹** 朱砂 银硝 雄黄 硼砂 青礞石 麝香 冰片

七画

**纯阳正气丸** 藿香 青木香 麝香 公丁香 雄黄 硼砂 冰片 火硝 苍术 茯苓 白术 肉桂 陈皮 半夏 青礞石等

八画

**板蓝根冲剂** 板蓝根 大青叶等

**虎潜丸** 酒炙龟板 熟地黄 黄柏 知母 白芍 炙虎骨 锁阳 干姜 陈皮

**固本咳喘片** 党参 白术 茯苓 甘草等

**金刚丸** 肉苁蓉 杜仲 菟丝子 萆薢 猪腰子

**参附注射液** 红参提取物 黑附片提取物（人参皂苷、水溶性生物碱）

**参麦注射液** 红参 麦冬

九画

**茵栀黄注射液** 茵陈 山栀 黄芩 金银花

**复方丹参注射液** 丹参 降香

十画

**哮喘冲剂** 大青叶 平地木 前胡 桑白皮 半夏 旋覆梗 炙甘草 麻黄 白果

**桑菊感冒冲剂** 桑叶 菊花 薄荷油 杏仁 桔梗 连翘 芦根 甘草

十一画

**银翘解毒片** 金银花 连翘 荆芥 甘草 豆豉 薄荷油 淡竹叶 桔梗 牛蒡子 芦根

**清开灵注射液** 胆酸 水牛角 黄芩苷 珍珠层粉 栀子 板蓝根 金银花提取物

十二画以上

**镇痫片** 红参 郁金 珍珠母 人工牛黄 朱砂 茯苓 酸枣仁 胆南星 远志 石菖蒲 麦冬 莲子芯 甘草

**醒脑静** 麝香 冰片 牛黄 黄连 黄芩 栀子 郁金等

**藿香正气水** 藿香 苏叶 白芷 茯苓 半夏 苍术 大腹皮 厚朴 陈皮 甘草

# 附录八 预防接种

内容见附表-10。

**附表-10 预防接种**

| 免疫制剂名称 | 接种对象 | 接种方法及剂量 | 初种和复种时间 | 免疫期 | 备注 |
|---|---|---|---|---|---|
| 卡介苗（结核活菌苗） | 初生婴儿及结核菌素试验阴性儿童 | 皮内注射每次 0.1ml | 初种：初生 24～48 小时<br>复种：3～4 岁、7～8 岁、11～12 岁<br>（结核菌氖试验阴性喜） | 3~4 年 | |

续表

| 免疫制剂名称 | 接种对象 | 接种方法及剂量 | 初种和复种时间 | 免疫期 | 备注 |
|---|---|---|---|---|---|
| 脊髓灰质炎减毒活疫苗 | 2足月龄至7足岁 | 先服Ⅰ型糖丸1粒，间隔1个月后再同时服Ⅱ、Ⅲ型各1粒 | 初服：2足月龄婴儿<br>加服：1、2、7足岁时剂量同初服 | 3年以上 | 切忌用热开水吞服 |
| 百日咳菌苗<br>白喉类毒素<br>破伤风类毒素<br>（三联） | 3足月龄至4足岁 | 皮下注射0.25～0.5ml共3次，每次间隔1～3个月 | 初种：3足月龄婴儿<br>复种：第二年、4足岁时各加强1次 | | 如为5足月龄开始全程，则第一次加强乃在3足岁 |
| 麻疹减毒活疫苗 | 8足月龄以上的易感儿童 | 皮下注射0.35ml | 初种：8足月龄婴儿<br>复种：小学一年级学生 | 4～6年以上 | 丙种球蛋白注射后，至少间隔1～3个月才能注射麻疹 |
| 流行性乙型脑炎灭活疫苗 | 1足岁以上儿童 | 皮下注射2次，间<br>学龄前儿童全程和加强均为0.5ml，小学生为1.0ml | 初种：1足岁开始<br>加强：次年，小学一、四年级各加强1次 | 1年 | 减毒活疫苗 |
| 伤寒、副伤寒甲乙三联死菌苗 | 疫点周围人群（2岁以上儿童） | 皮下注射全程3次，每次间隔7～10天，剂量2～6岁0.2、0.4、0.4ml，7～14岁0.3、0.6、0.6ml,15岁以上0.5、1.0、1.0ml | 每年加强一次，连续3年（加强剂量为2～6岁0.4ml 7～14岁0.6ml，15岁以上1.0ml） | 1年 | 可采用皮内注射法，剂量均为0.1ml 加强时每年1次，连续2年 |
| 霍乱死菌苗 | 疫区儿童 | 皮下注射2次，间隔7～10天，剂量6岁以下0.2、0.4ml，7～14岁0.3、0.6ml，15岁以上0.5、1.0ml | | | 要求在流行前1个月完成 |
| 流行性斑疹伤寒死疫苗 | 疫区儿童 | 皮下注射3次，每次间隔5～10天，剂量14岁以下为0.3～0.4、0.6～0.8ml,15岁以上0.5、1.0、1.0ml | 每年加强1次，（加强剂量为14岁以下0.6～0.8ml，15岁以上1.0ml） | 1年 | |
| 狂犬病死疫苗 | 被狂犬、疑似狂犬的动物咬伤、抓伤者 | 肌内注射全程10针，即被狂犬咬后0、1、2、3、7、10、14、20、30、90天各1次，每次1支疫苗 | | | 和抗狂犬病血清40μg/kg联合应用（将血清先作过敏试验，再于伤口滴注，局部浸润注射，剩余的血清可肌内注射，可提高预防效果，伤口及早处理 |
| 干流行性脑脊髓膜炎多糖体菌苗（A群） | 与患者密切接触的3～14岁儿童 | 皮下注射0.5ml | | 1年左右 | 作应急接种用的制剂用稀释液稀释 |
| 精制白喉抗毒素 | 与白喉患者密切接触而锡克反应阳性的体弱儿 | 皮下或肌内注射1000～2000μg | | 3周 | 可和白喉类毒素0.5ml分别注射，达到联合预防作用。注射前先作过敏试验 |
| 精制破伤风抗毒素 | 受伤后有发生破伤风可能者 | 5年内未经破伤风类毒素全程免疫者，皮下或肌内注射，1500～3000μg，伤口严重者加倍量 | | 3周 | 可和破伤风类毒素0.5ml同时分别注射，注前先作过敏试验 |